BÉCHET JEUNE, LIBRAIRE-ÉDITEUR, RUE MONSIEUR-LE-PRINCE, N° 22.

DICTIONNAIRE

DES

ALTÉRATIONS ET FALSIFICATIONS

DES

SUBSTANCES ALIMENTAIRES, MÉDICAMENTEUSES ET COMMERCIALES,

AVEC L'INDICATION DES MOYENS DE LES RECONNAITRE;

PAR M. A. CHEVALLIER,

Professeur à l'École de pharmacie, membre de l'Académie de médecine,
du Conseil de salubrité, etc., etc.

2 vol. in-8° avec planches. — Prix : 12 fr. (1)

Le nouvel ouvrage que nous annonçons est un de ceux dont l'utilité est incontestable. La falsification des substances livrées à la pharmacie, au commerce et pour l'alimentation a été pratiquée de tous temps et dans toutes les contrées ; mais, depuis quelques années, elle a été portée à un tel point, qu'il est devenu absolument indispensable de mettre un frein aux manœuvres frauduleuses des falsificateurs.

Déjà plusieurs ouvrages importants ont été publiés sur les falsifications. Nous devons citer surtout ceux de Richter, de Vandersande, de Bouillon-Lagrange, et ceux plus récents de Desmarets, d'Ebermayer, de MM. Bussy et Boutron-Chalard, etc. Ces derniers, très remarquables et très complets à l'époque où ils ont été publiés, sont devenus insuffisants aujourd'hui, par suite de l'extension de la fraude et des procédés nouveaux inventés pour la reconnaitre. L'ouvrage de M. Chevallier vient combler cette lacune ; en publiant son *Dictionnaire des Falsifications*, il a eu pour but : « 1° de mettre « les pharmaciens à même de repousser de leurs officines les substances alté- « rées ou les médicaments qui auraient été sophistiqués, et de donner leur « avis, lorsqu'ils sont consultés par l'administration, sur la valeur, soit des « substances alimentaires, soit des substances commerciales ; 2° de faire « connaitre aux négociants, aux fabricants et à tous ceux qui achètent des « substances alimentaires et commerciales, les moyens de reconnaitre celles « qui sont sophistiquées et de se soustraire à ces fraudes. »

Profitant avec habileté de toutes les recherches anciennes, discutant avec sagacité les opinions émises par ses prédécesseurs, ajoutant à toutes ces indications le résultat de ses propres travaux, M. Chevallier établit dans ce livre, de la manière la plus complète, l'état de la science à notre époque.

Deux plans se présentaient à l'esprit dans un travail de ce genre : classer les substances d'après un ordre scientifique, ou se contenter de les placer par ordre alphabétique. M. Chevallier a suivi cette dernière forme, plus simple et sans aucun doute plus utile ; il en résulte cet avantage inappréciable que, sans recherches pénibles, on arrive de suite à la substance dont on veut connaitre l'histoire. Les descriptions de M. Chevallier sont de véritables monographies. Le nom vulgaire, chimique, commercial de chaque substance ; sa synonymie, sa provenance, sa composition, ses usages, ses caractères physique et chimique, sa description à l'état de pureté, ses altérations sponta-

(1) Cet ouvrage a été présenté par l'auteur à M. le ministre de l'instruction publique, et à M. le préfet de police, président du Conseil de salubrité.

nées, servent de base à son étude ; puis viennent les sophistications variées qu'elle subit, les inconvénients plus ou moins grands qui en peuvent résulter, les caractères de ces fraudes, et les procédés au moyen desquels on peut en reconnaître l'existence.

Ce nouveau livre de M. Chevallier peut être considéré comme un répertoire où sont consignées les observations nombreuses que ses fonctions de membre du Conseil de salubrité et d'expert chimiste près les Tribunaux civils lui ont permis de recueillir dans sa longue et incessante pratique ; c'est donc l'ouvrage d'un homme qui a beaucoup vu, et qui, sous plus d'un rapport, servira de guide à ceux qui voudront acquérir des connaissances précises sur les matières qu'ils sont appelés à traiter ou à discuter.

M. Chevallier, qui ne cesse depuis longtemps de réclamer l'urgence d'une loi sur la répression des fraudes dans la vente des marchandises, et qu'on a toujours vu sur la brèche pour combattre ces nombreux abus, a transcrit à la fin du second volume, la loi sur cette matière, votée en mars 1851 par l'Assemblée législative.

Comme complément de son traité sur les falsifications des substances commerciales et médicamenteuses, l'auteur a joint, sous forme de tableaux, les propriétés caractéristiques des sels considérés sous le rapport de leur espèce, de leurs propriétés organoleptiques et de l'action que les principaux réactifs exercent sur eux.

L'ouvrage que nous annonçons, tel qu'il a été conçu et exécuté par l'auteur, se recommande à la méditation des juges près les Tribunaux civils et de commerce, avocats, commissaires de police, médecins, pharmaciens, chimistes, vétérinaires, négociants et manufacturiers, et sera consulté avec fruit par les membres des Conseils d'hygiène et de salubrité, nouvellement institués dans les divers départements de la France.

Dans le cours de leurs études, les élèves en médecine et en pharmacie puiseront à une source certaine les notions qu'ils devront appliquer un jour dans leur pratique.

Pour faire apprécier les divers sujets qui sont traités dans cet important ouvrage, nous en consignerons ici les noms sous forme de table alphabétique.

GOBLEY.

TABLE des matières alimentaires, médicamenteuses et commerciales qui ont été traitées dans le Dictionnaire des altérations et falsifications.

Absinthe (Liqueur d').	Acide tartrique.	Axonge.
— (Plante d').	Aconit.	Azur.
Acétate d'ammoniaque.	Adipocire.	Baryte.
— de cuivre	Agaric.	Baume de copahu.
— de morphine.	Alcools.	— de la Mecque.
— de plomb.	Aloès.	— de muscade.
— de potasse.	Alun.	— de Pérou.
— de soude.	Amandes.	— de Tolu.
Ache.	Ambre gris.	— tranquille.
Acide acétique.	— jaune.	Bdellium.
— arsénieux.	Ambroisine.	Belladone.
— azotique.	Amidon.	Benjoin.
— benzoïque.	Ammoniaque.	Benoîte.
— borique.	Aneth.	Beurre.
— chlorhydrique.	Angélique.	— de cacao
— citrique.	Anis vert.	— de muscade.
— cyanhydrique.	Antimoine.	Bière.
— hydrochlorique.	Antimoniates de potasse.	Biscuits.
— muriatique.	Aréomètres.	Bismuth.
— nitrique.	Argent.	Blanc de baleine.
— oxalique.	Aristoloche.	— de fard.
— phosphorique.	Arnica montana.	— de plomb.
— prussique.	Arrête-bœuf.	Bleu d'azur.
— succinique.	Arrow-root.	— de cobalt.
— sulfurique.	Assa fœtida	— de Prusse
— sulfurique alcoolisé.	Assarum.	Bois néphrétique.
— tartrique	Asphalte.	Bombyx.

Borax.
Bouchons.
Bouillon-blanc.
Bougies stéariques.
Bourgène ou Bourdaine.
Bouteilles.
Brome.
Bromure de potassium.
Busserole.
Cacao.
Cachemire.
Cachou.
Cadmie.
Café.
Café-chicorée.
Calamine.
Calamus aromaticus.
Calomel calomelas.
Camomille romaine.
Camphre.
Cannelle.
Cantharides.
Capillaires.
Carbonate d'ammoniaque.
— de magnésie.
— de plomb.
— de potasse.
— (Bi-) de potasse.
— de soude.
Carbonate (Bi-) de soude.
Carmin.
Cascarille.
Casse.
Cassia.
Cassonade.
Castoréum.
Cérat.
Cerfeuil.
Céruse.
Chanvre.
Charbon animal.
— de bois.
— de terre.
Charcuterie.
Chaux.
Chlorate de potasse.
Chlorhydrate d'ammoniaq.
— de morphine.
Chloroforme.
Chlorure d'antimoine.
— de baryum.
— de calcium.
Chlorure (Proto-) de mercure.
Chlorure (Bi-) de mercure.
— d'or.
— d'or et de sodium.
— de sodium.
— de zinc.
Chocolat.
Chromate de plomb.
— de potasse.
Cidre.
Ciguë.
Cinabre.
Cire.
Citrate de potasse.
Civette.
Cochenille.
Codéine.
Colle forte.
— de poisson.
Colombo.
Confitures.
Corne de cerf.
Cornichons.

Cosmétiques.
Coton.
Crème.
— de tartre.
— de tartre soluble.
Créosote.
Cubèbe.
Cyanure de fer et de potassium.
Cyanure de mercure.
— de potassium.
Dattes.
Daucus de Crète.
Digitale pourprée.
Dorure.
Dracocéphale moldavique.
Eau d'amandes amères.
— de cannelle.
— de Cologne.
— distillée.
Eaux distillée.
Eau de fleurs d'oranger.
— de Javelle.
— de laurier-cerise.
Eaux minérales.
Eau de Rabel.
— de roses.
— de Sedlitz.
— de Seltz.
Écaille.
Écorce d'angusture.
— de racine de grenad.
— de Winter.
Électuaires.
Ellébore blanc.
— noir.
Émeril.
Émétique.
Emplâtres.
Encens.
Éponges.
Esprit de sel.
Esprit de vin.
Essences.
Essence d'anis.
— d'aspic.
— de bergamotte.
— de cajeput.
— de camomille.
— de cannelle.
— de citron.
— de fleurs d'oranger.
— de genièvre.
— de girofle.
— de lavande.
— de romarin.
— de roses.
— de sassafras.
Estagnons.
Étain.
Éther acétique.
— nitreux.
Éther sulfurique.
Éthiops martial.
— minéral.
Étoffes.
Extraits.
Extrait de casse.
— de genièvre.
— de quassia.
— sec de quinquina.
— de ratanhia.
— sec de réglisse.
— de rhubarbe.
Farine de blé.
— de lin.

Farine de maïs.
— de moutarde.
— d'orge.
— de seigle.
Faux en écritures.
Fécule de pommes de terre.
Fer (Limaille de).
Feuilles de noyer.
Fève pichurim ou pichurine.
Figues.
Fleurs de benjoin.
— de soufre.
Foie d'antimoine.
Fougère mâle.
Fourrages.
Fromages.
Fulminate de mercure.
Galanga.
Galbanum.
Garance.
Gaïac (Bois de).
Genièvre.
Gentiane.
Genseng.
Girofle.
Gomme adragante.
— arabique.
— gutte.
— kino.
Graisses animales.
Graisse de porc.
Guano.
Guimauve.
Haricots trempés.
Houille.
Huile concrète de cacao.
— concrète de muscade.
— d'amandes douces.
— de belladone.
— de chenevis.
— de ciguë.
— de colza.
— de foie de morue.
— de laurier.
— de naphte.
— de navette.
— d'olives.
— d'œufs.
— de palme.
— de ricin.
— de vitriol.
Huiles essentielles.
— fixes ou grasses.
Huîtres vertes.
Hydrochlorates.
Hydrolats.
Hypochlorites.
Icchthyocolle.
Indigo.
Iode.
Iodure de mercure.
— de fer.
— de potassium.
Ipécacuanha.
Iris de Florence.
Jalap (Racine de).
— (Résine de).
Jaune de chrôme.
Kainça.
Kermès minéral.
Kino.
Kirschwasser.
Kréosote.
Labdanum ou ladanum.
Lactate de fer.

Laine.
Lait.
Laudanum.
Levure de bière.
Limaille de fer.
Lin.
Lin d'Islande.
Litharge.
Luzerne (Graine de).
Lycopode.
Magistère de bismuth.
— de soufre.
Magnésie blanche.
— calcinée.
Manne.
Marques de fabrique.
Mastic.
Méchoacan.
Mellite de roses rouges.
Mercure.
Mercure doux.
Miel.
Minium.
Monnaies.
Morphine.
Musc.
Muscade.
Myrrhe.
Naphte.
Néroli.
Nerprun.
Nitrate d'argent.
— (Sous-) de bismuth.
— de potasse.
— de soude.
Noir animal.
Noir d'engrais ou Noir des raffineries.
Noix de galle.
Oignons brûlés.
Oliban.
Onguent citrin.
— populéum.
Onguents mercuriels.
Opium.
Or.
Orcanette.
Os calcinés.
Outre-mer factice.
Oxalate acide de potasse.
Oxyde d'antimoine.
— de calcium.
— de fer.
— de magnésium.
— (Per-) de manganèse.
— de mercure.
— d'or.
— de plomb.
— de zinc.
Pain.
Pains à cacheter.
Papiers.
Pastilles d'ipécacuanha.
Pâte de guimauve.
— de jujube.
Pâtisserie.
Petit-lait.
Pétrole.
Phosphate de chaux des os.
Phosphate de soude.
Phosphore.
Pierre-infernale.
Pierre-d'écrevisse.

Pilules bleues
Plâtre.
Plomb.
Pois (Petits).
— d'iris.
Poivre.
Polygala de Virginie.
Pommades mercurielles.
Potasse.
Poudre aux mouches.
Poudres médicinales.
Précipité blanc.
Pyrophosphate de potasse.
Quassia.
Quinoïdine.
Quinquina.
Raisins d'ours.
Ratanhia.
Recoupette.
Réglisse (Racine de).
— (Suc de).
Résines.
Résine copal.
— élémi.
— de gaïac.
— de jalap.
— mastic.
Rhubarbe.
Rocou.
Sabine.
Safran.
Sagapenum.
Sagou.
Saindoux.
Salep.
Salpêtre.
Salicine.
Salsepareille.
Sang-dragon.
Sangsues.
Sapin (Bourgeons de).
Santonine.
Saponaire.
Sassafras.
Savons.
Scammonée.
Scille maritime.
Seigle ergoté.
Sel ammoniac.
— commun.
— de nitre.
— d'oseille.
— de saturne.
— de seignette.
— de soude.
— volatil de corne de cerf.
Semences froides.
Semen-contra.
Séné.
Serpentaire de Virginie.
Sirops.
Sirop de capillaire.
— de gomme.
— de gomme adragante.
— de groseille.
— de guimauve.
— d'ipécacuanha.
— de limon et d'orange.
— d'orgeat.
— de violette.
Son.
Soudes.
Soufre.

Spigélie.
Squine.
Sternutatoire.
Styrax.
Sublimé corrosif.
Suc d'acacia.
— de cresson ou de [illegible].
— d'herbes.
— d'hypocyste.
— de réglisse.
Succin.
Sucres.
Sucre de lait.
Suifs.
Sulfate d'alumine et de potasse.
Sulfate de baryte.
— de chaux
— de cuivre.
— de fer.
— de fer, [illegible].
— de magnésie.
— de potasse.
— de quinine.
— de zinc.
Sulfure d'antimoine.
— d'antimoine hydraté.
— d'arsenic.
— de mercure.
— de potasse.
— de sodium cristallisé.
— de soude sec.
Sureau.
Tabac.
Tablettes d'acide citrique
— des gommes arabiq.
— de [illegible].
— d'ipécacuanha.
Tamarin.
Tannin.
Tapioka.
Tartrate de potasse.
— neutre de potasse.
Tartrate de potasse et d'an-
timoine.
Tartrate de potasse et de
soude.
Tartroborate de potasse.
Térébenthine.
Terre foliée minérale.
— végétale.
Thé.
Thériaque.
Tourteaux.
Trèfle (Graine de).
Truffes.
Turbith végétal.
Tutie.
Urée.
Valérianate de fer.
— de quinine.
— de zinc.
Valériane.
Vanille.
Verdet cristallisé.
Vermillon.
Vératre.
Vinaigres.
Vins.
Violettes.
Yeux d'écrevisse.
Zinc.

Paris. — Typogr. de E. et V. PENAUD frères, rue du Faubourg-Montmartre, 4.

DICTIONNAIRE

DES ALTÉRATIONS ET FALSIFICATIONS

DES SUBSTANCES

ALIMENTAIRES.

Corbeil, Typogr. et Lithogr. de Crété

DICTIONNAIRE

DES ALTÉRATIONS ET FALSIFICATIONS

DES SUBSTANCES

ALIMENTAIRES

MÉDICAMENTEUSES ET COMMERCIALES

AVEC L'INDICATION

DES MOYENS DE LES RECONNAITRE

PAR

M. A. CHEVALLIER

Pharmacien-chimiste, Membre de la Légion d'honneur, Professeur adjoint à l'École de pharmacie ;

Membre des Académies nationales de médecine de Paris et de Belgique ;
des Conseils de salubrité de Paris et de Bruxelles ; du Conseil d'administration de la Société d'encouragement pour l'industrie nationale ; Membre correspondant des Académies de Bordeaux, de Reims, de Rouen, de diverses Sociétés savantes de l'Allemagne, d'Anvers, de la Bavière, de Bruges, de Liége, de Lisbonne, de Londres, de Turin, etc., etc.

TOME PREMIER.

PARIS

BÉCHET JEUNE, LIBRAIRE-ÉDITEUR,

Rue Monsieur le Prince, 20

CI-DEVANT PLACE DE L'ÉCOLE DE MÉDECINE.

1850

A

MONSIEUR DUMAS

Membre de l'Institut, etc.

MINISTRE DE L'AGRICULTURE ET DU COMMERCE.

Monsieur le Ministre,

Les services que vous avez rendus à la science sont immenses, ceux que vous êtes appelé à rendre au commerce et à l'industrie peuvent être aussi importants. En effet, à l'époque actuelle, le commerce en proie aux falsifications, ne permet plus à l'honnête négociant une loyale concurrence. Entreprendre de faire cesser cet état de choses est une tâche difficile, mais de la plus haute importance; la réaliser, ce serait acquérir des droits éternels à la reconnaissance publique!

Ayant recueilli de nombreux renseignements sur les sophistications, j'ai cru devoir vous dédier le livre qui les signale. Mieux que personne, Monsieur le Ministre, vous pouvez faire étudier les causes déterminantes de ces fraudes et leurs effets; vous pouvez y porter remède et guérir cette plaie honteuse pour le pays.

Je suis avec la plus haute considération et le plus profond respect, Monsieur le Ministre,

Votre très-obéissant serviteur.

A. CHEVALLIER.

PRÉFACE.

Le but que nous nous sommes proposé en publiant le Dictionnaire des falsifications est de mettre nos collègues à même, 1° de repousser de leurs officines les substances altérées, les médicaments qui auraient été sophistiqués ; 2° de donner leur avis lorsqu'ils sont consultés par l'administration sur la valeur soit des substances alimentaires, soit des substances commerciales ; 3° de faire connaître aux négociants et à tous ceux qui achètent des substances alimentaires et commerciales, les moyens de reconnaître celles qui sont sophistiquées et de se soustraire à ces fraudes.

La falsification des substances livrées à la pharmacie et au commerce, n'est pas nouvelle ; dès 1513, Colin publiait à Tours, une brochure in-12, sur la falsification des médicaments; Lodetti, de Brescia, s'occupait du même sujet dans un écrit qui porte la date de 1569. Depuis cette époque parurent : 1° les travaux de Champier (1582), de Mayer (1740), de Richter (1752), de Harmes (1762, de Schill (1774), de Biedermann (1781), de Conradi (1793), d'Ebermayer (1794); 2° ceux d'Acar, de Baumé, de Bouillon-Lagrange, de Boutron-Charlard, de Bussy, de Caventou, de Desmarest, de Deyeux, de Favre, de Fée, de Garnier, de Guibourt, de Pédroni, de Remer, Vandersande, etc., etc.

Un grand nombre de pharmaciens se sont, en outre, occupés de l'examen des médicaments falsifiés : les noms de ces collègues sont indiqués dans l'ouvrage que nous publions.

La falsification ne s'exerçait d'abord que sur quelques substances, depuis, elle a successivement progressé, de telle façon qu'il y a presque autant de produits fraudés qu'il y en a de purs.

MM. Bussy et Boutron-Charlard qui ont publié un *traité des moyens de reconnaître les falsifications des drogues simples et composées* établissent que la falsification des médicaments s'est multipliée par suite de la guerre continentale qui, isolant la France des autres nations, l'a forcée à se créer des ressources dans son sein ; mais cette excuse ne peut être donnée aux fraudes qui s'exercent sur les produits de notre sol ; ne doit-on pas plutôt attribuer cette multiplication des fraudes à la cupidité, au désir d'acquérir promptement de la fortune, et surtout à l'insuffisance de la législation? — En effet, l'article du Code pénal dit que *celui qui aura trompé l'acheteur sur la nature de la marchandise* sera condamné, mais il ne dit rien *relative-*

ment au détenteur d'une marchandise falsifiée ; il ne con- tient aucune peine qui soit applicable *à celui qui va trouver le marchand pour lui offrir à prix d'argent des produits propres à frauder ses marchandises, qui propose de lui vendre* UN SECRET *pour tromper le public* (1)?

Par suite de cet oubli dans la législation, les aliments, les *boissons*, les *condiments*, destinés à soutenir l'existence de l'homme, les *médicaments* qui doivent le soulager dans ses nombreuses maladies sont altérés, dénaturés. Cette altération des aliments peut donner lieu à des maladies plus ou moins graves (2), cette sophistication des médicaments enlève au médecin les moyens qu'il possède pour combattre les maladies et pour soulager le malade.

L'insuffisance de la loi pour combattre des fraudes préjudiciables à l'hygiène publique, à l'honneur national est nuisible au commerce ; en effet, l'on sait que ces fraudes font repousser des marchés étrangers, des produits fabriqués en France, et cela au détriment de nos ouvriers auxquels cette dépréciation fait perdre du travail. Cette lacune dans la loi, déjà signalée par MM. BUSSY et BOUTRON-CHARLARD, a été le sujet de nos efforts incessants ; un grand nombre de fois nous avons demandé aux chambres la présentation d'un projet de loi sur cet important sujet, jusqu'à présent nous n'avons point été entendu.

Pour qu'une loi fût efficace, il faudrait que la simple détention d'un produit falsifié fût considérée comme un délit ou comme un crime selon la nature de l'action. En

---

(1) Dernièrement, le nommé G... se présentait chez des marchands de lait et offrait de leur faire connaître un secret économique pour augmenter la quantité du lait. Ce secret était l'emploi de la *dextrine* préparée d'une manière particulière et additionnée d'autres substances.

(2) Nous pouvons citer le fait de vinaigres vendus à Paris et qui contenaient une préparation *arsenicale*.

effet, la falsification d'une matière inerte, d'une matière commerciale n'aura pas le même résultat que la falsification d'un médicament. Dans le premier cas, elle peut causer un dommage d'argent ; dans l'autre, elle peut mettre en danger la vie de l'homme. Il faudrait que le détenteur fût poursuivi, qu'il fût passible d'une condamnation avec recours contre le vendeur primitif. Il faudrait, en outre, que celui qui conseille la fraude, qui met le marchand à même de l'exécuter fût encore plus sévèrement puni. Et pourquoi ne considérerait-on pas *la falsification des produits comme un vol de confiance?* Celui qui l'opère est, selon nous, plus coupable. On se méfie du voleur et on ne se méfie pas de l'homme qui nous fournit *chaque jour* soit les aliments, soit les médicaments qui sont nécessaires à l'entretien de la vie, au soulagement du malade.

Espérons que tous les hommes de bien se joindront à nous, qu'ils réclameront contre l'insuffisance de la loi et qu'enfin, à ce cri de l'opinion publique, il surgira des mesures qui atteindront 1° ceux qui conseillent la fraude ; 2° ceux qui la mettent en pratique ; 3° enfin ceux qui vendent les produits fraudés.

Nous nous arrêtons là, nous aurions peur d'être entraîné par notre indignation, d'en trop dire sur un sujet si fécond et si digne d'attirer l'attention du législateur.

Nous avons cherché à rendre notre Dictionnaire aussi complet que possible. Cependant, malgré nos recherches, il a dû nous échapper beaucoup de fraudes, beaucoup de faits, qui sont pour quelques-uns *des faits de localité;* nous prions nos lecteurs de nous mettre à même de réparer ces omissions involontaires et de nous les signaler, ils nous aideront ainsi à faire le bien en mettant le consommateur à l'abri de ces malversations.

Nous ne terminerons pas sans dire que nous avons été aidé dans ce travail par M. Ch. Lamy, ingénieur-chimiste, ancien élève de l'école centrale des arts et manufactures, déjà connu par le *Dictionnaire des termes de Chimie et de pharmacie*, qu'il publie dans le Journal de Chimie médicale ; c'est à son zèle que nous devons d'avoir pu débrouiller de nombreux matériaux accumulés depuis plus de dix ans.

DICTIONNAIRE

DES

ALTÉRATIONS ET FALSIFICATIONS

DES SUBSTANCES ALIMENTAIRES,

MÉDICAMENTEUSES ET COMMERCIALES.

ABSINTHE, liqueur. — **V. ALCOOLS.**

ABSINTHE, plante.

L'absinthe verte ou officinale (*artemisia absinthium*), ou *aluine*, de la famille des Synanthérées, est une plante vivace qui croît naturellement dans les lieux pierreux et incultes. Sa tige, haute d'un mètre environ, porte des feuilles profondément découpées en lobes étroits, verdâtres, recouvertes d'un côté d'un léger duvet blanchâtre ; les fleurs sont petites, presque globuleuses, jaunâtres ; elles ont, comme les feuilles, une odeur aromatique très-forte et une saveur à la fois très-amère, chaude et aromatique. M. *Braconnot* a trouvé dans l'Absinthe : *huile volatile d'un vert foncé ; matière résiniforme très-amère (absinthine) ; matière animalisée très-amère ; chlorophylle ; albumine ; fécule particulière ; matière animalisée peu sapide ; nitrate, sulfate, succinate de potasse ; chlorure de potassium.*

Usages. — L'absinthe est employée comme stomachique,

1

fébrifuge, vermifuge et emménagogue, sous forme de vin, de teinture, d'eau distillée, d'extrait, etc.

On substitue souvent à l'absinthe officinale, l'*absinthe marine* ou *maritime*, l'*absinthe romaine*, le *génépi*, etc. L'absinthe marine a des feuilles beaucoup plus petites, recouvertes des deux côtés d'un duvet blanchâtre, elle a une saveur et une odeur beaucoup moins prononcées.

L'absinthe romaine est beaucoup plus petite, elle est divisée en filaments très-fins et partout blanchâtres ; les tiges ont une couleur pourprée.

Le génépi des Alpes, dont les montagnards de la Savoie et de la Suisse font grand usage contre les fièvres intermittentes, a des feuilles découpées et recouvertes d'un duvet blanc.

ACÉTATE D'AMMONIAQUE.

Ce sel qui est aussi nommé, mais à tort, *Esprit de Mindérérus* et par abréviation *de Mindérer* (1), s'obtient en traitant 100 parties d'acide acétique pur par 6 à 7 parties de sous-carbonate d'ammoniaque pur.

On peut encore l'obtenir en saturant de l'ammoniaque par de l'acide acétique pur.

L'acétate d'ammoniaque, qui est employé plus particulièrement comme stimulant, diffusible et antispasmodique, doit avoir une densité de 5 degrés au pèse-sel de Baumé ; il doit être neutre et fournir, par l'évaporation de 31 gr. (1 once), 2 gr., 30 d'acétate d'ammoniaque cristallisé.

Altérations. — Quelquefois l'acétate d'ammoniaque vendu au pharmacien qui ne le prépare pas, ne contient pas la quantité de sel qu'il doit contenir, on s'en assure à l'aide du pèse-sel de Baumé (2).

D'autres fois ce sel est acide ; on reconnaît cette altération à l'aide du papier bleu de tournesol qui prend une couleur rouge.

(1) *L'esprit de Mindérérus* est l'acétate d'ammoniaque préparé avec le vinaigre distillé et le carbonate d'ammoniaque contenant de l'huile empyreumatique.

(2) Il faut avoir un pèse-sel bien confectionné, car il en est qui sont fabriqués pour être vendus à bas prix, et auxquels on donne le nom de *pacotille*. (*Voir* le mot Aréomètres).

L'acétate d'ammoniaque contient quelquefois : 1° un *sel de cuivre :* on reconnaît cette altération qui peut être due à l'impureté soit du vinaigre, soit de l'alcali employé, en acidulant la solution et en y plongeant une lame de fer qui se charge d'une couche de cuivre lorsque le sel examiné en contient ; ou bien en décomposant, à l'aide de la chaleur, l'acétate qu'on a fait évaporer, traitant le résidu par l'acide azotique, filtrant, faisant évaporer pour chasser l'excès d'acide, et ajoutant du ferrocyanure de potassium qui donne alors naissance à un précipité de cyanure de cuivre, brun-marron, lorsqu'il y a une assez grande quantité de métal, et une couleur rosée ou violette s'il y en a moins ; par l'acide sulfhydrique qui donne lieu à un précipité de sulfure de cuivre de couleur brune (1) ; 2° un *sel de plomb :* on reconnaît la présence de ce sel par l'acide sulfhydrique qui fournit un précipité noir de sulfure de plomb, si l'acétate contient de ce sel, tandis qu'il ne précipite pas l'acétate d'ammoniaque lorsqu'il est pur. On pourrait doser la quantité de cuivre et de plomb en recueillant les sulfures obtenus d'une quantité donnée d'acétate, et les faisant passer à l'état de sulfates, à l'aide de l'acide nitrique.

Falsifications. — On a quelquefois mêlé à l'acétate d'ammoniaque du *chlorhydrate* de la même base, sel qui a une moindre valeur. On reconnaît cette fraude en acidulant l'acétate d'ammoniaque avec de l'acide nitrique, puis en versant du nitrate d'argent dans le liquide acidulé : si le sel est pur, on n'aura pas de précipité ; si, au contraire, il est mêlé de sel ammoniac, on obtient un précipité de chlorure d'argent qui est d'autant plus abondant que la quantité de chlorhydrate d'ammoniaque est plus considérable. On peut recueillir ce sel pour établir dans quelle proportion le mélange a été fait.

L'acétate d'ammoniaque a été aussi allongé de *sulfate*

---

(1) Le sulfure de cuivre se reconnaît de la manière suivante : traité par l'acide nitrique à l'aide de la chaleur, il fournit un nitrate de cuivre soluble, qui peut être reconnu par les moyens indiqués plus haut.

Le sulfure de plomb, fournit du nitrate de plomb, qui est soluble dans l'eau. La solution de ce sel donne un précipité jaune par l'iodure de potassium, un précipité blanc par le prussiate de potasse. Il faut que les nitrates de cuivre et de plomb à essayer ne soient pas trop acides.

d'ammoniaque : on reconnaît cette fraude en traitant l'acétate suspect par le chlorure de baryum qui ne fournit pas de précipité avec l'acétate pur, mais qui donne un précipité blanc de sulfate de baryte, pesant, insoluble dans l'acide nitrique, avec l'acétate allongé de sulfate. Ce précipité est d'autant plus abondant que la quantité de sulfate est plus ou moins considérable ; on peut déterminer par le poids du sulfate obtenu, celui de l'acide sulfurique, et, par conséquent, celui du sulfate d'ammoniaque.

On obtiendrait les mêmes effets si les vinaigres employés pour saturer le carbonate d'ammoniaque ou l'alcali volatil, contenaient soit de l'acide chlorhydrique, soit de l'acide sulfurique, soit du chlorure de sodium, ou du sulfate de soude (*Voir* l'article *Vinaigres*).

Ebermayer, dans son excellent ouvrage (*Manuel des Pharmaciens et des Droguistes*), dit qu'on a quelquefois substitué à l'acétate d'ammoniaque un liquide préparé avec de la *potasse du commerce* et du *vinaigre ordinaire*. Il est facile de reconnaître cette substitution. Le produit ainsi préparé, évaporé et calciné, laisse un résidu alcalin qui fait effervescence avec les acides et qui fournit un sel précipitant en jaune par le chlorure de platine ; traité par la chaux hydratée, il ne donne pas lieu à un dégagement de gaz ammoniac comme le fait l'acétate à base d'ammoniaque.

L'acétate d'ammoniaque bien préparé perd quelquefois, par suite de son séjour dans l'officine, une petite portion de l'alcali qu'il contient, et il devient acide ; lorsqu'on a constaté cette légère modification, on peut y remédier en ajoutant au liquide soit une petite quantité de sous-carbonate d'ammoniaque soit un peu d'ammoniaque liquide pour le ramener à la neutralité.

ACÉTATES DE CUIVRE.

Parmi les diverses combinaisons que l'acide acétique peut former avec l'oxyde de cuivre, deux seulement sont employées dans les arts et en médecine ; ce sont : l'*acétate de cuivre neutre* et l'*acétate de cuivre bibasique*.

L'acétate de cuivre neutre, connu aussi sous les noms de *verdet cristallisé, cristaux de Vénus, acétate cuivrique* ou *cuprique*, est très-vénéneux, d'un vert foncé ; sa saveur est styptique, métallique et désagréable. Il cristallise en prismes rhomboïdaux obliques, efflorescents à l'air, solubles dans l'eau et l'alcool. 5 parties d'eau bouillante suffisent pour le dissoudre. Il est composé de : *acide acétique* 56,48 ; *bioxyde de cuivre* 43,52 ; cristallisé, il renferme 8 %,99 d'eau.

Usages. — L'acétate de cuivre neutre est employé en teinture et en peinture pour la préparation de quelques couleurs, telles que le *vert de Schweinfurt* ; dans la pharmacie, pour préparer le *vinaigre radical*. En médecine, il est employé à l'extérieur comme un léger cathérétique.

Falsifications. — L'acétate de cuivre neutre peut être mêlé de *sulfate de cuivre* ; il peut renfermer aussi de l'*acétate de fer*, du *sulfate* et du *carbonate de chaux*.

La présence du sulfate de cuivre pourra être décelée par le chlorure de baryum qui, dans ce cas, donnera un précipité de sulfate de baryte, insoluble dans l'acide nitrique.

Quant au fer et au sulfate de chaux, on en reconnaîtra la présence à l'aide d'un excès d'ammoniaque qui, redissolvant l'oxyde de cuivre d'abord précipité, laissera pour résidu l'oxyde de fer et le sel calcaire.

Les réactifs qui peuvent servir à reconnaître l'acétate de cuivre, sont : l'*acide sulfurique*, qui le décompose avec dégagement d'acide acétique ; une *lame de fer* bien décapée ; le *cyanure jaune* ou *cyanoferrure de potassium* ; l'*ammoniaque* ; l'*acide sulfhydrique*.

L'acétate de cuivre basique, appelé aussi *verdet, vert-de-gris, verdet bleu, verdet de Montpellier*, se rencontre dans le commerce en masses amorphes d'un bleu verdâtre, possédant une saveur âpre et métallique. Il est vénéneux comme l'acétate neutre, mais à un moindre degré. L'eau le décompose en acétate neutre et en acétate sesquibasique solubles ; il se dépose de l'acétate tribasique sous forme d'une poudre verte.

L'acétate de cuivre basique renferme, d'après l'analyse de *Philips* : *acide acétique* 27,84 ; *bioxyde de cuivre* 42,94 ; *eau* 29,22.

Usages. — Il est employé en médecine comme escharotique.

Falsifications. — L'acétate de cuivre basique est sujet

aux mêmes adultérations que l'acétate neutre ; elles se reconnaissent par les mêmes procédés.

Souvent le verdet contient du *marc de raisin*, provenant de sa préparation, et des *matières ligneuses*. Ces impuretés, reconnaissables à l'aspect du sel, pourront être séparées par le triage ou lors de la pulvérisation.

ACÉTATE DE MORPHINE.

L'acétate de morphine se présente tantôt sous forme pulvérulente, tantôt cristallisé en aiguilles groupées en faisceaux. Il est blanc, possède une saveur très-amère, est soluble dans l'eau et dans l'alcool. Ce sel est très-vénéneux.

Exposé au feu, il fond, se boursoufle, puis noircit et répand d'abondantes fumées douées d'une odeur empyreumatique. Le charbon produit brûle sans résidu.

Humecté d'acide sulfurique étendu, l'acétate de morphine pur laisse dégager, à l'aide d'une douce chaleur, des vapeurs d'acide acétique. L'acide nitrique le colore en rouge de sang ; le mélange devient ensuite orangé et jaune.

L'acétate de morphine décompose une solution aqueuse d'acide iodique ; l'iode est mis à nu. En contact avec une solution d'un persel de fer neutre, l'acétate de morphine prend une couleur bleu foncé qui disparaît par une addition d'acide. Une solution aqueuse et concentrée d'acétate de morphine donne avec la potasse, la soude, l'ammoniaque, un précipité soluble dans un excès d'alcali ; l'infusion de noix de galle y produit également un précipité.

100 d'acétate de morphine représentent 88 de morphine cristallisée.

Usages. — Ce sel est employé en médecine comme calmant.

Altérations. — L'acétate de morphine est susceptible de s'altérer lorsqu'on évapore sa solution à une chaleur ménagée ; il se change en un mélange de morphine, d'acétate neutre et d'acétate acide de morphine ; cette décomposition partielle rend ce sel presque toujours incomplétement soluble dans l'eau ; au moment de le dissoudre, on y ajoute quelques gouttes d'acide acétique.

Falsifications. — L'acétate de morphine est quelquefois mêlé de substances étrangères : soit d'*acétate* et de *phosphate de chaux* provenant du carbonate et du phosphate calcaire contenus dans le charbon animal mal lavé qui aurait servi à la décoloration de la morphine ; soit de *chlorhydrate de morphine ;* soit de *sulfate de morphine* dont la valeur commerciale est inférieure à celle de l'acétate. Quelques fraudeurs sont parvenus à produire cette dernière sophistication de manière à tromper l'œil le mieux exercé. On a trouvé de l'acétate de morphine qui n'était autre que du sulfate de cette base, mélangé d'une petite quantité d'acide acétique libre.

Les sels de chaux se reconnaîtront : 1° par la calcination et l'examen du résidu obtenu que l'on traitera par l'acide chlorhydrique ; la solution précipitera par l'ammoniaque, s'il y a du phosphate de chaux, et par l'oxalate d'ammoniaque, s'il y a de la chaux ; 2° par l'oxalate d'ammoniaque qui produira un précipité d'oxalate de chaux dans la solution aqueuse du sel suspecté, ce qui n'a pas lieu avec la même solution, lorsqu'elle est pure ; la présence du sulfate de morphine sera décelée au moyen du chlorure de baryum, et celle du chlorhydrate, par le nitrate d'argent.

ACÉTATES DE PLOMB.

Dans le commerce, on rencontre deux Acétates de plomb : l'*Acétate neutre* et l'*Acétate tribasique.*

L'acétate de plomb neutre appelé aussi *sel de Saturne, sucre de Saturne, sucre de plomb, acétate plombique,* est blanc, d'une saveur sucrée, puis styptique. Il cristallise en aiguilles ou prismes droits rhomboïdaux, allongés, terminés par des sommets dièdres. Ce sel est légèrement efflorescent à l'air ; il est très-vénéneux, soluble à froid dans 1 p. 1/2 d'eau et dans 8 p. d'alcool. 100 p. d'eau à 15° dissolvent 59 p. d'acétate. La dissolution n'est pas troublée par l'acide carbonique ; l'acide sulfurique la décompose avec dégagement d'acide acétique, et dépôt de sulfate de plomb insoluble.

L'acétate de plomb neutre renferme : *acide acétique* 31,56 ; *protoxyde de plomb* 68,44 ; cristallisé, il contient 14, 21 °/₀ d'eau.

Usages. — L'acétate de plomb neutre est employé en médecine ; on s'en sert dans les fabriques de toiles peintes pour préparer l'acétate d'alumine.

Altérations. — L'acétate de plomb exposé au contact de l'air en absorbe facilement l'acide carbonique et se convertit en *carbonate de plomb*, insoluble. Cette altération se reconnaît facilement à l'aspect du sel qui, de brillant qu'il était, a pris de l'opacité ; en outre, l'eau ne le dissout pas entièrement et laisse, suivant que l'altération a été plus ou moins profonde, un dépôt plus ou moins abondant, soluble dans les acides, avec effervescence.

Quelquefois l'acétate de plomb, exposé à l'air des laboratoires, a pris une coloration noire due à une petite quantité de sulfure de plomb formé par des émanations d'acide sulfhydrique.

Dans le commerce, on rencontre de l'acétate de plomb plus ou moins coloré en jaune et en masses ayant un aspect fibreux et une odeur d'empyreume. Ce sel nommé *pyrolignite de plomb* a été préparé avec de l'acide acétique brut ou *acide pyroligneux* contènant de l'huile pyrogénée qui est elle-même un mélange de carbures d'hydrogène, d'acétone, d'esprit de bois et de créosote.

L'acétate de plomb peut aussi contenir de l'*arsenic* et de l'*acétate de soude*. Ces impurctés proviennent de celles de l'acide employé à la préparation de l'acétate. Quelquefois l'acétate de plomb retient du *cuivre* provenant des chaudières où on l'a préparé ; on s'en assure par l'ammoniaque en excès qui colore en beau bleu la solution aqueuse du sel.

Falsifications. — *Ebermayer* a dit qu'on avait trouvé dans le commerce de l'acétate de plomb mêlé de *nitrate;* ce qui pouvait provenir de l'acide acétique qui aurait été allongé d'acide nitrique. Cette falsification se reconnaîtrait d'abord par l'action du feu, le nitrate de plomb brûlant avec scintillation ; puis par la limaille de cuivre et l'acide sulfurique qui dégageraient des vapeurs rutilantes, et une partie de l'acide nitrique naissant se combinerait avec le cuivre oxydé par l'autre partie, pour former du nitrate de cuivre bleu verdâtre ; en outre, un papier imprégné de teinture alcoolique de Gayac, exposé au-dessus du vase où se fait l'expérience, prendrait une coloration bleue.

L'acétate de plomb basique, ou *vinaigre de Saturne, vinaigre de plomb, sous-acétate de plomb,* est employé assez fréquemment en médecine, en dissolution dans l'eau, sous les noms d'*extrait de Saturne, extrait de Goulard ;* il doit marquer 30° à l'aréomètre. Ce sel cristallise en lames blanches et opaques, possédant une saveur semblable à celle de l'acétate neutre. Il sert à la préparation de la céruse, d'après le procédé de *M. Thénard.*

ALTÉRATIONS. — L'extrait de Saturne a quelquefois une coloration jaune due à l'impureté du vinaigre employé à sa préparation ; une teinte bleuâtre due à un peu de *cuivre* que contenait la litharge dont on s'est servi, ou au métal des chaudières dans lesquelles on l'a préparé : pour s'en assurer, on traiterait une solution de sel par l'ammoniaque en excès qui précipiterait le plomb à l'état d'oxyde et redissoudrait l'oxyde de cuivre en prenant une belle coloration bleue. On aurait aussi un précipité ou une coloration brun-marron par le cyanure jaune ; un dépôt de cuivre avec une lame de fer décapée.

Dans le cas où l'extrait de Saturne contiendrait du *fer,* on acidulerait la liqueur et on y ferait passer un courant d'acide sulfhydrique pour précipiter le plomb et le cuivre, puis dans la liqueur filtrée, on verserait de l'ammoniaque pour précipiter l'oxyde de fer. On pourrait encore traiter la liqueur par le sulfate de soude qui précipiterait le plomb à l'état de sulfate ; puis par l'ammoniaque en excès qui précipiterait l'oxyde de fer et retiendrait l'oxyde de cuivre en dissolution. Préalablement on ramènerait le fer au maximum par une addition de chlore.

ACÉTATE DE POTASSE.

Ce sel, qui a été désigné sous le nom de *terre foliée de tartre, terre foliée végétale, tartre régénéré, arcanum tartari, magistère purgatif de tartre, sel diurétique, sel digestif de Sylvius,* etc., est très-anciennement connu. Au treizième siècle, *Raymond Lulle* en fit la description. L'acétate de potasse est blanc, doué d'une saveur fraîche, il est très-soluble dans l'eau et l'alcool, très-déliquescent ; il cristallise, mais difficilement,

en longues aiguilles minces et confuses ; le plus ordinairement, il se présente en masse *feuilletée,* onctueuse au toucher.
L'acétate de potasse est composé de : *acide acétique* 52,16 ;
potasse 47,84.

Usages. — Il est employé en médecine comme diurétique,
mais surtout comme fondant et apéritif ; dans les laboratoires
il sert à enlever l'eau à certains liquides.

Altérations. — L'acétate de potasse vendu autrefois dans
le commerce avait une coloration grise due à la nature du
vinaigre employé à sa préparation. Il peut être altéré par la
présence de matières étrangères provenant de son mode de
fabrication, telles que le *sulfate de potasse,* le *chlorure de potassium,* si l'on a employé des potasses du commerce ; des *sels
de plomb,* de *fer,* de *cuivre,* de *zinc,* de l'*arsenic,* provenant
soit des ustensiles, soit de l'impureté du vinaigre employé.

La présence du sulfate de potasse se reconnaît au moyen
du chlorure de baryum ; celle du chlorure de potassium, au
moyen du nitrate d'argent.

Les sels de plomb sont décelés par l'acide sulfhydrique qui
donne un précipité noir de sulfure de plomb ; l'iodure de
potassium, un précipité jaune d'iodure de plomb ; le sulfate
de soude, un précipité blanc de sulfate de plomb.

La présence du fer se reconnaît à l'aide du cyanure jaune
qui donne lieu à du cyanure de fer (bleu de Prusse) ; l'ammoniaque, un précipité d'oxyde de fer ; l'infusion de noix de
galle, un précipité noir.

Pour reconnaître le cuivre, on emploiera une lame de fer
décapée, le cyanure jaune, l'ammoniaque ; les sels de zinc seront décelés par le précipité blanc qu'y occasionnera le cyanure jaune, par le précipité jaune orange qu'y formera le
cyanure rouge. La potasse donnera un précipité blanc, soluble dans un excès d'alcali.

Quant à l'arsenic, pour s'assurer de sa présence, il faudrait
introduire dans un appareil de Marsh fonctionnant à blanc,
une certaine quantité de solution aqueuse d'acétate à essayer,
et examiner non-seulement si l'on obtient soit des taches, soit
un anneau, mais encore rechercher si ces taches, si cet anneau,
présentent les caractères de l'arsenic.

Enfin par suite d'une préparation défectueuse, l'acétate de

potasse peut renfermer de la *potasse libre ;* dans ce cas, il ramènera au bleu le papier de tournesol rougi, rougira le papier jaune de curcuma, verdira le sirop de violettes, la teinture de chou rouge, le papier de dahlia.

Falsifications. — Quelquefois l'acétate de potasse est mêlé soit d'*acétate de chaux*, soit de *tartrate* ou de *carbonate de potasse.* L'oxalate d'ammoniaque indiquera, suivant qu'il donnera ou non un précipité blanc, la présence ou l'absence de la chaux dans l'acétate soumis à l'essai.

Si l'acétate contient du tartrate de potasse, le mélange de ces deux sels occupe un volume moins considérable que la même quantité d'acétate pur ; projeté sur des charbons ardents, il brûle en répandant l'odeur, *sui generis,* des tartrates ; traité par l'alcool, ce liquide dissout seulement l'acétate et laisse pour résidu du tartrate ; enfin la solution aqueuse, traitée par les acides minéraux, donne un précipité de crème de tartre.

Si l'on a substitué le tartrate de potasse à l'acétate, on n'obtient pas de dégagement d'acide acétique, lorsqu'on traite le sel par l'acide sulfurique.

La présence du carbonate de potasse dans l'acétate se reconnaîtra à l'aide de l'acide acétique qui produira une effervescence due au dégagement d'acide carbonique, ce qui n'aurait pas lieu avec l'acétate pur.

L'*acétate de potasse liquide* ou *terre foliée liquide* est une solution d'acétate de potasse concret, dans l'eau distillée. Elle doit être limpide, incolore, et marquer 25° au pèse-sel ; 31 gr. de cette solution doivent donner, par l'évaporation, un résidu pesant 16 décigr.

L'acétate de potasse peut n'être pas pur et offrir toutes les altérations que nous avons fait connaître en parlant de l'acétate concret ; les moyens à mettre en usage pour les reconnaître, sont les mêmes que ceux indiqués plus haut.

ACÉTATE DE SOUDE.

L'acétate de soude, appelé aussi *terre foliée cristallisable, terre foliée minérale, sel acéteux minéral,* cristallise en aiguilles allongées ou en prismes obliques à base rhombe, ordinairement cannelés, incolores, d'une saveur amère et piquante, efflorescents, solubles dans trois p. d'eau froide, dans leur propre poids d'eau bouillante et dans 5 p. d'alcool.

Ce sel renferme : *acide acétique* 62,2 ; *soude* 37,8 ; cristallisé, il contient 39 °/₀, 49 d'eau.

Usages. — Il est employé, dans les arts, à l'extraction de l'acide acétique ; et, en médecine, comme fondant et diurétique ; à une dose de plus de 8 gr. il est purgatif.

Altérations. — L'acétate de soude peut contenir, comme l'acétate de potasse, des sels de *fer,* de *plomb,* de *cuivre,* de l'*arsenic,* résultant soit des ustensiles, soit de l'acide acétique, employés à sa préparation, ou du *sulfate de soude,* du *chlorure de sodium,* si l'on s'est servi de soudes du commerce.

Les moyens de reconnaître ces différentes impuretés sont les mêmes que ceux dont nous avons parlé au sujet de l'acétate de potasse.

Falsifications. — Quelquefois l'acétate de soude contient du *tartrate de potasse.* Cette falsification se reconnaîtra soit à l'aide de l'alcool qui ne dissoudra que l'acétate et laissera le tartrate pour résidu ; soit à l'aide de la chaleur qui décomposera le sel, et, s'il est pur, laissera dégager l'acide acétique sans carbonisation ; dans le cas contraire, il y aura formation d'un charbon volumineux accompagnée d'une odeur de sucre brûlé. La potasse du tartrate se retrouvera dans les cendres ; si on les lessive, et si dans la dissolution claire on verse quelques gouttes de chlorure de platine, on aura un précipité jaune.

Le même réactif pourra être employé dans le cas où l'acétate de soude contiendrait seulement de l'*acétate de potasse.*

ACHE.

Il y a deux variétés d'ache : l'*ache proprement dite* ou *ache des marais* (apium graveolens), et l'*ache douce* ou *céleri* (apium dulce). Nous ne nous occuperons ici que de la première dont la racine seule est employée en pharmacie. La racine d'ache est une des cinq racines apéritives elle entre dans la composition du sirop de ce nom.

La racine d'ache, qui nous vient principalement d'Allemagne, est longue, grosse comme le pouce, droite, blanche, pivotante, se divisant en plusieurs branches. Elle possède une odeur forte et aromatique, une saveur amère se rapprochant beaucoup de celle d'angélique, mais elle s'en distingue par le sentiment d'âcreté assez persistant qu'elle laisse dans la gorge.

La racine d'ache est souvent mêlée avec la racine de l'*ache de Montagne* ou *livèche*, qui croît dans nos jardins et sur les montagnes du Midi de la France, en grande quantité. Cette racine est épaisse, noirâtre à l'extérieur, et jaunâtre à l'intérieur; elle est ridée longitudinalement, a une texture spongieuse, une odeur parfumée, une saveur un peu sucrée et un peu âcre.

ACIDE ACÉTIQUE. — V. VINAIGRES.
ACIDE ARSÉNIEUX.

L'acide arséniaux, connu aussi sous le nom d'*arsenic blanc* ou *arsenic*, de *chaux d'arsenic*, *fleurs d'arsenic*, *oxyde blanc d'arsenic*, *mort aux rats*, est formé de : *arsenic* 75,82 et *oxygène* 24,18. Il est solide, en masses convexes d'un côté et concaves de l'autre, *opaques*, saccharoïdes; quelquefois cristallines, parfois *vitreuses*, transparentes à l'intérieur, opaques d'un blanc laiteux à l'extérieur, ce qui leur donne l'aspect de la porcelaine ; les parties vitreuses ont parfois une teinte jaunâtre due probablement à une petite quantité d'oxysulfure d'arsenic (?). L'acide arsénieux a une saveur âcre et nauséabonde ; c'est un violent poison. Projeté sur des charbons incandescents, il se sublime, répand des vapeurs blanches d'une odeur alliacée ; chauffé dans un matras, il se sublime et se condense dans la partie supérieure ; il est très-peu soluble dans l'eau froide, un peu plus soluble dans l'eau bouillante qui le laisse déposer, par le refroidissement, sous forme de cristaux opaques ; il est plus soluble dans l'acide chlorhydrique ou dans l'eau aiguisée par cet acide, l'acide opaque s'y dissout plus lentement que le vitreux. D'après des expériences de M. *Bussy*, l'acide arsénieux vitreux est plus soluble dans l'eau et se dissout plus rapidement que l'acide opaque : à 13°° 1000 p. d'eau, qui dissolvent jusqu'à 40 p.

d'acide vitreux, ne dissolvent que 12 à 13 p. d'acide opaque. La densité de l'acide arsénieux vitreux est 3,738 d'après M. *Guibourt ;* 3,70 d'après MM. *Leroyer et Dumas ;* celle de l'acide opaque est 3,950 ; la densité de sa vapeur est 13,85 d'après M. *Mitscherlich.*

Usages. — L'acide arsénieux sert, dans les arts, pour préparer diverses couleurs vertes (*vert de Schéele, vert de Schweinfurt, vert d'Allemagne*) employées dans la fabrication des papiers peints ; on l'ajoute souvent dans le verre, mais en très-petite quantité. L'acide arsénieux entre aussi, en proportions très-minimes, dans quelques préparations pharmaceutiques, soit à l'intérieur pour combattre les affections intermittentes rebelles, les fièvres, les maladies scrofuleuses ou vénériennes ; soit à l'extérieur pour ronger ou détruire les chairs. Il entre dans la préparation d'une pâte destinée à faire mourir les souris et les rats. Il sert à préserver les objets d'histoire naturelle de l'attaque des insectes (*savon de Bécœur*).

Falsifications. — L'acide arsénieux ou arsenic blanc (car c'est sous ce dernier nom qu'il est plus spécialement désigné dans le commerce) doit toujours être acheté entier et non pulvérisé. Sous ce dernier état, il peut être confondu avec la farine, le sucre en poudre, ou falsifié avec la *craie*, le *sulfate de chaux*, le *sulfate de baryte*. Cette sophistication pourra être facilement reconnue en chauffant l'acide suspect. S'il est pur, il se volatilisera entièrement sans laisser de résidu ; dans le cas contraire, le résidu sera composé des matières étrangères avec lesquelles il aura été mélangé ; traité par l'eau bouillante, il laissera indissous le sulfate de baryte, si ce sel a été employé à la falsification ; et le sulfate de chaux se trouvera dans la solution qui donnera un précipité avec l'oxalate d'ammoniaque, et avec le chlorure de baryum. Quant au résidu de sulfate de baryte, mêlé avec du charbon, il se transformera, sous l'influence de la chaleur, en sulfure de baryum, qui exhalera par un acide l'odeur d'œufs pourris, caractéristique de l'hydrogène sulfuré.

ACIDE AZOTIQUE. — V. ACIDE NITRIQUE.

ACIDE BENZOÏQUE.

Cet acide, appelé autrefois *Acide du benjoin, fleurs de ben-join*, est formé à l'état anhydre de : *carbone* 74,7 ; *hydrogène* 4,3 ; *oxygène* 21 : l'acide sublimé ou cristallisé contient, en outre, 8°/₀,49 d'eau.

L'acide benzoïque sublimé se présente en petites aiguilles blanches, aplaties, très-légères, ou en lames blanches, flexibles et nacrées, d'une saveur acidule et âcre, fusibles à 120°c, volatiles à 145°c. Ses vapeurs se condensent en longues aiguilles prismatiques satinées. Il rougit le tournesol, brûle avec une flamme fuligineuse, sans laisser de résidu ; il est à peine soluble dans l'eau froide, soluble dans 12 p. d'eau bouillante, beaucoup plus soluble dans l'alcool, dans l'essence de térébenthine, dans les huiles grasses et dans l'acide sulfurique étendu de son poids d'eau. L'acide benzoïque sublimé contient toujours une petite quantité d'huile volatile qui lui donne une odeur aromatique agréable, offrant de l'analogie avec celle de la vanille ; privé de cette huile, il est complétement inodore.

Usages. — L'acide benzoïque est employé en médecine principalement dans le catarrhe chronique.

Altérations. — L'acide benzoïque peut contenir une quantité d'*huile empyreumatique* assez forte pour lui communiquer une couleur jaune plus ou moins foncée et une odeur forte. Traité alors par l'acide sulfurique, il prend une couleur brune résultant de la carbonisation de cette huile.

L'acide benzoïque peut contenir de l'*acide sulfurique*, du *sulfate de potasse* ou *de soude*, par suite de son mode de préparation. La présence de l'acide sulfurique sera décelée par le précipité blanc, insoluble dans les acides, que produira le chlorure de baryum dans la solution aqueuse d'acide benzoïque. Soumis à l'action de la chaleur, l'acide benzoïque se volatilisera, et l'on pourra constater dans le résidu la présence du sulfate de potasse ou de soude. L'alcool pourra aussi être employé pour séparer ces substances.

L'acide benzoïque peut aussi contenir de l'*acide chlorhy-drique*, lorsqu'il a été préparé d'après le procédé de *Schéele:* la présence en sera constatée par le nitrate d'argent.

FALSIFICATIONS. — Dans le commerce, l'acide benzoïque est souvent mélangé de substances étrangères, telles que : l'*asbeste*, le *carbonate de chaux*, le *sulfate de chaux*, l'*acide hippurique*, le *sucre*. Par un traitement à chaud au moyen de l'alcool, on pourra séparer l'asbeste, le carbonate et le sulfate de chaux qui y sont insolubles ; en outre, on pourra distinguer par la chaleur l'acide benzoïque, qui est entièrement volatil, de l'asbeste et des sels de chaux qui sont fixes au feu. Si c'est du carbonate de chaux qui est mêlé à l'acide benzoïque, les acides faibles y détermineront une effervescence due au dégagement d'acide carbonique.

L'acide hippurique pourra être reconnu à l'aide de l'acide nitrique : évaporant à siccité et ajoutant un peu d'ammoniaque, on a une belle coloration pourpre ; l'acide benzoïque, au contraire, est inattaquable par l'acide azotique ; sous l'influence de la chaleur, l'acide benzoïque mêlé d'acide hippurique prend une couleur rougeâtre. Quant au sucre, outre la saveur sucrée qu'il communique à l'acide benzoïque, l'alcool pourra être employé à la séparation de ces deux substances : il dissoudra l'acide benzoïque et laissera le sucre indissous ; on peut aussi traiter une partie de l'acide suspect par l'eau froide qui dissout immédiatement le sucre en laissant presque intact l'acide, qui est fort peu soluble dans l'eau.

La falsification de l'acide benzoïque par le sucre se reconnaît aussi en ajoutant à l'acide une petite quantité d'acide sulfurique concentré : l'acide pur ne se colore pas, tandis que celui qui renferme du sucre, même dans la proportion de 1/10, prend une couleur brune.

ACIDE BORIQUE.

L'acide borique, aussi nommé *sel narcotique volatil de vitriol, sel sédatif de Homberg, acide du borax, acide boracin, acide boracique,* est blanc, inodore, peu sapide, fusible et parfaitement fixe ; soluble dans 26 p. d'eau à la température ordinaire, et dans moins de 3 p. à celle de l'ébullition ; soluble dans l'alcool auquel il donne la propriété de brûler avec une flamme verte ; il communique la même propriété à l'esprit de bois, seulement la flamme est d'un vert plus intense. La solution aqueuse rougit le tournesol à la manière des acides faibles et brunit, comme les alcalis, le papier de curcuma.

L'acide borique peut être anhydre (fondu) ou cristallisé, et contenir de 27 à 44 % d'eau : à ce dernier état, il se présente sous forme de paillettes ou écailles blanches micacées, ayant pour densité 1,48 ; celle de l'acide fondu est 1,83.

L'acide borique est composé de : *bore* 31,19 ; *oxygène* 68,81.

Usages.—Dans les arts, il sert à la préparation des borates ; dans les laboratoires, il est employé comme fondant ; on s'en sert, en pharmacie, pour préparer la crème de tartre soluble.

Altérations. — On rencontre, dans le commerce, deux sortes d'acide borique : 1° l'acide *naturel*, extrait par l'évaporation de l'eau des lacs de Toscane ou *Lagoni* ; 2° l'acide extrait des borates.

L'acide naturel n'est pas pur (1) : il contient du *sulfate d'ammoniaque*, du *sulfate de chaux*, de l'*alun*, de l'*argile*, de la *silice*, du *sable*, du *soufre*, de l'*oxyde de fer*, des *matières organiques*. On le purifie par des cristallisations et des traitements à l'aide du charbon animal.

Cet acide peut, malgré cela, retenir des *matières terreuses*, de l'*ammoniaque*. On reconnaît la présence des premières en dissolvant l'acide dans l'eau bouillante, et filtrant ; la quantité de résidu insoluble indiquera celle des matières terreuses.

Pour déceler l'ammoniaque, on mêle un peu d'acide avec de la chaux, on chauffe le mélange dans un tube bouché à la partie inférieure, au sommet duquel est placé soit un papier de tournesol rougi et préalablement humecté, soit un bouchon de verre imprégné d'acide chlorhydrique étendu, ou mieux d'acide acétique ; les vapeurs ammoniacales dégagées

(1) L'acide borique brut renferme :

Acide pur..............	74 à 84	Argile, sable............	}	
Sulfate d'ammoniaque...	}	Soufre................	}	2,5 à 1,25
Alun.................	}	Sulfate de chaux........	}	
Sulfate de chaux........	} 14 à 8	Eau.................		7 à 5,75
Sulfate de fer..........	}	Matières organiques.....	}	2,5 à 1
		Acide sulfurique........	}	
				————
				100

2

feront virer au bleu le papier de tournesol, en donnant des fumées blanches de chlorhydrate ou d'acétate d'ammoniaque.

L'acide borique extrait des borates, peut contenir de l'*acide sulfurique*, du *sulfate de soude*, de l'*acide chlorhydrique*, du *cuivre*, des *matières animales* provenant de l'albumine employée à la clarification du borax qui a fourni l'acide.

L'acide sulfurique ou le sulfate de soude sera reconnu à l'aide du chlorure de baryum, qui donnera un précipité composé de borate et de sulfate de baryte ; ce dernier seul est insoluble dans l'acide nitrique. D'ailleurs, lorsque l'acide borique contient de l'acide sulfurique, il attire l'humidité de l'air ; lorsqu'il contient du sulfate de soude, on remarque, après un examen attentif, une légère efflorescence à sa surface. La présence du sulfate de soude pourra être aussi décelée au moyen de l'alcool qui dissoudra l'acide et laissera le sulfate indissous.

On reconnaîtra l'acide chlorhydrique à l'aide du nitrate d'argent ; le cuivre, par l'ammoniaque ou une lame de fer décapée.

Quant aux matières animales, leur présence se reconnaîtra à celle du charbon, lorsqu'on exposera l'acide à l'action de la chaleur.

Falsifications. — Quelquefois on a livré pour de l'acide borique, le *résidu* provenant de l'évaporation des eaux-mères de cet acide. Cette fraude se découvrirait en faisant digérer une certaine portion de l'acide dans l'alcool ; cette opération est répétée jusqu'à ce que le liquide ne dissolve plus rien et cesse de brûler avec une flamme verte ; si l'alcool ne laisse pas de résidu, on peut être sûr de la pureté de l'acide soumis à l'épreuve.

ACIDE CHLORHYDRIQUE.

L'acide chlorhydrique porte encore dans le commerce les noms d'*esprit de sel marin, esprit de sel fumant, acide du sel marin, acide de l'esprit de sel, acide hydromuriatique, acide muriatique, acide hydrochlorique*. C'est un gaz incolore, très-soluble dans l'eau et l'alcool. Il est composé de volumes égaux de chlore et d'hydrogène, ou de : *chlore* 97,25 ; *hydrogène* 2,75. L'eau à + 20°° et à la pression ordinaire peut en dissoudre 464 à 480 fois son volume, ou les 0,75 de son poids. Cette solution aqueuse, seule employée dans les arts et en médecine, est incolore à l'état de pureté, très-caustique, fume à l'air ; sa densité est 1,21 ; ordinairement sa densité est 1,17 environ, et elle marque 21, 22 à 23 degrés à l'aréomètre de Baumé, 26 degrés au maximum ; à 118^{mc}, elle distille et perd la moitié du gaz qui était en dissolution. La densité de l'acide distillé est 1,094.

La pesanteur spécifique de l'acide chlorhydrique varie d'ailleurs suivant son degré de concentration. On doit à *Edm. Davy* la table suivante indiquant la quantité d'eau et d'acide contenue dans 100 parties, avec le poids spécifique correspondant.

A la température de 8^{oc} et à la pression de 0^m,76.

Densité.	Quantité d'acide réel pour 100.	Degrés de l'aréom. de Baumé.
1,21	42 43	26,5
1,20	40,46	»
1,19	38,38	24,5
1,18	36,36	»
1,17	34,34	22
1,16	32,32	»
1,15	30,30	20
1,14	28,28	»
1,13	26,26	17,5
1,12	24,24	»
1,11	22,22	17
1,10	20,20	»
1,09	18,18	13
1,08	16,16	»
1,07	14,14	10
1,06	12,12	»
1,05	10,10	7,5
1,04	8,08	»
1,03	6,06	»
1,02	4,04	»
1,01	2,02	»

Le principal caractère de l'acide chlorhydrique est de donner avec le nitrate d'argent un précipité blanc, caillebotté, soluble dans l'ammoniaque, insoluble dans l'acide nitrique.

Usages. — L'acide chlorhydrique a de nombreux emplois

dans les arts : il sert à préparer le chlore, les chlorates, chlorures, hypochlorites (eau de Javelle, chlorure de chaux), l'eau régale, le protochlorure d'étain, le sel ammoniac, la gélatine, les eaux minérales ; on l'emploie au décapage, à l'étamage et au zincage des métaux ; pour nettoyer les murailles, les marbres, enlever les incrustations séléniteuses formées dans les tuyaux de conduite ; pour séparer l'oxyde de fer des sables destinés à la fabrication du cristal. En médecine, l'acide chlorhydrique, convenablement étendu, est employé à l'intérieur comme stimulant, antiseptique et diurétique.

ALTÉRATIONS. —L'acide chlorhydrique du commerce peut contenir beaucoup d'impuretés provenant du défaut de soins apporté à sa préparation. Ainsi il a toujours une coloration jaune plus ou moins intense, et peut contenir de l'*acide sulfurique*, de l'*acide sulfureux* (1), de l'*acide nitrique*, du *fer*, du *plomb*, de l'*étain*, du *cuivre*, de l'*arsenic*, du *sulfate de soude*, de la *chaux*, de l'*iode*, du *brôme*, du *chlore*. L'acide sulfurique se reconnaîtra au précipité blanc qu'il formera avec de l'eau de baryte ou du chlorure de baryum, versé dans l'acide à essayer, préalablement étendu d'eau, car le chlorure de baryum serait insoluble lui-même dans une liqueur trop concentrée. L'insolubilité du sulfate de baryte dans l'acide nitrique servira à le distinguer du sulfite de baryte qui pourra se précipiter en même temps, si l'acide chlorhydrique contient de l'acide sulfureux. D'ailleurs le sulfite de baryte, chauffé dans un tube, se décompose en soufre qui se volatilise et en sulfate de baryte ; traité par l'acide sulfurique hydraté, il exhale l'odeur caractéristique de l'acide sulfureux.

La recherche de l'acide sulfureux dans l'acide chlorhydrique a été étudiée par plusieurs chimistes qui ont proposé différents procédés que nous allons successivement passer en revue.

Lorsque l'acide sulfureux est en assez forte proportion dans l'acide chlorhydrique, on le distingue facilement par son odeur piquante ; mais il n'en est plus de même lorsqu'il est en proportion minime, ce qui est le cas le plus fréquent. M. *Gay-Lussac* a, le premier, indiqué pour reconnaître sa présence, un procédé qui consiste à verser dans l'acide chlorhydri-

(1) Cet acide salit souvent l'acide chlorhydrique, obtenu comme produit accessoire dans les fabriques de soude.

que à essayer, quelques gouttes de sulfate rouge de manganèse, qui est décoloré en présence de l'acide sulfureux par suite de sa transformation en acide sulfurique aux dépens d'une partie de l'oxygène du bioxyde de manganèse. Ou bien, si l'on ajoute du sulfate d'indigo, puis quelques gouttes de solution titrée de chlore ou d'un hypochlorite, la teinte bleue disparaît s'il n'y a pas d'acide sulfureux ; dans le cas contraire, elle persiste quelque temps : on peut en même temps connaître, par ce moyen, la quantité d'acide sulfureux qui se trouvait dans l'acide chlorhydrique soumis à l'essai. Mais ces deux réactions se produiraient également, en présence de l'acide hypoazotique ou de l'acide hyposulfureux.

M. *Girardin* a recommandé le procédé suivant, proposé antérieurement par *Pelletier* l'aîné : On met dans un verre à expérience, 16 grammes environ d'acide à essayer, on y ajoute 8 à 12 gr. de perchlorure d'étain pur en dissolution claire et concentrée ; on remue avec un tube, puis on verse sur le tout deux ou trois fois autant d'eau distillée en agitant, et on chauffe vers 60 ou 70°c : si l'acide chlorhydrique contient de l'acide sulfureux en proportion un peu forte, on le voit se troubler, devenir jaune, on sent très-manifestement l'odeur de l'acide sulfhydrique, puis la liqueur prend une teinte brune en laissant déposer du sulfure d'étain (1). Ce procédé permet d'apprécier exactement 1/100 d'acide sulfureux (2). Mais si la proportion d'acide sulfureux est faible, si elle n'est, par exemple, que de 1/2 °/₀, la liqueur prendra une teinte jaune, mais ne se troublera pas. C'est pour obvier à cet inconvénient, que M. *Heintz* a apporté au procédé de M. *Girardin* une modification permettant de reconnaître des quantités très-faibles d'acide sulfureux ; il suffit d'ajouter à la liqueur chaude un peu de sulfate de cuivre qui donne lieu à un précipité brun de sulfure de cuivre dont la quantité est en rapport avec celle de l'acide sulfureux se trouvant dans la liqueur acide.

(1) D'après *Berzélius*, ce précipité brun est un composé de proto, de bisulfure d'étain, et de perchlorure, insoluble dans l'acide chlorhydrique.

(2) Il est essentiel de mettre le sel d'étain en contact avec l'acide chlorhydrique avant d'y ajouter de l'eau ; car si l'on commençait par étendre l'acide, l'addition du sel ne produirait aucune coloration.

MM. *Fordos* et *Gélis* ont proposé un autre procédé qui permet en même temps de déterminer la quantité d'acide sulfureux. Ces chimistes ont mis à profit la réaction qui se produit toutes les fois que l'acide sulfureux est mis en présence de l'hydrogène. On introduit dans un petit flacon quelques fragments de zinc pur, et on ajoute de l'eau et l'acide chlorhydrique à essayer, on recueille le gaz qui se dégage dans une dissolution de sous-acétate de plomb (extrait de Saturne des pharmacies) (1) : si l'acide contient de l'acide sulfureux, il se forme de l'hydrogène sulfuré, et dès lors du sulfure de plomb qui se précipite dans la dissolution. Ce procédé peut servir à reconnaître la présence de l'acide sulfureux, lorsqu'il se trouve en très-petite quantité ; mais s'il existe en dissolution concentrée, un dépôt de soufre accompagne toujours le dégagement d'hydrogène sulfuré.

M. *Lembert* emploie le moyen suivant pour déceler dans l'acide chlorhydrique les plus petites quantités d'acide sulfureux : il sature un peu de l'acide à essayer par du carbonate de potasse, il y ajoute une petite quantité d'une dissolution faible d'amidon, 1 ou 2 gouttes d'un iodate de potasse ou de soude, puis, par très-petites portions, de l'acide sulfurique concentré ; celui-ci met en présence l'acide sulfureux et l'acide iodique qui réagissent l'un sur l'autre ; l'iode est mis à nu, et la liqueur bleuit.

M. *Larocque* a aussi, dans le même but, proposé un moyen basé sur une réaction observée par M. *Wœhler*, lorsqu'on fait bouillir de l'acide sulfureux avec de l'acide arsénique : on ne retrouve plus bientôt dans la liqueur que de l'acide sulfurique et de l'acide arsénieux. Il faut donc doser préalablement l'acide sulfurique existant dans l'acide à essayer, puis au moyen de l'acide arsénique, on transforme l'acide sulfureux en acide sulfurique, que l'on précipite par l'eau de baryte : la quantité de sulfate de baryte qui s'est formée, fait connaître celle de l'acide sulfureux contenu dans l'acide chlorhydrique.

L'acide chlorhydrique peut contenir de l'acide nitrique provenant de quelques nitrates qui se trouvent mélangés avec

---

(1) *Berzélius* préfère une dissolution d'oxyde de plomb dans la potasse caustique.

le chlorure de sodium employé à sa préparation. On reconnaîtra sa présence, en saturant l'acide chlorhydrique par un alcali, et évaporant à siccité ; le résidu repris par l'eau sera additionné de quelques gouttes d'acide sulfurique et d'une
petite quantité de tournure de cuivre : il y aura alors dégagement de vapeurs rutilantes qui bleuissent *le papier de
gaïac* (1), et formation de nitrate de cuivre bleu, si l'a-
cide essayé contient de l'acide nitrique. Le fer qui se trouve
dans l'acide chlorhydrique du commerce, à l'état de perchlorure, et auquel on attribue la couleur ambrée qu'il a
ordinairement, sera mis en évidence en évaporant l'acide et
traitant le résidu par l'eau ; le cyanure jaune versé dans le
solutum aqueux, y produira un précipité de bleu de Prusse, si
l'acide essayé contient du fer. Pour s'assurer de la présence
du plomb, à l'état de chlorure, on examinera le résidu de
l'évaporation d'une portion de l'acide. Le chlorure de plomb
se présente en petites écailles blanches nacrées, peu solubles
dans l'eau froide, solubles dans l'eau bouillante. Cette solution
donnera avec l'hydrogène sulfuré un précipité noir ; avec
l'iodure de potassium, le chromate de potasse, un précipité
jaune ; avec le sulfate de soude, un précipité blanc. Quelquefois l'acide chlorhydrique contient de l'étain, provenant du
protochlorure de ce métal, employé à sa décoloration. On en
décèlera la présence à l'aide de l'hydrogène sulfuré qui produit du sulfure d'étain brun jaunâtre, lequel, traité par l'acide
nitrique, donne lieu à de l'acide stannique blanc et insoluble.

Si l'acide chlorhydrique contenait du cuivre, on le reconnaîtrait à la coloration bleue produite par l'ammoniaque, et
à la coloration brun-chocolat obtenue par le cyanure jaune.

L'acide chlorhydrique peut renfermer de l'arsenic provenant des cylindres de fonte qui servent dans sa préparation,
mais plus particulièrement de l'emploi d'un acide sulfurique
arsenical. Cet arsenic se reconnaîtra en introduisant l'acide suspecté dans un appareil de Marsh fonctionnant à blanc. L'examen chimique de l'anneau ou des taches obtenues suffira
pour s'assurer de la présence ou de l'absence de ce corps.

(1) Papier blanc sur lequel, à l'aide d'un pinceau, on a étendu de la
teinture alcoolique récente, faite avec la résine de gaïac.

MM. *Wittstein* et *Buchner* ont conseillé l'emploi du mercure pour purifier l'acide chlorhydrique arsenical. Le mercure forme une combinaison insoluble avec l'arsenic et le chlore ; on abandonne l'acide à lui-même pendant quelque temps, afin de laisser précipiter la petite quantité de chlorure de mercure formée, et qui finit par être ramenée à l'état de proto-chlorure insoluble. *Dupasquier* purifie l'acide arsenical en le mélant avec parties égales d'eau, et le traitant par un courant d'hydrogène sulfuré ; on filtre ensuite l'acide au travers de l'amiante, et on procède à sa distillation.

Si l'acide chlorhydrique contient du sulfate de soude, on l'étend d'eau, et on précipite par le chlorure de baryum ; la liqueur filtrée et évaporée à siccité devra donner un résidu présentant toutes les propriétés du sel marin (chlorure de sodium) ; d'ailleurs l'évaporation de l'acide chlorhydrique à siccité, donnera pour résidu le *sulfate de soude*, dont il sera ensuite facile de reconnaître la nature.

Si l'on a employé à la préparation de l'acide chlorhydrique du sel renfermant des iodures (sels de warech), il pourra contenir de l'iode à l'état d'acide iodhydrique dont la présence sera décelée par la fécule additionnée de quelques gouttes de chlore. Le sel pourra aussi contenir des bromures, et par suite l'acide retenir du brôme à l'état d'acide bromhydrique ; il suffira alors, pour en constater la présence, de saturer par le carbonate de potasse un peu de l'acide suspect, et de traiter par le chlore, pour mettre à nu le brôme qui sera ensuite repris par l'éther.

L'acide chlorhydrique peut renfermer du chlore; on le reconnaît facilement à sa propriété de décolorer l'indigo.

La coloration jaune de l'acide du commerce peut être due aussi à des matières organiques contenues dans le sel marin qui a servi à sa préparation, à quelques parcelles de liége qui seraient tombées dans l'acide, lors de sa rectification.

Purification de l'acide chlorhydrique. — L'acide chlorhydrique pur s'obtient le plus souvent en distillant l'acide impur du commerce ; le gaz acide chlorhydrique qui se dégage est recueilli dans des flacons de Woulf contenant de l'eau distillée. On verse préalablement dans l'acide à distiller un peu de chlorure de baryum, et on agite, afin de précipiter

l'acide sulfurique à l'état de sulfate de baryte ; si l'acide renferme de l'acide sulfureux, on fait passer à travers la liqueur
quelques bulles de chlore qui changent l'acide sulfureux en
acide sufurique.

Pour avoir l'acide chlorhydrique pur, M. *William-Gregory*
conseille l'emploi du chlorure de sodium (1 équivalent ou
734 gr.) et de 2 équivalents ou 1226 gr. d'acide sulfurique
étendu jusqu'à ce que sa densité soit égale à 1,60 ; on les mélange dans un matras, et on chauffe doucement ; le gaz qui se
dégage est recueilli dans un flacon entouré de neige ou d'eau
glacée. Les 2/3 du gaz acide chlorhydrique qui passent à la
distillation, donnent un acide fumant d'une densité 1,21 ; le
dernier tiers a une densité d'environ 1,12. Si l'on emploie des
substances pures, tout l'acide obtenu est incolore et chimiquement pur.

Falsifications.—Quoique d'un très-bas prix , l'acide chlorhydrique est cependant sophistiqué dans le commerce. Ainsi
on y ajoute quelquefois des *matières salines* pour augmenter
sa densité. L'évaporation à siccité de l'acide suffira pour reconnaître cette fraude. L'acide pur doit laisser peu ou point
de résidu, suivant qu'il a été préparé avec de l'eau ordinaire
ou avec de l'eau distillée. L'examen chimique et le poids de
ce résidu feront savoir auquel des deux cas il faut attribuer
la présence de ces matières salines.

Enfin *l'eau* qui aura pu être ajoutée à l'acide se reconnaîtra
à l'aide de l'aréomètre, ou mieux d'un essai acidimétrique.
100 d'acide réel doivent saturer 139 de carbonate de chaux
ou 147 de carbonate de soude sec et pur.

ACIDE CITRIQUE.

Cet acide, nommé aussi *acide du citron, acide citronien,* est
solide, blanc, translucide, inaltérable à l'air, d'une saveur très-
acide ; il cristallise en prismes rhomboïdaux terminés par
4 faces trapézoïdales, dont la densité est de 1,617. Il est soluble dans l'alcool, dans les 3/4 de son poids d'eau froide et la
moitié de son poids d'eau bouillante ; il se détruit entièrement
par la chaleur. Toutefois la destruction est beaucoup plus
complète quand on ajoute à l'acide une petite quantité d'oxyde
rouge de mercure.

Usages.—L'acide citrique sert en teinture et dans la fabrication des toiles peintes, pour enlever les taches de rouille de dessus les tissus, pour aviver les couleurs rouge du carthame, etc. En médecine, on s'en sert pour composer des limonades sèches ou gazeuses, en le mêlant avec du sucre aromatisé ou avec du bicarbonate de soude, du carbonate de magnésie.

Altérations. — Par suite de son mode de préparation, l'acide citrique peut avoir retenu de l'*acide sulfurique*, des *sels de plomb*. Le premier se reconnaîtra à l'aide du chlorure de baryum ; de plus, l'acide citrique, dans ce cas, attire l'humidité de l'air. La présence du plomb sera décelée par l'hydrogène sulfuré, l'iodure de potassium ou le chromate de potasse.

Falsifications. — On rencontre dans le commerce de l'acide citrique mêlé d'*acide oxalique*, d'*acide tartrique*, de *sulfate de chaux*.

Les deux premières falsifications se reconnaissent quelquefois à l'examen des cristaux ; ceux d'acide tartrique sont plus allongés et moins grands ; ceux d'acide oxalique sont comme feuilletés et n'ont ni la solidité ni la transparence de l'acide citrique. Mais les fraudeurs, non contents de mélanger les cristaux des deux acides, emploient un autre moyen qui leur offre plus de sécurité : ils les font dissoudre, ainsi que l'a signalé M. *Huraut*, et cristalliser ensemble ; la masse cristalline qui en résulte, sans avoir une forme régulière, offre assez de ressemblance avec l'acide citrique pour qu'on puisse s'y méprendre à la simple vue. Il faut alors verser, dans la solution aqueuse de l'acide suspecté, du chlorure de potassium ou de l'acétate, du tartrate neutre ou du carbonate de potasse : on aura, par l'agitation, un précipité cristallin ou pulvérulent de crème de tartre ou d'oxalate acidule de potasse, réaction qui n'a pas lieu avec l'acide citrique pur.

Pour reconnaître la falsification à l'aide de l'acide tartrique, on peut aussi, comme l'a indiqué M. *Gaffard*, verser goutte à goutte dans un peu d'eau de chaux une solution aqueuse et à peu près saturée de l'acide à essayer (1); la présence ou

___

(1) Il faut opérer ici avec précaution, vu la solubilité du tartrate de chaux dans un faible excès d'acide. On peut aussi faire tomber **1** à **2**

l'absence de l'acide tartrique se reconnaîtra au trouble ou à la transparence de la liqueur, après la réaction ; le citrate de chaux étant soluble dans une grande quantité d'eau, tandis que le tartrate de chaux y est à peine soluble.

Pour constater la présence des sels calcaires, on neutraliserait l'acide par l'ammoniaque et on partagerait la liqueur en deux portions : dans l'une, on verserait de l'oxalate d'ammoniaque, dans l'autre du chlorure de baryum. Si les deux liquides précipitent, on aura affaire à du sulfate de chaux ; la précipitation par l'oxalate seulement, indiquera la présence du citrate de chaux provenant d'un peu de carbonate de chaux mêlé avant la cristallisation de l'acide. Quelquefois la saturation ammoniacale suffit pour amener la précipitation du sulfate de chaux qui ne se trouve dissous qu'à la faveur de l'acide citrique.

ACIDE CYANHYDRIQUE.

Cet acide, aussi appelé *acide hydrocyanique*, *acide prussique*, résulte de la combinaison de volumes égaux de cyanogène et d'hydrogène, ou, en poids, de : *cyanogène* 96,35 ; *hydrogène* 3,65.

Il ne sera question ici que de l'*acide cyanhydrique médicinal*, c'est-à-dire l'acide cyanhydrique étendu d'une certaine proportion d'eau. L'acide *officiel*, inséré au codex français, est l'acide dit au *septième* ou contenant 1 p. d'acide cyanhydrique pur pour 6 p. d'eau. D'autres proportions ont été indiquées : ainsi on connaît l'acide au *huitième*, au *dixième*, mais ils ne sont pas employés dans les pharmacopées françaises.

La solution aqueuse ou alcoolique d'acide cyanhydrique présente les caractères suivants :

Elle possède une forte odeur d'amandes amères, n'est point précipitée par l'eau de baryte, ni par l'eau de chaux.

Les sels de peroxyde de fer et de bioxyde de cuivre mis en contact avec cette solution préalablement saturée par l'ammoniaque, y déterminent : les premiers, un précipité vert sale prenant une belle couleur bleu foncé par une addition d'a-

goûttes d'une forte solution de l'acide à essayer dans 12 à 15 grammes d'eau de chaux.

cide chlorhydrique ; les seconds, un précipité bleu pâle devenant blanc laiteux par quelques gouttes d'acide chlorhydrique.

Le nitrate d'argent donne avec cette solution un précipité blanc, soluble dans l'ammoniaque et dans l'acide nitrique concentré et bouillant. Le protonitrate de mercure y détermine un précipité gris de mercure métallique divisé ; une partie de ce métal reste en dissolution à l'état de cyanure.

Usages. — La solution aqueuse d'acide cyanhydrique est employée en médecine comme propre à calmer l'irritabilité de certains organes ; on l'a conseillée contre la phthisie pulmonaire commençante, et surtout contre les affections nerveuses.

Altérations.—Par suite de son mode de préparation, l'acide cyanhydrique peut contenir du *mercure*, du *plomb*, de l'*acide chlorhydrique*, de l'*acide sulfurique*, de l'*acide tartrique*, de l'*acide formique*, des *sels étrangers*. Le mercure se rencontre à l'état de cyanure, dans l'acide préparé d'après le procédé de *Robiquet ;* le plomb, dans celui préparé d'après le procédé de *Vauquelin.* Pour reconnaître ces métaux, on n'aura qu'à tremper une baguette de verre dans de l'hydrosulfate d'ammoniaque ou dans une solution de sulfure de potasse et à la plonger dans l'acide soumis à l'essai, l'apparition d'un précipité noirâtre indiquera la présence de ces métaux ; pour en déterminer la nature, on versera un peu d'acide cyanhydrique dans une capsule de verre ou de porcelaine, et on y ajoutera autant d'acide nitrique. Quelques gouttes de ce mélange seront appliquées sur une lame de cuivre jaune ou rouge bien décapée, puis chauffée ; par le frottement, le point où a été placée la liqueur devra blanchir si le métal altérant l'acide cyanhydrique est le mercure. Une autre portion du mélange sera évaporée à siccité dans une capsule, et reprise par l'eau ; la solution aqueuse précipitera en blanc par le sulfate de soude, si l'on a affaire à du plomb.

L'acide sulfurique et l'acide chlorhydrique dans l'acide cyanhydrique seront reconnus : le premier, par le chlorure de baryum ; le second, par le nitrate d'argent qui donnera alors un précipité caillebotté, insoluble dans l'acide nitrique bouillant ; on peut, comme l'a conseillé M. *Barry*, saturer préalablement d'ammoniaque, l'acide à essayer, et ensuite le soumettre à l'évaporation : les sels ammoniacaux restants sont facilement reconnus.

M. *Geoghegan* a proposé d'ajouter à quelques gouttes de l'acide à examiner une lamelle d'un sel double de bioxyde de mercure et d'iodure de potassium : si l'acide contient la moindre quantité d'acide chlorhydrique, sulfurique ou tartrique, l'iodure se décompose et la lamelle se colore en rouge par le bioxyde de mercure devenu libre.

La présence de l'acide formique sera constatée en agitant une certaine quantité de l'acide à essayer avec du bioxyde de mercure. Celui-ci forme une dissolution complète si l'acide est pur, ou laisse un précipité grisâtre s'il contient de l'acide formique.

Les sels étrangers introduits dans l'acide cyanhydrique pour en augmenter la densité, restent pour résidu après l'évaporation de cet acide.

Outre ces altérations, la solution d'acide cyanhydrique peut en éprouver d'autres par le temps, l'action de la lumière, aussi est-on dans l'usage de la conserver dans des flacons de verre bleu foncé, ou mieux de verre blanc recouvert d'un papier noir. En tous cas, la richesse d'une solution d'acide cyanhydrique pourra être déterminée à l'aide du nitrate d'argent versé dans une quantité connue de solution acide ; le précipité de cyanure d'argent sera recueilli, lavé, puis séché à 100 degrés et pesé : 10 gr. de cyanure d'argent représentent $2^{gr},04$ d'acide cyanhydrique réel.

Falsifications. — Quelquefois l'acide cyanhydrique médicinal est remplacé par l'*eau concentrée d'amandes amères*. Cette sophistication sera reconnue, d'après M. *Giovanni Righini*, en versant un peu de l'acide suspect dans une fiole que l'on chauffe ensuite au bain-marie. On tient au-dessus du goulot de la fiole une bande de papier bleu de tournesol ; à mesure que l'acide essayé s'échauffe légèrement, l'acide cyanhydrique se dégage et fait virer au rouge la couleur du papier. Cet effet n'est pas produit lorsque le liquide sur lequel on opère consiste seulement en hydrolat d'amandes amères.

ACIDE HYDROCHLORIQUE, ACIDE MURIATIQUE.
— V. Acide chlorhydrique.
ACIDE HYDROCYANIQUE. — V. Acide cyanhydrique.
ACIDE NITRIQUE.

L'acide nitrique, connu encore sous les noms d'*esprit de nitre*, d'*eau forte*, d'*acide azotique*, n'existe qu'en combinaison avec l'eau ; supposé anhydre, il renferme : *azote* 26 ; *oxygène* 74. Dans un grand état de concentration c'est un liquide incolore, d'une odeur forte particulière, d'une saveur très-caustique ; il forme sur la peau une tache jaune qui ne disparaît que par la chute de l'épiderme. C'est un poison caustique des plus énergiques. Il est volatil, décomposable par la chaleur et par tous les corps qui ont quelque affinité pour l'oxygène. L'acide le plus concentré renferme 14 %, 29 d'eau, a pour densité 1,53, bout à + 86^{oc}, d'après *Dalton*. Il se décompose, sous l'influence de la lumière solaire et de la lumière diffuse, en oxygène et en acide nitreux ; l'acide non décomposé prend une teinte rutilante. Un second hydrate d'acide nitrique renferme 40 % d'eau, a pour densité 1,42, bout à + 123^{oc} — Voici d'ailleurs un tableau indiquant, d'après *Ed. Davy*, la richesse de l'acide nitrique à divers degrés de densité pour la température de + 19^{oc} :

Densité.	POUR 100 P.	
	Acide réel.	Eau.
1,53	85,7	14,3
1,498 (48° Baumé)	84,2	15,8
1,478 (46° Baumé)	72,9	27,1
1,434 (44° Baumé)	62,9	37,1
1,422 (42° Baumé)	61,9	38.1 (bout à 120°).
1,376 (39° Baumé)	51,9	48,1 (bout à 117°).
1,326 (36° Baumé)	50,18	49.82

L'acide à 42 degrés Baumé paraît être la combinaison la plus stable.

Ce qu'on appelle ordinairement *eau forte* est de l'acide nitrique marquant 26 degrés à l'aréomètre de Baumé ; celui qui marque 20 degrés est dit *eau forte seconde*.

Usagfs. — L'acide nitrique a de nombreux usages dans l'industrie. On l'emploie dans la fabrication de l'acide sulfurique; pour préparer l'eau régale; pour la mise en couleur, l'essai des bijoux; pour l'essai des bronzes; pour préparer les nitrates d'argent, de plomb, de mercure, le sous-nitrate de bismuth, l'acide oxalique, l'oxyde rouge de mercure, le fulminate de mercure ou poudre fulminante; il sert dans l'art du doreur pour dérocher le cuivre.

En médecine, l'acide nitrique étendu d'eau est employé dans des pédiluves, des limonades, des juleps, des mixtures, et à l'extérieur, on l'emploie comme escharotique pour toucher les dartres, les ulcères, etc.

Altérations. — L'acide nitrique livré au commerce marque ordinairement 35 à 36 degrés Baumé, il n'est pas pur et renferme souvent : de *l'acide sulfurique,* de *l'acide chlorhydrique,* du *chlore,* de *l'acide hyponitrique,* des *sulfates de potasse* et *de soude,* du *fer,* du *cuivre,* de *l'iode,* de *l'arsenic.*

L'acide sulfurique sera reconnu par le précipité qu'il produira avec le chlorure de baryum dans l'acide à essayer, préalablement étendu de 2 à 3 parties d'eau; l'acide chlorhydrique, par le précipité qu'il produira avec le nitrate d'argent ou l'argent divisé.

On pourra déceler la présence du chlore, si, à l'aide de la chaleur, une feuille d'or se dissout dans l'acide soumis à l'essai.

La présence de l'acide hyponitrique se manifestera d'abord par la teinte jaune rougeâtre communiquée à l'acide nitrique, puis par la narcotine qui est alors fortement colorée en rouge; par le bichromate de potasse, prenant une teinte verte due à la formation d'une petite quantité d'oxyde de chrôme.

Pour s'assurer de la présence des sulfates de potasse, de soude, on évaporera à siccité une certaine quantité d'acide; ces sels resteront en résidu, ce dernier dissous dans l'eau donnera d'une part un précipité avec le chlorure de baryum, de l'autre, un précipité jaune-serin avec le chlorure de platine, si le sulfate est à base de potasse.

L'acide nitrique étant préparé en grand dans des cylindres de fonte peut contenir du fer, dont on pourra constater la présence en évaporant à siccité, calcinant et traitant par l'eau qui laissera l'oxyde de fer pour résidu ; ou bien en évaporant seulement à siccité et reprenant par l'eau. Le cyanure jaune, l'ammoniaque, pourront servir à déceler la présence du fer ou du cuivre.

L'acide nitrique peut aussi renfermer de l'iode, ainsi que l'a observé M. *Lembert*. Ce corps provient du nitrate de soude employé à la fabrication de l'acide, dans lequel il se trouve à l'état d'acide iodique et d'acide iodhydrique. Pour s'assurer de sa présence, on sature l'acide à essayer par la potasse, la soude ou un carbonate de ces bases, on y ajoute une solution claire d'amidon, puis quelques gouttes d'acide sulfurique, en ayant soin de n'ajouter une autre goutte de cet acide qu'après s'être assuré que la précédente n'a pas déterminé de coloration. La couleur bleue ou violette que prendra le liquide indiquera la présence de l'iode.

Enfin l'acide nitrique renferme quelquefois de l'arsenic ; pour le reconnaître, on sature l'acide par la potasse, on évapore à siccité, puis on décompose à chaud le nitrate de potasse formé par l'acide sulfurique pur, de manière à chasser tout l'acide nitrique. Sous son influence, l'arsenic, s'il y en a, se sera transformé en acide arsénique, très-soluble dans l'eau. On lave la masse, et l'eau de lavage est introduite dans un appareil de Marsh fonctionnant à blanc, qui indiquera par la présence et les caractères chimiques de l'anneau ou des taches, si l'acide nitrique essayé renfermait ou non de l'arsenic.

PURIFICATION DE L'ACIDE NITRIQUE. — Pour purifier l'acide nitrique, on l'agite quelque temps avec du nitrate d'argent, puis du chlorure de baryum ou du nitrate de plomb réduit en poudre fine, on décante et on distille, on recueille à part les premières portions qui renferment l'acide nitreux ; on change ensuite de récipient, et on recueille l'acide nitrique pur. On arrête l'opération avant que tout le liquide ait distillé ; les dernières portions peuvent renfermer, en effet, un peu d'acide nitreux provenant de ce que les parois de la cornue, qui ne sont plus baignées par le liquide, peuvent s'échauffer jusqu'à la température qui amène la décomposition de l'acide nitrique.

FASIFICATIONS. — Quelquefois on a ajouté à l'acide nitrique

du *nitrate de potasse* ou de *soude* afin d'augmenter sa densité, ou du *nitrate de zinc* dans le but de le décolorer. Cette fraude se reconnaîtra par l'évaporation à siccité. Les sels ajoutés resteront en résidu. Celui-ci repris par l'eau donnera une coloration bleue avec dégagement de vapeurs rutilantes par l'addition d'un peu de tournure de cuivre et d'acide sulfurique ; un précipité jaune, avec le chlorure de platine, si le nitrate ajouté est à base de potasse ; un précipité blanc d'oxyde de ce métal avec la potasse, soluble dans un excès d'alcali, s'il est à base de zinc ; un précipité jaune orangé avec le cyanure rouge ; un précipité blanc avec l'hydrogène sulfuré, si la liqueur est neutre.

Quant à la quantité d'eau ou à la richesse de l'acide, on pourra la déterminer à l'aide de l'aréomètre, ou mieux de la saturation par un alcali ou par un carbonate alcalin. 100 parties d'acide nitrique réel exigent, pour leur saturation, 93,4 de carbonate de chaux et 98,4 de carbonate de soude sec et pur ou 217 de ce même carbonate cristallisé.

ACIDE OXALIQUE.

Cet acide, connu aussi sous les dénominations d'*acide de l'oseille, acide oxalin, acide de sucre, acide saccharin, acide oxysaccharique*, est solide, cristallisé en prismes obliques à quatre pans, terminés par des sommets dièdres ; il est efflorescent à l'air ; sa densité est 1,50 ; il est inodore, d'une saveur très-acide, soluble dans 8 parties d'eau froide, très-soluble aussi dans l'alcool ; à $+ 115^{\circ c}$, il se décompose en dégageant de l'acide carbonique et de l'oxyde de carbone, en même temps qu'il se sublime de l'acide oxalique à un seul équivalent d'eau (20 0/0). Il se distingue des autres acides végétaux, en ce qu'il précipite la chaux de ses dissolutions et qu'il réduit le chlorure d'or.

Il est composé de : *carbone* 32,33 ; *oxygène* 66,67 : cristallisé, il peut contenir de 20 à 43 0/0 d'eau. Quand on verse de l'eau froide sur les cristaux d'acide oxalique, ils font entendre un bruit particulier ; ce caractère peut servir, dans quelques cas, à le distinguer des autres acides végétaux.

Usages. — L'acide oxalique est employé dans la fabrication des toiles peintes; il sert à enlever les taches d'encre, à détruire les taches de rouille. On l'emploie aussi comme médicament ; à faibles doses, il est rafraîchissant, légèrement diurétique ; on l'administre en limonades et mêlé au sucre sous forme de tablettes, de pastilles.

Altérations. — L'acide oxalique obtenu par l'*acide nitrique* retient quelquefois un peu de ce dernier, on le reconnaît en lavant les cristaux avec de l'eau, saturant celle-ci par la potasse; si l'on trempe dans le liquide des bandes de papier, et qu'on les allume après dessiccation préalable, elles brûleront avec une scintillation due au nitrate de potasse qui se sera formé. On peut encore faire évaporer le liquide, essayer le résidu directement par l'action de la chaleur, ou au moyen de l'acide sulfurique et de la tournure de cuivre qui donnent lieu à un dégagement de vapeurs rutilantes. D'ailleurs l'acide oxalique contenant de l'acide nitrique jaunit le bouchon de liége des flacons qui le contiennent.

D'après le mode employé pour l'obtenir, l'acide oxalique peut aussi renfermer de l'*acide sulfurique*, des *sels de cuivre, de fer, de plomb*.

L'acide sulfurique sera décelé par le précipité blanc, insoluble dans l'acide nitrique, que produira le chlorure de baryum étendu d'eau, versé dans une solution aqueuse de l'acide suspecté.

Le cuivre se reconnaîtra par l'ammoniaque, le cyanure jaune ; le fer, par le cyanure jaune; le plomb, par l'acide sulfhydrique, l'iodure de potassium, le chromate de potasse.

Falsifications. — Dans le commerce, on rencontre quelquefois l'acide oxalique mêlé de *sel d'oseille*, d'*acide tartrique*, de *sulfate de potasse*, de *sulfate de magnésie*, d'*alun* (1). Ces diverses sophistications se reconnaîtront de la manière suivante :

Le sel d'oseille, par la calcination ; le résidu sera alcalin aux papiers réactifs, à cause de la potasse contenue. On pourra déterminer par la quantité d'alcali celle de l'oxalate qui existait dans le mélange.

---

(1) Nous avons eu entre les mains une lettre d'un négociant qui demanait à un fabricant de produits chimiques, de l'alun en petits cristaux pour le mêler à l'acide oxalique.

Le sulfate de potasse, le sulfate de magnésie, se reconnaîtront au moyen de l'alcool qui dissout l'acide oxalique seul, et laisse intactes les matières étrangères, que l'on pourra ensuite reconnaître par un essai spécial.

L'acide tartrique se reconnaîtra au précipité cristallin de crème de tartre qu'il formera en ajoutant une solution de carbonate de potasse, et à l'odeur de sucre brûlé que répandra ce précipité, si on le projette sur des charbons incandescents, ce qui le différencie de l'oxalate acide. — La présence de l'alun dans l'acide oxalique se reconnaîtra aux réactions suivantes sur la solution de l'acide suspecté : Le chlorure de baryum formera un précipité blanc de sulfate de baryte, insoluble dans l'acide nitrique ; si l'acide oxalique est pur, le précipité blanc d'oxalate de baryte sera dissous par l'acide nitrique. Le chlorure de platine donnera un précipité jaune de chlorure de platine et de potassium ; l'ammoniaque, un précipité floconneux d'alumine ; ce qui n'aura pas lieu avec l'acide oxalique pur.

ACIDE PHOSPHORIQUE.

L'acide phosphorique, appelé autrefois *fleurs de phosphore, acide de l'urine,* est solide, blanc, inodore, très-déliquescent. Il est anhydre et contient : *phosphore* 44 ; *oxygène* 56. Mais celui qui sert en médecine est une solution d'une densité de 1,45 marquant 45 degrés à l'aréomètre. 100 parties d'acide phosphorique saturent 42 parties de carbonate de soude.

La solution récente d'acide phosphorique anhydre *coagule* l'albumine, précipite *en blanc* le nitrate d'argent : c'est ce qu'on appelle l'acide *phosphorique monohydraté* ou *métaphosphorique.* Abandonnée à elle-même, cette solution se modifie peu à peu, l'acide prend 2 équivalents d'eau et passe à l'état d'acide *trihydraté* qui *ne coagule pas* l'albumine et précipite *en jaune* le nitrate d'argent. Par la calcination, l'acide phosphorique passe à un état intermédiaire : il est *bihydraté* et appelé acide *pyrophosphorique* ; il *ne coagule pas* l'albumine et précipite *en blanc* le nitrate d'argent.

Usages. — L'acide phosphorique est quelquefois employé.

en médecine, dans les maladies des os, soit à l'intérieur, soit à l'extérieur. On en fait des limonades, des potions, des solutions pour lotions ou injections.

ALTÉRATIONS. — L'acide phosphorique peut contenir de l'*acide phosphoreux*, de l'*acide sulfurique*, de l'*acide nitrique*, du *sulfate* et *phosphate calcaire*, du *plomb*, du *cuivre*, de l'*arsenic*, de l'*alun*, de la *silice*.

On reconnaîtra ces différents corps de la manière suivante :

L'acide phosphoreux, par l'odeur alliacée qu'il communique à la solution, inodore lorsqu'elle est exempte de cet acide; l'acide sulfurique, par le précipité blanc, insoluble dans l'acide nitrique, formé par le chlorure de baryum ; tandis que le phosphate de baryte est soluble dans le même acide; l'acide nitrique, en saturant la liqueur par la potasse, évaporant à siccité : si l'acide essayé contient de l'acide nitrique, il se sera formé du nitrate de potasse qui déflagrera sur des charbons rouges; les sels calcaires seront décelés par le précipité blanc qu'ils donneront avec l'oxalate d'ammoniaque; le plomb, par le précipité noir qu'y occasionnera l'acide sulfhydrique, par le précipité jaune produit avecle chromate de potasse; le cuivre, par la coloration bleue qu'y produira l'ammoniaque, le précipité brun-chocolat donné par le cyanure jaune ; l'arsenic, par le précipité jaune de sulfure d'arsenic qu'y formera un courant d'acide sulfhydrique (1).

L'alun et la silice qu'on rencontre quelquefois dans l'acide phosphorique, proviennent de sa fusion trop prolongée dans les creusets. La potasse ou l'ammoniaque y produira un précipité gélatineux d'alumine, qui pourra être mêlé de phosphate calcaire que l'acide essayé peut aussi contenir ; l'alumine se reconnaîtra à la coloration bleue que lui communique sa calcination avec le nitrate de cobalt. Si l'on filtre et qu'on sature la liqueur filtrée par l'acide chlorhydrique, la masse saline résultant de l'évaporation à siccité sera traitée par l'eau et laissera, si l'acide phosphorique con-

---

(1) En 1834, M. *Hertn*, pharmacien à Berlin, reçonnut, le premier, la présence de l'arsenic dans l'acide phosphorique. M. *Barlwad*, de Berlin, eut entre les mains un acide phosphorique qui pour 500 gr. donna 0gr,40 de sulfure d'arsenic.

tenait de la silice, un résidu insoluble qui est grenu, sec au toucher.

ACIDE PRUSSIQUE. — V. Acide cyanhydrique.
ACIDE SUCCINIQUE.

L'acide succinique, appelé autrefois *sel volatil de succin, acide du succin* ou *de l'ambre jaune, sel d'ambre, acide karabique*, se présente, lorsqu'il est pur, en prismes rectangulaires blancs, brillants et nacrés, inodores, d'une saveur un peu âcre, volatils sans altération, plus solubles dans l'eau à chaud qu'à froid, peu solubles dans l'alcool et l'éther. Cet acide fond à 180°c, mais déjà à 140°c, il émet des vapeurs âcres et se sublime ; il bout à 255°c.

D'après M. *Fehling* et M. *Cahours*, l'acide succinique cristallisé renferme : *carbone* 47,06 ; *hydrogène* 5,88 ; *oxygène* 47,06.

La solution aqueuse d'acide succinique forme avec l'acétate de plomb neutre un précipité blanc, insoluble dans l'eau, soluble dans l'acide azotique ; à l'état de succinate soluble, il précipite les persels de fer en flocons rouge brunâtre.

Usages. — L'acide succinique est employé en médecine comme antispasmodique.

Falsifications. — L'acide succinique, étant d'un prix élevé, est souvent falsifié, dans le commerce, avec le *sel ammoniac*, le *carbonate d'ammoniaque*, l'*acide sulfurique*, le *bisulfate de potasse*, l'*alun*, l'*acide borique*, le *chlorure de sodium*, le *nitrate de potasse*, le *sucre*, la *crème de tartre*, l'*acide citrique*, l'*acide oxalique*, l'*oxalate de potasse*, l'*acide tartrique* et l'*huile de succin*.

En chauffant l'acide succinique dans une cornue, à une température élevée graduellement, il se volatilise et laisse les corps fixes étrangers ; l'alcool peut aussi servir à séparer l'acide succinique du sulfate de potasse, de l'oxalate de potasse, de la crème de tartre, qui ne se dissolvent pas dans ce menstrue.

La présence du sel ammoniac, du carbonate d'ammoniaque, sera reconnue par l'odeur ammoniacale que dégagera l'acide lorsqu'on le triturera avec un peu de potasse, de soude ou de chaux ; de plus, le sel ammoniac donnera un précipité blanc

caillebotté, avec le nitrate d'argent ; le carbonate d'ammoniaque fera effervescence au contact d'un acide.

L'acide sulfurique sera reconnu à l'aide du chlorure de
baryum ; le même réactif servira à déceler la présence du sulfate acide de potasse, et de plus le solutum aqueux de l'acide
à essayer, donnera un précipité jaune-serin avec le chlorure
de platine (1).

M. *Peltier*, de Doué, a signalé une sophistication de l'acide
succinique par l'*alun* (sulfate d'alumine et de potasse) dans la
proportion de $^1/_6$. On opère d'abord, à l'aide de l'alcool à
0,88 bouillant, la séparation de l'alun et de l'acide succinique.
L'alun, insoluble dans l'alcool, est dissous dans l'eau, et sa
présence décelée par l'eau de baryte, l'ammoniaque et le
chlorure de platine.

L'acide oxalique et l'oxalate de potasse se reconnaîtront
au précipité blanc donné par un sel de chaux ; de plus, le sel
de potasse, par le précipité jaune-serin fourni avec le chlorure
de platine.

Le chlorure de sodium communiquera une saveur salée à
l'acide succinique ; l'acide mélangé avec ce sel décrépitera sur
les charbons, et donnera, avec le nitrate d'argent, un précipité blanc, caillebotté.

Le sucre donnera un goût sucré à l'acide succinique ; celui-
ci projeté sur des charbons ardents exhalera une odeur de
caramel.

Le nitrate de potasse mêlé à l'acide succinique, lui donnera
la propriété de fuser sur les charbons rouges ; dissous dans
l'eau et mis en contact avec de la tournure de cuivre, la solution dégagera, sous l'influence d'un peu d'acide sulfurique,
des vapeurs rutilantes et donnera lieu à une production de
nitrate de cuivre bleu.

Le mélange d'acide succinique et d'acide borique se reconnaîtra par la calcination : le dernier restera en résidu, et présentera tous les caractères qui lui sont particuliers.

L'acide succinique mêlé d'acide citrique donne une solution aqueuse à réaction beaucoup plus acide que s'il n'y avait

---

(1) M. *Nestler* a signalé des échantillons d'acide succinique livrés au
commerce, renfermant 75 % de sulfate acide de potasse.

que de l'acide succinique, et qui se trouble légèrement par l'eau de chaux, surtout par l'application de la chaleur.

L'acide oxalique, l'acide tartrique, mêlés à l'acide succinique, se reconnaîtront au précipité de suroxalate ou de surtartrate de potasse, que le solutum aqueux de cet acide donnera avec la potasse.

La crème de tartre se reconnaîtra par la calcination et l'odeur caractéristique du tartre brûlé, on aura pour résidu du carbonate de potasse , soluble avec effervescence dans les acides ; la solution acide étendue donnera un précipité jaune-serin avec le chlorure de platine (1).

M. *Wackenroder* a trouvé, dans le commerce, de l'acide succinique qui n'en avait que le nom, et qui consistait en un mélange *d'acide tartrique et d'huile de succin.* Enfin d'autres acides succiniques ne consistent qu'en *sel ammoniac* ou en *bisulfate de potasse,* enduits d'une faible couche *d'huile de succin.* Cette fraude se reconnaîtra en traitant une portion du produit par l'alcool qui dissoudra l'huile de succin et laissera indissous le bisulfate de potasse, dont on constatera la présence à l'aide des caractères déjà indiqués. Quant à la séparation de l'huile de succin et du sel ammoniac, on traitera la masse par l'eau, et on distillera ; on obtiendra une pyrélaïne incolore ou huile de succin rectifiée, peu soluble dans l'alcool hydraté, et d'une odeur particulière caractéristique. Cette huile de succin, d'ailleurs, traitée par l'alcool, laisse une portion insoluble, molle, d'un brun jaunâtre, qui, reprise par l'éther, abandonne un résidu insoluble, jaune, cristallin, brillant, opaque, inodore et insipide.

ACIDE SULFURIQUE.

L'acide sulfurique connu encore aujourd'hui, sous les noms *d'huile de vitriol,* d'*esprit de vitriol,* d'*acide vitriolique,* etc., est un liquide limpide, incolore, possédant au plus haut degré cette consistance oléagineuse qui lui a fait donner le nom très-impropre *d'huile de vitriol,* car il n'est ni gras, ni inflammable.

____

(1) M. *Nestler* dit avoir trouvé dans le commerce des échantillons d'acide succinique mêlés de la moitié de leur poids de crème de tartre.

40 ACIDE SULFURIQUE.

L'acide sulfurique existe à l'état anhydre, il est très-avide d'eau et peut se combiner en plusieurs proportions avec ce liquide ; la combinaison ou le mélange a lieu avec dégagement de chaleur, et suivant la quantité d'eau ajoutée à l'acide sulfurique hydraté, le point d'ébullition s'abaisse et la densité diminue sans être la moyenne de celle de l'eau et de l'acide employés ; car il y a toujours une condensation qui varie avec les proportions relatives d'eau et d'acide.

En faisant de nombreuses expériences sur divers mélanges d'acide sulfurique et d'eau, *Vauquelin*, d'*Arcet*, *Parkes*, *Dalton*, *Ure*, ont dressé des tables indiquant la *richesse* de l'acide sulfurique ou la quantité % d'acide réel ou anhydre contenue dans un acide donné, d'une certaine densité correspondant à un certain nombre de degrés de l'aréomètre de Baumé.

Voici la table dressée par *Vauquelin* et d'*Arcet :*

Quantité d'acide sulfurique à 66°.	Quantité d'eau.	Densité. —	Degrés à l'aréom. de Baumé.
6,60	93,40	1,023	5⁰
11,73	88,27	1,076	10⁰
17,39	82,61	1,114	15⁰
24,01	75,99	1,162	20⁰
30,12	69,88	1,210	25⁰
36,52	63,48	1,260	30⁰
43,21	56,79	1,315	35⁰
50,41	49,59	1,375	40⁰
58,02	41,98	1,454	45⁰
59,85	40,15	1,466	46⁰
61,32	38,68	1,482	47⁰
62,08	37,92	1,500	48⁰
64,37	35,63	1,515	49⁰
66,45	33,55	1,524	50⁰
68,03	31,97	1,550	51⁰
69,03	30,97	1,566	52⁰
71,17	28,83	1,586	53⁰
72,07	27,93	1,603	54⁰
74,32	25,68	1,618	55⁰
84,22	15,78	1,725	60⁰
100,00	0,00	1,845	66⁰

L'acide du commerce doit marquer 66 degrés Baumé ; il bout à + 327°c.

Usages. — Parmi les produits chimiques, l'acide sulfurique occupe le premier rang tant par l'importance que par la multiplicité de ses usages dans les arts. On peut dire qu'une augmentation dans sa production, une diminution dans son prix de revient sont au nombre des indices certains du progrès général de l'industrie d'un pays.

L'acide sulfurique sert à préparer presque tous les acides, le chlore, la soude artificielle, les sulfates, les aluns, l'hydrogène, le sucre de fécule, l'éther, le sulfate de quinine, la garancine ; on l'emploie à l'affinage du cuivre et de l'argent ; dans les essais alcalimétriques, chlorométriques ; dans l'essai des manganèses, des savons ; pour le décapage des métaux ; l'épuration des huiles, du suif ; la dissolution de l'indigo, le tannage des peaux, la teinture, le blanchiment, etc. Enfin, il est d'un usage très-fréquent dans les laboratoires, comme réactif, pour produire un froid artificiel, dessécher des substances.

En médecine, l'acide sulfurique est employé comme caustique, et fait la base du caustique safrané de M. *Velpeau;* étendu d'eau, il devient simplement astringent et sert à préparer des limonades sulfuriques que quelques médecins ont prescrites pour combattre les coliques de plomb ; on l'emploie aussi en gargarismes astringents et détersifs, en potions astringentes, en collyres, en lavements astringents.

Altérations. — Par suite de négligence dans sa conservation ou sa préparation, l'acide sulfurique peut être altéré par les impuretés suivantes : *matières organiques, acide nitrique, composés oxygénés de l'azote, acide chlorhydrique, sulfate de plomb, sulfate de chaux, fer, cuivre, platine, étain, arsenic.*

L'acide sulfurique mal bouché ou bouché au liége attire fortement l'humidité de l'air, prend une coloration brune et quelquefois noire, due à la décomposition du liége ou des matières organiques contenues dans l'air. Cette coloration disparaît par l'ébullition par suite de la formation d'acide sulfureux et d'acide carbonique aux dépens des matières charbonneuses et d'une portion de l'acide sulfurique. Cet acide ainsi coloré et exposé à l'air a subi dans son degré un affaiblissement facile à constater par l'aréomètre, ou par un essai acidimétrique ; sachant que 100 parties d'acide sulfurique à 66 degrés saturent 277 de carbonate de soude cristallisé, et

173,65 de carbonate sec et pur ; 100 parties de carbonate cristallisé représentent 36 d'acide à 66 degrés.

L'acide nitrique et les composés oxygénés de l'azote que contient souvent l'acide sulfurique peuvent provenir soit de la fabrication où l'on a substitué l'acide nitrique au nitrate de potasse ou de soude ; soit d'une addition faite par les fabricants dans le but de décolorer l'acide noirci par des matières organiques. Plusieurs moyens ont été proposés pour reconnaître la présence de ces composés nitreux.

D'*Arcet* mettait au fond d'un verre un globule de mercure bien brillant, puis versait un peu de l'acide à essayer ; s'il contenait de l'acide nitrique ou des composés nitreux, le mercure était attaqué, il se produisait un dégagement de petites bulles de gaz, formant comme une auréole autour du globule ; aucune réaction ne se manifestait dans le cas où l'acide sulfurique était exempt de ces composés.

M. *Desbassyns de Richemont* a reconnu qu'en mettant dans l'acide sulfurique nitreux quelques cristaux de protosulfate de fer (vitriol vert), ceux-ci ne tardaient pas à se colorer en rose tendre ou en pourpre, et qu'on pouvait, à l'aide de ce procédé, reconnaître des traces d'acide nitrique dans l'acide sulfurique.

Suivant M. *Jacquelain,* on doit faire l'expérience de la manière suivante : On prend 50 gr. d'acide ; on verse à la surface 0,35 gr. d'eau distillée ; on laisse dissiper la chaleur qui a pu se produire ; puis on verse 10 gouttes environ d'une solution de sulfate de fer, et on mélange avec lenteur : s'il y a du bioxyde d'azote, l'acide prend une couleur rosè tendre ou pourpre ; s'il y a de l'acide hypoazotique, la couleur est bleue, violacée ou violette.

On peut aussi, pour reconnaître la présence du bioxyde d'azote, de l'acide hyponitrique, employer le bichromate de potasse, ou, d'après M. *Wackenroder,* le deutosulfate de manganèse : ces deux substances sont décolorées.

MM. *Couerbe* et *Guérin-Varry* ont proposé l'emploi de la narcotine qui se colore en jaune-citron ou en rouge de sang au contact d'un acide sulfurique contenant des quantités, même très-faibles, d'acide nitrique.

Lorsque ce dernier est en quantité notable, on peut le re-

connaître soit par l'action de la chaleur qui dégagera des vapeurs nitreuses dont l'existence pourra être rendue plus manifeste par la tournure ou la limaille de cuivre ; soit par
une saturation au moyen de la baryte ou de la chaux : on évapore à siccité, et on traite le résidu par l'alcool qui dissout seulement le nitrate de baryte ou de chaux.

La présence de l'acide chlorhydrique dans l'acide sulfurique sera mise en évidence par le précipité blanc, caillebotté,
insoluble dans l'acide nitrique, soluble dans l'ammoniaque,
qu'y occasionnera le nitrate d'argent, après avoir préalablement étendu d'eau l'acide à essayer.

Le sulfate de chaux provenant des eaux employées pour
condenser les produits gazeux dans les chambres de plomb,
sera reconnu en évaporant une certaine portion de l'acide ;
le résidu repris à chaud par l'eau distillée précipitera en
blanc par le chlorure de baryum, et par l'oxalate d'ammoniaque.

La présence des sulfates de plomb, de fer, de cuivre, provenant de l'altération des chambres, sera décelée par l'eau qui
formera un précipité blanc dû à la moindre solubilité du sulfate
de plomb dans l'acide sulfurique étendu que dans le même
acide concentré ; par l'acide sulfhydrique qui donnera un précipité noir de sulfure, après saturation préalable de l'excès
d'acide sulfurique par la potasse ou l'ammoniaque : sans cette
précaution, ainsi que l'a observé *Dupasquier*, l'acide sulfhydrique serait sans action sur le sulfate de plomb mêlé mécaniquement ou dissous dans un grand excès d'acide sulfurique. Avec la solution aqueuse du résidu d'évaporation de
l'acide sulfurique à essayer, le cyanure jaune donnera un
précipité blanc, ou blanc bleuâtre s'il y a aussi du fer ; brun-
marron s'il y a du cuivre. Dans le cas d'un mélange de fer et
de cuivre, il faudrait avoir recours soit à l'ammoniaque, soit
à l'emploi d'une lame de fer décapée.

L'acide sulfurique contient quelquefois, soit du platine,
provenant des vases dans lesquels on a opéré sa concentration ; soit de l'étain, provenant de l'action de l'acide sur la
soudure des chambres (1) ; soit de l'arsenic, provenant des

____

(1) Aujourd'hui que l'on emploie généralement la *soudure autogène*

pyrites de fer, presque toujours arsénicales, employées dans quelques localités, à la fabrication de l'acide sulfurique, principalement à Lyon, en Angleterre, dans le Hartz.

Le platine se reconnaîtra au précipité jaune produit par le chlorure de potassium dans la solution aqueuse et concentrée du résidu d'évaporation d'une certaine portion de l'acide à essayer.

La présence de l'étain, reconnue par *Dupasquier*, sera décelée au moyen de l'acide sulfhydrique : si l'acide est aussi arsenical, on aura un précipité brun jaunâtre ; dans le cas contraire, le précipité, d'un brun foncé, traité par l'acide nitrique, donnera un résidu blanc, insoluble dans l'eau, soluble dans l'eau régale ; cette dissolution présentera les caractères des sels d'étain au maximum, c'est-à-dire précipitation en jaune pâle par l'acide sulfhydrique, par le sulfhydrate d'ammoniaque, dans un excès duquel le précipité se redissout ; précipité blanc d'acide stannique par l'ammoniaque, la potasse ; précipitation d'étain métallique au moyen d'une lame de zinc, dans une liqueur acide.

L'arsenic se trouve dans l'acide sulfurique à l'état d'acide *arsénique*, d'après les expériences de *Dupasquier*, et non à l'état d'acide arsénieux comme le pensait M. *Vogel*, de Munich. Sa présence sera décelée soit directement au moyen de l'appareil de Marsh (après s'être assuré toutefois que le zinc employé n'est pas arsenical) ; soit, au moyen de l'acide sulfhydrique qui produira un précipité jaune de sulfure d'arsenic, soluble dans l'ammoniaque, et dont on peut opérer la réduction à l'aide du flux noir.

Purification de l'acide sulfurique. — En soumettant l'acide sulfurique à la distillation, dans de grandes cornues de verre, comme cela se pratique depuis longtemps à Montpellier, on le débarrassera du sulfate de plomb. L'ébullition de l'acide sulfurique étant accompagnée de violents soubresauts qui pourraient amener la rupture de l'appareil et mettre l'opérateur en danger, on a proposé

(par le plomb) de M. *Desbassyns de Richemont* pour relier ensemble les lames de plomb qui composent les chambres, l'étain se rencontre rarement dans l'acide sulfurique du commerce.

plusieurs moyens pour les éviter. On a conseillé d'introduire dans l'acide des fragments de verre, des fragments ou des fils de platine roulés en spirale, etc. *Berzélius* a proposé aussi de ne chauffer la cornue qu'à la partie supérieure du liquide. M. *Lembert* a proposé, comme le meilleur moyen, l'emploi de fragments de *quarzite* (1) en écailles de $0^m,01$ de largeur, environ. 10 ou 12 écailles de quarzite suffisent pour distiller facilement plusieurs kilogr. d'acide sulfurique. La quarzite agit ici par ses nombreuses aspérités qui facilitent la formation de la vapeur. Aux écailles de quarzite, on peut substituer celles de silex pyromaque, de grès de Fontainebleau. Il est bon d'*entourer* la cornue, c'est-à-dire de distiller dans un fourneau à réverbère garni de son laboratoire et de son dôme (2). L'opération peut être rendue encore plus facile en ajoutant, outre la quarzite, 150 à 200 gr. de *sulfate de potasse* ou *de soude* par kilogr. d'acide. Si l'acide sulfurique contient des composés nitreux, on peut le chauffer, d'après le procédé de M. *Ernest Barruel*, avec 2 à 4 gr. de *soufre* par kilogr. d'acide, jusqu'à ce que celui-ci ne se colore plus par le sulfate de fer ; l'acide sulfureux qui s'est formé est détruit par une petite quantité d'eau chlorée ; il se fait de l'acide sulfurique et de l'acide chlorhydrique ; ce dernier est facilement expulsé par l'ébullition. Les composés nitreux peuvent être aussi séparés en suivant le procédé de M. *Pelouze*, qui consiste à chauffer l'acide avec 2 ou 3 millièmes de son poids de *sulfate d'ammoniaque*. Ce procédé est fondé sur la propriété que possède l'ammoniaque de décomposer par son hydrogène les divers composés oxygénés de l'azote qui sont dissous dans l'acide sulfurique.

L'acide sulfurique arsenical sera purifié par l'agitation, d'après M. *Orfila*, avec de l'acide sulfhydrique gazeux dans un flacon rempli seulement au 1/3 ou au 1/4 ; on laisse reposer et on filtre à travers l'amiante.

(1) Variété de quarz résultant de l'agglomération de grains de cette substance.

(2) Le procédé de M. *Lembert* peut aussi être employé avec avantage à la distillation de beaucoup d'autres liquides ; la substance employée pour faciliter l'ébullition étant inaltérable par la presque totalité des agents chimiques.

M. *Vanden Broeck* a proposé de le distiller avec au moins la moitié de son poids d'acide nitrique pur et éprouvé.

Suivant *Dupasquier*, l'acide sulfhydrique est insuffisant pour purifier les acides sulfuriques arsénifères ; aussi a-t-il proposé l'emploi du sulfure alcalin, et de préférence le sulfure de baryum cristallisé, délayé dans une très-petite quantité d'eau, qu'on ajoute dans la proportion de quelques millièmes, à l'acide sulfurique réduit à 55 degrés Baumé ; on chauffe à 100°c, on laisse déposer, on décante et on filtre à travers une couche d'amiante pour séparer complétement le sulfure d'arsenic et le sulfate de baryte formés, puis on concentre (1).

M. *Lassaigne* s'est assuré que la distillation est nécessaire pour avoir un acide sulfurique complétement pur, propre à servir, comme réactif, dans les laboratoires.

Falsifications. — L'acide sulfurique est quelquefois falsifié par l'*argile*, la *soude*, ou le *sulfate de soude*, ajoutés dans le but d'augmenter sa densité, lorsqu'il n'a pas le degré convenable.

Cette fraude se reconnaît en évaporant à siccité une certaine quantité d'acide : on a pour résidu le sulfate de soude qu'on peut faire cristalliser et que l'on peut doser.

L'argile se reconnaît par l'inspection du résidu qui se trouve au fond des tourilles d'acide, mais cette argile provient quelquefois aussi de la chute accidentelle d'une partie du lut employé au scellement des bouchons de grès de ces tourilles.

ACIDE SULFURIQUE ALCOOLISÉ.

Sous ce nom et sous ceux d'*acide sulfurique dulcifié*, d'*eau de Rabel*, *élixir dulcifié*, *alcoolé sulfurique*, *alcool sulfurique*, on emploie, en pharmacie, comme astringent et antiseptique, un mélange de 1 partie d'acide sulfurique à 66 degrés, et de 3 parties d'alcool à 0,85 (33 degrés Cartier). Ce liquide doit être parfaitement incolore, avoir une odeur liquoreuse agréable, et une saveur spiritueuse très-acide.

(1) Au dire de M. *Erdmann*, ce procédé de purification est employé depuis longtemps à la fabrique d'Ocker, dans le Hartz, où il donne de l'acide sulfurique pur, malgré la forte proportion d'arsenic contenue dans les matières premières.

Le mélange, à *parties égales*, d'acide sulfurique et d'alcool constitue l'*élixir acide de Haller*.

L'eau de Rabel, anciennement préparée, acquiert une odeur éthérée par suite de la formation d'une petite quantité d'acide sulfovinique et d'éther. Autrefois, on la colorait en rose avec des pétales de coquelicots pour empêcher de la confondre avec d'autres liquides, portant également le nom d'*eaux*. Mais aujourd'hui cette précaution n'est plus utile, parce que l'on place l'eau de Rabel parmi les acides, et non parmi les eaux distillées. Il vaut beaucoup mieux ne pas la colorer, cela permet de reconnaître quand elle a été préparée avec de l'alcool de grains dont le mélange avec parties égales d'acide sulfurique prend une teinte jaune que ne présente jamais l'alcool de vin.

Quelquefois on substitue à l'eau de Rabel un mélange d'eau-de-vie et d'acide faible que l'on colore avec le coquelicot, mais la saveur moins acide, l'odeur moins agréable de ce produit permettent de reconnaître facilement la substitution.

L'eau de Rabel préparée avec l'acide sulfurique du commerce peut contenir toutes les matières étrangères que l'acide sulfurique et l'alcool sont susceptibles de renfermer ; leur recherche se fait de la manière indiquée pour ces deux corps (Acide sulfurique et Alcool).

En outre, si l'acide sulfurique employé contient du sulfate de plomb, l'alcool auquel on le mélange précipite ce corps, ce qui fait que presque toujours dans les pharmacies les flacons d'eau de Rabel présentent un dépôt blanc de ce sel plombique.

ACIDE TANNIQUE.

L'acide tannique ou *tannin*, si communément répandu dans le bois, les racines, les feuilles, et particulièrement dans l'écorce des végétaux, lorsqu'il est pur, est solide, amorphe, spongieux, incolore ou légèrement ambré, inodore (1), d'une saveur très-astringente. Il est soluble dans l'eau, l'alcool affaibli, à peine soluble dans l'éther. Il rougit le tournesol, décompose les carbonates, précipite presque tous les sels métalliques,

---

(1) Le tannin pur, extrait de la noix de galle par le procédé de M. *Pelouze*, conserve toujours une odeur d'éther.

les sels à base d'alcali organique, en formant avec l'alcali un composé peu soluble dans l'eau, très-soluble dans l'acide acétique. La plupart des acides minéraux séparent le tannin de sa dissolution dans l'eau, et forment avec lui une combinaison peu soluble. Une solution de gélatine, d'amidon, d'albumine, la fibrine, la caséine, sont précipitées par le tannin.

Sous le rapport de l'action qu'ils exercent sur les persels de fer, les tannins extraits des divers végétaux peuvent être divisés en deux groupes : 1º tannins qui précipitent en bleu noir ou en noir les persels de fer (tannins de la noix de galle, de l'écorce de chône, du sumac, du bouleau, etc.); 2º tannins qui précipitent en vert les persels de fer (tannins du quinquina, du cachou, du thé, des pins, etc.).

Le tannin renferme : *carbone* 51,42 ; *hydrogène* 3,73 ; *oxygène* 44,85.

Usages. — Le tannin est un astringent très-puissant, employé à l'intérieur sous forme de pilules, et à l'extérieur en dissolution dans l'eau. Dans les arts, il sert au tannage des peaux.

Altérations. —Le tannin, en solution aqueuse, se conserve bien dans des vases fermés ; mais, exposée à l'air, surtout à une température élevée, cette solution absorbe l'oxygène de l'air ; il se dégage de l'acide carbonique, les acides *gallique* et *ellagique* prennent naissance.

Pour reconnaître si le tannin est pur ou s'il contient de l'acide *gallique,* on laisse sa solution en contact avec un morceau de peau de bœuf dépilée, et on agite de temps en temps. Si le tannin est pur, il est absorbé en totalité, l'eau qui le tenait en solution est insipide, et ne donne aucune coloration avec les sels de peroxyde de fer. Le tannin se combine avec la peau, forme un composé imputrescible, insoluble dans l'eau, connu sous le nom de *cuir ;* c'est sur cette propriété même qu'est fondé le tannage des peaux. L'augmentation de poids de la peau desséchée peut servir à déterminer, d'une manière approximative, la quantité d'acide tannique renfermée dans la solution.

Dans son *Manuel des falsifications des drogues simples. et composées, M. Pedroni* fils a proposé de doser le tannin au moyen d'une liqueur titrée d'émétique, cette liqueur d'épreuve ou *tannométrique* contenant, pour 1 litre, 1ᵍʳ,402 d'émétique, sature exactement 2 gr. d'acide tannique; mise dans une burette ou *tannomètre* contenant 50ᶜᶜ, et divisée en 100 parties, chaque degré représente 0,01 d'acide tannique.

ACIDE TARTRIQUE.

L'acide tartrique, désigné encore dans le commerce sous les noms de *sel essentiel de tartre, acide de tartre, acide tartareux, acide tartarique*, cristallise soit en prismes obliques à base rhombe, terminés par des sommets dièdres et tronqués sur les arêtes longitudinales, soit en prismes hexagonaux terminés par un pointement à trois faces. Ces cristaux sont incolores, transparents, inaltérables à l'air, inodores, d'une saveur acide agréable, d'une densité de 1,75; ils fondent entre 130 et 140° en une liqueur limpide qui brunit à 160°, puis se décompose en répandant une odeur analogue à celle du sucre brûlé, en laissant un charbon volumineux. L'acide tartrique rougit fortement le tournesol; il est très-soluble dans l'eau, soluble dans l'alcool. La solution aqueuse et étendue se décompose à la longue et se couvre de moisissures.

L'acide tartrique précipite la chaux des sels végétaux calcaires, solubles, et non des sels minéraux; ce qui le distingue de l'acide oxalique. Son addition à certains sels métalliques les empêche d'être précipités par les alcalis. La solution d'acide tartrique ajoutée à une solution assez concentrée d'un sel de potasse y produit, surtout par l'agitation, un précipité blanc, cristallin de bitartrate de potasse, soluble dans l'acide chlorhydrique.

L'acide tartrique cristallisé renferme : *carbone* 52; *hydrogène* 4; *oxygène* 64.

Usages. — L'acide tartrique est employé, en pharmacie, pour faire certaines limonades, des juleps, des tablettes, des sirops. Il sert aussi dans l'art du confiseur et dans la fabrication des toiles peintes.

Altérations. — L'acide tartrique mal préparé peut contenir les impuretés suivantes : *acide sulfurique, sulfate de chaux, tartrate de chaux, plomb, cuivre*.

L'acide sulfurique provenant de l'excès d'acide employé pour décomposer le tartrate de chaux se reconnaîtra au pré-

4

cipité blanc, insoluble dans l'acide nitrique, que produira le chlorure de baryum dans la solution aqueuse de l'acide soumis à l'essai ; le tartrate de baryte étant soluble dans l'acide nitrique.

Le sulfate de chaux et le tartrate de chaux seront séparés par l'alcool qui ne dissoudra que l'acide tartrique. Le résidu calcaire, séché et repris par l'eau bouillante, donnera un solutum qui précipitera en blanc par l'oxalate d'ammoniaque, et par le chlorure de baryum. Si ce dernier précipité est du tartrate de baryte, il sera soluble dans l'acide nitrique ou chlorhydrique. Si l'acide tartrique contient du plomb provenant des cristallisoirs, sa solution précipitera en noir par l'hydrogène sulfuré; en jaune par l'iodure de potassium et par le chromate de potasse. S'il contient du cuivre, l'ammoniaque communiquera à sa solution une belle couleur bleue; le cyanure jaune y produira une coloration ou un précipité brun-marron; une lame de fer décapée, plongée dans cette solution d'acide tartrique, se recouvrira d'une couche cuivrée.

Falsifications. — Dans le commerce, on rencontre quelquefois l'acide tartrique falsifié avec la *crème de tartre*, avec le *sulfate acide de potasse*, avec la *chaux*.

L'acide tartrique, traité par l'eau froide, laissera pour résidu la crème de tartre dont il aura été additionné. De plus, cet acide mélangé, soumis à l'incinération, donnera du carbonate de potasse facile à reconnaître à l'effervescence produite au contact des acides, au précipité jaune-serin que le chlorure de platine formera dans la solution concentrée de ce sel.

Le sulfate acide de potasse sera décelé, soit par l'alcool qui le séparera en ne dissolvant que l'acide tartrique, soit par la calcination qui laissera le sulfate pour résidu. Dans l'un et l'autre cas, ce dernier, dissous dans l'eau, sera reconnu par le précipité blanc, insoluble dans les acides, qu'il produira avec le chlorure de baryum, et par le précipité jaune qu'il donnera avec le chlorure de platine.

Enfin, si l'acide tartrique est mélangé de chaux, on le reconnaîtra au résidu de carbonate de chaux qu'il laissera par l'incinération ; celui-ci fera effervescence avec les acides, sa dissolution précipitera par l'oxalate d'ammoniaque. Porté à une plus forte température, le carbonate sera décomposé et transformé en chaux caustique, brunissant le papier de curcuma humide, ou ramenant au bleu le papier de tournesol rougi par les acides.

ACONIT.

L'aconit, *aconitum napellus,* de la famille des Renonculacées, est une plante vivace qui croît dans les Alpes, les Pyrénées, etc., et que l'on cultive quelquefois dans les jardins. Son nom spécifique lui a été donné à cause de la forme de sa racine qui est celle d'un petit navet : d'où *napellus,* diminutif de *napus.*

Usages. — Les racines, et plus souvent encore les feuilles de l'aconit napel, sont employées en médecine contre les affections nerveuses et rhumatismales.

Dans le commerce, on substitue quelquefois aux feuilles de l'aconitum napellus celles de l'*aconitum lycoctonum* ou celles du *delphinium elatum;* il est important de pouvoir les distinguer.

La racine de l'aconitum napellus est renflée en forme de navet. Sa tige, haute de 70 à 95 centimètres environ, est droite et terminée par un long épi de fleurs d'un bleu violet ; elle porte des feuilles luisantes, pétiolées, partagées en cinq ou sept lobes très-profonds et incisés.

L'aconitum lycoctonum, appelé aussi *aconit tue-loup,* a les feuilles palmées à trois ou cinq lobes incisés et dentés, d'un vert sombre ou noirâtre, et légèrement velues ; les fleurs sont d'un jaune pâle.

Les feuilles du *delphinium elatum,* moins profondément découpées que celles de l'aconit, sont plutôt palmées que digitées.

L'extrait d'aconit (suc épaissi) a une couleur brun verdâtre foncé. Fraîchement préparé, il a une saveur amère, pénétrante, irritante, désagréable, et l'odeur particulière de l'aconit.

La racine d'aconit est quelquefois mêlée de *racines d'ellébore;* un examen attentif des caractères différentiels de ces deux plantes suffira pour faire reconnaître le mélange.

ACORE VRAI.

L'Acorus vrai ou *Acorus odorant*, *acorus calamus*, est souvent confondu dans les livres et dans les pharmacies avec le *calamus aromaticus*, qui en est tout à fait différent.

L'acorus vrai est une plante vivace qui produit des feuilles longues, étroites, à peu près semblables à celles de l'iris ; ses fleurs sont disposées en un chaton cylindrique ; ses fruits ressemblent au poivre long ; il croît en Normandie, en Bretagne, en Allemagne, en Sibérie et au Japon.

Sa racine est grosse comme le doigt, noueuse, genouillée, d'une saveur âcre et amère, d'une odeur aromatique agréable ; elle est roussâtre à l'extérieur, blanche et quelquefois rosée et spongieuse à l'intérieur.

Usages. — L'acorus vrai est employé comme stomachique, hystérique, etc., il entre dans un grand nombre de préparations pharmaceutiques.

L'*acorus faux* ou *acorus adultérin* est la racine de l'*iris des marais*. Celle-ci croît en abondance dans les marais ; elle est tubéreuse, blanchâtre, odorante, d'une saveur âcre.

Usages. — On emploie l'acorus vrai comme purgatif ; on en fait usage dans l'hydropisie, dans les pertes et crachements de sang.

Les graines torréfiées de cette espèce d'iris ont une sav u amère et légèrement astringente ; on les a préconisées comme un des succédanés indigènes du café. (Voy. *Calamus aromaticus*).

ADIPOCIRE. — V. Blanc de baleine.

AGARIC.

Les deux espèces d'agaric que l'on rencontre dans le commerce sont l'*agaric blanc* (boletus laricis) ou *agaric de mélèze*, et l'*agaric de chêne* (boletus igniarius) ou *amadouvier*.

L'*agaric blanc*, est une plante cryptogame de la famille des Champignons, qui croît sur le tronc de plusieurs arbres, tels que le chêne, le tilleul, le hêtre, le mélèze, dans le Dauphiné, la Carinthie et l'Asie. Il a la forme d'un sabot de cheval. Il est blanc, léger, poreux ; dépouillé de sa pellicule extérieure. Il a une saveur douceâtre qui devient amère et âcre. Le bon agaric doit être doux et flexible. L'agaric de l'Orient, celui de la Carinthie, sont préférés à celui du Dauphiné et des Alpes françaises. L'agaric blanc est un purgatif drastique.

L'agaric blanc est divisé en 3 sortes :

L'*agaric en sortes*, vendu tel qu'il a été recueilli sur l'arbre ;

L'*agaric mondé*, c'est-à-dire privé entièrement de son écorce ligneuse : c'est la sorte la plus recherchée et la plus chère ;

L'*agaric demi-mondé*, ou privé d'une partie de son écorce ligneuse.

L'*agaric de chêne* est une excroissance fongueuse qui croît sur les vieux chênes, les noyers, les hêtres, etc. Il a également la forme d'un sabot de cheval; il est épais, fibreux, d'une couleur roussâtre.

On fait subir à ce champignon quelques préparations (coupage en plaques et battage, pour rompre les fibres ligneuses), soit pour le rendre propre à arrêter les hémorragies des petits vaisseaux et pour d'autres usages chirurgicaux, soit pour le convertir en un produit nommé *amadou*, qui sert à donner du feu à l'aide du briquet. Pour ce dernier usage, l'amadou est trempé dans une solution concentrée de nitrate de potasse, ou quelquefois de poudre à canon, de chlorate de potasse, de nitrate de plomb.

Les deux espèces d'agaric pourraient facilement se distinguer par l'effet qu'ils produisent lorsqu'on les projette sur des charbons ardents : l'agaric des chirurgiens brûle tranquillement à la manière des substances végétales ; tandis que l'amadou produit des scintillations et fait entendre un petit bruit.

FALSIFICATION. — L'agaric blanc en *poudre* a été mêlé de *carbonate de chaux*, il fait, dans ce cas, effervescence avec les acides ; 100 p. d'agaric pur nous ont donné 3 p. 100 de cendres ; celui qui était mêlé de carbonate de chaux donnait 8 p. 100 de résidu après l'incinération.

ALCOOLS.

On entend généralement par *alcools* ou *esprits* les liquides spiritueux qui se forment pendant la fermentation non-seulement du suc de raisin, mais encore de tous les liquides sucrés que l'on extrait des plantes, des racines et des fruits, tels que les *jus de pommes*, de *poires*, de *cerises*, de *framboises*, etc. ; de la *canne à sucre*, de la *betterave*, etc.; les *marcs de raisin*, les *mélasses de cannes* et *de betteraves*, le *sucre* ou *sirop de fécule*, le *miel*, et les liquides spiritueux provenant de la saccharification des *céréales*, des *pommes de terre*, ou de la *fécule* qu'on en extrait. Ces alcools sont ordinairement désignés par des noms particuliers qui rappellent souvent la substance d'où on les a tirés : tels sont l'*alcool* ou *eau-de-vie de vin*, l'*alcool* ou *eau-de-vie de grains*, de *pommes de terre*, de *fécule*, le *rhum*, dont le plus estimé vient de la Jamaïque, provenant de la fermentation de la mélasse de cannes (1) ; le *tafia* provenant de la fermentation du jus de cannes ou vesou ; le *kirschwasser* ou simplement *kirsch*, nom allemand qui désigne un liquide fermenté préparé avec des cerises noires ou merises : il doit son odeur d'amandes amères à l'acide prussique ; le meilleur nous vient de la Forêt Noire (Souabe) et des Vosges ; le *rack* ou *arack* obtenu aux Indes orientales avec le riz fermenté, additionné de cachou ; le *genièvre* ou *gin*, le *wiskey*, obtenus en Angleterre : le premier, en distillant l'eau-de-vie de grains sur du genièvre (2) ; le second, par la fermentation de la drèche ; le *marasquin de Zara*, obtenu, en Dalmatie, par la fermentation des prunes et des pêches, l'*absinthe* ou eau-de-vie distillée sur les sommets d'absinthe, le calamus aromaticus, la badiane, la racine d'angélique, etc. Parmi les différents alcools, nous n'examinerons, au point de vue des falsifications qu'on leur fait subir, que : l'*alcool* proprement dit et les *eaux-de-vie*, l'*absinthe*, le *genièvre* et le *kirsch*.

(1) Le rhum est blanc et diaphane, mais pour lui donner la couleur jaune ambré qu'on lui connaît dans le commerce, et afin de lui communiquer le goût particulier que les consommateurs exigent, on fait infuser dans une partie de la liqueur, en proportions qui varient à l'infini, suivant les fabriques, des *pruneaux*, des *clous de girofle*, du *goudron*, et surtout des *râpures de cuir tanné ;* la coloration est complétée par une addition de caramel.

(2) Le genièvre se fabrique principalement en Flandre, en Angleterre, en Hollande.

A. — *Alcool et eaux-de-vie.*

L'alcool, appelé autrefois *esprit ardent, eau ardente, esprit de vin*, à l'état de pureté, c'est-à-dire anhydre ou *absolu*, est un liquide transparent, incolore, doué d'une grande mobilité ; il a une saveur chaude et pénétrante, une odeur enivrante et agréable. Il est sans réaction acide ni alcaline ; sa densité est 0,792 à + 15ºc, il bout à 78ºc,41 sous la pression de 0m,76, est volatil sans décomposition. La densité de sa vapeur est 1,613.

Cet alcool chimiquement pur est composé de : *carbone* 52 ; *hydrogène* 13 ; *oxygène* 35. Mais l'alcool le plus ordinairement répandu dans le commerce n'est pas à cet état ; comme il peut se combiner en toutes proportions avec l'eau, il en contient des quantités variables qui apportent des modifications à sa densité et à son point d'ébullition. La proportion d'eau contenue dans l'alcool peut s'apprécier au moyen des *aréomètres* ou *pèse-liqueurs, pèse-alcools*, ou de l'*aréomètre centésimal* de M. *Gay-Lussac*. Les aréomètres les plus employés sont ceux de *Baumé* et de *Cartier*, où le *zéro* est marqué au point d'affleurement dans une solution faite avec 10 parties de sel et 90 parties d'eau distillée, on marque 10 au point d'affleurement dans ce dernier liquide. L'intervalle entre 0 et 10 est divisé en 10 parties égales, et l'échelle est continuée vers le haut de la tige. L'aréomètre de *Baumé* marque de 10 à 45 degrés ; celui de *Cartier* marque de 10 à 40. Ce dernier n'est qu'une altération de l'aréomètre de *Baumé*. *Cartier* a seulement divisé en 15 parties égales 16 degrés de *Baumé*, le 38e degré de ce dernier correspond au 37e de Cartier.

L'aréomètre légal est l'alcoomètre centésimal de M. *Gay-Lussac*, à l'aide duquel on détermine la quantité d'alcool contenue dans un mélange de ce liquide avec l'eau. Cet instrument a été gradué à la température de + 15ºc, l'échelle porte 100 degrés inégaux en longueur, et tels que le nombre qu'ils indiquent exprime en centièmes la quantité d'alcool contenue dans le liquide soumis à l'essai. Le zéro correspond à l'eau pure et le 100e degré à l'alcool absolu. Ainsi le liquide alcoolique dans lequel l'alcoomètre s'enfonce jusqu'au 55ᵉ degré, contiendra 55 0/0 d'alcool et 45 0/0 d'eau ; ce sera de l'alcool à 0,55 et ainsi de suite : 400 litres de cet alcool contiendront 400 litres × 0,55 ou 220 litres d'alcool pur. L'essai alcoométrique doit être fait à la même température (15ᵒᶜ) que celle à laquelle l'instrument a été gradué. Autrement, selon qu'on opérera à une température supérieure ou inférieure, on aura une élévation ou une diminution en degré due à la dilatation ou à la contraction du liquide alcoolique : pour éviter d'assujettir l'opérateur à une température constante, M. *Gay-Lussac* a donné des tables de correction pour tous les degrés du thermomètre de 0 à 30ᵒᶜ et qui font connaître immédiatement la richesse d'un liquide en alcool absolu, telle qu'elle serait à + 15ᵒᶜ (1).

Voici une table de ces corrections pour les degrés les plus usités de l'alcool : (*Voir la table à la page ci-contre*).

(1) A défaut de ces tables, on peut employer la formule empirique suivante, donnée par M. *Francœur* : $x = d \mp 0.4 \times t$; x étant la richesse alcoolique, d le nombre de degrés indiqué par l'alcoomètre, t le degré de température compté à partir de + 15ᵒᶜ ; on prend le signe *moins* ou le signe *plus*, suivant que la température à laquelle on opère est *supérieure* ou *inférieure* à + 15ᵒᶜ. Si le liquide alcoolique marque 70° à + 25ᵒᶜ on aura : $d = 70$, $t = 10$ et $x = 70 - 0,4 \times 10 = 66$ᵒ. S'il marque 70° à + 12ᵒ, on aura : $d = 70$, $t = 3$ et $x = 70 + 0,4 \times 3 = 71,2$.

On peut, avec une approximation, de 1 à 2 centièmes, connaître la richesse alcoolique des liquides spiritueux altérés par une matière étrangère comme le sucre, une résine, un sel, au moyen de l'*ébullioscope à cadran* de M. *Brossard-Vidal* et de l'*ebullioscope à tige droite* de M. *Conaty*. Ces appareils sont fondés sur ce fait que la température de l'ébullition d'un liquide spiritueux n'est que peu changée par une quantité de matière soluble qui altère assez la densité de ce liquide pour que les aréomètres ne puissent plus servir à en faire connaître la richesse. — L'ébullioscope à cadran, imité du baromètre à cadran, se compose d'un large réservoir de verre terminé par une partie plus étroite. Ce tube est plein de mercure jusqu'à une petite distance de l'extrémité. Sur le mercure repose un petit flotteur attaché à un fil tendu par un contre-poids. Ce fil enroulé sur une poulie fait marcher une aiguille quand la température s'élève à un certain degré. L'espace compris entre le point d'ébullition de l'alcool et celui de l'eau qui forme le *zéro*, a été divisé en 100 p. d'inégale longueur, obtenues en tenant le tube à mercure successivement dans l'eau pure et dans des mélanges connus d'eau et d'alcool, portés à la température de l'ébullition.

L'ébullioscope à tige droite de M. *Conaty* est un thermomètre à mercure dont les divisions diminuent de longueur depuis la température de

TEMPÉRATURE OBSERVÉE.	Degrés alcoométriques correspondant à ces températures.				
	56	**80**	**85**	**86**	**94**
0°	61,2	84,3	88,9	89,9	97,1
1	60,9	84	88,7	89,6	96,9
2	60,5	83,7	88,5	89,4	96,7
3	60,2	83,5	88,2	89,2	96,5
4	59,8	83,2	87,9	88,9	96,3
5	59,5	82,9	87,7	88,6	96,1
6	59,1	82,6	87,4	88,4	95,9
7	58,8	82,3	87,2	88,1	95,7
8	58,5	82	86,9	87,9	95,5
9	58,1	81,7	86,6	87,6	95,3
10	57,8	81,5	86,4	87,4	95,1
11	57,4	81,2	86,1	87,1	94,9
12	57	80,9	85,8	86,8	94,7
13	56,7	80,6	85,5	86,5	94,4
14	56,3	80,3	85,3	86,3	94,2
15	56	80	85	86	94
16	55,6	79,7	84,7	85,7	93,8
17	55,3	79,4	84,4	85,4	93,6
18	54,9	79,1	84,1	85,2	93,3
19	54,6	78,8	83,9	84,9	93,1
20	54,2	78,5	83,6	84,6	92,9
21	53,9	78,2	83,3	84,3	92,6
22	53,5	77,9	83	84	92,4
23	53,1	77,6	82,7	83,8	92,1
24	52,8	77,3	82,4	83,5	91,9
25	52,4	77	82,1	83,2	91,6
26	52	76,7	81,8	82,9	91,4
27	51,7	76,3	81,5	82,6	91,1
28	51,3	76	81,2	82,3	90,9
29	51	75,7	80,9	82	90,6
30	50,6	75,4	80,6	81,7	90,4

100° jusqu'à 85°c. Pour tracer l'échelle, on prépare des mélanges d'eau et
d'alcool, dans le rapport de 95 à 5, de 90 à 10, etc.; jusqu'au rapport de
40 à 60. Le *zéro* de l'échelle est le point correspondant à l'ébullition de
l'eau pure, 5 est le point correspondant à l'ébullition d'un mélange contenant 5 p. d'alcool, et ainsi de suite. L'échelle de l'ébullioscope de
M. *Conaty* est mobile; elle est toujours disposée, par le moyen d'une vis
de rappel, de manière que le *zéro* corresponde à l'extrémité de la colonne
de mercure pour l'ébullition de l'eau, sous la pression atmosphérique au
moment de l'expérience. Le titre fourni par l'un ou l'autre instrument
est de 1/2 degré ou un degré au-dessus du titre donné par la distillation,
pour les liquides ne renfermant pas plus de 20 °/₀ d'alcool.

 ALCOOLS.

Nous donnons ci-dessous trois autres tableaux :

Le tableau **A** donne l'évaluation des degrés de Cartier en degrés centésimaux à $+ 15^{oc}$.

Tableau A.

Degrés de Cartier.	Degrés centésimaux.	Degrés de Cartier.	Degrés centésimaux.	Degrés de Cartier.	Degrés centésimaux.	Degrés de Cartier.	Degrés centésimaux.
10	0,2	18,75	48,2	27,25	72,3	35,75	89,2
10,25	1,1	19	49,1	27,50	72,9	36	89,6
10,50	2,4	19,25	50	27,75	73,5	36,25	90
10,75	3,7	19,50	50,9	28	74	36,50	90,4
11	5,1	19,75	51,7	28,25	74,6	36,75	90,8
11,25	6,5	20	52,5	28,50	75,2	37	91,2
11,50	8,1	20,25	53,3	28,75	75,7	37,25	91,5
11,75	9,6	20,50	54,1	29	76,3	37,50	91,9
12	11,2	20,75	54,9	29,25	76,8	37,75	92,3
12,25	12,8	21	55,6	29,50	77,3	38	92,7
12,50	14,5	21,25	56,4	29,75	77,9	38,25	93
12,75	16,3	21,50	57,2	30	78,4	38,50	93,4
13	18,2	21,75	58	30,25	78,9	38,75	93,7
13,25	20	22	58,7	30,50	79,4	39	94,1
13,50	21,8	22,25	59,4	30,75	80	39,25	94,4
13,75	23,5	22,50	60,1	31	80,5	39,50	94,7
14	25,2	22,75	60,8	31,25	81	39,75	95,1
14,25	26,9	23	61,5	31,50	81,5	40	95,4
14,50	28,5	23,25	62,2	31,75	82	40,25	95,7
14,75	30,1	23,50	62,9	32	82,5	40,50	96
15	31,6	23,75	63,6	32,25	82,9	40,75	96,3
15,25	33	24	64,2	32,50	83,4	41	96,6
15,50	34,4	24,25	64,9	32,75	83,9	41,25	96,9
15,75	35,6	24,50	65,5	33	84,4	41,50	97,2
16	36,9	24,75	66,2	33,25	84,8	41,75	97,5
16,25	38,1	25	66,9	33,50	85,3	42	(97,7
16,50	39,3	25,25	67,5	33,75	85,8	42,25	98
16,75	40,4	25,50	68,1	34	86,2	42,50	98,3
17	41,5	25,75	68,8	34,25	86,7	42,75	98,5
17,25	42,5	26	69,4	34,50	87,1	43	98,8
17,50	43,5	26,25	70	34,75	87,5	43,25	99,1
17,75	44,5	26,50	70,6	35	88	43,50	99,4
18	45,5	26,75	71,2	35,25	88,4	43,75	99,6
18,25	46,4	27	71,8	35,50	88,8	44	99,8
18,50	47,3						

L'expérience a démontré que l'ébullioscope de **M.** *Conaty* était plus facile à manœuvrer et donnait des indications plus précises que celui de **M.** *Brossard-Vidal*.

Le tableau B donne l'évaluation des degrés centésimaux en degrés de Cartier à $+\,15^{oc}$.

Le tableau C indique le rapport des indications fournies par les aréomètres de *Baumé*, de *Cartier*, l'alcoomètre centésimal et les densités correspondant à chaque degré.

Tableau B.

DEGRÉS CENTÉSIMAUX.	DEGRÉS DE CARTIER.	DEGRÉS CENTÉSIMAUX.	DEGRÉS DE CARTIER.	DEGRÉS CENTÉSIMAUX.	DEGRÉS DE CARTIER.	DEGRÉS CENTÉSIMAUX.	DEGRÉS DE CARTIER.
0	10,03	26	14,12	51	19,54	76	28,88
1	10,23	27	14,26	52	19,85	77	29,34
2	10,43	28	14,42	53	20,15	78	29,81
3	10,62	29	14,57	54	20,47	79	30,29
4	10,80	30	14,73	55	20,79	80	30,76
5	10,97	31	14,90	56	21,11	81	31,26
6	11,16	32	15,07	57	21,43	82	31,76
7	11,33	33	15,24	58	21,76	83	32,28
8	11,49	34	15,43	59	22,10	84	32,80
9	11,66	35	15,63	60	22,46	85	33,33
10	11,82	36	15,83	61	22,82	86	33,88
11	11,98	37	16,02	62	23,18	87	34,43
12	12,14	38	16,22	63	23,55	88	35,01
13	12,28	39	16,43	64	23,92	89	35,62
14	12,43	40	16,66	65	24,29	90	36,24
15	12,57	41	16,88	66	24,67	91	36,89
16	12,70	42	17,12	67	25,05	92	37,55
17	12,84	43	17,37	68	25,45	93	38,24
18	12,97	44	17,62	69	25,85	94	38,95
19	13,10	45	17,88	70	26,26	95	39,70
20	13,25	46	18,14	71	26,68	96	40,49
21	13,38	47	18,42	72	27,11	97	41,33
22	13,52	48	18,69	73	27,54	98	42,25
23	13,67	49	18,97	74	27,98	99	43,19
24	13,83	50	19,25	75	28,43	100	44,19
25	13,97						

Tableau C.

ARÉOM. de BAUMÉ.	ARÉOMÈTRE de CARTIER.	ALCOOMÈTRE centésimal.	DENSITÉ.	ARÉOM. de BAUMÉ.	ARÉOMÈTRE de CARTIER.	ALCOOMÈTRE centésimal.	DENSITÉ
10	10	0	1,000	30	28,38	75	0,878
11	10,92	5	0,993	31	29,29	77	0,872
12	11,84	10	0,987	32	30,31	79	0,867
13	12,76	17	0,979	33	31,13	81	0,862
14	13,67	23	0,973	34	32,04	83	0,857
15	14,59	29	0,966	35	32,96	84	0,852
16	15,51	34	0,960	36	33,88	86	0,847
17	16,43	39	0,953	37	34,80	88	0,842
18	17,35	43	0,947	38	35,72	89	0,837
19	18,26	47	0,941	39	36,63	91	0,832
20	19,18	50	0,935	40	37,65	92	0,827
21	20,10	53	0,929	41	38,46	93	0,823
22	21,02	56	0,923	42	39,40	94	0,818
23	21,94	59	0,917	43	40,31	96	0,813
24	22,85	61	0,911	44	41,22	97	0,809
25	23,77	64	0,905	45	42,14	98	0,804
26	24,69	66	0,900	46	43,06	99	0,800
27	25,61	69	0,894	47	43,19	100	0,795
28	26,53	71	0,888	48	44,90	»	0,791
29	27,44	73	0,883				

Dans le commerce on a l'habitude de distinguer les différents degrés d'alcool par des noms particuliers ou par des fractions. Ainsi l'alcool contenant environ 50 0/0 d'eau ou marquant 19 degrés Baumé est connu sous le nom d'*eau-de-vie* de *preuve de Hollande* qui peut *perler*, c'est-à-dire faire la perle ou le chapelet; l'alcool qui contient un peu moins d'eau porte le nom d'*esprit*; celui qui renferme 66 à 70 0/0 d'alcool, ou qui marque 24 à 26 degrés Cartier, est dit *alcool rectifié*; celui qui renferme 60 0/0 d'alcool et marque 23 degrés Baumé est le *double Cognac*; à 63 0/0 d'alcool ou 24 degrés Baumé, c'est la *preuve* de *Londres*; à 85 0/0 d'alcool ou 33 degrés Cartier, c'est l'*esprit trois-six*.

L'eau-de-vie *trois-six* (3/6) est un esprit qui sur 6 parties en volume renferme 3 parties d'eau et marque 19 degrés Baumé; l'eau-de-vie *trois-cinq* (3/5) sur 5 parties en volume renferme 2 parties d'eau et marque 19 degrés Baumé; l'eau-de-vie *trois-sept* (3/7) contient sur 7 parties en volume 4 parties d'eau et marque 19 degrés Baumé.

L'eau-de-vie de vin a originairement une couleur blanche, mais son séjour prolongé dans les barriques de chêne lui fait acquérir, en vieillissant, la coloration jaune brunâtre qu'elle a ordinairement et qui est due à la dissolution d'une partie du tannin et de l'extractif contenus dans le chêne. Cette eau-de-vie possède la propriété de noircir au contact d'une solution de persulfate de fer. L'eau-de-vie de bonne qualité a une odeur aromatique, une saveur franche et chaude, qui se modifie avec le temps. Les eaux-de-vie les plus estimées nous viennent particulièrement du Languedoc, de la Saintonge et de l'Angoumois ; on les désigne sous les noms d'*eau-de-vie de Montpellier* ; *eau-de-vie de Cognac*, ou simplement de *Cognac* ; d'*eau-de-vie d'Armagnac* ; etc.

Usages. — L'alcool est un des dissolvants dont le chimiste se sert le plus fréquemment : on l'emploie à la préparation des éthers, à l'extraction de la quinine, de la diastase ; pour faire la potasse dite à l'alcool. Dans les arts, il entre dans la composition de certains vernis ; il sert à fabriquer le vinaigre. En pharmacie, on l'emploie pour la préparation de l'eau de Cologne, des teintures et extraits alcooliques. Dans l'art du distillateur, l'alcool, uni au sucre et aux eaux aromatiques, fait la base de toutes les liqueurs de table (*anisette, curaçao, crème de noyau*, etc.). Enfin on l'emploie comme agent conservateur des fruits, des animaux, des pièces anatomiques, etc.

Altérations. — La quantité d'eau contenue dans l'alcool ou la richesse alcoolique s'apprécie, comme nous l'avons dit plus haut, au moyen de l'alcoomètre centésimal. Mais cet instrument ne peut servir quand l'alcool tient en solution un corps étranger, tel que le *chlorure de calcium* que quelques commerçants ajoutent à l'alcool dans le but d'augmenter sa densité, de diminuer sa force et par suite de tromper l'octroi en payant un droit d'entrée moins élevé. Cette fraude peut se constater en évaporant une certaine quantité de l'alcool suspecté ; la solution aqueuse du résidu donnera avec l'oxalate d'ammoniaque un précipité blanc et avec le nitrate d'argent un précipité caillebotté, soluble dans l'ammoniaque, insoluble dans l'acide nitrique; ou bien, sans avoir recours à l'évaporation, il suffira de verser l'oxalate d'ammoniaque et le nitrate d'argent dans l'alcool préalablement étendu d'eau, car sans cette dernière précaution, le précipité blanc obtenu avec l'oxalate d'ammoniaque pourrait être dû à l'insolubilité de ce sel dans l'alcool pur. Du reste, on pourrait s'assurer de la nature du précipité, en ajoutant au liquide une certaine quantité d'eau qui dissoudra l'oxalate d'ammoniaque. Si on s'est servi d'eau ordinaire pour allonger l'eau-de-vie ou l'alcool, on pourra reconnaître cette addition aux sels contenus dans le mélange (1).

Pour s'assurer que l'alcool est *anhydre,* on peut employer la baryte caustique ou le sulfate de cuivre parfaitement desséché, comme l'a proposé M. *Philippo Casoria :* la baryte caustique ne change pas d'aspect, le sulfate de cuivre anhydre reste blanc, lorsqu'ils sont en contact avec de l'alcool exempt d'eau ; dans le cas contraire, la baryte blanchit et tombe en poussière , le sulfate de cuivre devient bleu. L'essai doit se faire dans un tube de verre que l'on a soin de fermer après l'introduction des deux substances.

Les alcools et eaux-de-vie peuvent aussi contenir des *sels de plomb*, de *cuivre* (2), de *zinc* ; de l'*acide acétique.*

La présence des sels de plomb et de cuivre provient soit de la conservation de l'alcool ou de l'eau-de-vie dans des estagnons de cuivre étamés anciennement ou attaqués par l'acide acétique qui s'est formé au sein du liquide; soit de la négligence avec laquelle on entretient les vases distillatoires ; soit de la construction des serpentins en alliage de plomb et d'étain substitué à l'étain pur. En 1832, MM. *Girardin* et *Morin* reconnurent qu'on employait à Rouen l'acétate de plomb pour faciliter la clarification des alcools de grains et de fécule coupés avec de l'eau.

Les sels de plomb se reconnaissent par la potasse qui

(1) On peut additionner l'alcool avec d'autres sels, il faudra alors évaporer à siccité, puis examiner s'il y a ou non un résidu.

(2) Nous avons vu de l'alcool contenant par litre 0 gr., 30 *d'acétate de cuivre.* — D'après M. *Aulagnier (Dictionn. des alim. et des boissons),* sur seize espèces d'eaux-de-vie d'Helmstadt (duché de Brunswick), on en trouva quinze qui contenaient du cuivre.

donne un précipité blanc, soluble dans un excès d'alcali ; par l'hydrogène sulfuré qui donne une coloration ou un précipité noir ; par le sulfate de soude, l'acide sulfurique, le cyanure jaune qui formeront un précipité blanc ; et par l'iodure de potassium, le chromate de potasse, qui donneront un précipité jaune.

Les sels de cuivre se reconnaîtront par la potasse qui donnera un précipité bleu verdâtre ; l'ammoniaque y produira une coloration en beau bleu ; le cyanure jaune, un précipité brun-marron floconneux ; une lame de fer décapée avec soin et plongée dans l'alcool, préalablement additionné de quelques gouttes d'acide sulfurique, se recouvrira d'une couche de cuivre métallique. Toutes ces réactions sont encore très sensibles, lorsque l'alcool ne renferme que $\frac{1}{2600}$ de sel de plomb ou de cuivre.

Les sels de zinc qui proviennent d'un séjour prolongé dans des vases de ce métal, seront décelés par la potasse qui donnera un précipité blanc, soluble dans un excès d'alcali ; on aura, en outre, un précipité blanc avec le cyanure jaune, un précipité jaune orange avec le cyanure rouge, un précipité blanc avec l'hydrogène sulfuré.

Les alcools ou les eaux-de-vie de moyenne force, ou conservés pendant un certain temps en vidange, renferment une plus forte proportion d'*acide acétique* (1) qui s'est formé par l'action de l'air.

Ces spiritueux rougissent le papier bleu de tournesol ; si on les sature par la potasse ou la magnésie caustique et que l'on évapore à siccité, le résidu traité par l'acide sulfurique dégage de l'acide acétique reconnaissable à son odeur.

Enfin l'alcool conservé dans des tonneaux qui ont contenu du vin rouge peut acquérir une coloration rougeâtre que l'on enlève par l'agitation avec le charbon animal pur, ajouté dans la proportion de 1 à 5 0/0 du liquide.

Falsifications. — L'alcool de vin se distingue des alcools de fécule, de grains, de marcs, de mélasse de betteraves (2),

____

(1) Ils en contiennent toujours une petite quantité qui a passé à la distillation.

(2) A Valenciennes, nous avons vu des alcools de mélasse de betteraves, préparés pour être mêlés à ceux de Montpellier.

de cidre, par l'odeur et la saveur. Pour reconnaître si un alcool est franc de goût, on en verse une certaine quantité dans le creux de la main, on en facilite l'évaporation en frottant les mains l'une contre l'autre ; le bon alcool laisse sur la peau un bouquet agréable ; s'il y a une odeur étrangère, elle devient manifeste pour les personnes habituées à ce genre d'essais. Il faut dire qu'on juge mieux les alcools au bout d'un certain temps de préparation qu'au sortir des alambics, ils ont alors perdu le *goût de feu*. Les alcools de grains, de fécule, de marcs, se distinguent par une odeur et une saveur spéciales dues à la présence d'huiles volatiles particulières, ou de produits empyreumatiques provenant d'une mauvaise préparation. Cette odeur et cette saveur souvent masquées par celles de l'alcool sont rendues sensibles si l'on a soin d'étendre le liquide de 4 à 5 fois son volume d'eau. Quelques fabricants sont parvenus à enlever la saveur désagréable des eaux-de-vie de grains ou de fécule à l'aide du chlore ou du chlorure de chaux.

Pour s'assurer si une eau-de-vie est pure ou falsifiée avec l'eau-de-vie de grains, on peut en chauffer une certaine quantité de manière à ce qu'elle n'entre point en ébullition et jusqu'à ce que la vapeur ne s'enflamme plus. Si l'eau-de-vie est pure, le résidu a une légère acidité vineuse, une saveur un peu âcre, une odeur douce analogue à celle du vin cuit ; si elle est falsifiée, le résidu a une saveur âcre et une odeur empyreumatique désagréable, ou une odeur analogue à celle de la farine brûlée.

Avant l'application des procédés d'*Édouard Adam* à l'extraction des alcools, ceux-ci étant très-chargés de produits empyreumatiques, on pouvait reconnaître assez facilement les alcools de marcs ou de grains, en ajoutant parties égales d'acide sulfurique concentré ; le mélange brunissait fortement, par suite de la carbonisation d'une matière huileuse qui y était contenue. Cet effet ne se produit pas avec l'alcool de vin placé dans les mêmes circonstances. Il est préférable, dans ce cas, d'employer l'action du nitrate d'argent et de la lumière ; on ajoute à l'esprit que l'on veut essayer une certaine quantité de nitrate d'argent en solution, et on expose le tout aux rayons du soleil ou à la lumière diffuse ; rien ne se manifestera si l'esprit est pur ; mais, s'il contient de l'alcool de grains, il se formera un précipité noir occasionné par la présence de l'huile spéciale qui se trouve dans cet alcool.

Toutefois, l'action de l'acide sulfurique concentré peut être mise à profit pour reconnaître les *substances âcres* (*poivre, poivre long, gingembre, piment, pyrèthre, stramoine, ivraie*) qu'on ajoute quelquefois à l'eau-de-vie pour lui donner plus de saveur. Mélangée avec un volume égal d'acide sulfurique, elle prend une teinte d'autant plus foncée, que la proportion de matières étrangères est plus forte. L'eau-de-vie, ainsi traitée, se colore en brun noirâtre très-foncé, lors même qu'elle ne contient que 1/600 d'extrait amer, et en brun sale si elle n'en contient que 1/2400. Cette liqueur adultérée laisse d'ailleurs, par l'évaporation, les matières âcres ajoutées et reconnaissables à leur saveur piquante et brûlante, qui ne présente aucune analogie avec celle de l'eau-de-vie. Celle-ci, lorsqu'elle est pure, ne laisse qu'un léger résidu, peu sapide, et de plus l'acide sulfurique n'y produit qu'une teinte blanchâtre.

Souvent l'eau-de-vie n'est qu'un mélange d'alcool, de fécule et d'eau colorée par du *caramel* ou du *cachou*. Si la coloration est due au caramel, l'eau-de-vie n'éprouve aucun changement par le persulfate de fer ; au contraire, elle devient verte, vert-brun plus ou moins foncé, si la coloration est due au cachou. Mais une eau-de-vie colorée par le caramel peut avoir séjourné dans des tonneaux de chêne et leur avoir pris assez de tannin pour se colorer, comme la bonne eau-de-vie, en noir bleuâtre par le sulfate de fer. L'évaporation à siccité donnera un extrait brun qui dégagera en brûlant l'odeur du caramel. Il est rare que le cachou soit employé seul pour colorer l'eau-de-vie, on lui associe d'autres substances astringentes et aromatiques, dans le double but de lui donner de la couleur et du bouquet. Chaque débitant a, en quelque sorte, une recette particulière pour préparer ce qu'il appelle sa *sauce*. Voici, par exemple, la formule d'une de ces sauces en usage chez certains fabricants d'eau-de-vie :

Cachou en poudre..............	250 grammes.
Sassafras....................	468
Fleur de genet................	500
Thé suisse..	192

Thé hyswin.................... 128
Capillaire du Canada............ 128
Réglisse verte............. 500
Iris de Florence................. 16
Alcool à 33º.................. 6 litres.

Cette teinture alcoolique a été quelquefois remplacée par une infusion aqueuse ajoutée à chaud à l'eau-de-vie et faite avec la quantité d'eau nécessaire pour couper ce spiritueux (1).

Enfin, l'eau-de-vie a été falsifiée avec l'*acide sulfurique*, l'*ammoniaque*, l'*acétate d'ammoniaque*, l'*alun*, le *laurier-cerise*.

L'acide sulfurique y est ajouté en très-petite quantité pour y développer un bouquet analogue à celui qui caractérise les vieilles eaux-de-vie : il donne naissance à une certaine quantité d'éther qui aromatise le liquide et lui donne une apparence de vétusté. Il existe, en effet, dans les vieilles eaux-de-vie des éthers composés qui se produisent naturellement par la réaction sur l'alcool de l'acide acétique, formé, à la longue, sous l'influence de l'air et des matières fermentescibles.

L'alcool ou l'eau-de-vie contenant 1/100 d'acide sulfurique rougit fortement le tournesol et précipite en blanc par l'eau de chaux, le chlorure de baryum, l'acétate de plomb. Le précipité formé avec le chlorure de baryum est insoluble dans l'acide nitrique ; il faut avoir soin de réduire par l'évaporation (au 1/10 environ) le liquide soumis à l'essai.

Il y a une vingtaine d'années, on ajoutait, dans le même but, à l'eau-de-vie, de l'ammoniaque, de l'acétate d'ammoniaque, du savon blanc, du mucilage de gomme adragante, qu'on délayait dans l'eau-de-vie pour lui communiquer l'onc-

(1) Ces détails sur la falsification des eaux-de-vie ont été publiés par MM. *Girardin et Morin*, qui furent chargés en 1844, par M. le procureur du roi de Rouen, d'examiner 35 échantillons d'esprits et d'eaux-de-vie saisis chez divers marchands en gros et débitants de la ville. Ces chimistes conclurent de leurs recherches que sur les 35 échantillons : 21 contenaient de l'acide sulfurique ; 5 de l'acide acétique ; 20 étaient colorés par le cachou ou par des matières astringentes verdissant les persels de fer ; 5 devaient leur couleur au tannin du chêne et 7 au caramel ; quelques échantillons ne marquaient que 35 à 36º centésimaux (15 à 16º Cartier). Ces mauvaises eaux-de-vie se vendaient en abondance dans les bas quartiers et les faubourgs de Rouen à raison de 2 centimes et demi le petit verre.

tuosité qui la caractérise lorsqu'elle est vieille et de bonne qualité, et pour lui faire la *perle* et le *chapelet*, caractères qui appartiennent aux *eaux-de-vie preuve de Hollande*. Lorsque ce spiritueux contient de l'ammoniaque, il ramène au bleu le papier de tournesol rougi, dégage une faible odeur ammoniacale et donne lieu à la production de vapeurs blanches, lorsqu'on expose à sa surface une baguette imprégnée d'acide chlorhydrique, nitrique ou acétique. S'il contient de l'acétate d'ammoniaque, le résidu d'évaporation mis en contact avec la potasse ou la chaux exhalera une odeur sensible d'ammoniaque.

L'alun que l'on ajoute quelquefois à l'eau-de-vie pour lui donner de la saveur se reconnaîtrait à ce que le mélange rougit le papier de tournesol, donne un précipité floconneux d'alumine avec le carbonate de potasse, précipite en blanc par le chlorure de baryum. L'alun peut, d'ailleurs, se retirer en totalité par l'évaporation du liquide; en le reprenant par l'eau, on constaterait facilement ses caractères.

Le laurier-cerise a été employé pour donner à l'eau-de-vie de grains et de pommes de terre une saveur agréable. Ce mélange contient de l'acide prussique, et ne pourrait devenir nuisible que si le laurier-cerise y avait été ajouté en grande quantité et qu'on fît une trop grande consommation de cette eau-de-vie. On constaterait la présence de l'acide prussique par le précipité bleu (bleu de Prusse) que la liqueur fournirait par un mélange de persulfate de fer et d'acide chlorhydrique, et par le précipité blanc, soluble dans l'acide nitrique bouillant, qu'elle donnerait avec le nitrate d'argent.

B. — *Absinthe.*

L'absinthe est préparée avec les *sommités d'absinthe*, le *calamus aromaticus*, la *badiane*, la *racine d'angélique* et l'alcool. On la colore en vert avec les feuilles ou le suc d'ache, les épinards, les orties, le génépi des Alpes, toutes substances qui ne sont pas nuisibles à la santé. M. *Derheims* a signalé de l'absinthe colorée par du *sulfate de cuivre*. Cette sophistication, qui pourrait devenir préjudiciable à la santé, se reconnaîtra en évaporant une certaine quantité de la liqueur suspecte en consistance d'extrait, puis incinérant l'extrait. La solution acide de ces cendres prendra, si elle contient du sulfate de cuivre, une couleur bleu foncé par l'ammoniaque, précipitera en brun-marron par le cyanure jaune, en noir par l'hydrogène sulfuré ; une lame de fer bien décapée et plongée dans la liqueur préalablement acidulée se recouvrira d'une couche de cuivre métallique ; le chlorure de baryum y produira un précipité blanc, insoluble dans l'acide nitrique ; ce précipité, lavé, séché, puis calciné avec du charbon en poudre, donnera une masse charbonneuse dont la solution aqueuse dégagera de l'hydrogène sulfuré par le contact d'un acide (1).

Les liqueurs de table, les fruits à l'eau-de-vie, tels que les *prunes*, auxquels certains distillateurs ont donné une belle couleur verte à l'aide du sulfate de cuivre, seraient traités exactement de la même manière.

Suivant M. *Stanislas Martin*, la liqueur d'absinthe a été trouvée aussi contenir du *chlorure d'antimoine* (?). La présence de ce sel se reconnaîtrait, en tous cas, en reprenant par l'eau le résidu de l'évaporation de la liqueur en consistance d'extrait. Par un excès d'eau, la solution donnera lieu à un trouble ou à un précipité blanc laiteux ; avec l'hydrogène sulfuré, on aura un précipité jaune rougeâtre, et avec le nitrate d'argent un précipité blanc, caillebotté, insoluble dans l'acide nitrique.

C. — Genièvre.

Le genièvre est falsifié quelquefois par l'*eau*, l'*acide sulfurique*, les *substances végétales âcres*, le *laurier-cerise*, etc. ; il peut être altéré par la présence de *sels de cuivre*. Ces diverses substances qui servent, comme nous l'avons vu, à falsifier les eaux-de-vie, se reconnaîtraient de la même manière. Le genièvre, frelaté par une substance végétale âcre, est légèrement jaunâtre, tandis que le genièvre est communément incolore ; cependant cette coloration pourrait être due aussi à un séjour prolongé dans des tonneaux de chêne. Quelques personnes ont signalé la

(1) On traite les cendres par l'acide nitrique, on fait évaporer pour chasser l'excès d'acide, on traite par l'eau distillée, puis on fait agir les réactifs.

coque du Levant (*menispermum cocculus*) comme employée à falsifier le genièvre (?). Pour reconnaître un pareil mélange, il faudrait recourir aux opérations chimiques nécessaires à l'extraction de la *picrotoxine*, principe amer et vénéneux de la coque du Levant.

Le genièvre doit marquer 19° Cartier, ou 48 à 50° à l'alcoomètre centésimal.

Le genièvre ou *gin*, le plus souvent, ne contient pas de genièvre ; c'est une eau-de-vie fabriquée par la fermentation de l'orge germée, additionnée d'une certaine quantité de seigle.

D. — *Kirschwasser*.

Le kirsch contient normalement une petite quantité d'*acide prussique ;* mais cette liqueur, prise modérément, n'offre aucun danger. On la trouve souvent falsifiée avec de l'*alcool de marcs de raisin*, de *grains* ou de *fécule*, que l'on fait macérer, pendant quelque temps, sur des *feuilles* ou *fleurs de pêcher* ou de *laurier-cerise*. Ce kirsch artificiel, contenant plus d'acide prussique que le kirsch ordinaire, se reconnaîtrait de la manière suivante : le nitrate d'argent versé dans la liqueur étendue d'eau y formera un précipité blanc de cyanure d'argent, soluble dans l'ammoniaque et dans l'acide nitrique bouillant. De plus, le kirsch ainsi frelaté aura une saveur âcre et empyreumatique.

Enfin, par suite de négligence dans l'entretien des vases distillatoires, causée par l'intermittence de la fabrication du kirsch, ce spiritueux peut contenir des *sels de cuivre*. Leur présence serait décelée par l'ammoniaque qui communiquerait à la liqueur une coloration bleu foncé, par le cyanure jaune qui produirait une coloration ou un précipité brun-marron.

ALOÈS.

L'Aloès est un suc épaissi, gommo-résineux retiré, par incision, des feuilles de plusieurs espèces du genre *Aloë* (famille des Liliacées), principalement l'*aloë perfoliata*, l'*aloë spicata*, l'*aloë vulgaris*.

Dans le commerce, on distingue plusieurs sortes d'aloès : l'*aloès succotrin*, l'*aloès hépatique*, l'*aloès du cap de Bonne-Es-*

pérance, l'*aloès des Barbades*, l'*aloès de l'Inde* ou *Mozambrun*, l'*aloès caballin*, l'*aloès fétide*.

De toutes ces sortes d'aloès, le *vrai succotrin* est la plus estimée, la plus chère ; aussi vend-on souvent, sous ce dernier nom, de l'aloès hépatique, de l'aloès du Cap, quelquefois même de l'aloès caballin.

L'*aloès succotrin* (ainsi nommé de l'île de Socotora [Afrique] d'où il nous venait anciennement), ou *aloès citrin*, se présente en petites masses du poids de 100 grammes environ, dont les contours brillants et comme polis sont d'une belle couleur hyacinthe foncé, et, qui placés entre l'œil et la lumière, possèdent une transparence parfaite dans toute leur épaisseur. Sa saveur est amère ; il répand une odeur qui tient à la fois de celle de la myrrhe et de l'ipécacuanha, et qu'on peut exalter par le frottement. Sa cassure est terne et présente l'aspect ainsi que la couleur du succin *jaune lactescent*. Sa poudre est d'un beau jaune. Cet aloès se ramollit à $+$ 70^{oc} et fond complétement à $+$ 75^{oc}, d'après M. *Edmond Robiquet ;* il se dissout facilement dans l'alcool, et très-imparfaitement dans l'éther ; l'eau froide en dissout la 36e partie de son poids.

D'après l'analyse de *Trommsdorff*, 100 parties d'aloès succotrin contiennent : *principe savonneux amer*, soluble dans l'eau et l'alcool, insoluble dans l'éther, 75 ; *résine* 25 ; et une trace d'*acide gallique*. 100 parties d'aloès hépatique contiennent : *principe savonneux amer* 81,25 ; *résine* 6,25 ; *albumine* 12,5 ; et une trace d'*acide gallique*.

Suivant l'analyse de M. *Edmond Robiquet*, le suc d'aloès succotrin, renferme pour 100 parties : *aloès pur* 85 ; *ulmate de potasse* 2 ; *sulfate de chaux* 2 ; *acide gallique* 0,25 ; *albumine* 8 ; plus des traces de *carbonate de potasse*, de *carbonate* et de *phosphate de chaux*.

Une variété plus belle et très-rare de l'aloès succotrin, appelée *aloès lucide*, se présente en petites larmes granulées, transparentes, d'une couleur rouge-brun obscur.

L'*aloès hépatique*, ou *aloès jaune*, est opaque, très-dur et difficile à rompre. Il a la couleur du foie ; de là son nom. Soumis à l'action de la chaleur, il coule en s'arrondissant comme de la poix.

L'*aloès du Cap* est opaque, en masse, à cause de sa couleur foncée, et d'un rouge terne dans ses lames minces. La poudre est jaune avec un reflet verdâtre.

L'*aloès des Barbades* présente dans sa masse un peu moins d'opacité ; il est moins fragile que l'aloès du Cap et donne une poudre d'un jaune rougeâtre sale qui brunit beaucoup à la lumière. Il paraît provenir de l'*aloë sinuata*.

L'*aloès de l'Inde* ne présente nullement l'apparence du succotrin, et se trouve souvent mêlé d'impuretés ; il est du reste très-rare dans le commerce.

L'*aloès caballin*, ainsi nommé parce qu'on l'avait recommandé pour les chevaux, est la sorte la plus impure. Son odeur est très-forte. Il se présente le plus souvent sous forme de masses noires, complétement opaques et remplies d'impuretés.

L'*aloès fétide*, dont le nom rappelle l'odeur forte et puante, ressemble beaucoup à l'aloès hépatique ; c'est celui de tous les aloès qui contient le moins de gomme.

L'extrait gommeux de l'aloès fétide conserve toujours un peu de sa mauvaise odeur et la communique même aux autres aloès auxquels il peut être mélangé, ou même totalement substitué.

Usages. — L'aloès est stomachique et purgatif. Il a une influence spéciale sur le rectum, vers lequel il détermine un afflux sanguin. Il entre dans la composition des élixirs de vie, de Garus et de celui dit *de propriété*. On en prépare des pilules simples ou composées ; il fait encore partie de diverses autres préparations pharmaceutiques.

Falsifications. —L'aloès est falsifié par la *colophane*, l'*ocre*, *l'extrait de réglisse*, la *poix-résine*, la *gomme arabique*, les *os calcinés*.

La présence des résines se reconnaîtra en plongeant dans la masse soupçonnée une broche de fer chauffée presque au rouge ; l'odeur de la résine sera parfaitement décelée.

La gomme arabique, l'extrait de réglisse, se reconnaîtront au moyen de l'alcool qui ne dissoudra que l'aloès.

La poix-résine, l'ocre, la colophane, pourront être séparés par l'eau qui ne dissoudra que l'aloès ; l'incinération permettra d'isoler l'ocre. Pour s'assurer de la présence de la colophane, on pourra aussi mettre à profit la réaction curieuse observée par M. *Barreswil ;* c'est la coloration bleue qu'acquiert la colophane, lorsqu'elle est fondue avec de l'acide chrysammique (1). Cet effet ne se produira qu'avec l'aloès mélangé de colophane.

Quant aux os calcinés, pour en rechercher la présence, on aurait encore recours à l'incinération de l'aloès. Les cendres obtenues seraient traitées par l'acide chlorhydrique étendu ; il se produirait une effervescence due au dégagement d'acide carbonique du carbonate calcaire des os ; on verserait dans la liqueur acide de l'ammoniaque pour précipiter le phosphate de chaux, puis de l'oxalate d'ammoniaque pour précipiter, à l'état d'oxalate, la chaux du carbonate. Cet oxalate de chaux calciné serait transformé en carbonate, puis en chaux caustique, rougissant le papier jaune de curcuma. Le poids respectif des précipités de phosphate de chaux et de chaux caustique permettra d'apprécier s'il y a ou non addition frauduleuse d'os calcinés dans l'aloès, dont les cendres ne renferment normalement que des *traces* de sels calcaires.

ALUN.

L'alun, dit aussi *sulfate d'alumine et de potasse, alun potassique, sulfate aluminico-potassique,* cristallise en octaèdres réguliers, incolores, transparents, s'effleurissant légèrement à l'air, doués d'une saveur styptique et un peu sucrée ; d'une densité de 1,71. Il rougit le tournesol. L'alun est beaucoup plus soluble dans l'eau à chaud qu'à froid, insoluble dans l'alcool.

L'alun renferme, d'après *Berzélius : sulfate d'alumine* 36,85 ; *sulfate de potasse* 18,15 ; *eau* 45.

Exposé à une douce chaleur, l'alun fond dans son eau de cristallisation ; à une chaleur plus forte, il se boursoufle considérablement, perd cette eau et donne un résidu blanc et

---

(1) L'acide chrysammique peut s'obtenir d'une pureté suffisante pour cet essai, en traitant 1 p. d'aloès par 15 p. d'acide nitrique d'une densité de 1,32 ; on laisse la réaction se manifester, on chauffe pendant six ou huit heures ; dès que la plus grande partie de l'acide nitrique a été séparée par distillation, on ajoute de l'eau jusqu'à précipitation complète de l'acide chrysammique, qui est ensuite recueilli sur un filtre, lavé et séché.

opaque, très-cohérent, que l'on a nommé *alun calciné* ou *brûlé*; c'est simplement de l'alun *desséché*. Celui-ci paraît d'abord tout à fait insoluble dans l'eau, mais il finit par s'y dissoudre complétement, après un temps plus ou moins long.

Il existe deux sortes principales d'alun : l'*alun de potasse* et l'*alun ammoniacal*. On connaît plusieurs variétés d'alun de potasse dans le commerce : l'*alun de Rome*, ou alun avec excès d'alumine; il cristallise toujours en cubes opaques très-solubles dans l'eau, et présente à sa surface une couleur rosée, due à de l'oxyde de fer : cette teinte est son cachet commercial. L'*alun de glace* ou de *roche* est un alun impur, contenant beaucoup de sulfate de fer, et formé avec du sulfate d'alumine retiré d'argiles pyriteuses. L'*alun de Smyrne* se confond avec l'alun de Rome, dont il offre tous les caractères.

Usages. — L'alun est employé, en médecine, comme astringent; on l'administre sous forme de potions, de pilules, de collyre, de gargarisme, de lotions, de poudre. L'alun calciné est employé à l'extérieur comme dessiccatif et escharotique; on en saupoudre les chairs baveuses des ulcères et des cautères. L'alun entre dans la préparation du bleu de Prusse en pâte; il sert à la préparation des laques, au collage du papier. Il est employé, dans l'industrie des peaux, comme antiseptique; en teinture, il sert comme mordant.

Altérations. — L'alun contient assez souvent du *fer*, dont la présence présente de grands inconvénients dans la teinture. Pour le reconnaître, on versera un peu de cyanure jaune dans la solution d'alun à essayer, la liqueur prendra une teinte bleue sans donner d'abord de précipité; celui-ci ne se formera que plus tard. Si la liqueur prenait une teinte brun-marron, ce serait un indice de la présence du *cuivre*, qui serait aussi dénoté par la coloration bleuâtre produite en versant un excès d'ammoniaque dans la solution d'alun; mais ce métal se rencontre fort rarement dans ce sel. Le fer pourra se doser au moyen de la potasse versée en excès dans la solution saline; l'excès d'alcali dissout l'alumine qui s'est d'abord précipitée; reste l'oxyde de fer qui est lavé, séché et pesé.

Quelquefois on substitue à l'alun calciné l'*alun ammoniacal*.

Ce dernier se distinguera par le dégagement d'ammoniaque que produira dans sa solution une légère addition de potasse ; tandis que cet alcali ne forme qu'un précipité d'alumine, inodore, dans une solution d'alun de potasse.

AMANDES.

Les Amandes sont les semences d'un arbre connu sous le nom d'amandier (*amygdalus communis*) qui croît dans tous les pays, mais cependant se convient mieux dans les pays chauds (Italie, Espagne, Afrique, etc.).

On distingue deux espèces d'amandes : les *amandes douces* et les *amandes amères*.

Les amandes douces comprennent deux variétés principales : les *amandes à coques dures* et les *amandes à coques fragiles*.

Les premières, oblongues ou presque rondes, sont appelées *amandes princesses ;* on les débite, dans le commerce, ordinairement cassées et mondées de leur enveloppe ligneuse.

Les amandes douces dans le commerce, se divisent en 5 variétés principales :

1° *Amandes d'Espagne*, qui sont de deux espèces, les *Valence* et les *Jourdain*. L'amande du Jourdain se distingue de toutes les autres amandes par sa taille et sa forme. Elle est plus longue que les autres espèces, car elle a un pouce et plus en longueur ; c'est pourquoi on l'appelle quelquefois *amande longue*. Elle est, proportionnellement à sa longueur, plus mince que les autres. Sa forme est oblongue ou à peu près. Elle est d'un goût plus délicat, et ce motif, joint à celui indiqué plus haut, doit la faire préférer dans l'usage médicinal.

L'amande de Valence est un peu plus courte que la précédente, et plus large proportionnellement à sa longueur. Elle est de forme ovale, de couleur brune, et recouverte d'un épiderme poudreux.

2° *Amandes de Portugal*. Nous mentionnerons seulement celle dite *de Porto*. Elle est plus petite que la Valence, un peu ovale, et moins large à sa base.

3° *Amandes d'Italie*. La principale espèce est l'amande de

Sicile, qui ressemble à la Valence, mais est un peu plus petite.

4° *Amandes de Barbarie.* Elles sont petites et de qualité inférieure.

5° *Amandes des Canaries.* Elles ressemblent aux amandes de Sicile, mais sont un peu plus petites.

Les amandes amères se divisent en deux variétés principales : 1° *Amandes amères de Barbarie.* C'est l'espèce qu'on rencontre le plus fréquemment. Elle est petite, et peut être distinguée, à la vue, de l'amande douce de Barbarie.

2° *Amandes amères de France.* Elles sont plus pâles en couleur et un peu plus grosses que les amandes amères de Barbarie.

On divise aussi, dans le commerce, les amandes en deux sortes : *Amandes en coques*;

Amandes sans coques ou *cassées.*

Les premières sont revêtues de leur coque ligneuse. On en connaît 4 variétés différentes :

1° Les *amandes Molières* ou de *Sicile,* très-dures, pesantes, épaisses ; la coque présente des sillons semblables à ceux des noyaux de pêche ;

2° Les *amandes dures* à coque épaisse, lourde, difficile à rompre ;

3° Les *amandes à la dame*, à coque moins dure ;

4° Les *amandes princesses*, auxquelles on a laissé seulement une pellicule facile à briser entre les doigts. Ce sont les plus estimées et les plus chères.

Ces trois dernières variétés sont des amandes de Provence.

Les amandes sans coques ou cassées sont privées de leur coque ligneuse. On les divise suivant leur provenance, en :

1° *Amandes de Provence*, les plus estimées et les plus belles; elles se divisent elles-mêmes en 3 sortes : *Amandes flots, amandes triées* ou *à la main; amandes en sortes.*

2° *Amandes d'Alicante.*

3° — *de Sicile.*

4° — *de Majorque.*

5° — *de Barbarie.*

6° — *de Grèce.*

7° — *de Chinon.*

Les amandes doivent être choisies nouvelles, pleines, entières, bien nourries, sèches et bien saines. Les amandes trop vieilles ou mal conservées sont rongées, vermoulues, jaunâtres à l'intérieur et d'un goût rance très-marqué; elles se réduisent en poudre à la moindre pression ou sont tellement dures qu'on ne peut plus en tirer aucun parti.

Usages. — Les amandes servent dans l'économie domestique, dans l'art du parfumeur et du confiseur. En médecine, elles servent à faire l'émulsion ou lait d'amandes qui est la base des loochs blancs et du sirop d'orgeat dans la préparation duquel entrent 1 partie d'amandes amères et 2 parties d'amandes douces.

AMBRE GRIS.

L'ambre gris paraît être une concrétion morbide qui prend naissance dans l'intestin du cachalot (*physeter macrocephalus*), de l'ordre des Cétacés. C'est une substance concrète, tenace, d'une consistance analogue à celle de la cire. L'ambre est d'un gris clair, plus foncé à l'extérieur et parsemé de stries jaunes ou rougeâtres. Par le frottement ou par la chaleur, il répand une odeur agréable, il peut s'écraser entre les doigts. Sa cassure est à grains fins, parfois avec des traces de structure lamelleuse. Sa densité est de 0,908 à 0,920. L'ambre gris a une saveur presque nulle ; il est insoluble dans l'eau, soluble à chaud dans l'alcool. Il se liquéfie à la chaleur de l'eau bouillante, surnage l'eau, fond à la flamme d'une bougie et se volatilise presque entièrement.

D'après *John*, l'ambre gris contient : *Ambréine* 85 ; *matière balsamique,* acidule, *soluble dans l'eau et dans l'alcool* 2,5 ; *matière soluble mêlée d'acide benzoïque et de sel marin* 1,5.

On trouve l'ambre gris flottant à la surface des eaux de la mer, aux environs des îles Moluques, de Madagascar, de Sumatra, sur les côtes de Coromandel, du Brésil, de l'Afrique, de la Chine, du Japon, au Chili. Il renferme souvent des débris des aliments du cachalot, des mâchoires de sèche et des fragments de coquilles.

Usages. — L'ambre gris est peu employé comme médicament, il est considéré comme stomachique, cordial et aphrodisiaque ; mais son plus grand usage est pour la parfumerie, principalement à l'état de teinture alcoolique. Mêlé avec le musc, il en tempère l'odeur vive.

Falsifications. — Vu son prix élevé, l'ambre gris est falsifié par la *cire*, les *résines odorantes* et autres *matières analogues*. Cet ambre falsifié a une cassure peu ou point écailleuse, une odeur peu prononcée ; il laisse un charbon volumineux et pesant, comparativement à celui que fournit l'ambre gris pur ; ce dernier est facilement traversé par une tige de fer rougie au feu, et laisse exsuder par l'ouverture un liquide huileux, d'une odeur suave et pénétrante.

AMBRE JAUNE. — V. Succin.

AMBROISINE.

L'Ambroisine ou *thé du Mexique* (chenopodium ambrosioïdes), de la famille des Chénopodiées, est une plante originaire du Mexique et des États-Unis. Elle répand une odeur aromatique ambrée, sa saveur est chaude et balsamique. Ses feuilles sont dentées, aiguës, glabres, d'un vert clair quand elles sont fraîches, d'un vert jaunâtre quand elles sont sèches.

Usages. — Les feuilles de l'ambroisine sont employées en infusion qui passe pour tonique et excitante. Ses graines sont employées comme anthelmintiques.

Quelquefois on substitue aux feuilles de l'ambroisine, celles du *chenopodium botrys* qui sont alternes, allongées et garnies de poils courts, et profondément échancrées des deux côtés.

AMIDON.

L'Amidon est la fécule extraite des graines céréales (froment, seigle, orge, avoine, riz, maïs), et d'autres végétaux (pois, fèves, marrons, glands). C'est une substance blanche, pulvérulente, insipide, inodore. Dans le commerce, l'amidon est livré en *poudre* ou en *aiguilles prismatiques,* ou espèces de cristaux formés par retraits réguliers ; la forme de l'amidon en aiguilles est celle que l'on préfère dans le commerce, c'est un cachet de pureté. L'amidon est très-léger et doux au toucher, il se brise sous le moindre effort et se réduit facilement en poudre. A cet état, l'amidon de bonne qualité fait entendre un certain bruit lorsqu'on le comprime entre les mains. L'amidon se divise dans l'eau froide, au contact de l'eau bouillante, il se gonfle et se résout en une matière épaisse, transparente, mucilagineuse, connue sous le nom d'*empois*. Il est insoluble dans l'alcool ; entier ou dissous, il bleuit au contact de l'iode. L'amidon pur donne, par l'incinération, de 1 à 2 0/0 de cendres.

Usages. — L'amidon est employé par les pharmaciens, les confiseurs pour couler les candis ; par les blanchisseuses ; on s'en sert pour apprêts ; pour épaissir les mordants dans l'impression des tissus ; dans la parfumerie, pour préparer la poudre à poudrer.

Falsifications. — L'amidon est quelquefois falsifié par le *carbonate*, le *sulfate de chaux* (1).

Le carbonate de chaux se reconnaîtrait très-facilement par l'effervescence que l'amidon ainsi falsifié produirait avec les acides : aussi les fraudeurs ont-ils préféré l'emploi du sulfate de chaux (albâtre gypseux), dont la présence et la quantité en poids seront constatées par le poids du résidu provenant de l'incinération d'une certaine quantité de l'amidon à essayer. Ce résidu traité par l'eau tiède, donnera une liqueur qui précipitera en blanc par l'oxalate d'ammoniaque et par le chlorure de baryum.

M. *Ch. Pressoir* a proposé, pour reconnaître cette fraude, un moyen fondé sur l'inégale densité de l'albâtre et de l'amidon : pour cela on remplit une boîte métallique d'amidon *normal*, cette boîte pesée avec soin sert de type pour les échantillons d'amidon que l'on a à essayer, les boîtes semblables contenant de l'amidon mêlé d'albâtre auront un poids d'autant plus considérable que la quantité de sulfate de chaux sera aussi plus considérable : ainsi il résulte des expériences de M. *Ch. Pressoir*, que la même boîte contenant de l'amidon seul et pesant 13^{gr},40, pèsera 13^{gr},90, si elle contient de l'amidon mêlé de 10 0/0 de sulfate de chaux, et 13^{gr},95 avec l'amidon mêlé de 50 0/0 de ce sel.

---

(1) La poudre *d'albâtre*, provenant de la fabrication des pendules, fausses bougies et autres objets, est souvent consacrée à cet usage. Nous avons trouvé de l'amidon, destiné aux confiseurs, qui en contenait 40 %.

La fraude la plus ordinaire consiste à saturer l'amidon d'*humidité*, l'amidon du commerce contient environ 12 0/0 d'eau ; la dessiccation à l'étuve, au bain-marie, fera connaître si l'amidon contient un excès d'eau.

AMMONIAQUE.

L'Ammoniaque liquide ou *alcali volatil* est une solution aqueuse de gaz ammoniac ; elle est incolore, possède l'odeur et les propriétés alcalines du gaz, ramène au bleu le papier de tournesol rougi, rougit le papier de curcuma, verdit le sirop de violettes ; elle a une saveur âcre et lixivielle, et exerce une action vésicante sur la langue et la peau. L'ammoniaque liquide ordinaire a une densité de 0,92, et marque 22 degrés à l'aréomètre de Baumé.

Voici une table dressée par H. Davy, indiquant la quantité pour 100 de gaz ammoniac contenue dans l'ammoniaque liquide à diverses densités et à divers degrés de l'aréomètre.

Degrés de Baumé.	Densité.	Gaz ammoniac.	Eau.
31	0,8750	32,50	67,50
25	0,9054	25,37	74,63
23,5	0,9166	22,07	77,93
22,5	0,9255	19,54	80,46
20,5	0,9326	17,52	82,48
19,5	0,9385	15,88	84,12
18,7	0,9435	14,53	85,47
»	0,9513	12,40	87,60
17	0,9545	11,56	88,44
»	0,9573	10,82	89,18
16	0,9597	10,17	89,83
»	0,9619	9,60	90,40
14,7	0,9622	9,50	90,50

100 p. d'ammoniaque à 22° en saturent 120 d'acide chlorhydrique à 22°.

Usages. — L'ammoniaque est employée en médecine à l'extérieur comme vésicant et comme rubéfiant ; elle entre dans la composition de divers liniments et pommades ; on s'en sert pour cautériser les morsures de serpents venimeux, d'animaux enragés, les piqûres d'insectes ; pour dissiper l'ivresse ; dans les arts, l'ammoniaque sert à foncer les couleurs, à dissoudre le carmin, à délayer l'écaille d'ablettes, et à faire l'*essence d'O-rient* employée dans la fabrication des perles artificielles. Dans l'agriculture, on l'emploie pour détruire la météorisation des animaux, causée par l'alimentation d'herbes trop aqueuses et trop vertes.

ALTÉRATIONS. — L'ammoniaque est souvent altérée par la présence de matières étrangères : *huile empyreumatique, acide sulfurique, acide chlorhydrique, cuivre, carbonates, chlorure de calcium, chlorhydrate d'ammoniaque.*

L'huile empyreumatique provient de l'impureté du sulfate ou du chlorhydrate d'ammoniaque employé à la préparation de l'ammoniaque; elle se reconnaît par l'odeur : on verse dans une capsule quelques gouttes d'ammoniaque, on laisse évaporer le gaz ammoniac, et le résidu dégage l'odeur de l'huile empyreumatique. On peut aussi verser goutte à goutte de l'acide sulfurique en excès dans l'ammoniaque ; une coloration plus ou moins foncée indique la présence de l'huile empyreumatique.

L'acide sulfurique se reconnaîtra au moyen du chlorure de baryum ; l'acide chlorhydrique ou le chlorhydrate d'ammoniaque, au moyen du nitrate d'argent, en ayant le soin de saturer préalablement l'ammoniaque par l'acide nitrique. Sans cette précaution, on pourrait également obtenir, dans le premier cas, un précipité blanc dû à ce que l'alcali, ayant été exposé à l'air, aurait pu absorber de l'acide carbonique, et par suite le précipité obtenu serait du carbonate et non du sulfate de baryte, ce que l'on verrait en traitant le précipité par un acide qui dissoudrait le carbonate et n'attaquerait pas le sulfate. Dans le second cas, le précipité de chlorure d'argent se dissoudrait dans l'ammoniaque à mesure de sa formation, et l'on ne pourrait constater la présence de l'acide chlorhydrique ou du chlorhydrate.

La présence du cuivre donne toujours à l'ammoniaque une teinte bleue, ou au moins un reflet azuré.

Les carbonates seront décelés par l'effervescence produite par l'ammoniaque à essayer, au contact des acides; le chlorure de calcium se reconnaîtra par les mêmes moyens que l'acide chlorhydrique; la chaux, par l'oxalate d'ammoniaque.

Si au lieu d'eau pure, on a employé l'eau ordinaire pour

préparer l'ammoniaque, on le reconnaîtra au résidu que laissera l'évaporation d'une certaine quantité de cette solution alcaline, qui, si elle était faite avec l'eau pure, n'en devrait pas laisser sensiblement.

Exposée à l'air, l'ammoniaque perd de sa force, en perdant du gaz et absorbe de l'acide carbonique dont la présence sera décelée par l'eau de chaux. L'ammoniaque doit être conservée dans des flacons bouchés à l'émeri, et placée dans des endroits frais.

FALSIFICATIONS. — La falsification de l'ammoniaque par l'*alcool* a été signalée par *F. Vom Berg*, de *Kerpen*. Cette ammoniaque avait pour densité 0,955 ; elle donna un acétate liquide qui fournit par la distillation un produit ayant l'odeur et la saveur de l'alcool, brûlant avec une flamme bleue. Une portion de cette ammoniaque saturée par l'acide sulfurique et soumise à la distillation, donna un liquide ayant une odeur très-prononcée d'éther.

ANETH.

Graine d'une plante de la famille des Ombellifères, qui a beaucoup de ressemblance avec le fenouil. Son odeur est moins agréable, ce qui lui a fait donner le nom de *fenouil puant*. Ces graines sont allongées, un peu comprimées, offrent cinq petites crêtes longitudinales, peu saillantes sur chaque côté. Leur saveur est aromatique et âcre.

On substitue assez souvent aux graines d'aneth, celles de *livèche* ou d'*angélique*.

La graine de livèche est plus grande, ovale, allongée, blanchâtre. Elle a une odeur faible, un peu térébenthacée.

La graine d'angélique est blanchâtre, comprimée, elliptique, d'une odeur caractéristique d'angélique. Elle a trois côtes dorsales élevées et deux marginales élargies.

ANGÉLIQUE.

L'angélique (*angelica archangelica*) est une plante de la famille des Ombellifères, qui croît dans les bois des provinces méridionales de la France (Alpes, Pyrénées) ; dans le département des Deux-Sèvres. La plus estimée nous vient de la Bo-

hême. La racine, surtout employée en pharmacie, est allongée, charnue, rameuse. Sa tige de 1^m à $1^m,30$ de hauteur est
grosse, cannelée, très-odorante ; ses feuilles sont très-grandes,
pétiolées ; ses fleurs sont blanches ; ses fruits, ovoïdes. Toutes
les parties de cette plante ont une odeur agréable, une saveur
sucrée et aromatique.

Usages. — Les racines et les fruits d'angélique sont employés contre la scrofule, le scorbut ; ses tiges, confites au sucre, forment une conserve agréable et stomachique.

Falsifications. — Dans le commerce, on substitue quelquefois à la racine d'angélique, celle de l'*angelica sylvestris*, qui a
moins d'odeur et de saveur.

M. le docteur *Hartung-Schwarzkopf*, de Cassel, a trouvé de
la racine d'angélique composée en grande partie de *racine de
livèche*, habilement tressée en faisceaux pour imiter la disposition propre aux racines d'angélique ; il s'y trouvait, en plus
petite proportion, de la *racine d'impératoire*.

La racine de livèche n'a pas l'odeur forte et aromatique de
celle d'angélique, elle contient une moelle jaunâtre, tandis que
la racine d'angélique est d'une couleur blanche à l'intérieur.

La racine d'impératoire a une odeur plus pénétrante que
celle d'angélique ; à la section, elle présente une substance
interne d'un jaune verdâtre.

La racine d'angélique étant souvent piquée de vers, il est
nécessaire de la soumettre à un examen attentif.

ANIS VERT.

L'anis (*pimpinella anisum*), de la famille des Ombellifères,
est une plante originaire du Levant, de l'Égypte et de l'Italie,
qui croît maintenant dans toute l'Europe. Ce sont ses semences que l'on emploie le plus ordinairement. Dans le commerce,
on connaît plusieurs sortes d'anis : *l'anis de Tours*, *l'anis
d'Alby* ou *du Midi*, *l'anis de Russie* et *d'Allemagne*, *l'anis de
Malte* et *d'Espagne* ou *d'Alicante*.

L'anis de Tours est rond, d'une belle couleur verte, et muni d'une petite queue ; son odeur est forte et tenace. L'anis du
Midi est ovale, d'une couleur verte un peu jaune et d'une
odeur plus forte que le précédent. L'anis de Russie est petit,

noirâtre, âcre et peu estimé. L'anis de Malte et d'Espagne est le plus estimé de tous ; sa couleur tire un peu plus sur le jaune, son odeur est très-forte.

Usages. — L'anis est assez employé en pharmacie, c'est une semence stimulante, carminative et stomachique ; il est employé dans l'art du confiseur, du distillateur, il sert à préparer des liqueurs de table.

Altérations. — L'anis envoyé dans des sacs s'échauffe quelquefois en route, acquiert une odeur de moisi et noircit, il perd de son odeur et de sa saveur. Cet anis altéré doit être rejeté.

Falsifications. — L'anis est quelquefois mêlé de *sable* ou de *terre*, quelquefois même, ainsi que l'a observé M. *Dieterich*, de petites *pierres* d'une couleur blanc grisâtre, brun rougeâtre et noirâtre, dans la proportion de 30 % environ. Cette fraude se reconnaîtra par une inspection attentive et aussi en jetant une poignée d'anis dans un vase plein d'eau ; le sable, la terre ou les petites pierres, se précipiteront seuls au fond du liquide.

On a aussi rencontré l'anis mêlé de *semences de grande ciguë (conium maculatum)* ; celle-ci est reconnaissable aux cinq côtes crénelées que présente chaque péricarpe ou moitié de fruit. On a observé des cas d'empoisonnement par ce mélange.

ANTIMOINE.

L'antimoine métallique, appelé autrefois *stibium*, *régule d'antimoine*, est un métal blanc bleuâtre, très-cassant, facile à réduire en poudre. Sa densité est 6,86. Il fond de 425 à 432°c. Sa texture est lamelleuse ou grenue, suivant qu'il a été soumis, après la fusion, à un refroidissement lent ou brusque. Les pains d'antimoine du commerce présentent à leur surface une cristallisation dite en *feuille de fougère*. A une température élevée, l'antimoine brûle en répandant des vapeurs blanches, inodores, qui se déposent en cristaux prismatiques fins et déliés d'oxyde d'antimoine.

Usages. — L'antimoine métallique est rarement employé en médecine, mais ses composés entrent dans la préparation d'un grand nombre de médicaments. Dans les arts, il sert à

S4   ANTIMOINE.

faire plusieurs alliages, tels que le *métal d'Alger*, les *caractères d'imprimerie*, etc.

ALTÉRATIONS. — L'antimoine du commerce est souvent altéré par d'autres métaux, le *fer*, le *plomb*, le *cuivre*, l'*arsenic*, et par le *soufre* : pour reconnaître leur présence, on traite l'antimoine par l'acide nitrique bouillant; il se formera d'une part de l'acide antimonieux, et de l'autre des nitrates à base du métal étranger à l'antimoine; on évapore à siccité, et on reprend par l'eau; l'acide antimonieux reste indissous, et les sels de plomb ou de cuivre ou de fer sont dissous. Dans cette dissolution, le cyanure jaune donnera un précipité de bleue de Prusse s'il y a du fer, un précipité brun-marron s'il y a du cuivre ; l'ammoniaque donnera une coloration bleue intense s'il y a du cuivre ; dans le cas de la présence du fer, on aura un précipité rouge de peroxyde. On pourra aussi plonger dans la liqueur une lame de fer décapée, sur laquelle le cuivre se précipitera. Si la même dissolution contient du plomb, elle précipitera en jaune par l'iodure de potassium, le chromate de potasse; en blanc par le sulfate de soude; en noir par l'hydrogène sulfuré.

Pour s'assurer de l'existence de l'arsenic dans l'antimoine on suit le procédé indiqué par *Sérullas*, qui consiste à chauffer fortement le métal avec de la crème de tartre ; le résidu de cette calcination est traité par l'eau, une partie de cette dernière se décompose et laisse dégager de l'hydrogène que l'on recueille sous une cloche ; si l'antimoine essayé contient de l'arsenic, l'hydrogène sera arsénié et brûlera en répandant une odeur alliacée; un dépôt d'arsenic métallique tapissera les parois intérieures de la cloche (1).

On pourra encore calciner l'antimoine en poudre avec un excès de nitrate de potasse ; le résidu pulvérisé sera traité par l'eau, et la liqueur filtrée, introduite dans un appareil de Marsh fonctionnant à blanc, donnera des taches ou un anneau d'arsenic métallique, s'il y en avait dans l'antimoine essayé. Cette même liqueur pourra servir à constater s'il y a du soufre dans l'antimoine ; le soufre converti en sulfate de potasse par

(1) On conçoit que pour cet examen on pourrait faire usage de l'appareil de Marsh.

le nitrate de potasse sera contenu dans la liqueur et donnera avec le chlorure de baryum un précipité blanc, insoluble dans l'acide nitrique.

Pour avoir l'antimoine pur, bien exempt d'arsenic, il faut d'après *Sérullas*, le retirer de l'émétique ou du beurre d'antimoine. On peut, suivant la méthode de M. *Artus*, de M. *Wittstein*, chauffer au rouge un mélange de poudre d'Algaroth (5 parties), de carbonate de soude (4 parties) et de charbon (1 partie).

ANTIMONIATES DE POTASSE.

Le biantimoniate de potasse, ou *antimoine diaphorétique lavé* des pharmacies, est une substance blanche, pulvérulente, friable, insoluble, peu sapide; il est ordinairement en trochisques. C'est le produit de la réaction du nitre sur l'antimoine, lavé à l'eau froide, puis à l'eau bouillante. Le même produit non lavé s'appelle *antimoine diaphorétique non lavé*, il est en masse granulée, d'un blanc grisâtre. Cette substance doit être conservée dans des lieux frais, et dans des flacons noircis et bien bouchés.

Usages. — Ainsi que son nom l'indique, l'antimoine diaphorétique est employé en médecine comme sudorifique; dans les arts, on s'en sert pour la peinture sur porcelaine.

Altérations. — Si l'on a employé du nitre impur pour la préparation de l'antimoine diaphorétique, ce dernier peut contenir du *chorure de sodium* ou *de potassium; du fer*, du *manganèse* ou du *mispickel* (arsenio-sulfure de fer); si l'on a employé de l'antimoine impur. Dans le premier cas, il se forme du chlorure d'antimoine, qui au moyen du lavage précipite de l'oxychlorure d'antimoine. Dans le second cas, l'antimoine diaphorétique est plus ou moins jaune grisâtre.

Falsifications. — Dans le commerce, on fraude quelquefois l'antimoniate de potasse avec le *carbonate* (1) ou le *phosphate de chaux*, avec la *céruse*. Cette substance falsifiée, traitée par l'acide nitrique faible, fera effervescence; la liqueur acide donnera un précipité blanc avec l'oxalate d'ammoniaque, s'il

(1) M. *Mialhe* a trouvé du biantimoniate de potasse qui contenait 50 p. 0/0 de carbonate de chaux.

y a du carbonate de chaux dans l'antimoniate ; un précipité blanc gélatineux de phosphate calcaire avec l'ammoniaque, dans le cas de la présence de ce sel ; un précipité blanc avec le sulfate de soude, noir avec l'hydrogène sulfuré, s'il y a du carbonate de plomb (céruse), dans l'antimoniate soumis à l'essai.

ARÉOMÈTRES.

Il existe un genre d'industrie dont les produits, d'un usage limité à certaines professions, ne se renouvellent pas très-souvent, mais sont sujets néanmoins à des altérations, des vices inhérents à la grande concurrence que se font entre elles les personnes qui l'exercent : nous voulons parler de la construction des *aréomètres* ou *pèse-liqueurs*. Ce sont, comme l'on sait, de petits instruments de verre destinés à indiquer la densité *relative* des liquides dans lesquels on les plonge. Ils sont composés : 1° d'une tige servant d'échelle de graduation ; 2° d'une boule ou d'un cylindre, réservoir d'air, faisant fonction de *flotteur*, son volume total devant toujours être en rapport avec la tige, suivant l'étendue qu'on doit donner à l'échelle ; 3° d'une autre petite boule ou ampoule servant à renfermer un lest de plomb en grenailles ou de mercure, forçant l'instrument de s'enfoncer dans le liquide, en conservant sa position verticale. La tige doit être aussi bien calibrée et l'instrument aussi bien *centré* que possible ; c'est-à-dire, que toutes ses parties doivent, autant que faire se pourra, être également placées sur tous les points de son axe.

En songeant à tous les soins minutieux qu'il est nécessaire d'apporter à la construction des aréomètres, on voit qu'il est impossible que ces instruments livrés pour la province et les colonies, à raison de 4 fr. (et même moins) la douzaine, offrent la moindre exactitude, quand une journée ne peut suffire à la construction soignée de douze aréomètres. Aussi lorsque les instruments sont inexacts, ils ne portent jamais le nom du constructeur, ils sont ordinairement vendus sans nom d'auteur, ou s'ils en portent un, ce n'est pas celui du fabricant, mais bien celui du vendeur ou de l'opticien, précédé du mot PAR. Il est facile de comprendre que le constructeur qui livre ces aréomètres, sachant que son nom ne doit pas y être attaché, soit peu soucieux de leur exactitude et les fabrique à la *pacotille :* dès lors, si dans le nombre il s'en trouve un qui soit exact, c'est plutôt l'effet du hasard que de sa volonté (1).

Nous pensons que les aréomètres servant dans le commerce de véritable balance, ne devraient pas être mis en circulation sans le contrôle de l'administration des poids et mesures. A

(1) A ce sujet, une personne compétente nous citait les faits suivants : Un jour elle exprimait à un constructeur son étonnement du prix auquel il vendait ses pèse-liqueurs communs, toujours décorés d'une échelle bien gravée et imprimée en taille douce, mais sans noms, livrés à raison de 20 à 24 fr. la grosse (les 12 douzaines), prix dont il fallait retrancher un déboursé de 6 francs au moins, ce qui revenait à 18 fr., soit 1 fr. 50 c. la douzaine ou 12 centimes et demi la pièce. Voici ce que le constructeur lui répondit : « Je préfère construire ces pèse-liqueurs à » tous autres, parce que je suis très-habile à souffler le verre, et que » d'ailleurs on n'est pas exigeant sous le rapport de la forme et des pro- » portions ; tout passe. Quant aux 2 ou 3 points pour la graduation de » l'échelle, je n'en prends pas ; la grande habitude que j'ai de les cons- » truire, me fait juger à peu près de l'étendue de leur échelle, j'y adapte » un papier d'après cette prévision. Eh ! ma foi, ils paraissent être jus- » tes, du moins à 22°, c'est tout ce qu'il faut. Vous voyez, ajouta-t-il, que » je gagne beaucoup de temps et beaucoup plus d'argent que ceux qui » ne font pas usage de mon moyen, je puis donc les donner à ce prix. » —Oui, lui répondit la personne, mais ceux qui se servent de ces instru- » ments sont trompés, puisqu'ils n'offrent que de fausses évaluations. » —Ma foi ! qu'est-ce que cela me fait ? puisqu'ils veulent avoir des pèse- » liqueurs à bon marché, je leur en donne et m'inquiète fort peu du » reste. »

Autre fait : un marchand faïencier disait un jour à un fabricant qui lui proposait des aréomètres à un prix plus élevé : « Je viens d'acheter *deux* » *grosses d'alcoomètres* à si bas compte que je serais honteux de vous » faire connaître le prix auquel je les ai payés. Le vendeur part pour la » Belgique et voulait s'en défaire à tout prix, j'ai profité de la circon- » stance ; il demeure à tel endroit.» Par la désignation de la demeure, on reconnut que ce vendeur était le même personnage interpellé plus haut ; son prétendu départ pour la Belgique n'était qu'une feinte à l'aide de laquelle il avait cru pousser le marchand faïencier à lui acheter sa masse d'alcoomètres.

D'autres fois, des ouvriers ajustent des échelles de pèse-sirops et de pèse-acides concentrés, dans de l'eau qui est le *zéro* de l'échelle, sans s'inquiéter si ensuite ces instruments seront justes à 30, 40 ou 66°, parce que, disent-ils, l'acide sulfurique est trop dangereux à manier, et qu'il est plus facile de procéder avec l'eau.

cet égard, la loi de 1824 sur l'alcoomètre pourrait servir de précédent et tracer la marche à suivre.

Tout aréomètre sortant de l'atelier d'un constructeur devrait porter la marque ou mieux le nom de ce dernier, à l'exclusion de l'opticien ou du vendeur.

Tout constructeur devrait être obligé à faire apposer par l'administration des poids et mesures, sur chaque échelle de graduation, un timbre attestant que l'aréomètre a été vérifié.

De plus, les aréomètres, avant leur livraison, devraient être soumis par le fabricant au *repassage*, opération consistant à comparer l'aréomètre construit avec un aréomètre étalon, de l'exactitude duquel on serait certain. Comme il est très-difficile, sinon impossible, de faire tous les aréomètres absolument exacts, la différence observée lors de cette vérification serait notée sur le flotteur de l'aréomètre. On apposerait, à l'aide du diamant, une marque particulière sur les instruments présentant avec l'étalon de petites différences telles que 1/8, 1/4 ou 1/2 degré ; une différence de 3/4 degré ou d'un degré devrait faire rejeter l'instrument, quoique celui-ci, indiquant même cette dernière différence, fût bien préférable à l'instrument qui, ne présentant qu'une différence de 1/8 degré, n'en porterait aucune indication préalable. A l'aide de ces mesures, les aréomètres offriraient dans leur usage une exactitude et une concordance qu'ils sont loin de présenter aujourd'hui (1). Le consommateur les payerait le même prix, 1 fr. 50 à 3 fr. seulement, le vendeur percevrait un bénéfice moindre, car il est reconnu que beaucoup de ces aréomètres de 1 fr. 50 c. à 3 fr. ont été livrés par le constructeur au marchand, à raison de 20 ou 24 fr. la grosse (12 douzaines) soit 1 fr. 65 à 2 fr. la douzaine ou environ 0 fr. 14 la pièce.

ARGENT.

L'argent, appelé autrefois *Diane, Lune,* à cause de son éclat, est un métal d'un blanc très-pur, susceptible d'un beau poli,

(1) En effet, il serait peut-être difficile d'en trouver aujourd'hui deux qui, provenant de constructeurs différents, donnent le même degré dans le même liquide. De là des contestations sans nombre dans le commerce, car chacun croit que son aréomètre est juste, et que c'est celui du confrère qui est défectueux.

très-élastique, sonore, malléable, ductile, bon conducteur de
la chaleur et de l'électricité. Sa densité est 10,474 et peut
s'élever à 10,551 par l'action du laminoir. Il fond à 20° du
pyrom. de Wedgwood et à 1000°ᶜ d'après M. *Pouillet*. A la
température ordinaire, il résiste à l'action de l'air sec ou humide et ne décompose l'eau à aucune température ; fondu au
contact de l'air, il absorbe de l'oxygène qu'il abandonne ensuite par le refroidissement. Cette absorption s'opère avec
d'autant plus de facilité que le métal est plus pur ; une très-
petite quantité d'or ou de cuivre suffit pour lui faire perdre
cette propriété.

Usages. — L'argent est très-employé dans les arts sous
forme de lingots, de fils, grenaille, feuilles, pour l'orfévrerie,
la bijouterie, etc. Dans la pharmacie, il sert à préparer le
nitrate d'argent cristallisé et le nitrate fondu ou pierre infer-
nale, et lorsqu'il est en feuilles, à argenter les pilules.

Altérations. — L'argent peut contenir du *plomb*, du *cuivre*,
de l'*étain*, de l'*or*, du *platine* (1).

Dans les arts cet argent peut s'essayer soit par la recherche de son titre à l'aide de la coupellation (voie sèche) ou de
solutions titrées de chlorure de sodium (voie humide).

L'argent traité à chaud par l'acide nitrique pur laissera une
poudre d'un noir violet, insoluble, d'or ou de platine, dont
la dissolution dans l'eau régale donnera un précipité jaune
avec l'ammoniaque, si l'on a affaire à du platine, et un précipité
pourpre avec le chlorure d'étain, si l'on a affaire à de l'or. S'il
y a de l'étain, on aura pour résidu du traitement par l'acide
nitrique une poudre blanche, insoluble, d'acide stannique.

La liqueur surnageant le résidu sera légèrement verdâtre,
donnera une coloration foncée avec l'ammoniaque, si elle
contient du cuivre ; un précipité blanc avec le sulfate de
soude, s'il y a du plomb. La dissolution nitrique de l'argent
pur, entièrement précipitée par le chlorure de sodium ou l'a-
cide chlorhydrique en excès, ne devra pas se colorer en brun
par l'hydrogène sulfuré (2).

---

(1) *L'argent de coupelle* ou *argent vierge* contient ordinairement de
petites quantités d'or et de platine.

(2) On sait qu'il y a quelques années, les lingots d'argent furent,
lors de *leur coulée*, altérés par du plomb qui s'alliait à l'argent ; or il

L'argent en feuilles, contenant du cuivre, plongé dans l'ammoniaque pendant quelque temps ne tardera pas à colorer cette dernière en bleuâtre.

Pour avoir de l'argent pur, on réduit à chaud le chlorure d'argent par l'hydrogène pur, ou bien on le calcine avec de la potasse, ou de la chaux (*Kunckel*), ou du carbonate de potasse, ou un mélange de craie et de poudre de charbon (*Gay Lussac*) ou le tiers de son poids de colophane (*Mohr*). On arrive aussi au même résultat soit en faisant bouillir le chlorure d'argent, récemment précipité, avec une solution d'hydrate de potasse d'une densité de 1,25 (*Gregory*) ou une solution de potasse contenant du sucre (*Levol*); soit en réduisant le chlorure d'argent au moyen du cuivre décapé et de l'ammoniaque (*Hornung*) ou d'une lame de zinc, d'acide sulfurique et d'eau (*Arfwedson*).

ARISTOLOCHE.

On distingue plusieurs sortes d'aristoloches :

L'aristoloche-clématite, l'aristoloche longue, l'aristoloche ronde, l'aristoloche petite ou pistoloche, la serpentaire de Virginie; cette dernière, ainsi que la seconde et la troisième, sont les seules employées en médecine.

L'aristoloche longue a une racine longue, tubéreuse, fusiforme, de la grosseur du pouce, charnue, grisâtre extérieurement, jaune terne en dedans, d'une saveur amère et d'une odeur forte et désagréable quand elle est fraîche.

L'aristoloche ronde a une racine tubéreuse, irrégulièrement arrondie, charnue, brunâtre à l'extérieur, jaune grisâtre à l'intérieur.

La serpentaire de Virginie a une racine rampante, composée d'un grand nombre de fibres blanchâtres, allongées, grêles, touffues, ayant une odeur et une saveur camphrées. M. *Guibourt* a rencontré dans le commerce une racine vendue sous le nom de serpentaire de Virginie et qu'il a appelée *fausse serpentaire*. Cette racine a des filaments plus gros,

est facile de reconnaître cet alliage, le chlorure d'argent est parfaitement insoluble dans l'eau bouillante; le chlorure de plomb est soluble dans ce liquide.

moins nombreux, d'un blanc jaunâtre, d'une odeur et d'une saveur bien moins prononcée.

On vend aussi quelquefois à la place de l'aristoloche ronde, la racine de la *fumeterre bulbeuse*, en tubercules durs et arrondis, recouverts d'une peau brunâtre, ayant une odeur fade et nauséabonde, une saveur âcre et amère, une couleur jaune verdâtre à l'intérieur.

ARNICA MONTANA.

L'Arnica montana, de la famille des Corymbifères, a été appelée aussi *tabac des Vosges, bétoine de montagne, plantain des Alpes, quinquina des pauvres*, à cause des qualités fébrifuges qu'on lui attribuait. Cette plante croît dans les montagnes élevées (Alpes, Vosges, etc.); quand elle est fraîche, elle répand une odeur forte qui détermine l'éternuement. Sa racine est brunâtre et horizontale. Ses feuilles sont ovales, entières, d'un vert clair et pubescentes; ses fleurs, d'un beau jaune orangé.

Usages. — Les racines et surtout les fleurs de l'arnica sont employées en médecine, comme fortifiantes, diurétiques, emménagogues, vulnéraires, antiseptiques, résolutives et sternutatoires. Les fleurs sont prescrites contre la goutte, les rhumatismes, la paralysie, les spasmes; contre les plaies, les contusions.

Quelquefois on substitue aux fleurs d'arnica, celles de l'*aunée* qui ont une couleur moins foncée, une odeur moins aromatique.

Il faut rejeter les fleurs d'arnica remplies d'œufs et de larves d'insectes, qui sont flétries, sans odeur, d'un aspect sombre et mat.

ARRÊTE-BŒUF.

L'arrête-bœuf ou bugrane (*ononis spinosa*), de la famille des Légumineuses, est une sorte d'arbrisseau épineux, à fleurs roses, solitaires ou géminées; sa racine est vivace, rampante, très-longue, de la grosseur du petit doigt, brune à l'extérieur, blanchâtre à l'intérieur. On l'emploie en médecine comme diurétique. Sa saveur est sucrée et mucilagineuse. Lorsqu'elle est sèche, sa cassure est rayonnée du centre à la circonférence.

Dans le commerce, on la mêle quelquefois à la *racine de salsepareille* qui est bien plus petite, on y mêle aussi la racine de l'*ononis arvensis* qui n'est pas épineuse comme celle de l'arrête-bœuf.

ARROW-ROOT.

L'arrow-root, nom anglais (*arrow* flèche, *root* racine) qui signifie *racine-flèche* (1), est donné à une espèce de fécule, insipide, fine et très-douce au toucher, fournie par plusieurs espèces de racines de la famille des Amomées, telles que le *maranta indica*, le *maranta arundinacea,* et retirée principalement dans l'Inde du *curcuma angustifolia*. Ces racines sont cultivées dans diverses parties de l'Amérique méridionale et des Antilles, et particulièrement à la Jamaïque.

Cette fécule est moins blanche que l'amidon, ce qui provient de ce que ses granules sont plus gros, plus éclatants, plus transparents. Elle est soluble dans l'eau froide. L'arrow-root pressé dans la main fait entendre un craquement particulier et conserve l'impression du doigt.

Usages. — L'arrow-root est employé comme analeptique pour les convalescents.

Falsifications. — L'arrow-root est falsifié dans le commerce avec les *farines de riz*, de *gruau*, de *froment*, avec la *fécule de pommes de terre*, la *farine de cassave* ou *moussache*, le *gypse*.

Les farines de riz, de froment, de gruau, se reconnaissent aux produits ammoniacaux qu'elles fournissent par la distillation.

La fécule de pommes de terre est insoluble dans l'eau à froid, tandis que la moussache et l'arrow-root s'y dissolvent.

La gelée de cassave obtenue avec l'eau bouillante est moins consistante que la gelée d'arrow-root et que celle de fécule de pommes de terre; cette dernière offre le plus de consistance, et a une odeur que ne possède pas la gelée d'arrow-root. De plus, la cassave a un goût et une odeur âcres.

---

(1) Ce nom vient de ce que les Indiens attribuent au suc de la racine, dont on extrait cette fécule, la propriété de guérir les blessures faites par les flèches empoisonnées.

Enfin les grains de fécule de pommes de terre se distinguent au microscope de ceux de l'arrow-root.

M. *Scharling*, de Copenhague, conseille d'ajouter un mélange à parties égales d'acide chlorhydrique et d'eau à l'arrow-root supposé falsifié avec la fécule de pommes de terre. Dans le cas de la présence de cette dernière, il se formera un mucilage si épais que le mortier peut se soulever avec le pilon employé à faire le mélange. Ce moyen permet de reconnaître 4 à 6°/₀ de fécule dans l'arrow-root.

Le gypse se reconnaîtrait par la calcination ; les cendres traitées par l'eau bouillante donneraient une liqueur qui précipiterait en blanc par le chlorure de baryum et l'oxalate d'ammoniaque. D'ailleurs, la fraude serait aussi décelée par le poids des cendres ; car 1000 p. d'arrow-root pur ne laissent que 7 p. de cendres (moins de 1°/₀).

ASA FÆTIDA.

L'asa fœtida est une gomme-résine qui s'extrait par incision de la racine des *ferula asa fœtida* et *orientalis* (Ombellifères), plantes qui croissent dans la Syrie, la Libye, la Perse, la Médie.

On distingue deux sortes d'asa fœtida : l'*asa fœtida en larmes*, se présentant sous la forme de larmes détachées, c'est celle que l'on doit préférer ; l'*asa fœtida en sorte*, qui est en masses volumineuses, composées d'une agglomération de grains jaunes, brun clair et blancs.

L'asa fœtida a une consistance analogue à celle de la cire, elle se raye sous l'ongle et se ramollit dans la main. Elle possède une saveur amère, âcre et repoussante, une odeur alliacée forte et fétide qui l'avait fait surnommer, par les Allemands, *stercus diaboli*. Sa cassure, fraîche, ordinairement peu colorée, rougit rapidement au contact de l'air. Sa densité est 1,327. Elle brûle avec une flamme vive et pure. Fortement refroidie, elle devient friable et peut être facilement réduite en poudre. Elle est beaucoup plus soluble dans l'alcool et dans le vinaigre que dans l'eau, et donne de l'huile à la distillation.

L'asa fœtida, analysée par *Pelletier*, renferme :

Résine 65 ; *gomme* 19,44 ; *bassorine* 11,66 ; *huile volatile* 3,6 ; *malate acide de chaux* et perte 0,3.

Usages. — L'asa fœtida est un médicament stimulant, antispasmodique, anthelmintique, emménagogue et résolutif. On l'administre sous forme de pilules, de teintures, etc.

Falsifications. — L'asa fœtida est souvent mêlée de *gommes*, de *résines de qualité inférieure*, de *sable* ou d'autres *substances inertes*.

L'asa fœtida mêlée de gommes se reconnaît à la combustion. Exposée à l'action d'une forte chaleur, elle brûle avec flamme, tandis que les gommes se charbonnent sans s'enflammer.

Les résines se reconnaîtront à l'odeur, et le sable au poids et à la nature du résidu laissé, soit par la dissolution de l'asa fœtida dans l'alcool, soit par l'incinération.

On a aussi vendu dans le commerce, de l'asa fœtida fabriquée de toutes pièces avec de la *poix blanche*, du *suc d'ail* et un peu d'*asa fœtida*. Avec l'habitude, cette fraude se reconnaîtra au simple aspect, à la couleur qui est plus foncée, à la densité qui est plus grande que celle de l'asa fœtida véritable.

ASARUM.

L'asarum europæum ou *asaret*, appelé vulgairement *cabaret, oreille d'homme, nard sauvage*, est une plante de la famille des Aristolochiées, qui croît dans les lieux ombragés. Sa racine est petite, rameuse, rampante, grise à l'extérieur, blanche à l'intérieur, d'une saveur et d'une odeur poivrée. Les fleurs sont solitaires, rougeâtres.

La racine et la fleur d'asaret sont fortement purgatives et émétiques. La racine, suivant plusieurs auteurs, peut remplacer l'ipécacuanha comme vomitif à la dose de 1 à 2 grammes. On l'emploie plutôt comme sternutatoire ; elle entre dans la poudre de Saint-Ange.

La racine d'asaret est souvent mêlée dans le commerce de racines d'autres plantes qui croissent avec elle et que l'on réunit dans la récolte. Ce sont les *racines de tormentille*, de *fraisier*, de l'*arnica*, de l'*asclépiade*, du *polygala commun*, de *valériane* (1).

---

(1) Nous renvoyons aux ouvrages spéciaux pour la description de ces racines.

ASPHALTE.

L'Asphalte naturel, appelé aussi *bitume* ou *poix de Judée*, *poix minérale*, *poix de Montagne*, etc., etc., est solide, noir et friable; sa cassure est conchoïde et brillante. Sa densité varie de 1,07 à 1,20. Il est insoluble dans les acides et les alcalis, l'eau, l'alcool ; soluble dans les huiles, le pétrole, l'éther. L'asphalte, mêlé de *goudron*, répand en brûlant une fumée noire, très-épaisse, et une odeur sensible de la matière mélangée.

L'asphalte artificiel ou *mastic bitumineux*, *mastic de bitume*, se prépare soit en mélangeant du calcaire bitumineux avec du *brai gras naturel*, soit en mélangeant avec de la craie ou des marnes calcaires le *goudron* provenant des fabriques de gaz.

On rencontre aussi dans le commerce, sous le nom d'asphalte, un produit pyrogéné préparé avec des huiles provenant de la *distillation du succin* et du *benjoin*, mélangées au résidu charbonneux de ces mêmes opérations. L'odeur et le résidu de la calcination dénotent cette fraude.

L'asphalte a de nombreux usages dans l'industrie, pour luter les jointures des pierres, pour le dallage des trottoirs, etc.; l'asphalte est employé en pyrotechnie pour confectionner les feux d'artifice qui brûlent sur l'eau. Il entre dans la composition de la thériaque.

AXONGE.

L'axonge, ou *graisse de porc* ou *saindoux* extrait de la panne ou des portions graisseuses accumulées à la surface des intestins du porc, est une graisse blanche, molle, presque inodore, d'une saveur fade, insoluble dans l'eau, plus soluble dans l'éther que dans l'alcool, beaucoup plus soluble encore dans les huiles fixes et volatiles. Sa fusibilité varie, suivant les diverses espèces de porc, entre $+ 26$ et $+ 31^{oc}$. Sa densité, d'après *Th. de Saussure*, est 0,938 à $+ 15^{oc}$, elle est sans action sur le tournesol. Exposée à l'air, elle devient jaune et rance, acquiert une odeur forte et rougit le papier de tournesol. Aussi doit-elle être conservée dans des pots bien couverts et placés dans un lieu frais. L'axonge renferme, d'après M. *Braconnot :* 38 0/0 de stéarine et 62 0/0 d'oléine. Elle a été analysée par M. *Bérard*. *Th. de Saussure*, M. *Chevreul*. Les résultats de ce dernier chimiste sont les suivants : *carbone* 79,098; *hydrogène* 11,146; *oxygène* 9,756.

Usages. — L'axonge est employée dans l'économie domestique. Elle sert en parfumerie et en pharmacie, pour préparer des pommades, onguents, emplâtres, savons.

Altérations. — L'axonge exposée trop longtemps au contact de l'air, ou conservée dans des pots mal bouchés, absorbe l'oxygène de l'air, et, comme nous l'avons dit plus haut, se rancit et jaunit. Si elle a été conservée dans un vase de cuivre, elle peut contenir un peu de *stéarate* ou *oléate de cuivre* qui lui communique une couleur verdâtre. On constatera la présence de ce métal en versant sur la graisse quelques gouttes d'ammoniaque qui développeront une belle couleur bleue ; ou mieux on incinérera la graisse, le résidu de l'incinération repris par l'eau aiguisée d'acide nitrique donnera une solution se colorant fortement en bleu par l'ammoniaque, précipitant en brun-marron par le cyanure jaune. Par suite d'un vice de préparation, la graisse de porc peut contenir un excès d'*eau*, ce dont on pourra s'assurer en la malaxant avec une spatule de bois : l'eau suintera sous forme de gouttelettes (1).

Falsifications. — Les principales fraudes que les charcutiers font quelquefois éprouver à l'axonge sont l'addition de *sel marin* (chlorure de sodium), le mélange avec des *graisses inférieures* provenant des membranes adipeuses, adhérentes aux intestins du porc, ou avec le *flambart*, sorte de graisse recueillie à la surface de l'eau dans laquelle on a fait cuire les viandes de charcuterie.

Pour reconnaître l'addition du sel, on fait digérer l'axonge avec de l'eau, cette graisse éprouvera une perte de poids égale à celui du sel ajouté et qui sera retenu en dissolution dans l'eau; cette solution donnera avec le nitrate d'argent un précipité blanc, caillebotté, de chlorure d'argent.

Quant au mélange de graisses inférieures, il se reconnaîtra à la couleur moins blanche de l'axonge et à une saveur tout à fait différente.

____

(1) On peut encore à l'aide de la fusion, à une basse température, séparer l'eau mêlée à la graisse.

Le mélange de l'axonge avec le flambart, lui donne une couleur grisâtre, une consistance molle, de plus, une légère saveur salée et désagréable ; le flambart lui-même étant salé.

AZUR.

L'Azur, ou *bleu de cobalt*, est un verre bleu pulvérisé, composé d'*oxyde de cobalt*, de *sable siliceux*, d'*oxyde de fer* et de *potasse* ; ce verre en poudre est soumis à des lavages très-prolongés, et on le classe dans le commerce suivant sa nuance et la finesse plus ou moins grande de la poudre qu'il produit. Les nombreuses variétés d'azur sont distinguées entre elles par les dénominations très-impropres de : azur 1 *feu*, 2 *feux*, 3 *feux*..., 6 *feux*, etc., dans lesquelles le mot *feu* est pris dans le sens d'éclat, et semble servir d'unité dans l'appréciation de la nuance de ces poudres.

Usages. —L'azur est employé à l'apprêt des toiles de lin et des tissus de coton ; pour colorer les papiers, l'amidon, les émaux, les verres ; pour sabler les plateaux des confiseurs ; dans l'art du pastilleur on s'en servait pour saupoudrer certains fruits afin de leur donner un aspect velouté.

Altérations. — Il résulte des recherches faites par M. *Octave Briffaud* que les azurs 8 feux, 6 feux, 4 feux et 3 feux contiennent des quantités pondérables d'*arsenic* qu'on peut isoler par un simple lavage à l'eau. M. *Octave Briffaud* a trouvé $0^{gr.},125$ d'arsenic pour 100 gr. d'azur 8 feux ; $0^{gr.},090$ pour 100 gr. d'azur 4 feux ; $0^{gr.},050$ pour 100 d'azur 3 feux.

Les azurs 2 feux, 1 feu et l'azur dit *azur pâle* ne contiennent point ce métal toxique. Sa présence doit rendre très-circonspect sur l'emploi de l'azur dans l'art du confiseur, et pour le mêler dans l'empois destiné à imprégner les tissus ; ceux-ci peuvent alors, comme nous avons eu occasion d'en faire la remarque, donner lieu à des éruptions cutanées.

Cet azur est remplacé par de la fécule colorée en bleu.

B

BARYTE.

La baryte ou *terre pesante, protoxyde de baryum*, est solide, d'un blanc grisâtre, d'un aspect caverneux ; sa saveur est âcre

7

et très-caustique, l'eau froide en dissout 1/25 de son poids ; l'eau bouillante, plus de la moitié. Elle verdit fortement le sirop de violettes, rougit le curcuma. Sa densité est 4, elle est infusible au feu de forge, fusible au chalumeau à gaz oxygène et hydrogène. Exposée à l'air, à la température ordinaire, elle en absorbe l'acide carbonique, ainsi qu'une certaine quantité de vapeur d'eau, elle se délite, se réduit en poudre et augmente de volume. La baryte caustique est très-avide d'eau ; au contact de ce liquide, elle fait entendre un sifflement semblable à celui qu'y produirait l'immersion d'un fer rouge : il y a une élévation considérable de température ; une partie de l'eau se dégage à l'état de vapeur, et la baryte se réduit, au bout de quelque temps, en une poudre fine et blanche. La baryte est remarquable par son affinité pour l'acide sulfurique. Quelques gouttes de ce dernier versées sur la baryte, élèvent sa température au point de la rendre incandescente.

Quelquefois on vend pour la baryte, la *strontiane* qui s'en rapproche beaucoup par ses caractères physiques. Cette substitution se reconnaîtra au moyen de l'alcool ; on y fera dissoudre une certaine quantité de l'alcali à essayer ; la flamme de l'alcool prend une teinte jaune, s'il n'y a que de la baryte et une couleur purpurine avec la strontiane ou avec la baryte mêlée de strontiane.

D'après les observations de M. *Chevreul*, la baryte conservée en solution dans des flacons de verre plombeux, peut dissoudre une quantité notable d'oxyde de plomb, la présence de ce dernier sera manifestée par la coloration brune que la solution prendra par l'hydrogène sulfuré.

BAUME DE COPAHU.

Le baume de copahu découle des *copaïfera officinalis* et *bijuga* (Légumineuses). C'est un liquide résineux, fluide comme de l'huile, transparent, d'une couleur jaune ambrée, d'une odeur forte et désagréable, d'un goût âcre et repoussant. Il est très-soluble dans l'alcool concentré, mais cette dissolution est laiteuse et laisse peu à peu déposer une petite quantité d'une résine molle semblable à la résine animé.

Le baume de copahu mêlé avec 1/16 de magnésie, se durcit en peu de temps et prend une consistance pilulaire. Cet effet n'est pas toujours produit ; une quantité très-minime d'huile fixe, trop faible pour être due à une sophistication , suffit pour empêcher le mélange de se solidifier.

M. *Thierry* a constaté que la chaux se comporte à peu près de la même manière que la magnésie avec le baume de copahu : 1 p. de chaux hydratée, récemment préparée, solidifie complétement 15 p. de copahu, en 5 heures au plus ; le baume vieux et épaissi par le temps se solidifie plus promptement que le baume récent et liquide.

La composition chimique du baume de copahu a été établie par MM. *Gerber* et *Stolze*. Il contient : *huile volatile* 32 à 47 ; *acide copahivique* ou *copahuvique* 38 à 52 ; *résine visqueuse* 1,65 à 2,13.

Aujourd'hui on trouve dans le commerce des baumes plus liquides qui contiennent jusqu'à 60 0/0 d'huile essentielle. Les baumes les plus riches en huile volatile sont ceux qui exigent le plus de temps pour se solidifier.

Ce baume vient en barils cerclés en fer, du poids de 100 kilog. environ.

Usages. — Le baume de copahu est employé comme un puissant astringent, et surtout contre la blennorrhagie urétrale, sous forme de pilules, et généralement de capsules.

Falsifications. — Le baume de copahu est souvent falsifié dans le commerce, tantôt avec la *résine* extraite par décoction des rameaux et de l'écorce des *copaïfera ;* tantôt avec la *térébenthine*, tantôt avec des *huiles grasses*, principalement les huiles de *ricin* (1), de *navette*, de *pavot*.

Le baume mêlé de résine de copahu est épais, a un aspect laiteux, dû à de l'eau d'interposition ; il n'a pas l'odeur et le goût agréable qui caractérisent le vrai baume. Quand le baume est falsifié par de la térébenthine, il a une consistance plus grande que celle du baume pur ; il est

----

(1) Le baume de copahu falsifié avec l'huile de ricin ne prend, avec la magnésie calcinée, qu'une consistance sirupeuse ou onguentaire, impropre à la confection des pilules.

visqueux et reste adhérent aux parois des vases dans lesquels on l'agite. L'odeur pourrait être, dans quelques cas, un
moyen de reconnaître la fraude ; mais il n'en est plus de
même lorsque la térébenthine se trouve en petite quantité ;
alors l'odeur de cette dernière est entièrement masquée par
celle du baume. Si, d'après M. *Dublanc*, on place sur un papier
collé une goutte du baume falsifié, et qu'on fasse sécher à
une douce chaleur la partie du papier imprégnée du liquide,
l'huile de copahu se volatilisera, celle de la térébenthine
restera dominante (1) ; elle deviendra plus sensible si l'on
verse le baume suspect sur un fer chaud.

La sophistication par l'huile de ricin a acquis de l'importance par suite de la similitude que présentent alors le vrai
et le faux baume. Plusieurs chimistes et pharmaciens se
sont occupés des moyens de reconnaître cette fraude.

Planche a indiqué l'acide sulfurique, l'ammoniaque. L'acide
sulfurique concentré, ajouté au baume de copahu pur, dans
les proportions de 1 goutte d'acide sur 3 de baume, lui communique au point de contact une couleur jaune, d'abord
faible, qui passe au jaune safrané, puis au rouge sanguin ; si
l'on agite immédiatement avec un tube de verre, la masse
prendra une certaine ténacité, deviendra bientôt d'un beau
jaune hyacinthe, et conservera cette couleur pendant quelque
temps ; si le baume contient de l'huile de ricin, la teinte
jaune observée dans les premiers moments du mélange avec
l'acide, s'affaiblira de plus en plus par l'agitation, puis dispa-
raîtra entièrement, et la masse, moins consistante que la
précédente, offrira l'aspect d'un beau miel blanc.

Pour rendre ce moyen plus sensible, M. *Ancelin* a apporté la
modification suivante : on traite 3 grammes de baume par
1 gramme d'acide sulfurique, on mêle, puis on agite
avec 15 ou 20 grammes d'alcool à 36 degrés ; la dissolution
du mélange indique que le baume était altéré par l'huile de
ricin ; s'il est pur, il n'y a pas dissolution. Pour que ce pro-

---

(1) Lorsque toute la partie volatile a disparu, il reste sur le papier un
enduit qui, si le baume n'a pas été étendu d'huile fixe, est sec et cassant,
et sur lequel on peut écrire comme sur le papier collé lui-même.

cédé puisse servir, il faut que le baume contienne au moins 1/5 d'huile de ricin ; il est sans effet si le baume ne contient, par exemple que 1/9 de cette huile.

2 p. d'ammoniaque à 22° Baumé et 5 p. de baume de copahu agitées dans un flacon bouché, donnent lieu à une production de stries blanches ; bientôt le mélange s'éclaircit et devient d'une transparence parfaite ; il blanchit, au contraire, par l'agitation, lorsqu'on opère sur un baume contenant de l'huile de ricin. La seule précaution à prendre dans cet essai est de le faire à une température de 10 à 15°c, au-dessus ou au-dessous de ce terme, les résultats sont infidèles. Ainsi à 20 ou 25°, le mélange est aussi transparent, que le baume soit pur ou falsifié ; de 0 à 5°, le baume le plus pur reste trouble.

M. *Blondeau* a proposé l'emploi de la potasse, ou de la lessive des savonniers, du carbonate de magnésie. 2 p. de baume pur et 1 p. de solution de potasse au 1/4 ou de lessive des savonniers, mélangés dans une capsule, prennent l'aspect et la consistance du cérat. Après quelques heures de repos, le copahu saponifié surnage ; s'il contient seulement 1/8 d'huile de ricin, le mélange précédent ne se sépare pas, perd peu à peu son opacité et se convertit en une masse gélatineuse et transparente. 1 p. de carbonate de magnésie et 4 de baume pur, mélangées et agitées, prennent au bout de quelques heures, la transparence et l'aspect d'une solution de gomme arabique ; quand le baume contient de l'huile de ricin, le mélange reste trouble et laiteux. Dans le premier cas, il y a dissolution, dans le second, il n'y a pas dissolution du carbonate dans le baume, ou du moins elle est incomplète. Cette solution limpide fait effervescence avec les acides.

Pour reconnaître le baume de copahu falsifié par une huile fixe quelconque, la méthode de MM. *O. Henry* et *Delondre*, consiste à faire bouillir le baume dans l'eau pendant longtemps pour dissiper toute l'huile volatile ; s'il est pur, il laisse une résine qui devient sèche, cassante en se refroidissant ; s'il contient de l'huile fixe, il reste mou. Au reste, la fraude par toute autre huile que celle de ricin, peut se reconnaître à l'aide de l'alcool à 0,95 qui ne dissout pas l'huile et dissout le baume pur.

Le baume falsifié par les huiles de pavot, de navette, a une teinte jaune, il est peu consistant, graisse les doigts, au lieu d'y adhérer, comme lorsqu'il est pur. 1 ou 2 gouttes de ce baume versées sur une feuille de papier, la pénètrent ; et si on la tient à quelque distance des charbons allumés pour volatiliser l'huile , il reste une tache de résine entourée d'une auréole grasse ; au contraire, cette tache résineuse est homogène, translucide, cassante, si le baume est pur (1).

Enfin, on fabrique du baume de copahu de toutes pièces avec des huiles grasses de pavot, de navette et de la térébenthine ; un pareil mélange ne peut tromper qu'un œil peu exercé. Dans tous les cas, l'alcool concentré ou l'alcool éthéré (mélange de 4 p. d'alcool absolu et de 1 p. d'éther rectifié) pourront servir à reconnaître cette fraude ; ces deux liquides ne dissolvant que le baume, laisseront déposer les matières étrangères.

Une goutte de copahu pur, qu'on laisse tomber dans un verre d'eau, conserve en se précipitant sa forme sphérique, ou nage entre deux eaux ; si, au contraire, ce baume renferme de l'huile de ricin, la goutte surnage et s'étend à l'instant même de son contact avec le liquide.

D'après M. *Redwood*, le meilleur moyen de reconnaître la pureté du baume de copahu est de le distiller avec de l'eau : on retire l'huile volatile, on en prend le poids et l'on examine ensuite le résidu pour s'assurer, s'il jouit des propriétés assignées à la résine du copahu pur.

BAUME DE LA MECQUE.

Le baume de la Mecque ou de *Judée*, connu également sous les noms de *baume de Constantinople* ou de *Giléad*, *térébenthine* ou *résine de la Mecque*, est le suc résineux extrait, par inci-

_____

(1) En 1846, M. *Pedroni* fils a constaté sur deux baumes de copahu un mélange de 80 °/₀ d'huile de graine (probablement *caméline*) et sur un autre, 75 °/₀.

sion ou par décoction, des rameaux et des fleurs du *balsamo-dendrum gileadense* et *opobalsamum* (Térébinthacées). Celui que l'on trouve dans le commerce se présente sous la forme d'un liquide blanchâtre trouble, d'une odeur forte, particulière qui, avec le temps, gagne en finesse et en suavité ; elle tient à la fois de l'odeur de la sauge et du citron. Peu à peu il devient jaune, se solidifie et perd de sa transparence. Le baume de la Mecque est en partie soluble dans l'alcool ; il laisse un faible résidu qui se gonfle et devient glutineux comme celui qui résulte du traitement alcoolique de la résine animé. Le bon baume de la Mecque, frotté dans la main, devient blanc et mousse comme du savon ; versé goutte à goutte dans de l'eau, il s'étend à la surface de ce liquide, et se laisse facilement écumer avec une plume. Le baume de la Mecque a été analysé par *Trommsdorff* et par M. *Bonastre*.

D'après les analyses de M. *Bonastre*, le baume de la Mecque contient : *résine soluble et molle* 70 ; *résine insoluble dans l'alcool froid* ou *burserine* 12 ; *huile volatile* 10 ; *extrait amer* 4 ; *matière acide* (?) 3 ; *impuretés ligneuses* 1.

Usages. — Le baume de la Mecque n'est employé en Europe que dans quelques préparations de pharmacie et de parfumerie. Il est surtout usité chez les Orientaux. Les Turcs l'administrent à l'intérieur comme remède fortifiant.

Falsifications. — Dans le commerce, on trouve peu de baume de la Mecque véritable ; comme il est excessivement rare et cher, on le falsifie presque toujours soit par de la *térébenthine* aromatisée avec de l'*essence de citron* ; soit avec d'autres *résines liquides* de peu de valeur, venant des pays où l'on récolte ce baume.

Ces fraudes ne peuvent être reconnues que par un examen attentif des caractères physiques particuliers au baume de la Mecque pur. On remplace souvent aussi dans le commerce, le baume de la Mecque par le *baume du Canada*, encore appelé *baume de Giléad*, de l'*abies balsamea*, dont il s'éloigne considérablement. Suivant M. *Bonastre*, l'alcool seul permet de distinguer cette substitution. Les deux résines du baume de la Mecque étant de nature visqueuse ou mollasse diffèrent essentiellement de celles du baume du Canada, qui sont sous forme sèche et pulvérulente.

BAUME DE MUSCADE.

Ce baume, également connu sous les noms d'*huile concrète* ou *beurre de muscade,* est un corps solide, gras, d'une consistance de suif, d'un jaune pâle , d'une odeur très-forte et très-suave; c'est la matière grasse fournie par les fruits du muscadier (*myristica moschata*). Il prend à la longue un aspect grenu et cristallin. Sa saveur est amère, chaude et aromatique. Il est formé d'un mélange d'huile fixe et d'huile volatile.

On le trouve, dans le commerce, en pains plus ou moins volumineux enveloppés dans des feuilles de roseau ; en barriques ; en pots ; en briques pesant 500 à 750 grammes et recouvertes de feuilles de roseau.

Usages. — En médecine, le baume de muscade est quelquefois employé seul en frictions excitantes ; plus souvent, on l'associe à d'autres médicaments.

Falsifications. — Avant de le livrer au commerce, les falsificateurs privent le baume de muscade de son huile volatile qu'ils remplacent par un *corps gras* qui communique à ce corps une odeur et une saveur bien différentes de celles du baume pur.

D'autres, poussant la fraude plus loin, fabriquent du baume de muscade de toutes pièces, au moyen d'un mélange fondu de *cire jaune* et de *suif,* coloré par un peu de *poudre de curcuma* et aromatisé par de l'*huile volatile de muscade.* On reconnaîtra la fraude: 1° par l'odeur qu'exhalera ce prétendu baume en brûlant sur une pelle rougie au feu ; 2° par l'absence des caractères physiques propres au baume pur. La présence du curcuma sera décelée par la coloration brune que lui feront prendre les alcalis.

Quelquefois, le baume de muscade est imité avec du *blanc de baleine* aromatisé par de l'*huile volatile de Muscade* et coloré avec du *safran.* Un pareil mélange sera reconnu par son insolubilité dans l'alcool rectifié et froid.

BAUME DU PÉROU.

Le baume du Pérou est produit par le *myroxylum perviferum* (Légumineuses), arbre qui croît dans l'Amérique méridionale et particulièrement au Pérou. On distingue dans le commerce trois sortes ou variétés de baume du Pérou : le *blanc,* le *brun* ou *roux* et *le noir* ou baume *liquide.*

Le baume blanc qui s'extrait par incision, est très-rare et ne se trouve guère que dans les collections; il est liquide, d'une odeur agréable, d'une saveur peu prononcée, il ressemble assez, pour sa consistance et sa couleur, à la térébenthine. On le trouve renfermé dans de petites calebasses, dans les enveloppes du fruit du cocotier, il est dit *en coques* ou *en cocos.*

Le baume roux ne diffère du précédent que par sa consistance plus grande et presque solide, par sa couleur jaune roussâtre. Il est également contenu dans les fruits du calebassier, et paraît n'être que du baume du Pérou blanc, plus ancien, et ayant acquis une teinte plus foncée et une consistance plus grande. Il est également fort rare dans le commerce. Il n'en est pas de même du baume noir qui est très-commun, il est liquide et offre l'apparence d'un sirop épais, d'une espèce de mélasse. Sa couleur est d'un brun rougeâtre très-foncé ; son odeur forte, agréable ; sa saveur âcre, chaude, aromatique et amère. Projeté sur des charbons ardents, il s'enflamme et brûle en répandant une fumée blanche, d'une odeur agréable. Il est entièrement soluble dans l'alcool ; l'éther versé sur une petite quantité de ce baume prend une couleur un peu brunâtre. Quand il est bien pur, il coule au fond de l'eau sans se séparer ; agité dans ce liquide, il n'y perd pas de son poids.

Le baume noir du Pérou contient une *huile volatile,* une *matière résineuse,* de l'*acide cinnamique,* de la *cinnaméine* et de la *métacinnaméine.*

Le baume du Pérou noir vient dans des boîtes de fer-blanc appelées *potiches,* du poids de 5 à 6 kilog.

Usages. — Quoique moins employé en médecine que le baume de Tolu, le baume du Pérou s'administre de la même manière.

Falsifications. — Le baume du Pérou est falsifié par la

colophane, la *térébenthine*, le *benjoin*, la *résine de copahu*, l'alcool, les *huiles fixes*.

La colophane, la térébenthine, la résine de copahu, se décèlent par une odeur particulière à ces résines lorsqu'on jette un peu du baume suspect sur une plaque de fer rougie au feu ou sur des charbons ardents.

Le benjoin se reconnaît à la couleur presque noire qu'il communique au baume et surtout à son odeur beaucoup moins forte.

Pour reconnaître l'alcool, on emploie le procédé suivant, recommandé par M. *Bussy :* on met une certaine quantité du baume avec de l'eau dans un tube gradué, et on agite vivement pendant quelques minutes. L'eau en s'emparant de l'alcool, amène une diminution de volume qui décèle la fraude. Si le baume soumis à l'épreuve est pur, les liquides occuperont le même espace qu'avant l'agitation. Enfin en traitant par l'alcool une certaine quantité de baume, ce liquide le dissoudra et laissera les huiles fixes qui auront pu servir à le frauder, du moins l'alcool n'aura dissous qu'une très-petite quantité d'huile. Cette dernière sophistication des baumes est d'ailleurs contestée par plusieurs auteurs.

BAUME DE TOLU.

Le baume de Tolu est obtenu, par incision, du *Myroxylum toluiferum* (Légumineuses), arbre indigène des environs de la ville de Tolu, dans la province de Carthagène (Amérique méridionale), de l'île de Saint-Thomé ou Saint-Thomas ; de là les noms de *baume d'Amérique*, *de Carthagène*, *de Saint-Thomé*, sous lesquels on désigne quelquefois le baume de Tolu, qui est assez ordinairement confondu dans le commerce avec le *baume du Pérou en masse*. Le baume de Tolu est formé, suivant M. *Deville*, de : *résine*, *huile volatile*, *cinnaméine*, *acides cinnamique et benzoïque*. La présence de ce dernier acide différencie le baume de Tolu du baume du Pérou qui ne contient que de l'acide cinnamique (1).

(1) D'après MM. *Erdmann* et *Marchand*, l'acide cinnamique et l'acide benzoïque peuvent très-bien se distinguer par la distillation avec

Le baume de Tolu est en masses jaunâtres, molles, qui s'é-
tendent comme de la poix ; sa saveur est chaude, piquante,
son odeur est agréable ; il perd rapidement son état mou, se
résinifie et devient cassant. Le baume mou renferme une
plus forte proportion d'acide benzoïque ; l'acide cinnamique
prédomine dans le baume sec. Le baume de Tolu est soluble
dans l'alcool et l'éther ; il cède à l'eau chaude une grande
partie de son acide et très-peu de son huile volatile ; dissous
dans une lessive alcaline, il répand, lorsqu'il est pur, une
odeur de girofle. Projeté sur des charbons rouges, il brûle et
répand une odeur agréable.

Le baume de Tolu vient en caisses de divers poids, dans
des espèces de bouteilles en terre cuite, nommées *potiches ;*
quelquefois dans des calebasses.

Usages. — Le baume de Tolu est employé, en médecine,
comme stimulant, diurétique, comme excitant des organes
de la respiration, à la fin des rhumes, ou dans les catarrhes
chroniques. Il entre dans la composition de plusieurs baumes
pharmaceutiques ou huiles composées (*baume de Nerval,
baume du commandeur,* etc.); il fait la base du sirop de Tolu.

Falsifications. — Le baume de Tolu est quelquefois falsifié
par la *térébenthine,* la *colophane,* et d'*autres résines.* Cette
fraude pourra se reconnaître à l'odeur résineuse que le baume
répandra en brûlant.

BAUME TRANQUILLE.

Le baume tranquille, ou *huile de narcotiques,* est une dissolution dans l'huile d'olives des principes narcotiques des Solanées
(*belladone, jusquiame noire, morelle, nicotiane,* etc.) et de l'huile
essentielle de plantes aromatiques de la famille des Labiées
(*romarin, sauge, hysope, lavande, menthe,* etc.). Cette huile
composée est verte par réflexion et rouge par réfraction. On
doit la conserver à l'abri de la lumière ; autrement, comme

une solution d'acide chromique ou même avec un mélange de bichromate de potasse et d'acide sulfurique : l'acide cinnamique donne de
l'essence d'amandes amères qui passe avec l'eau, tandis que l'acide benzoïque n'en fournit pas de traces.

l'a observé M. *Save*, elle prendrait une couleur jaunâtre.

Usages. — On l'emploie en frictions contre les douleurs rhumatismales.

Falsifications. — On vend quelquefois dans le commerce, pour du baume tranquille, une *huile d'olives* ou *d'œillette*, colorée en vert soit par de l'*acétate de cuivre*, soit par du *curcuma* et de l'*indigo* ou du *bleu de Prusse*.

Ces fraudes se reconnaîtront par l'ammoniaque, qui formera un savon d'une teinte bleue due à la présence du cuivre, ou d'une teinte rouge brunâtre due à l'action de l'alcali sur le curcuma. On reconnaît aussi la falsification par le cuivre en imbibant un papier de baume tranquille, et en le faisant brûler avec flamme : celle-ci est d'un vert bien prononcé lorsque l'huile contient du cuivre. Par l'incinération et l'examen des cendres, on reconnaîtra facilement la présence de l'oxyde de fer, et par suite celle du *bleu de Prusse*.

BDELLIUM.

Cette gomme-résine, qui paraît être la *résine animé blanche* des anciens auteurs, est attribuée à l'*Heudelotia africana* (Térébinthacées). Elle se présente en morceaux plus ou moins gros, ordinairement arrondis, sous forme de larmes translucides d'un gris jaunâtre, verdâtre ou rougeâtre, d'une cassure terne et cireuse. Elle a une odeur faible, qui se rapproche de celle de la myrrhe; sa saveur est amère et âcre, elle adhère aux dents pendant la mastication. Sa densité est 1,371. Le bdellium se ramollit par l'action de la chaleur, et brûle quand on l'approche d'un corps en combustion, en répandant une odeur balsamique. A la distillation, il donne, entre autres produits, de l'ammoniaque. D'après l'analyse de *Pelletier*, 100 p. de bdellium renferment : *résine* 59 ; *gomme soluble* 9,2 ; *bassorine* 30,6 ; *huile volatile* et perte 1,2.

M. *Guibourt* décrit deux espèces de bdellium : l'une, sous le nom de *bdellium d'Afrique*, a l'odeur de la myrrhe, est insipide, ressemble à la gomme du Sénégal ; la seconde, sous le nom de *bdellium de l'Inde* ou *myrrhe de l'Inde*, est plus noire, sale à l'intérieur et mêlée avec des matières ligneuses ;

sa cassure est terne ou brillante; elle a l'aspect d'un suc résineux, et offre les autres caractères précédemment énoncés.

Usages. — Le bdellium est peu usité en médecine; il entre
dans la préparation de l'emplâtre diachylon gommé.

Falsifications. — Souvent on mêle au bdellium une certaine quantité de *gomme brune du pays*, ou de *myrrhe*, vieille,
ayant perdu sa qualité. Ce mélange sera caractérisé au moyen
de l'eau, qui exaltera l'odeur de la myrrhe et dissoudra une
certaine quantité de matière, ou formera un mucilage. Or, le
bdellium pur ne forme pas de mucilage avec l'eau, il s'y dissout incomplétement, et la partie non dissoute forme avec le
liquide une émulsion; de plus, il est complétement soluble
dans la potasse caustique.

BELLADONE.

La belladone (*Atropa belladona*), de la famille des Solanées,
connue aussi sous le nom de *morelle furieuse*, a une racine
vivace, épaisse et charnue; une tige haute d'environ 1^m, cylindrique, velue et rameuse. Ses feuilles sont alternes et quelquefois géminées, grandes, portées sur de courts pétioles,
ovales, aiguës, presque entières et velues. La racine de belladone a une saveur désagréable, nauséabonde et astringente.
On doit préférer, dans toutes les préparations, la belladone
sauvage à la belladone cultivée.

Usages. — La belladone est très-employée en médecine
pour combattre les affections nerveuses. Ses feuilles sont la
partie la plus usitée de cette plante. Elle est employée, en chi-
rurgie, dans certaines opérations, comme la cataracte, qui se
pratiquent sur le globe de l'œil; on met à profit la propriété
que possède la belladone de dilater la pupille et de la rendre
immobile.

Dans le commerce, on substitue quelquefois aux feuilles de
belladone les feuilles de la *morelle commune*, moins grandes,
ovales, dentées et non lancéolées; on y mêle aussi les feuilles
de l'*hyoscyamus scopolium*, reconnaissables par les caractères
physiques qui leur sont propres (1).

(1) En 1846, le nommé *John Hilliard*, herboriste de Londres, fut tra-

BENJOIN.

Le benjoin est un baume qui découle, par incision, du *styrax benzoin*. Dans le commerce, on connaît plusieurs sortes de benjoins : la première sorte, la plus pure, a reçu le nom de *benjoin en larmes*, ou *amygdalin*, ou *amygdaloïde*, parce qu'il se compose de masses formées de larmes ovoïdes, blanchâtres, ayant la forme d'amandes cassées, réunies par une pâte brunâtre. Ces larmes jaunissent par leur exposition à l'air ; dans les plus belles sortes, elles se détachent facilement. L'odeur du benjoin est suave ; sa saveur, d'abord douce et aromatique, a un arrière-goût amer, irritant la gorge. Il se brise facilement et a une cassure nette et brillante ; il crie sous la dent pendant la mastication, et offre à l'intérieur des taches blanches. Il fond par la chaleur, brûle avec dégagement d'une fumée blanche très-odorante, qui se condense en cristaux d'acide benzoïque. Il est entièrement soluble dans l'alcool et l'éther.

La seconde sorte, plus fréquente dans le commerce que la précédente, est le *benjoin larmeux*, qui est en masse parsemée de quelques larmes, mais contenant déjà des impuretés.

La troisième sorte, dite *benjoin en sorte*, est formée de masses assez grosses, d'un brun noirâtre, contenant plus ou moins de terre, de sable, de bois, de résine commune, et quelques larmes.

La quatrième sorte, ou *benjoin commun*, ne contient pas de larmes ; elle n'est composée que de résines communes, de terre, de sable et de fragments d'étoffe.

D'après *Bucholz*, le benjoin est composé de : *huile volatile ; matière analogue au baume du Pérou ; acide benzoïque ; matière soluble dans l'eau et dans l'alcool ; débris ligneux.*

Usages. — Le benjoin est stimulant et tonique ; il fait partie d'une foule de médicaments composés. On s'en sert en fumi-

duit devant la cour criminelle, comme coupable d'homicide volontaire sur une famille entière à laquelle il avait vendu les *baies* de la belladone ou *belle de nuit mortelle* (*deadly night-shade*). La cour convaincue de l'ignorance d'*Hilliard* ne l'a condamné, comme coupable d'homicide involontaire, qu'à six mois d'emprisonnement avec travail forcé.

gations aromatiques et fortifiantes. Il entre dans quelques préparations de parfumerie ; ainsi le *lait virginal* est une solution alcoolique de benjoin précipitée en blanc par l'addition de l'eau.

FALSIFICATIONS. — Quelquefois on vend du benjoin privé d'une partie de son acide benzoïque, soit par le lavage à l'eau bouillante, soit par l'ébullition avec l'eau de chaux. Cette sophistication se reconnaît en brisant les morceaux de benjoin suspecté ; il ne présente pas dans sa cassure ces larmes blanches amygdaloïdes, propres au benjoin de bonne qualité. En outre, il a perdu une partie de son odeur et de sa saveur balsamiques.

BENOITE.

La racine de benoîte (*Geum urbanum*, Rosacées) appelée vulgairement *herbe de saint Benoît, galiote, recise*, et, dans les officines, *radix caryophyllata*, est brune à l'extérieur et rougeâtre à l'intérieur. Elle est de la grosseur d'une plume. Sa saveur est légèrement amère, astringente ; son odeur rappelle celle du girofle.

On lui substitue quelquefois la racine de benoîte des ruisseaux (*Geum rivale*), moins estimée et possédant une odeur moins balsamique.

USAGES. — La racine de benoîte est un tonique excitant, fébrifuge ; on l'a proposée comme une succédanée indigène du quinquina.

BEURRE.

Le beurre ou matière grasse concrète du lait est composé de trois corps gras différents : l'*oléine*, la *stéarine* et la *butyrine*. Le beurre a une couleur qui varie du blanc jaunâtre au jaune, il fond à 36°c. Il est susceptible de se *rancir* au bout d'un certain temps et d'acquérir un goût âcre qui ne permet plus de l'employer. Pour préserver le beurre de cette altération, on a recours, soit à la fusion, soit à la salaison, et on le conserve dans des pots de grès neufs, bien nettoyés et exempts de goût ou d'odeur quelconque.

USAGES. — Le beurre est employé dans l'usage domestique ;

en médecine, on s'en sert comme adoucissant et relâchant, pour recouvrir la plaie résultant de l'emploi d'un emplâtre vésicant; dans ce cas, le beurre doit être le plus récent possible.

ALTÉRATIONS. — Le beurre peut contenir de l'*oxyde de cuivre*, par suite de sa fusion et de son refroidissement dans des chaudières en cuivre. Cette altération est moins une fraude qu'un fait de négligence ou d'imprudence. On peut la constater à l'aide du cyanure jaune qui fait prendre au beurre une teinte cramoisie; par l'incinération ; la cendre reprise par l'acide nitrique donnera du nitrate de cuivre, qu'on essaiera par l'ammoniaque, le cyanure jaune, la potasse.

Quant au goût fort que présentent certains beurres, c'est par la dégustation seule qu'on pourra s'en assurer.

FALSIFICATIONS. — Le beurre peut être frelaté par la *craie*, la *fécule de pommes de terre*, les *pommes de terre cuites*, la *farine de blé*, le *lait durci au feu*, le *beurre de qualité inférieure*, le *suif de veau*, le *carbonate* et l'*acétate de plomb*.

Pour reconnaître la présence du carbonate de chaux, on fera fondre le beurre ; le sel calcaire, plus lourd, se précipitera et sera facile à reconnaître après l'avoir isolé. L'effervescence par les acides, le précipité blanc occasionné dans la dissolution par l'oxalate d'ammoniaque, seront des caractères suffisants.

L'addition de farine de blé, de fécule de pommes de terre, de pommes de terre cuites, de lait durci au feu, se reconnaîtra en faisant fondre une certaine quantité du beurre suspect avec dix fois son poids d'eau dans un petit tube au bain-marie ; les matières étrangères se précipiteront avec le caseum qui pourra être dissous par l'ammoniaque ; la quantité en poids de ce dernier pourra faire apprécier si on a ajouté du lait durci au feu. En continuant à chauffer le mélange précédent, les matières se réuniront sous forme de grumeaux dont on pourra apprécier la proportion à l'aide de la balance. La fécule pourra être décelée par l'eau iodée, ou en triturant dans un mortier avec ce liquide le beurre suspect ; il devient bleu s'il contient de la fécule ; dans le cas contraire, il passe au jaune orangé.

Le mélange du beurre de bonne qualité avec un beurre de qualité inférieure, dit *beurre de pot*, se découvre en dépeçant la motte; le bon beurre ne recouvre le premier que d'une couche mince (1).

La fraude par le suif de veau peut se constater par la fusion du beurre qui s'opère alors à une température plus élevée (65 à 70°). On pourra la reconnaître aussi par l'odeur désagréable du suif.

Le carbonate de plomb ajouté au beurre pour en augmenter le poids, l'addition de l'acétate de plomb signalée à la société de pharmacie d'Anvers, et par un pharmacien de Maestricht, sont non-seulement des fraudes, mais de véritables empoisonnements.

Ces dangereux mélanges pourront être reconnus par l'incinération du beurre, la cendre reprise par l'acide nitrique donnera une liqueur (nitrate de plomb) qui précipitera en blanc par le sulfate de soude; en jaune par le chromate de potasse, l'iodure de potassium; en noir par l'hydrogène sulfuré.

Le carbonate de plomb pourra être aussi décélé par la fusion du beurre dans l'eau; le sel précipité sera séparé et reconnu par les réactifs appropriés. Quant à l'acétate, on fera dissoudre dans l'alcool le beurre suspecté : la liqueur alcoolique précipitera en noir par l'hydrogène sulfuré.

Le beurre n'ayant pas toujours une belle couleur jaune, on lui communique cette couleur avec quelques substances végétales, de ce nombre sont : le *safran*, les *calices d'alkékenge*, le *suc de carottes*, l'*orcanette*, la *baie d'asperge*, les *fleurs de souci*. Ces colorations artificielles ne sont pas dangereuses, mais elles trompent le consommateur sur la qualité du beurre; on doit donc les interdire sévèrement.

BEURRE DE CACAO.

Le beurre de cacao ou *huile fixe concrète de cacao* est la substance grasse concrète qui se trouve dans les semences du cacaoyer (*theobroma cacao*). Les cacaos des îles, particulière-

(1) Un exemple de cette fraude a été signalé à Rennes en 1841.

ment ceux de *Maragnon*, en fournissent la plus forte proportion.

Le beurre de cacao bien pur et récemment préparé est d'une couleur jaunâtre, il acquiert une couleur presque blanche en vieillissant. Ce beurre, possède une odeur et une saveur analogues à celles du cacao torréfié. Quand il est pur, il blanchit et se rancit lentement ; on peut le conserver frais pendant plusieurs années, en le mettant dans un lieu frais et sec, et renfermé dans des pots, des bouteilles ou des cols droits bouchés hermétiquement pour éviter le contact de l'air. Le beurre de cacao est complétement soluble dans l'éther, l'essence de térébenthine, très-peu soluble dans l'alcool. Le beurre de cacao pur fond de 24 à 25°°; sa densité est 0,91.

USAGES. — Le beurre de cacao est indiqué comme adoucissant, pectoral, expectorant, etc. En pharmacie, on l'administre en émulsion ou sous forme de crème, de pilules, de bols, de tablettes, de loochs, de pommades pour guérir les fissures et gerçures de la peau, etc. En parfumerie, il entre dans la préparation de quelques cosmétiques. On l'emploie aussi dans l'art du confiseur.

FALSIFICATIONS. — Le beurre de cacao est très-souvent sophistiqué dans le commerce ; on le mélange avec du *suif de veau*, de la *moelle de bœuf* ou d'*autres graisses animales*, avec de l'*huile d'amandes douces*, de la *cire*. Le *suif de mouton* est plus rarement employé en raison de l'odeur assez prononcée qu'il communique au mélange.

Ce beurre falsifié ne se dissout pas complétement à froid dans l'éther, comme le beurre pur ; la solution est trouble ; mais, ainsi que l'a observé M. *Huraut*, il y a des mélanges de beurre de cacao et de graisses, même dans la proportion de 1/4, qui donnent avec l'éther une solution parfaitement claire.

La cassure du beurre de cacao falsifié n'est pas uniforme, elle présente des nuances marbrées et plus ou moins opaques dans certains endroits. Il a une saveur et une odeur moins agréables, une couleur plutôt grisâtre que jaunâtre ; il offre moins de consistance.

Suivant M. *Delcher* et M. *Huraut*, le point de fusion

est le meilleur moyen pour reconnaître si le beurre a été
ou non falsifié. Le beurre altéré par un mélange de suifs ou
de graisses fond de 26 à 28°c ; le beurre fraudé avec l'huile
d'amandes douces fond à 23°c. M. *Delcher* suppose toutefois
que la proportion de la matière étrangère au beurre ne s'élève
pas à plus de 10 % ; car au delà de ce terme, les caractères
extérieurs du beurre falsifié seraient trop évidents, même
pour les personnes les moins expérimentées.

Un beurre de cacao falsifié par l'huile d'amandes douces pourrait se reconnaître par le moyen suivant fondé
sur l'expérience que *Demachy* fit en 1797 : Si l'on prépare un liniment avec le beurre de cacao et l'huile d'a-
mandes douces, il faudra, pour avoir la consistance voulue, moins d'huile d'amandes douces en employant un
beurre de cacao déjà allongé de cette substance que si l'on fait
usage de beurre pur. *Demachy* remarqua que pour avoir un
liniment de consistance molle il fallait employer 5 p. d'huile
d'amandes douces et 1 p. de beurre de cacao pur ; tandis qu'il
suffisait de 3 p. d'huile pour 1 p. de beurre de cacao du commerce que ce pharmacien s'était procuré auprès d'un certain
juif qui se faisait un devoir de ne laisser dans leur pureté
aucun objet de son commerce. *Demachy* reconnut ainsi que
ce dernier beurre avait été allongé d'huile d'amandes douces
ou de moelle de bœuf.

BEURRE DE MUSCADE. — V. BAUME DE MUSCADE.

BIÈRE.

La bière, dont la fabrication remonte à une très-haute an-
tiquité et qu'on appelait autrefois *cervoise*, est une boisson fermentée faite avec le houblon (*Humulus lupulus*), de la famille des Urticées, et les graines des céréales, principalement
l'orge.

On distingue plusieurs sortes de bières : la *bière double* ou
bière de table, la *bière blanche*, la *bière simple* ou *petite bière*,
faite avec les liquides de la troisième trempe du malt et passée
sur du houblon ayant servi à faire la bière forte ; la *bière* dite
de Strasbourg ou *bière de garde*, intermédiaire entre l'ale et la

bière de Paris ou bière de luxe qui se consomme quelques jours après sa fabrication ; l'*ale*, le *porter;* la *bière de Louvain* ou bière blanche, faite avec de l'orge, du genièvre et de l'avoine non germés ; le *Peeterman* ou *bière de Louvain forte.*

Ces diverses variétés de bière proviennent du degré de concentration du moût, du degré de torréfaction et des proportions de *malt* (orge germée et touraillée) et de houblon.

La bière double donne à la distillation 6 à 8 % d'alcool ; la bière forte, 3 à 6 % ; l'ale, 8, 3 % ; le porter, 4 %.—D'après les analyses de M. *Bley*, les différentes espèces de bières allemandes renferment 0, 95 % à 9, 5 % d'alcool ; le plus grand nombre en contiennent 5 à 8 %.

Usages. — La bière est une boisson dont l'usage tend à se répandre de plus en plus en France. A Paris, on consomme annuellement 140,000 hectolitres de bière ; à Londres, la consommation est vingt-cinq fois plus considérable. En médecine, on fait usage de bières dites *médicinales* dans lesquelles on ajoute, avant ou après la fermentation, des substances médicamenteuses. C'est ainsi qu'on fait une *bière antiscorbutique* ou de *sapin composée*, dite *bière de sapinette,* avec de la bière nouvellement brassée à laquelle on ajoute des feuilles de cochléaria, des feuilles ou des bourgeons de sapin, de la racine de raifort sauvage.

On a aussi fait usage, comme tonique, de la *bière de quinquina* ou bière dans laquelle on fait macérer, pendant 4 jours, de l'écorce de quinquina gris réduite en poudre grossière.

Dans les voyages de long cours, les Anglais emploient une bière que l'on peut fabriquer à bord et dans laquelle il n'entre ni orge, ni houblon. On emploie de la mélasse de cannes étendue d'eau de manière à marquer 6 à 7° à l'aréomètre de Baumé ; et on y ajoute des bourgeons de sapin pour donner au liquide un goût analogue à celui de la bière, puis on met en fermentation avec du levain ou de la levure sèche. Cette boisson est, à ce qu'il paraît, salubre et assez agréable à boire.

Altérations. — La bière peut, accidentellement et par négligence, contenir des sels de *cuivre* provenant soit d'un mauvais entretien des chaudières dans lesquelles on opère le houblonnage, soit du sirop de fécule que l'on substitue en totalité ou en partie à l'orge maltée. Elle peut contenir aussi du *plomb* provenant de l'emploi de bacs à repos doublés de plomb ; on a eu à signaler quelques exemples de cette négligence dans la fabrication de la bière. Ces altérations se constateront en évaporant la bière en consistance d'extrait et soumettant à l'incinération ; les cendres reprises par l'acide nitrique étendu donneront un liquide bleuâtre, dont la couleur se foncera par l'ammoniaque, et qui donnera un précipité brun rougeâtre avec le cyanure jaune. La même liqueur, si elle contient du plomb, précipitera en blanc par le sulfate de soude, en jaune par l'iodure de potassium, le chromate de potasse. La bière peut aussi contenir des *sels calcaires,* si elle a été fabriquée avec des eaux de puits, des eaux très-séléniteuses. Une telle bière donnera un précipité blanc abondant avec le chlorure de baryum, l'oxalate d'ammoniaque.

Une autre altération est causée par de l'*acide tartrique* dont la présence a été constatée dans de la bière de Louvain, vendue à Paris. Cet acide provenait de la colle de poisson employée à la clarification et qui avait été préalablement traitée par un mélange de vinaigre et d'acide tartrique. Pour s'assurer de la présence de ce dernier, on évaporerait à siccité une certaine quantité de bière ; ce résidu repris par l'eau donnera une solution qui formera un précipité grenu avec la potasse.

Falsifications. — La substance chère qui entre dans la composition de la bière étant le houblon, les fraudeurs ont surtout cherché à le remplacer par des substances végétales amères, telles que les *feuilles* et l'*écorce de buis*, les *feuilles de ménianthe*, les *fleurs de tilleul*, la *gentiane*, les *têtes de pavots*, le *bois de gaïac*, et le *jus de réglisse*, pour donner de la couleur ; la *jusquiame*, les *graines de paradis*, la *coque du Levant*, le *poivre d'Espagne*. Les têtes de pavots, les fleurs de tilleul ont été, dit-on, ajoutées dans le but de rendre la bière plus enivrante. En tous cas, l'analyse chimique est impuissante à déceler de pareilles fraudes, peut-être pourrait-on les reconnaître, avec beaucoup d'habitude, par la dégustation.

Les feuilles et l'écorce de buis, par exemple, rendent la bière très-amère et purgative.

On a aussi prétendu que certains brasseurs, en Angleterre et en France, avaient cherché à remplacer le houblon par de la *poudre de noix vomique* ou la *fève de saint Ignace* (qui contiennent de la strychnine et de la brucine) et par la *coloquinte*. L'existence de ces poisons se constaterait en faisant évaporer une grande quantité de bière au bain-marie en consistance d'extrait, reprenant le résidu par l'alcool et recherchant dans la solution alcoolique, au moyen de réactifs appropriés, la strychnine ou la brucine (1).

Enfin, on a cherché, dit-on, à vendre aux brasseurs, pour augmenter la spirituosité de la bière et diminuer la dose des ingrédients naturels de cette boisson, une poudre qui, a été trouvée composée de *sulfate de cuivre*, de *persulfate de fer*, d'une *matière extractive végétale astringente très-amère* et de *fécule*. Hâtons-nous de dire que cette sophistication, comme la précédente, est loin de reposer sur des faits positifs; cependant des hommes dignes de foi ont publiquement annoncé ces falsifications. Le mélange que nous venons d'indiquer se reconnaîtrait en évaporant la bière en consistance d'extrait; l'extrait serait repris par l'eau bouillante, et la liqueur filtrée précipitera en blanc avec le chlorure de baryum et donnera avec l'eau tiède une coloration bleue s'il y a de la fécule; l'extrait sera ensuite incinéré et la dissolution nitrique des cendres virera au bleu foncé par l'ammoniaque, et donnera en même temps un précipité jaunâtre d'oxyde de fer.

(1) La strychnine est soluble dans l'eau, les huiles fixes et l'éther, soluble dans l'alcool bouillant et les huiles volatiles, elle possède une amertume insupportable et colore en rouge vineux une dissolution d'acide iodique. Sa solution alcoolique donne avec le perchlorure d'or un précipité jaune-serin.

La brucine a une saveur très-amère, est très-soluble dans l'alcool, peu soluble dans les huiles volatiles, insoluble dans l'eau, l'éther et les huiles grasses. Cet alcaloïde rougit par l'acide nitrique et la couleur rouge devient d'un beau violet par l'addition de protochlorure d'étain. Sa solution alcoolique donne avec le perchlorure d'or un précipité de couleur café au lait, puis brun-chocolat.

BISCUITS.

Les biscuits, façon de Reims, sont quelquefois confectionnés avec une pâte renfermant une certaine quantité de *carbonate d'ammoniaque*. Ce sel est introduit dans le but de donner à la pâte plus de volume, d'y laisser développer ce que les fabricants appellent des *yeux* et d'obtenir un plus grand nombre de biscuits. On a opéré de même aussi pour plusieurs autres pâtes, celle des macarons, par exemple.

Quoique entièrement volatil par la chaleur du four, le carbonate d'ammoniaque, vu son mode de préparation en grand, peut retenir du *carbonate de plomb*, sel non volatil, en quantité suffisante pour rendre cette pratique préjudiciable à la santé des consommateurs. Ce fait déjà signalé par M. *Guibourt* (1) a fixé de nouveau l'attention d'un pharmacien de Montdidier, M. *Duvillé*, qui a reconnu que le carbonate d'ammoniaque contient très-souvent du chlorhydrate d'ammoniaque, en quantité minime, il est vrai, mais assez sensible pour être décelée par les réactifs. Huit biscuits ainsi préparés et laissés en macération pendant vingt-quatre heures dans l'eau pure, ont donné une liqueur précipitant par le chlorure d'argent.

M. *Wuaflart* a reconnu que la pâte de biscuits de Reims levée avec le carbonate d'ammoniaque se colorait en noir par l'introduction du calomel qu'on avait été à même d'y introduire pour l'usage médical.

On s'est servi également de *bicarbonate de soude* pour faire lever la pâte des macarons. Cette introduction, sans être dangereuse, se reconnaîtra en faisant macérer dans l'eau une certaine quantité de macarons ; le solutum aqueux traité par un acide donnera lieu à une effervescence produite par le dégagement d'acide carbonique du carbonate de soude qui est resté dans la pâte.

BISMUTH.

Le bismuth, appelé autrefois *étain de glace,* est un métal blanc jaunâtre, cassant, facile à réduire en poudre ; sa tex-

(1) *Pharmacopée raisonnée*, 1834, t. II, p. 437.

ture est lamelleuse ; ses lames sont larges et disposées parallèlement aux faces d'un octaèdre ; le métal bien pur et fondu cristallise, par le refroidissement, en cubes qui se disposent les uns par rapport aux autres, de manière à former une pyramide quadrangulaire renversée, dont chaque face présente des décroissements en forme d'escalier. La densité du bismuth est 9,822, il fond à 256^{oc} environ.

Usages. — Le bismuth n'est employé, en médecine, qu'à l'état de combinaison ; dans les arts, il entre dans la préparation de certains alliages fusibles.

Altérations. — Le bismuth du commerce renferme quelquefois de l'*arsenic,* du *soufre,* du *cuivre,* du *fer*.

La dissolution du bismuth dans l'acide nitrique, traitée par l'ammoniaque, donnera un précipité blanc jaunâtre, et une liqueur bleuâtre si le métal essayé renferme du fer, du cuivre. S'il y a de l'arsenic, la dissolution nitrique du bismuth donnera un précipité blanc jaunâtre d'arseniate de bismuth, qui, recueilli et chauffé avec du charbon en poudre, fournira un sublimé d'arsenic métallique. D'ailleurs le bismuth porté à une haute température n'est pas sensiblement volatil, et un bismuth arsenical chauffé dans une cornue de grès donnera, sur les parois intérieures du col, des traces noires d'arsenic métallique, dont la nature chimique sera facile à constater.

Le bismuth du commerce se purifie par le procédé de *Sérullas,* en le faisant fondre à deux reprises différentes avec 1/20 de son poids de nitrate de potasse, qui oxyde et acidifie les corps étrangers que ce métal peut renfermer.

En reprenant par l'eau chaude le résidu salin, on aura une liqueur qui précipitera par le chlorure de baryum, si le bismuth contenait du soufre, et qui, introduite dans un appareil de Marsh fonctionnant à blanc, donnera des taches et des anneaux d'arsenic métallique, si le bismuth en renfermait.

BLANC DE BALEINE.

Le blanc de baleine, nommé *adipocire, spermaceti,* en raison de sa consistance qui tient le milieu entre la cire et la graisse, appelé aussi *ambre blanc,* est la *cétine* des pharmaciens. C'est une matière grasse solide, insaponifiable, qui existe en dissolution dans l'huile que l'on trouve dans l'énorme cavité de la tête de plusieurs espèces de cachalots, principalement du *physeter macrocephalus*.

Le blanc de baleine est transparent, doux au toucher, cassant, insipide, inodore, fusible à + 45°c, insoluble dans l'eau, plus soluble à chaud qu'à froid dans l'alcool, l'éther, les huiles fixes et volatiles. Il se sépare de ses dissolutions alcooliques et éthérées sous forme de cristaux lamelleux. Sa densité est 0,945. Exposé au contact de l'air, il jaunit, acquiert de l'acidité et une odeur de *ranci*.

Usages. — Le blanc de baleine est employé dans l'art médical comme adoucissant et béchique; il entre dans la préparation de pommades, de cosmétiques, dans la fabrication des bougies de luxe.

Falsifications. — Le blanc de baleine est souvent falsifié avec la *cire*, le *gras de cadavres*, les *matières graisseuses*, que l'on obtient par une longue macération des viandes dans l'eau; on l'a falsifié aussi avec le *suif*, l'*acide margarique* (?).

La première fraude, assez rare, se reconnaît au moyen de l'éther, qui donne une solution trouble et laiteuse. En outre, le blanc de baleine ainsi falsifié est d'un blanc plus mat, il est moins lamelleux et moins friable.

La seconde fraude, plus fréquente, se reconnaît au point de fusion qui est alors de 28 à 30°c; de plus, la matière suspecte, triturée avec la potasse caustique, donne lieu à un dégagement d'ammoniaque facile à constater par les fumées blanches produites au contact d'une baguette de verre imprégnée d'acide acétique ou nitrique, ou par le virement au bleu d'une bande de papier rouge de tournesol.

Le mélange du suif au blanc de baleine se reconnaîtrait facilement à l'odeur spéciale et bien connue que cette graisse lui communique.

Sous le nom de *solar spermaceti*, on a importé de New-York un prétendu blanc de baleine que M. *Ulex*, de Hambourg, a examiné comparativement avec le véritable spermaceti, et qui paraîtrait n'être autre chose que de l'acide margarique. Ce *solar spermaceti* était d'un blanc mat avec une légère teinte jaunâtre, dur, compacte et friable, peu gras au toucher, d'une odeur et d'une saveur très-faibles, analogues à celles des graisses. Il était composé de cristaux rayonnés, minces, flexibles, longs et brillants, d'une densité de 0,933, fusibles à 55°c, solubles à chaud en toutes proportions dans l'alcool à 0,80, la solution était acide; ils se dissolvaient également dans les alcalis caustiques et les carbonates alcalins.

BLANC DE FARD.

Le blanc de fard appelé aussi *magistère de bismuth, sous-nitrate de bismuth, sous-azotate de bismuth, nitrate* ou *azotate de bismuth basique* et très-improprement *oxyde de bismuth*, est blanc, pulvérulent, insipide, inodore, inaltérable à la lumière, un peu soluble dans l'eau, soluble sans effervescence dans l'acide azotique.

Quelquefois, dans le commerce, on confond avec le magistère de bismuth le *blanc de perle*, qui n'est autre qu'un tartrate de bismuth. On appelle aussi *blanc de perle*, le sous-chlorure de bismuth.

Usages. — Le blanc de fard sert en médecine comme antispasmodique, sédatif; il a été conseillé spécialement contre les névroses de l'estomac. On l'a beaucoup employé en parfumerie comme cosmétique pour blanchir la peau. Dans les arts, on s'en sert pour la fabrication des cires à cacheter.

Altérations. — Si le blanc de fard a été préparé avec un bismuth arsenical, il peut renfermer de l'*arsenic*, ce dont on s'assurera en faisant bouillir le produit soupçonné dans l'eau distillée, laissant refroidir, filtrant et essayant le liquide filtré par l'appareil de Marsh fonctionnant à blanc depuis quelque temps.

Suivant M. *Wittstein*, pour rendre un blanc de fard arsenical propre à être employé, on le fait bouillir avec de la potasse caustique qui enlève l'acide arsénieux et l'acide nitrique; il reste l'oxyde pur qui est ensuite lavé, redissous dans l'acide nitrique et précipité par l'eau. M. *Meurer* a indiqué comme un moyen d'avoir du blanc de fard exempt d'arsenic, de sulfurer le bismuth et de le fondre avec du carbonate de potasse.

Le blanc de fard peut avoir une couleur grisâtre, si on l'a fait sécher sur un filtre de papier et qu'on n'ait pas eu la précaution de le laisser sécher tranquillement sans retourner le filtre; M. *Wittstein* a reconnu que la partie qui a eu le contact du papier devient d'un gris violet à la lumière par l'effet de la substance organique du papier.

Falsifications. — Le blanc de fard est quelquefois falsifié par le *sulfate* et le *carbonate de chaux*, le *carbonate de plomb*, la *fécule*, l'*oxychlorure de bismuth*. En traitant le blanc de fard par l'acide nitrique il y aura dissolution incomplète, s'il est mélangé avec du sulfate calcaire, et dissolution avec effervescence s'il contient du carbonate de chaux ou de plomb. La présence du sulfate de chaux se reconnaîtra aussi à l'odeur hépatique que présentera le résidu de la calcination d'une petite quantité de blanc de fard traité par le charbon et mouillé d'acide chlorhydrique. La présence de l'acide sulfurique sera indiquée par le chlorure de baryum versé dans la liqueur étendue d'eau ; celle du plomb sera constatée à l'aide du chromate de potasse, de l'iodure de potassium. Dans ce cas, on ne peut employer l'hydrogène sulfuré qui précipite aussi en noir les sels de bismuth.

L'eau iodée indiquera la présence de la fécule.

Quant à l'oxychlorure de bismuth provenant de ce que le -bismuth a été dissous dans un mélange d'acide nitrique et d'acide chlorhydrique, afin d'avoir par l'eau un précipité plus abondant et plus lourd, ou de ce que la dissolution nitrique du bismuth a été précipitée par une solution étendue de sel marin, on le reconnaîtra en dissolvant le blanc de fard suspect dans l'acide nitrique pur et en versant dans la solution quelques gouttes de nitrate d'argent ; il se formera un précipité blanc, caillebotté, soluble dans l'ammoniaque.

BLANC DE PLOMB. — **V. Céruse.**

BLEU D'AZUR, BLEU DE COBALT. — **V. Azur.**

BLEU DE PRUSSE.

Le bleu de Prusse, connu aussi sous les noms de *bleu de Berlin,* de *prussiate de fer,* d'*hydroferrocyanate de fer,* d'*hydro-*

cyanate de fer, de *cyanoferrate ferrique, cyanure ferroso-ferrique, ferrocyanure ferrique, cyanure double de fer hydraté, ferrocyanide de fer*, a été découvert, en 1710, par un fabricant de Berlin, nommé *Diesbach*. Ce composé, à l'état pulvérulent, est d'un bleu foncé et velouté; en masses compactes, il a un reflet rouge foncé cuivré. Il est insipide, inodore, insoluble dans l'eau, l'alcool, l'éther, les acides étendus. Chauffé en vases clos, il abandonne de l'eau, du cyanhydrate et du carbonate d'ammoniaque et laisse pour résidu un carbure de fer. Il s'allume à l'air par le contact d'un corps en ignition et continue à brûler comme de l'amadou en se transformant en sesquioxyde de fer.

Usages. — Le bleu de Prusse a été conseillé, en médecine, contre les névroses et employé comme fébrifuge. Mais il sert surtout dans la teinture et la peinture; et dans les laboratoires à la préparation du cyanure de mercure.

Falsifications. — Le bleu de Prusse du commerce contient très-souvent une certaine quantité de matières étrangères, l'*alumine*, l'*amidon*, le *carbonate* et le *sulfate de chaux*, qu'on ajoute pour augmenter son poids.

La proportion d'alumine sera déterminée en calcinant un poids connu de bleu de Prusse et traitant le résidu par deux fois son poids de potasse caustique dans un creuset d'argent. On forme ainsi un aluminate de potasse, soluble dans l'eau, duquel on peut précipiter l'alumine en saturant la liqueur alcaline par un acide et versant de l'ammoniaque; le précipité d'alumine calciné avec du nitrate de cobalt prendra la couleur bleue caractéristique, découverte par *Gahn*.

En faisant bouillir le bleu de Prusse avec de l'eau, la liqueur filtrée se colorera en bleu par l'eau iodée, s'il y a de l'amidon. Celui-ci peut être enlevé par la digestion avec de l'acide sulfurique étendu, sans que la couleur bleue soit détruite. Le carbonate de chaux dans le bleu de Prusse se reconnaîtra à l'effervescence produite par ce dernier mis en contact avec un acide; de plus, on aura une dissolution qui précipitera en blanc par l'oxalate d'ammoniaque. En faisant bouillir le bleu de Prusse avec de l'eau, le liquide filtré, si ce bleu contient du sulfate de chaux, donnera un précipité blanc avec le chlorure de baryum, l'oxalate d'ammoniaque. D'ailleurs, pour découvrir dans un bleu de Prusse la présence de sels calcaires, on pourra aussi avoir recours à l'incinération ; les cendres bruniront le papier de curcuma humide, par l'action de la chaux provenant de la décomposition du carbonate. En outre, les cendres traitées par l'eau bouillante donneront un liquide qui précipitera en blanc par le chlorure de baryum et l'oxalate d'ammoniaque.

Pour déterminer la richesse de la nuance et se fixer sur la valeur d'échantillons donnés de bleu de Prusse, on les broie à l'huile avec la céruse, et on en étend une certaine quantité sur le carreau d'une fenêtre ; la céruse diminue l'intensité de la couleur et permet de juger la quantité qu'il faut ajouter pour arriver à la nuance primitive ; on peut, de cette manière, établir une relation entre chaque numéro d'échantillon. Cette opération exige de l'habitude.

BOIS NÉPHRÉTIQUE.

Ce bois, auquel on a attribué une grande vertu pour la guérison des maladies de reins, est maintenant peu employé ; il vient de la Nouvelle-Espagne.

Suivant MM. *Bussy* et *Boutron-Charlard*, il est, la plupart du temps, mélangé ou totalement remplacé par *le bois de gaïac* avec lequel il a beaucoup de rapport.

Cette fraude pourra se reconnaître en ce que l'infusum aqueux de bois néphrétique est jaune par transmission et bleu par réflexion.

BONBONS.

On connaît, sous le nom de bonbons, les sucreries et pastillages fabriqués par les confiseurs, dont beaucoup de personnes, principalement les femmes et les enfants, font une très-grande consommation.

Notre but n'est pas ici de traiter de l'art du confiseur qui, depuis le commencement de ce siècle, a pris une si grande extension, tant par l'importance des affaires que par la perfection avec laquelle on est parvenu à reproduire les fleurs, les fruits, les objets divers d'ornement et de curiosité. Nous ne traiterons ici que des bonbons et sucreries coloriées de teintes diverses, pour lesquels on ne fait que trop souvent usage de substances vénéneuses, malgré les règlements de police, particulièrement l'ordonnance du mois de septembre 1841, dans laquelle on a indiqué les substances colorantes prohibées et celles que peuvent employer les confiseurs pour colorier les bonbons, pastillages, dragées, etc.

Les substances prohibées sont : toutes les substances minérales, le *bleu de Prusse* et le *bleu d'outremer* exceptés ; ces substances sont particulièrement :

Le *jaune de chrôme* ou *chromate de plomb ;*

Le *minium*, le *massicot*, la *litharge* ;

Le *sulfure rouge de mercure* ou *vermillon* (1) ;

Les *verts de Schèele, de Schweinfurt* (arsénites de cuivre) ;

Le *blanc de plomb* ou *céruse*, ou *blanc d'argent ;*

La *gomme-gutte :*

Les *cendres bleues* (carbonate de cuivre) ;

Le *bleu d'azur* ou *bleu de cobalt ;*

Les *sulfures d'arsenic* (orpin ou orpiment, réalgar);

Le *vert-de-gris* (sous-acétate de cuivre);

Toutes les feuilles ou substances métalliques divisées autres que l'or et l'argent fins ; le *cuivre*, le *bronze en poudre*, les *alliages de cuivre et de zinc* sont donc proscrits.

L'emploi de substances toxiques pour colorier les sucreries a été non-seulement signalé en France (Paris, Besançon, Bordeaux), où il a éveillé l'attention de l'autorité, mais aussi en Angleterre, en Belgique, en Suisse, en Allemagne, où, suivant *Remer*, on a en outre fait usage de quelques plantes toxiques telles que l'*aconit napel*, le *delphinium consolida*, qui fournissent des matières colorantes. Il est donc indispensable d'indiquer les réactions chimiques à l'aide desquelles on peut reconnaître quand on a employé l'une des substances ci-dessus désignées.

Toutes ces substances, excepté la gomme-gutte, sont insolubles dans l'eau, on peut les isoler en faisant macérer une

(1) On s'en est longtemps servi pour colorier des pralines.

certaine quantité de bonbons dans l'eau distillée froide, où ils se dissolvent, ainsi que les matières sucrées qui en forment la base ; on peut aussi frotter la surface du bonbon avec un petit pinceau pour en détacher la matière colorante ; on laisse déposer cette solution, et on en retire les substances insolubles, mêlées des fécules et des laques végétales colorées qu'on a pu employer concurremment avec les matières minérales, pour les faire dessécher à une faible chaleur après les avoir bien lavées ; ensuite on passe à l'examen chimique de chacune d'elles.

Les oxydes ou sels de plomb se reconnaîtront aux caractères suivants : calcinés avec du charbon, ils fourniront du plomb métallique ; traités par l'acide nitrique, ils donneront uue liqueur qui précipitera en blanc par le sulfate de soude ; en jaune par l'iodure de potassium ; en noir par l'hydrogène sulfuré.

Le chromate de plomb servant à colorer en jaune se distinguera en ce que, fondu au chalumeau avec du borax, il donnera un verre coloré en vert émeraude ; mis avec du nitrate de potasse dans un creuset, il fournira un chromate de potasse donnant une solution jaune avec l'eau et prenant par l'addition d'un peu d'acide chlorhydrique une teinte verte due à la formation du chlorure de chrome. Cette solution de chromate de potasse prend une teinte orange par l'acide nitrique, et précipite en rouge les solutions de protonitrate de mercure, de nitrate d'argent ; en jaune, les solutions d'acétate ou de nitrate de plomb. On peut aussi faire bouillir le chromate de plomb avec du carbonate de potasse ; il se formera du chromate de potasse et du carbonate de plomb qui se précipite ; le précipité recueilli et traité par l'acide nitrique donnera, avec effervescence, une solution qui présentera les réactions propres aux sels de plomb.

Les sulfures d'arsenic, arsénites de cuivre, ou autres composés arsenicaux, projetés sur des charbons incandescents, répandent une odeur d'ail ; le sulfure brûlera, en outre, avec une flamme bleue et exhalera une odeur d'acide sulfureux ; mélangés avec du flux noir dans un tube et soumis à l'action de la chaleur, ils donnent un sublimé d'arsenic métallique, si le tube est bouché à une extrémité, ou d'acide arsénieux (arsenic blanc), si le tube est ouvert aux deux extrémités. Les arsénites ou arséniates introduits dans un appareil de Marsh, donneront des anneaux et des taches arsenicales.

Les sels et oxydes de cuivre, traités par l'ammoniaque, sont dissous et fournissent une liqueur d'un beau bleu. Traités par l'acide nitrique, ils donnent une liqueur bleuâtre précipitant en brun-chocolat par le cyanure jaune.

Le bleu d'azur donne au chalumeau avec le borax un verre d'un beau bleu.

Le sulfure de mercure soumis à la chaleur dans un tube fermé se volatilise ; chauffé avec un peu de fer ou de chaux, il se transforme en mercure et en gaz sulfureux d'une odeur caractéristique. Jeté sur des charbons rouges, il brûle avec une flamme bleue et répand une odeur d'acide sulfureux (*l'odeur d'allumette qui brûle*). Le vermillon donne avec l'eau régale une dissolution présentant les caractères des sels mercuriels au maximum : précipité jaune avec la potasse, jaune foncé avec l'eau de chaux, blanc avec l'ammoniaque ; précipité d'un beau rouge avec l'iodure de potassium, noir avec l'hydrosulfate d'ammoniaque ; une lame de cuivre bien décapée, plongée dans cette dissolution, se recouvrira d'une couche blanche et brillante de mercure métallique.

La gomme-gutte se reconnaîtra aux caractères suivants : après le traitement aqueux des bonbons, on a une émulsion de couleur jaune ; évaporée jusqu'à siccité, et traitée par l'alcool rectifié, elle donne une solution alcoolique qui précipite en jaune vif par l'eau ; additionnée de quelques gouttes d'ammoniaque, elle prend une coloration rouge qui disparaît par une petite quantité d'acide nitrique : le liquide est alors coloré en jaune sale.

Les bonbons enjolivés avec des feuilles métalliques de bronze, de cuivre, de chrysocale, etc., se reconnaîtront en les touchant avec un bouchon imprégné d'acide nitrique, on aura une tache bleuâtre de nitrate de cuivre.

On a aussi trouvé, dans le commerce, sous les noms de *poudre de talc* et d'*oxyde d'or*, de *poudre végétale*, des compo-

sés formés, en grande partie, de cuivre et qui étaient destinés
à enjoliver des bonbons ; il a été aussi vendu pour de l'*outre-
mer artificiel*, couleur bleue inoffensive , un mélange toxique
formé de 60 °/₀ d'outre-mer et de 40 °/₀ de *cendres bleues* (carbonate de cuivre).

Malheureusement, les peines infligées aux confiseurs coupables de ces dangereuses colorations, ne sont pas assez fortes
pour les empêcher de recommencer leur criminel trafic, au
détriment de la santé publique. Ainsi, à Bordeaux, les déten-
teurs de bonbons recouverts de bronze furent condamnés par
le tribunal de simple police à une amende de *deux francs!*
le motif du jugement fut : *pour avoir exposé des bonbons insalubres.* A Besançon, un confiseur reconnu coupable de s'être
servi de substances minérales pour colorier en vert et en bleu
des pastilles qui avaient mis en danger l'existence de plusieurs
enfants, n'a été condamné par le tribunal correctionnel qu'à
une amende de *six francs!*

A Bruxelles, un confiseur, le nommé *Van Labbecke,* a été
condamné à *seize francs d'amende* et à *six jours de prison* pour
avoir colorié des bonbons avec du chromate de plomb, etc.,etc.

Ces peines minimes ne peuvent évidemment arrêter les
fraudeurs amplement dédommagés par les gros bénéfices
qu'ils peuvent réaliser, tant qu'ils ne sont point découverts.

Si l'on doit défendre formellement l'emploi de substances
dangereuses pour colorier les bonbons, il serait tout à fait ar-
bitraire d'interdire, comme on l'a fait à Zurich, la coloration
de ces produits par des couleurs salubres ; aussi l'autorité, en
France, a-t-elle indiqué les substances colorantes que les
confiseurs peuvent employer, ce sont :

Couleurs bleues. — *Indigo, bleu de Prusse* ou de *Berlin,
outremer artificiel.*

Couleurs rouges. — *Cochenille, carmin, laque carminée, laque de Brésil.*

Couleurs jaunes. — *Safran, graine d'Avignon, graine de
Perse, quercitron, fustet,* et les *laques alumineuses* de ces substances.

Couleurs composées. — Le vert peut se produire avec. le
mélange du *bleu* et des diverses *couleurs jaunes ;* l'un des plus

beaux est celui que l'on obtient avec le *bleu de Prusse* et la *graine de Perse ;* il ne le cède en rien, pour le brillant, au *vert de Schweinfurt*, qui est un violent poison.

Violet : *bois d'Inde, bleu de Prusse.*

Pensée : *carmin, bleu de Prusse* (1).

Nous pensons qu'il serait utile :

1° Qu'en province on fît faire, comme à Paris, soit par les membres du Conseil de salubrité, dans les localités où il y en a, soit par des pharmaciens habiles, une visite annuelle des magasins et laboratoires des confiseurs et fabricants, pour examiner les bonbons et les sucreries confectionnées ;

2° Que MM. les préfets prissent un arrêté par lequel les prescriptions imposées par M. le préfet de police aux confiseurs de Paris seraient applicables à ceux de la province.

A l'aide de ces mesures, on éviterait :

L'emploi, dans l'art du confiseur, de substances nuisibles à la santé, et l'expédition en province de *bonbons confectionnés exprès pour les localités où l'administration municipale n'exerce pas de surveillance.*

BORAX.

Le borax, appelé aussi *sous-borate de soude, borate de soude avec excès de base*, est un composé d'*acide borique* et de *soude*. On distingue, dans le commerce, deux espèces de borax :

1° Le borax *naturel* ou *brut* (*chrysocolle, sel de Perse, tinkal*), qui nous vient de l'Inde, du Thibet, de la Chine. Le borax de Chine est un borax demi-raffiné ;

2° Le borax *artificiel* ou *de fabrique*, qui nous vient de Hollande ou qui est préparé dans les manufactures françaises.

Le borax naturel est purifié ou raffiné avant d'être livré au commerce. Mais cette purification ne s'opère plus fréquemment depuis qu'on prépare en France le borax de toutes piè-

---

(1) Les ingrédients désignés par l'ordonnance suivie en Autriche, pour la coloration des bonbons, sont : la *gomme adragante*, la *cochenille*, le *carmin*, le *jus d'alkermès*, la *fleur rouge des blés*, le *safran*, le *saflor*, le *concourme*, les *violettes*, le *bluet* et le *jus d'épinards*.

ces, en saturant l'acide borique de Toscane par le sous-carbonate de soude.

Il y a deux sortes de borax artificiels, que l'on distingue par la forme cristalline, ce sont le *borax prismatique* et le *borax octaédrique*.

Le borax prismatique s'obtient de solutions bouillantes marquant 30° Baumé. Il contient 10 équivalents d'eau ou 48 %. Ce sont des prismes à 6 pans terminés par des pyramides dièdres. Il a été longtemps vendu dans le commerce sous le nom de *borax fondu*, en masses informes. Le borax prismatique se conserve à l'air humide, sans s'effleurir ; il devient transparent dans l'eau.

Le borax octaédrique s'obtient de solutions bouillantes marquant 22° Baumé ; il est en plaques dures, sonores ; il contient 5 équivalents d'eau ou 24 %. A l'air humide il s'effleurit et donne une cristallisation de borax prismatique. Il devient opaque dans l'eau.

Le borax est d'une couleur blanche semi-transparente, sa densité est 1,740 ; sa saveur est légèrement alcaline ; il est soluble dans l'eau froide ou bouillante, insoluble dans l'alcool. Sa solution verdit le sirop de violettes, ramène au bleu le tournesol rougi. Soumis à l'action de la chaleur, il fond dans son eau de cristallisation, se boursoufle, se liquéfie, prend la forme d'une masse blanche, légère, poreuse, dite *borax calciné* (1). Si l'on porte la température jusqu'au rouge, il éprouve la fusion ignée et donne un verre transparent, incolore, dit *verre de borax* ou *borax vitrifié*. Ce verre, exposé à l'air, absorbe l'humidité et devient opaque. Une solution aqueuse, concentrée et chaude de borax, traitée par l'acide sulfurique ou chlorhydrique, laisse déposer d'abondantes écailles ou paillettes cristallines, qui communiquent à l'alcool la propriété de brûler avec une flamme verte.

1 p. d'acide sulfurique sature 3 p. 89 de borax prismatique et 2 p. 94 de borax octaédrique.

Usages. — Le borax prismatique est la seule variété em-

(1) Le borax prismatique contenant plus d'eau que l'octaédrique, fond plus vite et se convertit plus rapidement en *borax calciné*.

ployée en médecine; à l'intérieur comme fondant, emménagogue et sédatif; à l'extérieur, en gargarismes ou en collu-
toires contre les aphthes, en collyres, en tisanes ou sous forme
de pommades. On s'en est également servi pour remplacer
le bicarbonate de soude dans le traitement de la gravelle.

Le borax calciné sert aux bijoutiers, aux orfèvres pour
faire prendre les soudures à l'or, pour braser le fer avec le
cuivre.

Le borax vitrifié est employé dans les essais au chalumeau,
pour l'analyse des oxydes qu'il sert à faire reconnaître par les
colorations diverses qu'ils font prendre au verre de borax.

Le borax entre dans la composition de couvertes ou vernis
pour les porcelaines, d'émaux et strass divers.

Falsifications. — Le borax a été mélangé avec l'*alun*, le
sulfate de soude, le *chlorure de sodium*.

Le mélange du borax avec l'alun lui communique la saveur
styptique, astringente et légèrement acide de ce dernier sel.
Un tel mélange est moins soluble que le borax pur; la solution a une réaction acide, rougit le tournesol, tandis que la
solution de borax a une réaction alcaline; de plus, elle donnera, avec le chlorure de baryum, un précipité blanc insoluble
dans l'acide nitrique ; avec l'ammoniaque, un précipité gélatineux d'alumine. On reconnaîtra aussi le mélange en chauffant
fortement une portion du borax sur une plaque métallique;
le résidu mélangé d'alumine indiquera la présence de l'alun.
Le mélange avec le sulfate de soude aura aussi une saveur
salée, amère; la solution fournira un précipité blanc insoluble dans l'acide nitrique, avec le chlorure de baryum, et ne
donnera aucun précipité avec l'ammoniaque.

Le mélange avec le chlorure de sodium se reconnaîtra à la
saveur salée de ce dernier, et fournira avec l'eau une
solution qui donnera avec le nitrate d'argent, un précipité
blanc, caillebotté, de chlorure d'argent insoluble dans l'acide
nitrique, soluble dans l'ammoniaque.

BOUCHONS.

Assez souvent, dans le commerce, on livre des bouchons

qui ont déjà servi. En général, les vins mousseux, les eaux et limonades gazeuses sont contenus dans des bouteilles hermétiquement fermées à l'aide de bouchons de première qualité, comprimés au moyen d'une machine, dite *mâche,* qui en réduit le volume. Ordinairement ces bouchons sont enlevés sans avoir été percés; mais la pression qu'ils ont subie les a déformés, et ils sont jetés. Certains industriels en ont fait l'objet d'un commerce très-lucratif; ils les ont fait ramasser dans les rues, dans les tas d'ordures, au bord de la rivière, à la sortie des égouts, et, après leur avoir fait subir certaines manipulations, et les avoir taillés pour leur donner la forme et la couleur des bouchons neufs, ils les ont livrés au commerce à un prix inférieur, quelquefois égal à celui des bouchons de première qualité; ils sont vendus pour bouchons de demi-bouteilles, de topettes, etc. Ces bouchons ont quelquefois une odeur et une saveur particulière qui révèlent leur origine ou la présence d'une matière étrangère.

On peut rendre les bouchons imperméables par des immersions répétées dans un mélange fondu de *cire* et de *suif;* on les fait ensuite sécher à l'étuve.

On peut avoir des bouchons qui gardent le vide, en les trempant dans du *caoutchouc fondu,* additionné d'une petite quantité de *cire.*

On peut aussi faire une pâte avec du *liége* en poudre ou en raclures et une *solution* de *caoutchouc* dans l'essence de térébenthine; on coule cette pâte dans des moules pour lui donner la forme des bouchons ordinaires.

BOUILLON BLANC.

Le bouillon blanc (*verbascum thapsus*), de la famille des Solanées, appelé aussi *molène, cierge de Notre-Dame, fleur de bonhomme, herbe Saint-Fiacre,* est une grande plante herbacée à larges feuilles blanchâtres, molles, cotonneuses; à fleurs jaunes monopétalées, d'une odeur agréable, d'une saveur douceâtre, mucilagineuse.

Les fleurs de bouillon blanc contiennent, d'après l'analyse de M. *Morin,* de Rouen : 1º *une huile volatile jaunâtre* ; 2º une *matière grasse acide*, ayant quelque analogie avec l'acide oléique ; des *acides malique* et *phosphorique* libres ; du *malate* et du *phosphate de chaux ;* de l'*acétate de potasse ;* du *sucre incristallisable ;* de la *gomme ;* une *matière grasse, verte* (chlorophylle?) ; un *principe colorant jaune*, et quelques sels minéraux.

Usages. — En pharmacie, on emploie les feuilles de bouillon blanc, comme émollientes, en cataplasmes ; les fleurs, en infusés, comme béchiques et diaphorétiques.

Dans le commerce, on substitue quelquefois aux feuilles de bouillon blanc celles de la *molène cunéiforme*, de la *molène noire*, ou le mélange de ces deux sortes de feuilles.

Les feuilles de la molène cunéiforme sont tronquées à l'extrémité, sillonnées à la partie supérieure, d'un vert clair ; à la partie inférieure, elles sont d'un blanc grisâtre.

Les feuilles de la molène noire sont d'un vert foncé en dessus, velues et blanchâtres en dessous.

Les fleurs de ces deux espèces de molènes n'ont pas aussi bonne odeur, elles sont plus pâles, plus petites que celles du bouillon blanc, et marquées de taches rouges.

BOUGIES STÉARIQUES.

Les bougies stéariques sont formées d'un mélange d'acides stéarique et margarique, additionnés d'une petite quantité de *cire* (2 à 4 % environ), afin de rendre les bougies plus uniformes, moins rugueuses. Les acides stéarique et margarique sont ordinairement retirés de la saponification du suif par la chaux.

Altérations. — Plusieurs fabricants obtiennent les acides stéarique et margarique par la simple pression du suif, on sépare alors directement l'acide oléique. Les bougies ainsi préparées coulent plus que les autres, répandent une odeur de suif quand on les touche, tachent les doigts ; enfin on ne doit les considérer que comme des chandelles supérieures à celles qui sont répandues dans le commerce.

Autrefois, dans les bougies on ajoutait de l'*acide arsénieux*, dans le but de rendre, dit-on, les graisses plus combustibles.

On s'aperçut de la présence de cette substance toxique par l'odeur alliacée que répandaient les bougies, lors de leur extinction. En outre, plusieurs personnes se plaignirent d'avoir été incommodées et sujettes à des maladies qu'elles attribuèrent à l'emploi de ces bougies. D'après des expériences faites à Londres, on reconnut que chaque bougie contenait environ 0^{gr},30 d'acide arsénieux. Dans diverses parties d'une chambre, on disposa des vases pleins d'eau distillée, et on fit brûler quelques-unes de ces bougies; au bout de 36 heures, l'eau essayée à l'appareil de Marsh décela d'une manière évidente la présence de l'arsenic. Il fut établi que l'acide arsénieux dégagé par la combustion des bougies se condensait et retombait sur les divers objets qui garnissaient la chambre. A Reims, *M. Dannecy* constata également dans une bougie pesant 60 grammes et dite des 8, la présence de 0^{gr},150 d'arsenic.

Tous ces faits ont amené l'autorité à interdire aux fabricants l'emploi de l'acide arsénieux dans la préparation des bougies.

Le moyen le plus simple pour reconnaître cette substance toxique dans les bougies stéariques, serait d'en faire brûler une ou deux dans des tubes métalliques, et lorsque chaque bougie serait consumée, d'essayer à l'appareil de Marsh l'infusum aqueux du dépôt qui se serait formé dans les tubes.

On peut aussi faire bouillir une bougie à plusieurs reprises avec l'eau distillée; la décoction filtrée et concentrée par évaporation est essayée à l'appareil de Marsh. On pourrait aussi employer le procédé suivant : faire brûler une bougie dans un tube qui amènerait les produits de la combustion dans un ballon où ils se condenseraient; les parties non condensables ou non condensées se rendraient par un autre tube dans un vase rempli d'eau pure. La bougie étant consumée, cette eau serait essayée à l'appareil de Marsh.

On a aussi employé des substances arsenicales pour préparer les mèches; on s'en assurerait en essayant, à l'aide du même appareil, la décoction aqueuse et filtrée des mèches.

On a cherché aussi à introduire dans les bougies stéariques un produit retiré des résines; on s'en apercevrait par la fumée noire à laquelle donnerait lieu l'usage d'une pareille bougie.

BOURGÈNE OU BOURDAINE.

La bourgène ou bourdaine (*rhamnus frangula*) est un arbrisseau de la famille des Rhamnées, connu aussi sous le nom vulgaire d'*aune noir ;* il est commun dans les bois humides de l'Europe. Le bois de cet arbrisseau fournit un charbon trèsléger, le meilleur pour la fabrication de la poudre à canon. Son écorce seule est employée, elle peut servir à la teinture en jaune comme celle du nerprun purgatif. Fraîche, elle est jaune ; sèche, elle est rouge. Lorsqu'on la mâche elle communique à la salive une teinte jaune; sa saveur est amère; son odeur, désagréable(1). Quelquefois on vend en place de cette écorce, celle du *prunier à grappes* (*prunus padus*) qui offre avec elle assez de ressemblance, mais elle ne teint pas la salive en jaune et n'a pas une saveur aussi amère.

BOUTEILLES.

Une bouteille est un vase de verre affectant une forme particulière, dans lequel on conserve toute espèce de liquides. Mais les bouteilles ne sont point assujetties à avoir une contenance déterminée, ce qui pourtant serait d'une grande utilité et empêcherait les fraudes qui se commettent journellement. Ainsi, les liquides tels que *vins fins* ou *ordinaires, liqueurs, sirops, bières, cidres, huiles,* etc., étant vendus au *litre, demilitre, quart de litre,* les bouteilles qui les contiennent devraient avoir ces diverses capacités.

Sous Louis XV, l'autorité avait parfaitement compris l'importance de cette mesure, et par une déclaration en date du 8 mars 1735, elle avait fixé la contenance que devaient avoir

---

(1) D'après l'analyse de M. *Gerber,* l'écorce de bourdaine contient : *ligneux* 26,60 ; *cire* 0,50; *chlorophylle* 1,75 ; *mucoso-sucré* 0,60 ; *principe extractif amer* 4,60 ; *principe colorant résineux* 8 ; *principe colorant modifié* 2,70; *albumine végétale* 1,86 ; *gomme* 8,50; *extractif* 4,50 ; *phosphate de chaux et alumine* 2,10 ; *malate de chaux et de magnésie* 1,89; *matière analogue à l'humus* 11 ; *gomme obtenue par les alcalis* 14,50 ; *extractif obtenu par les alcalis* 7,50 ; *perte* 3,40.

les bouteilles et mis un frein aux tentatives des fraudeurs. Cette déclaration est malheureusement tombée dans l'oubli, et aujourd'hui cette fraude a pris une telle extension, qu'elle semble être devenue un droit acquis.

Voici la teneur de cette déclaration :

« Louis, par la grâce de Dieu, etc., salut.

« Les plaintes qui nous ont été faites sur les différents abus
« qui se sont introduits dans la fabrication des bouteilles et
« carafons de verre destinés à renfermer les vins et autres li-
« queurs, soit par la mauvaise préparation de la matière dont
« ils sont composés, ce qui cause la corruption des vins et
« liqueurs, soit par le défaut de matières suffisantes pour
« rendre ces sortes d'ouvrages solides, soit enfin par le défaut
« de contenance ou jauge des bouteilles et carafons, nous
« ont déterminé, pour l'intérêt public, à y pourvoir par un
« règlement précis.

« A ces causes, etc.

« Art. Ier. La matière vitrifiée servant à la fabrication des
« bouteilles et carafons destinés à renfermer les vins et autres
« liqueurs, sera bien raffinée et également fondue, en sorte
« que chaque bouteille ou carafon soit d'une égale épaisseur
« dans toute sa circonférence.

« Art. 2. Chaque bouteille ou carafon contiendra à l'avenir
« pinte, mesure de Paris, et ne pourra être au-dessous du
« poids de 25 onces, les demies et quarts à proportion;
« quant aux bouteilles et carafons doubles et au-dessus, ils
« seront aussi d'un poids proportionné à leur grandeur.

« Art. 3. Voulons que tous entrepreneurs et maîtres de ver-
« reries, marchands faïenciers et autres vendant bouteilles, se
« conforment au poids et à la contenance ou jauge portés
« par l'article précédent, leur défendons de fabriquer ou faire
« fabriquer, faire entrer dans le royaume, vendre ou débiter
« aucunes bouteilles ou carafons qui ne soient du poids et
« jauge ci-dessus, soit qu'ils aient été fabriqués dans le
« royaume, ou en pays étranger, à peine de confiscation et
« de 200 livres d'amende contre chacun des contrevenants.

« N'entendons, néanmoins, comprendre dans la prohibition
« ci-dessus les bouteilles qui se fabriquent en Alsace, pour y

« être consommées, mais celles que l'on voudrait introduire
« dans le reste du royaume.

« Art. 4. Voulons pareillement que tous marchands de vin,
« cabaretiers, aubergistes et autres vendant vin, cidre, bière
« en bouteilles, ne puissent se servir, même les commission-
« naires des provinces, envoyer aucunes bouteilles qui entre-
« ront dans le royaume, remplies de vin, de liqueurs et li-
« queurs fortes seulement.

« Art. 5. Ordonnons que tous marchands faïenciers et au-
« tres vendant bouteilles, tous marchands de vin, cabare-
« tiers, aubergistes et autres vendant vin, cidre et bière, seront
« tenus de faire, dans quinzaine, à compter du jour de la
« publication des présentes, au greffe de la police de chaque
« ville du royaume, leur déclaration de la quantité de bou-
« teilles et carafons qu'ils pourront avoir dans leurs maga-
« sins, tant du poids et jauge, soit des fabriques du royaume,
« ou des pays étrangers, à peine de 200 livres d'amende et
« de confiscation desdites bouteilles et carafons dont il n'au-
« rait pas été fait déclaration dans ledit délai.

« Art. 6. Et néanmoins, pour faciliter la vente et le débit
« des dites bouteilles et carafons, permettons auxdits faïen-
« ciers et autres qui en font commerce, de les vendre et dis-
« tribuer pendant le temps et espace d'un an, à compter pa-
« reillement du jour de la publication de la présente déclara-
« tion, passé lequel temps toutes les bouteilles et carafons
« qui n'y sont pas conformes, seront confisqués et cassés, et
« ceux auxquels ils appartiendront condamnés chacun à
« 200 livres d'amende.

« Art. 7. Les amendes et confiscations qui seront pronon-
« cées pour raison des contraventions faites aux présentes,
« seront appliquées, savoir : un tiers à notre profit, un tiers
« aux dénonciateurs et un tiers aux pauvres de l'hôpital le
« plus prochain du lieu où les jugements seront rendus ;
« voulons que lesdites amendes ne puissent être remises ni
« modérées, sous quelque prétexte que ce soit.

« Art. 8. Voulons que toutes les contestations qui pourront
« naître pour raison de l'exécution des présentes, soient ju-
« gées en première instance, savoir : dans notre bonne ville

« de Paris, par le lieutenant général de police, et dans les au-
« tres villes du royaume par les officiers de police, auxquels
« nous attribuons toute cour et juridiction, primitivement à
« tous autres juges, sauf l'appel en nos cours de parlement. Si
« donnons en mandement, etc.

   « Donné à Versailles, le 8 mars 1735,

               « Par le roi :

                    « PHELYPEAUX.

   « Vu au conseil, Orry, et scellé du grand sceau de cire jaune.
      « Registré au parlement, le 23 mars 1735. »

Comme on le voit, cette déclaration portait non-seulement
sur les contenances, mais aussi sur la fabrication, sur la qualité du verre employé et sur le poids que les bouteilles devaient avoir.

La fraude qui oblige l'acheteur à payer un litre de vin, alors
qu'il ne lui est livré dans des bouteilles sans contenance fixe
que 3/4 du litre et quelquefois moins, cesserait dès l'instant
où l'on obligerait tous les fabricants à frapper leurs bouteilles
d'un timbre légal qui justifierait de leur contenance. Les marchands de vin seraient tenus d'en faire exclusivement usage,
sous peine d'encourir les peines portées contre les vendeurs
à faux poids ou à fausse mesure.

Le verre à bouteilles est composé de *silice*, *chaux*, *potasse*
ou *soude*, le meilleur verre à bouteilles est celui qui renferme
le moins de potasse, car plus il y en a, plus le verre est fusible. Quand le verre est trop alcalin, ou trop calcaire, il est
attaqué par les acides, par la crème de tartre, l'acide tartrique des vins, il y a formation de tartrate de chaux, de potasse,
de tartrate d'alumine qui précipitent la matière colorante des
vins et forment une laque. Le vin a souvent aussi une odeur
et un goût d'hydrogène sulfuré, dus à la qualité du verre à
bouteilles, dit alors *hépatique* et qui dégage le gaz sous l'influence des acides.

Les verres hépatiques sont dus à la dissolution dans le verre
de sulfures alcalins et terreux provenant de la soude brute,
de la soude de Varech, employée à leur fabrication, et qui
leur donnent de la couleur, à laquelle contribue aussi l'im-

pureté des matières premières (sable et argile jaunes, calcaires, cendres de foyer, cendres de lessive ou charrées) (1).

Les bouteilles fabriquées à la houille présentent presque toujours des taches noires, grasses, dues au carbone très-divisé et imprégné de goudron de houille. Ces bouteilles donnent un mauvais goût aux boissons qu'elles sont destinées à contenir. On peut obvier à cet inconvénient en les faisant macérer pendant trois ou quatre jours dans de l'eau légèrement alcalisée par la potasse ou la soude (200 gr. d'alcali pour 100 litres d'eau) ; on les rince ensuite à l'eau claire.

Il serait aussi à désirer qu'en France on donnât aux bouteilles une forme spéciale (2) suivant le liquide qu'elles sont destinées à contenir. Ainsi, en Angleterre, on a fabriqué des bouteilles en grès de formes différentes pour les différents liquides usuels dans ce pays (l'*ale*, le *porter*, la *bière forte*, le *genger-beer* ou *bière de gingembre*, le *vin de Champagne*) ; de sorte qu'on connaît de suite la nature du contenu à la forme du contenant.

BROME.

Le brôme est un corps simple, découvert en 1826, par M. *Balard*, qui l'avait d'abord appelé *muride*. C'est un liquide rouge foncé, d'une saveur âcre et caustique, d'une odeur forte, très-désagréable, d'où le nom de *brôme* (du grec βρωμος, puant). Sa densité est 2,966, son point d'ébullition + 47°. Il est peu soluble dans l'eau, très-soluble dans l'alcool et l'éther ; évaporé à une douce chaleur, il répand des vapeurs rouges très-foncées. Il tache la peau en jaune, et la couleur disparaît d'elle-même, à moins que le contact n'ait été trop prolongé.

(1) Voici le dosage ordinaire de ces matières :
Sable jaune, 100 p.
Soude de Varech, 30 à 40 p.
Charrées, 160 à 170 p.
Cendres neuves, 30 à 40 p.
Argile jaune, 80 à 100.
Calcaires ou fragments de bouteilles, 100.
(2) Ainsi que cela se fait déjà généralement pour les vins de Champagne.

Usages. — Le brôme a été prescrit contre les maladies scrofuleuses. On l'emploie aussi dans la photographie.

Altérations. — Le brôme peut être mélangé de *chlore*. La solution aqueuse de ce mélange est saturée par de la limaille de zinc, les bromure et chlorure de zinc formés sont distillés avec l'acide sulfurique étendu, et les vapeurs reçues dans de l'eau de baryte; on sépare l'excès de baryte à l'aide d'un courant d'acide carbonique; on évapore à siccité et on traite le résidu par l'alcool *anhydre* qui ne dissout que le bromure de baryum.

M. *Posselger* a signalé l'altération du brôme dans le commerce, par le *bromure de carbone* ou *bromoïdiforme* (dans la proportion de 6 à 8 %). Ce brôme altéré avait son point d'ébullition à 120°c, et distillé à siccité, il laissait un résidu charbonneux. A mesure que la distillation s'opérait, la couleur du brôme devenait de plus en plus claire, enfin il ne restait plus qu'un liquide incolore.

BROMURE DE POTASSIUM.

Le bromure de potassium, connu aussi sous les noms *d'hydrobromate, de bromhydrate de potasse*, cristallise en prismes rectangulaires ou en cubes, d'une saveur âcre, très-solubles dans l'eau, un peu solubles dans l'alcool. Le bromure de potassium en solution donne avec le nitrate d'argent un précipité blanc jaunâtre de bromure d'argent, soluble dans une assez grande quantité d'ammoniaque, bien moins soluble, par conséquent, que le chlorure d'argent.

Usages. — En médecine, le bromure de potassium est employé, à l'état de solution, de pilules, de pommade, tant à l'intérieur qu'à l'extérieur. Le bromure de potassium agit comme diurétique et cathartique.

Altérations. — Le bromure de potassium du commerce peut contenir du *sel marin* (chlorure de sodium), de l'*iodure de potassium*. Pour reconnaître la présence du sel marin, on emploie le procédé suivant, indiqué par M. *Rose :* le bromure de potassium est distillé avec un excès de bichromate de potasse et d'acide sulfurique, et le produit de la distillation reçu dans un récipient contenant de l'eau fortement ammoniacale. Si le bromure contient du chlorure de sodium, il se forme du *chromate de chlorure de chrôme* qui passe à la distillation et colore l'eau ammoniacale en jaune ; dans le cas où il n'y a pas de chlorure, le brôme passe seul et l'eau ammoniacale n'est pas colorée.

L'iodure de potassium se trouve quelquefois en petite quantité dans le bromure de potassium du commerce ; cela vient de la difficulté qu'on éprouve à isoler l'iode du brôme, retiré des eaux-mères de la soude de Varech. La présence de l'iodure de potassium dans le bromure se reconnaît au moyen de l'amidon. Voici le procédé indiqué par M. *Lassaigne :* on ajoute quelques gouttes d'une solution de chlore faible à la solution du bromure de potassium que l'on veut examiner ; il y a coloration de la liqueur en jaune ; si l'on y plonge un papier blanc amidonné ou recouvert d'une couche de colle d'amidon, et séché ensuite, il se colore en violet ou en bleu indigo faible.

Si la quantité d'eau chlorée ajoutée a été assez grande pour décomposer tout le bromure, le papier amidonné ne se colore pas immédiatement ; mais exposé à l'air ou tenu en macération dans la liqueur, il prend une teinte rougeâtre, au bout de peu de temps, tourne au violet et passe ensuite au bleu.

M. *Lassaigne* pense que cet effet est dû à la décomposition du bromure d'iode par la matière organique du papier et peut-être de l'amidon lui-même.

On peut aussi reconnaître l'iodure de potassium dans le bromure, au moyen du nitrate d'argent, ou d'un sel de plomb ; le bromure d'argent est séparé de l'iodure d'argent par l'ammoniaque dans laquelle ce dernier seul est entièrement insoluble. Le bromure de plomb est blanc, tandis que l'iodure est jaune.

BUSSEROLE.

La busserole ou *raisin d'ours* (*arbuatus urva ursi*), de la famille des Ericinées, est un arbuste qui couvre les roches des hautes montagnes, surtout celles des Alpes et des Pyrénées.

Ses feuilles sont inodores, coriaces, assez semblables à celles du buis; elles sont entières, ovales, presque obtuses, très-glabres, luisantes, épaisses et très-consistantes; leur surface supérieure est d'un vert foncé, la face inférieure d'un vert clair luisant et parsemée de veines. Leur saveur est amère et astringente. Triturées avec de l'eau, elles donnent une liqueur jaunâtre qui, par l'action du persulfate de fer, produit un beau précipité bleu noirâtre très-abondant dû au tannin et à l'acide gallique qu'elles renferment.

Usages. — Les feuilles de busserole sont employées en pharmacie, sous forme d'infusé, comme diurétiques et astringentes.

Souvent on substitue aux feuilles de la busserole celles de l'*airelle rouge* ou *ponctuée* (*vaccinium vitis idœa*) et celles du *buis* (*buxus sempervirens*). Les feuilles de l'airelle rouge ont une couleur moins verte, brunâtre, des bords veloutés, repliés en dessous, d'une consistance moins ferme, des nervures transversales très-apparentes, leur face inférieure est blanchâtre, unie et parsemée de taches brunes. Leur infûsum aqueux devient d'un beau vert par le sulfate de fer, et laisse déposer un précipité de la même couleur. Elles sont pourvues d'une nervure longitudinale très-saillante; elles possèdent une saveur amère, nauséabonde, non astringente et une odeur désagréable. Leur infusum aqueux donne avec le sulfate de fer un léger précipité gris verdâtre.

C.

CACAO.

Le cacao est la graine du cacaoyer ou cacaotier (*Theobroma cacao*), arbre de la famille des Malvacées, qui croît au Mexique et dans les vastes contrées de l'Amérique méridionale, aux Antilles, etc.

On distingue dans le commerce un assez grand nombre de variétés de cacaos portant des noms différents.

Le bon cacao doit avoir la peau très-brune et assez unie, l'amande doit se montrer pleine, lisse, de couleur de noisette, plus rougeâtre en dedans, d'une saveur un peu amère, mais agréable et astringente; elle doit être sans odeur et non piquée par les vers.

En France, les sortes les plus employées dans le commerce sont : 1° Les *cacaos caraque;* 2° ceux de *Maragnon, Maragnan* ou *Maranhan;* 3° ceux *des îles,* nommés aussi *cacaos de Saint-Domingue;* de la *Martinique* et de la *Guadeloupe;* 4° le *cacao de Cayenne;* 5° le *cacao de Maracaïbo.*

Les cacaos caraque sont les plus estimés; ils se récoltent principalement sur la côte de Caraccas et dans la province de Nicaragua au Mexique.

Les cacaos des îles sont généralement peu estimés; on les emploie pour faire les chocolats communs et à bas prix.

Le cacao de Cayenne a une amande petite, amère, ayant un goût de fumée.

D'après *Lampadius,* 100 p. de cacao contiennent : *matière grasse* 53,10; — *matière colorante brune* 16,70; — *fécule* 10,91; — *matière visqueuse* 7,75; — *matière colorante rouge* 2,01; —'*eau* 5,20. Suivant les analyses plus récentes de M. *Delcher,* les cacaos présentent à peine des *traces* de *fécule* (1).

Usages. — Le cacao est employé à la fabrication du chocolat; à l'extraction de l'huile dite beurre de cacao; dans les Antilles, on le met en confitures.

CACHEMIRE. — V. Étoffes.

CACHOU.

Le cachou est un extrait préparé par la décoction du bois et des fruits du *mimosa* ou de l'*acacia,* Légumineuses, et de l'*areca catechu* de l'Indostan. Autrefois, il avait été regardé comme une matière terreuse et désigné sous le nom de *terre du Japon, terra japonica.* Il y a encore une autre sorte de cachou, retiré aussi, par décoction, des noix de l'*areca catechu,* arbre de la famille des Palmiers, qui croît dans l'archipel Indien; c'est là, suivant les auteurs anglais, l'origine du *koschu* ou *cachou de Mysera.*

(1) Nous avons vérifié l'exactitude du fait avancé par M. Delcher.

Le cachou est un extrait brun, solide, non déliquescent, infusible, très-acerbe, d'une densité variable entre 1,28 et 1,39. Il est soluble dans l'eau, l'alcool, le vin et le vinaigre; projeté sur une cuillère chauffée au rouge, il brûle et ne laisse que très-peu de résidu.

Le cachou est composé principalement de *tannin* ou *acide mimotannique* de *Berzélius*, de *matière extractive*, de *mucilage*, de *catéchine* et d'un *résidu insoluble*. Le tannin du cachou est facilement soluble dans l'eau et l'alcool, peu soluble dans l'éther.

La catéchine appelée aussi *naucléine, acide catéchucique, catéchutique, catécique, cochonique, cachutique, tanningénique* ou *tanningique*, observée pour la première fois par *Nees d'Esenbeck* le jeune, fut étudiée ensuite par MM. *Buchner* jeune, *Wackenroder, Zwenger, Hagen, Svanberg.* Cette substance, d'après M. *Guibourt*, constitue presque entièrement certains cachous du commerce.

Dans le commerce, on connaît plusieurs sortes de cachou :

1º Le *cachou terne et rougeâtre*, en pains carrés, du poids de 90 à 125 grammes, cassants, compactes, d'une cassure terne, rougeâtre, ondulée et souvent marbrée. Sa saveur est astringente, suivie d'un goût agréable et sucré.

2º Le *cachou brun noirâtre orbiculaire et plat*, en pains plats et arrondis, plus dur, plus brun et d'une couleur plus uniforme que le précédent. Sa cassure est nette et luisante, et sa saveur amère. Ce cachou est connu en Angleterre sous le nom de cachou de *Colombo* ou de *Ceylan*.

3º Le *cachou brun noirâtre amylacé*, en pains ronds et très-plats de 5 à 6 centimètres de diamètre et du poids de 30 à 60 grammes. Sa cassure est très-inégale et peu brillante; l'intérieur est brun, compact, dur et pesant.

4º Le *cachou terne et parallélipipède*, en pains carrés de 54 millimètres de côté; un peu compacte et brunâtre près de la surface, mais tout à fait terne et grisâtre au centre. Il est presque toujours disposé par couches parallèles comme un schiste et facile à séparer en 2 ou 3 parties dans le sens de ces couches.

5º Le *cachou blanc enfumé*, noir à l'extérieur, dur et pesant comme une pierre ; à l'intérieur, il est presque blanc et d'aspect tout à fait terreux ; le plus grand nombre des pains pèsent 15 grammes environ.

6° Le *cachou brun en gros pains parallélipipèdes*, sous forme de pains carrés de 10 centim. de côté sur 6 centim. d'épaisseur, et pesant 6 à 700 grammes ; d'un brun grisâtre à la surface ou blanchi par un léger enduit terreux.

7° Le *cachou noir mucilagineux*, mauvaise qualité de cachou ayant l'aspect extérieur du cachou terne et parallélipipède ; noir et brillant à l'intérieur ; il possède une saveur mucilagineuse, faiblement astringente.

8° Le *cachou de pégu en masses*, brun noirâtre ou brun rougeâtre, à cassure brillante, d'une saveur astringente amère.

9° Le *cachou de Siam en masses coniques*, récemment importé de Siam, en Angleterre, en masses du poids de 680 gr. environ, auxquelles on a donné la forme d'une noix d'arec ; il est brillant, de la couleur du foie et très-semblable à de l'aloès hépatique.

10° Le *cachou en masses*, dont les morceaux sont enveloppés dans des feuilles marquées de fortes nervures, d'une couleur brune rougeâtre ou noirâtre uniforme, d'une cassure luisante, d'une saveur astringente un peu amère, suivie d'un goût agréable.

Les deux premières sortes ont encore été désignées sous les noms de *cachou du Bengale* et *cachou de Bombay*.

D'après les analyses de *Davy*, le cachou du Bengale contient : 48,50 % de tannin, et le cachou de Bombay, 54 %.

Les trois premières sortes proviennent de l'*areca catechu* ; les quatre suivantes, de l'*acacia catechu*.

Usages. — Le cachou, à raison du tannin qu'il contient, est employé en médecine, comme tonique et astringent, sous forme de pilules. Il sert aussi à corriger la fétidité de l'haleine.

Falsifications. — Le cachou a été falsifié dans le commerce, avec des *cachous de qualité inférieure*, avec des *extraits astringents*, la *fécule*, la *terre argileuse rouge*, le *sable*.

Le cachou mélangé avec des cachous de qualité inférieure ou avec des extraits astringents, a une couleur brune foncée presque noire ; il n'a plus de saveur sucrée agréable ; de plus son solutum aqueux donne avec le protochlorure de fer un précipité noir ou violet; tandis que le cachou pur donne un précipité vert, dû au tannin qu'il renferme.

Le cachou falsifié avec de la terre argileuse se reconnaît en ce qu'il ne fond pas dans la bouche, comme le cachou pur; il est moins soluble dans l'eau, le vinaigre, le vin et l'alcool, le résidu de son incinération, traité par l'eau, laissera plus de 10 °/₀ de matières insolubles.

La fécule dans le cachou se reconnaît en traitant successivement le cachou par l'eau et l'alcool à froid. La fécule reste pour résidu, sa présence sera manifestée au moyen de quelques gouttes de teinture d'iode. Enfin on trouve des cachous qui renferment jusqu'à 26 °/₀ de sable (1), ajouté dans le but de lui donner de la dureté et de la pesanteur. Cette sophistication se reconnaîtra par l'incinération; le résidu traité par l'eau, laissera une certaine quantité de matières insolubles dont il sera facile d'apprécier le poids (2).

CADMIE.

On donne le nom de *cadmie des fourneaux* ou de *tuthie* à un oxyde de zinc impur obtenu dans le traitement métallur-

---

(1) On a mélangé le cachou brun en gros pains parallélipipèdes avec une plus ou moins grande quantité de *sable siliceux*. Ce faux cachou était en pains carrés de 7 centim. de côté sur 4 centim. de hauteur et du poids de 500 gr. environ, ou en masses plus ou moins irrégulières, globuleuses ou aplaties, d'un poids moins considérable. Il était d'un brun terne à l'extérieur, d'un brun foncé à l'intérieur, à cassure compacte, inégale, terne ou un peu luisante, et laissant briller à la lumière des particules siliceuses. Il était dur, tenace et très-dense.

(2) M. *Guibourt* a trouvé dans le commerce un faux cachou orbiculaire et plat, probablement fabriqué avec une *pâte amylacée* teinte en rouge brunâtre un peu violacé, ou en rouge jaunâtre. Il était en galettes tout à fait plates, du poids de 25 à 50 grammes, dures, compactes, à cassure un peu luisante ou terne, il était difficile à broyer sous la dent, avec indice d'un *sable siliceux* interposé. Il avait un goût de fécule, se gonflait dans l'eau et se conduisait avec l'iode comme une matière panaire.

gique des minerais de plomb zincifères. Cet oxyde se dépose sous forme d'incrustations dans les cheminées des fourneaux, où l'on opère leur calcination. La composition de la cadmie est très-variable, elle renferme de l'*oxyde de zinc* (92 % environ), du *protoxyde de fer*, de l'*oxyde de plomb*, du *charbon*, du *laitier*, quelquefois des traces d'*oxyde de cuivre,* souvent de l'*arsenic.*

On la livre au commerce sous forme de plaques et de trochisques (1), d'un gris cendré, ou jaunâtre ou bleuâtre. Les cadmies sont facilement solubles dans les acides puissants et même dans l'acide acétique.

Usages. — La cadmie porphyrisée est employée, en pharmarcie, comme anti-ophthalmique.

Falsifications. — La cadmie est souvent falsifiée. On lui a substitué quelquefois un mélange d'*argile bleue* et de *limaille de cuivre* réduit en pâte et séché sur des baguettes de fer. Le produit se distingue de la véritable tuthie en ce qu'il est beaucoup plus friable, et que mis en contact avec l'eau, il se délaye et exhale une odeur terreuse.

Il paraîtrait qu'on a substitué aussi à la tuthie des mélanges de *terre cuite,* de *carbonate* et de *sulfate de chaux,* d'*oxydes de manganèse et de fer,* liés par de la colle d'amidon ; un mélange de *craie* et de *charbon.*

En traitant le premier mélange par l'eau bouillante, on aurait un liquide qui précipiterait en blanc par le chlorure de baryum et l'oxalate d'ammoniaque, se colorerait en bleu par la solution d'iode. Le résidu ferait une vive effervescence au contact de l'acide chlorhydrique et donnerait une liqueur précipitant en blanc (oxalate de chaux) par l'oxalate d'ammoniaque, en rouge (succinate ou benzoate de fer) par le succinate, ou le benzoate d'ammoniaque ; séparant ce dernier précipité par filtration, la liqueur filtrée présenterait les réactions propres aux protosels de manganèse, c'est-à-dire précipité blanc par un carbonate alcalin, par le cyanure jaune, précipité incolore ou couleur de chair par le sulfhy-

---

(1) On ne devra jamais acheter la cadmie en trochisques, c'est la forme la plus favorable à la sophistication.

drate d'ammoniaque ; quant au second mélange, de craie et de charbon, il se reconnaîtrait promptement à l'aide d'un simple traitement par l'acide chlorhydrique qui dissoudrait la craie avec effervescence et laisserait le charbon pour résidu.

CAFÉ.

Le café est la graine du caféier (*coffea arabica*), arbrisseau de la famille des Rubiacées, originaire de l'Arabie et principalement de l'Yémen, aux environs de la ville de Moka. On l'a cultivé avec succès aux Antilles, à la Guyane, aux îles de France et de Bourbon.

Le café a une consistance dure et cornée ; il est convexe à l'extérieur, plan et marqué d'un sillon longitudinal, du côté interne.

Le café a été successivement l'objet des recherches de *Cadet-Gassicourt*, *Robiquet*, *Pelletier*, **MM.** *Runge*, *Payssé*, *Pfaff*, *Schræder*, *Payen* ; on y a trouvé :

Caféine, partie à l'état libre, partie en combinaison, à l'état de sel double, avec la potasse et avec un acide particulier nommé par M. *Payen acide chloroginique ; huile volatile concrète ; mucilage ; cire brune ; huile jaune liquide ; huile grasse solide*, ayant une odeur de cacao ; *matière extractive ; apothème ; légumine ; acide libre* (acide caféique ou acide gallique et acide cafétannique).

Le café cède à l'eau jusqu'à 40 % de parties solubles. Le café torréfié perd, suivant M. *Payen*, d'autant plus de ses principes solubles que la torréfaction a été poussée plus loin. Pendant la torréfaction, il se développe un principe aromatique qui communique au café brûlé son parfum, et qui diminue à mesure que la torréfaction est plus avancée. Il en résulte que le meilleur café, comme boisson, est celui qui a été fait avec la graine faiblement torréfiée.

Usages. — Le café non torréfié, en poudre ou en décoction, a été employé avec succès comme fébrifuge par le docteur *Grindel*, en Russie. Le café torréfié forme avec l'eau l'infusion si usitée généralement comme boisson alimentaire et agréable.

Le café le plus estimé est celui qui se vend sous le nom de *café moka*. Son usage s'introduisit d'abord à Constantinople, puis en Italie vers 1645 et à Paris en 1669.

On obtient d'excellent café en employant parties égales de café moka et de café Bourbon, torréfiés séparément.

Falsifications. — Pendant le blocus continental, on chercha à remplacer le café en totalité ou en partie par plusieurs végétaux indigènes ou acclimatés, au nombre desquels nous citerons : les *graines de l'iris pseudo-acorus*, celles de l'*arachis hypogœa*, de l'*hibiscus esculentus*, de l'*astragalus beticus* ; les *pois chiches* ; l'*avoine*, le *seigle* ; les *haricots* ; les *lupins* ; les *pois* ; les *fèves* ; l'*orge* ; le *maïs* ; les *glands* ; les *châtaignes* ; les *racines de souchet comestible*, de *fougère*, de *chicorée sauvage*, de *betterave*, de *carotte*.

Depuis, la plupart de ces substances ont été abandonnées. Quelques-unes seulement ont été employées par les fraudeurs pour allonger le café torréfié et moulu ; de ce nombre sont : l'*orge*, l'*avoine*, le *maïs*, la *chicorée*.

Souvent, dans le commerce, on a vendu concurremment avec des cafés de bonne qualité, des cafés avariés en mer, repêchés et *travaillés* (lavés et séchés). Ces derniers ayant séjourné pendant assez longtemps dans l'eau de mer, sont gâtés, répandent une odeur désagréable de moisi, et fournissent des cendres dont la composition diffère de celle des cendres de café de bonne qualité (1). Il s'y trouve, en effet, du *sel marin*, en proportion assez forte et des traces notables de *cuivre* provenant de ce que le café mouillé par l'eau de mer a été en contact avec ce métal.

On reconnaît le sel marin, au précipité blanc, caillebotté, soluble dans l'ammoniaque, que la solution aqueuse de ces

---

(1) D'après les analyses de M. *Lévy*, le café donne 3 19 %, de cendres ayant la composition suivante :

Silice	2,95	Chaux	3,58
Acide carbonique	15,27	Magnésie	9,01
Acide phosphorique	11,24	Potasse	42,11
Chlore	1,01	Soude	12,20
Oxyde de fer	0,55	Charbon et perte	2,08
			100,00

cendres donne avec le nitrate d'argent ; et le cuivre, au précipité brun-marron que la même solution fournit avec le cyanure jaune, ou à la coloration bleue que lui communique l'ammoniaque.

Le café torréfié et moulu, allongé de graines de céréales (orge, avoine, seigle, maïs) également torréfiées et moulues, se reconnaît, d'après les expériences de MM. *Robine* et *H. Tiersot*, d'abord à ce qu'il donne avec l'eau distillée une infusion qui, séparée du marc, reste louche, ce qui n'a pas lieu avec le café pur ; ou mieux à l'aide de l'eau iodée qui colore en bleu une infusion de ce café frelaté, préalablement décolorée par le noir animal, puis filtrée.

Pour s'assurer si le café moulu est mélangé de poudre de chicorée, on a recours au procédé suivant, fondé sur la texture différente de ces deux poudres qui absorbent l'eau dans un espace de temps bien différent : on projette à la surface d'un verre d'eau le café suspecté ; s'il n'est pas mêlé de chicorée, il surnage ; s'il est mêlé de chicorée, celle-ci absorbe l'eau immédiatement, tombe au fond du verre et colore le liquide en jaune. La poudre de chicorée est molle, n'a ni la texture ni la consistance de la poudre de café (1).

On a aussi moulé la chicorée en grains ressemblant à ceux du café. La fraude serait facilement décelée : en les mettant dans l'eau, ils s'y délayent, ce qui n'a jamais lieu avec les grains du véritable café.

CAFÉ-CHICORÉE (2).

La racine de chicorée sauvage (*cichorium intybus*), de la famille des Synanthérées, acquiert par la torréfaction une saveur

(1) La *Gazette médicale belge*, du mois de septembre 1846, a fait connaître que des industriels teignent des grains de café d'une qualité inférieure pour leur donner l'aspect du café moka, et que plusieurs commerçants ont été dupes de cette fraude qui peut être nuisible à la santé publique.

(2) On a donné au café-chicorée beaucoup d'autres noms : *chicorée gros grains, chicorée royale, semoule, mignonnette, poudre superfine, moka, moka en poudre, café des dames, crème de moka, café pectoral, café de Chartres, café de santé, café des îles, café aux Chinois ; café aux Indiens, aux Jevas, à la Tom-Pouce, à la polka ; de café des colonies.*

amère et un arome qui se rapproche de celui du sucre cara-
mélisé. Cette racine est découpée en morceaux de 0,05 à
0,10 de longueur, que l'on sèche dans des étuves ou tourail-
les. Ces racines séchées sont ensuite torréfiées dans de grands
brûloirs à café; on obtient ce qu'on appelle des *cossettes*, qui,
réduites en poudre, forment le succédané le plus ordinaire
du café, sous le nom de *café-chicorée* (1).

Lorsque la racine est suffisamment torréfiée, le fabricant y
ajoute 2 % de *beurre* pour lustrer la chicorée et lui donner
l'aspect du café torréfié. Il paraîtrait aussi que cette addition
de beurre aurait pour but de fixer les poudres rouges que l'on
ajoute à la chicorée pour lui donner la coloration du café.
Outre les cossettes, on fait entrer aussi dans le café-chicorée
les *tourillons* ou *passures*, c'est-à-dire les radicelles et parties
menues des chicorées séparées des cossettes, à l'aide de
claies, lors de la torréfaction.

La poudre de chicorée est noire ; mélangée au véritable
café, elle en adoucit les propriétés excitantes.

En France, on consomme annuellement pour cet usage
6,000,000 kilog. de poudre de chicorée.

Cette fabrication, qui paraît être originaire de la Hollande,
et que l'on pratique dans ce pays depuis plus d'un siècle, est
restée secrète jusqu'en 1801. Elle s'opère maintenant sur une
grande échelle dans les départements du Nord, du Pas-de-
Calais, en Normandie, en Bretagne, aux environs de Paris,
en Belgique, et, depuis quelques années, en Angleterre.

Falsifications. — Malgré son prix peu élevé (2), le café-
chicorée a été l'objet de nombreuses falsifications, au point
que ce que l'on vend quelquefois comme poudre de chicorée,
n'en a guère que le nom.

On a livré au commerce comme café-chicorée :

1° Un mélange de *marc de café* ou de café épuisé et de
pain torréfié ;

(1) Le sieur L.... (Henri), de Clermont-Ferrand, a substitué à la chicorée, le *maïs* torréfié et moulu par les moyens ordinaires, et en a fait un
café dit *café indigène*.

(2) En Vragues, le demi-kil. de café-chicorée se vend de 25 à 30 c.,
et en paquets, sous le nom de *poudre-moka*, on le vend de 30 à 35 c.

2° De la poudre de chicorée, allongée de *sable*, de *brique rouge pulvérisée*, ou d'*ocre rouge*, dit *petit rouge* ;

3° Un mélange de café-chicorée et de *noir animal épuisé* (résidu des raffineries) ;

4° Un mélange de café-chicorée et de *poussière de semoule*, de *débris de vermicelles*, colorés pour cet usage ;

5° De la poudre de chicorée contenant 10 à 30 °/₀ d'*eau*, et torréfiée avec de la *graisse* ou des *vieux beurres* pour lui donner du moelleux, et colorée avec de l'*ocre rouge*, dit *rouge de Prusse* (1) ;

6° De la poudre de chicorée humectée d'*eau*, dans laquelle on avait délayé des *mélasses*, et additionnée de *touraillons* (composés de 7/8 de terre et de 1/8 de déchets de racine de chicorée) ;

7° Un mélange de poudre de chicorée, de *terre*, de *glands de chêne torréfiés*, de *déchets de betteraves* et de *petit rouge* ;

8° De la chicorée mêlée de *résidus de brasserie* ou de *distillerie de grains*, de *cossettes de betteraves*, de *pulpes de betteraves torréfiées* ;

9° Enfin, on a mêlé la poudre de chicorée de *graminées torréfiées*, de *féveroles, pois, haricots*, torréfiés.

Le premier mélange peut se reconnaître à la coloration bleue que l'eau iodée communique à son décocté aqueux. En outre celui de la poudre de chicorée seule fournit un extrait d'un noir brillant, d'une saveur très-amère, qui rougit fortement le papier de tournesol ; tandis que l'extrait provenant du décocté aqueux du mélange est brun terne, presque inodore et sans amertume, et ne rougit que faiblement le papier de tournesol. La poudre de chicorée pure absorbe rapidement l'eau et se précipite presque instantanément, effet qui ne se produit pas avec la poudre du mélange.

Le second mélange observé par M. *Dubois*, pharmacien à

____

(1) Il paraîtrait qu'une fabrique a livré annuellement jusqu'à 150,000 kil. d'ocre pour cet usage. On le tire aussi des fabriques de Bourgogne et de Namur. Cet ocre est formé d'*oxyde de fer*, de *carbonate* et de *sulfate de chaux*, de *silice*, d'*alumine*, et se vend de 15 à 28 fr. les 100 kilogrammes.

Montlhéry, se reconnaîtrait au moyen de l'eau ; le sable, la brique en poudre se précipiteront immédiatement. L'incinération sera aussi très-utile par la proportion de cendres fournies, tandis que la chicorée pure ne donne que 5 % de cendres.

La troisième fraude a été signalée par M. *Wislin*, pharmacien à Gray. La poudre frelatée était humide, d'un rouge brun très-foncé, d'une odeur presque nulle, d'une pesanteur spécifique très-considérable ; comparée à celle du café-chicorée de bonne qualité, elle présentait de petits points noirs brillants, craquant sous la dent comme le sable. Traitée par l'eau bouillante, elle laisse précipiter une poudre noire, pesante, présentant tous les caractères du noir animal. Cette poudre s'y trouvait dans la proportion de 40 %.

Le quatrième mélange se découvrirait à l'aide de l'eau iodée, colorant en bleu le décocté aqueux et filtré du mélange.

Pour les autres mélanges, on pourrait avoir recours à la recherche de la proportion de cendres fournies par l'incinération. La présence des glands pourrait être décelée par l'eau iodée et par le persulfate de fer. Il en serait de même pour les mélanges de graminées et de légumineuses torréfiées, avec la poudre de chicorée. L'eau iodée communique à la décoction de ces mélanges une coloration bleue, et le persulfate de fer, une teinte noire ; ce qui n'a jamais lieu avec la décoction de chicorée pure.

CALAMINE.

La calamine ou *pierre calaminaire* est un mélange de carbonate et de silicate de zinc suroxhydratés ; ces quatre espèces constituent des mélanges indéfinis souvent colorés par du peroxyde de fer ; ce qui établit la distinction des *calamines blanches* qui ne sont pas ferrugineuses et des *calamines rouges* qui sont ferrugineuses, et beaucoup plus fusibles, et moins riches. La densité des calamines blanches est 4,041, celle des calamines rouges est 5,857. Ces dernières se trouvent en plus grande abondance. La calamine a un aspect lithoïde, une couleur grisâtre, souvent jaunâtre sale ; elle est soluble en gelée dans les acides ; par la calcination elle donne de l'eau.

La calamine se compose de : *zinc oxydé* 67 ; *silice* 25 ; *eau* 5 à 10 ; plus *acide carbonique*, oxydes de plomb et d'étain en minimes proportions.

Usages. — La calamine, quoique rarement employée en médecine, fait partie de la *pommade de Turner*, c'est le minerai de zinc le plus ordinairement exploité en Silésie, en Belgique, en Angleterre, dans la Carinthie.

Falsifications. — La calamine est falsifiée ou même remplacée, principalement en Angleterre, par un mélange de *sulfate de baryte*, d'*oxyde de fer*, de *carbonate de chaux*, de *carbonate* ou de *sulfate de plomb* et une petite quantité d'*oxyde de zinc* (1) ; par un mélange de *carbonate de chaux*, d'*ardoise* et de *brique pilée*, liés ensemble à l'aide d'une *matière gélatineuse*.

Pour reconnaître ces fraudes, on traite à chaud la calamine suspectée par de l'acide sulfurique étendu de son poids d'eau. Cet acide dissout l'oxyde de zinc, quand il y en a, l'oxyde de fer, plus les carbonates de chaux et de plomb avec effervescence, et n'attaque pas les sulfates de baryte et de plomb que l'on sépare en filtrant la liqueur sur du verre pilé. On verse dans celle-ci un grand excès de potasse qui précipite l'oxyde de fer, la chaux, et retient en dissolution l'oxyde de zinc. La liqueur filtrée est neutralisée par quelques gouttes d'acide, l'oxyde de zinc se précipite, on peut en apprécier le poids après l'avoir lavé et séché. Cet oxyde de zinc soluble dans l'acide nitrique donne une liqueur qui précipite en blanc par le carbonate alcalin, en jaune foncé par le cyanure rouge ; calciné avec le nitrate de cobalt, il donne une poudre verte, mélange des oxydes de zinc et de cobalt, connu sous le nom de *Vert de Rinmann*.

Quant au dépôt de sulfate de baryte et de plomb, on le fera bouillir avec du carbonate de soude, il se formera du sulfate de soude, et des carbonates de baryte et de plomb insolubles ; ceux-ci séparés par filtration seront traités par l'a-

(1) Un chimiste anglais, M. B., a trouvé de la poudre de calamine du commerce renfermant 78 à 87,5 % de sulfate de baryte.

cide nitrique étendu qui les dissoudra avec effervescence et formera du nitrate de baryte et du nitrate de plomb. Le plomb sera séparé, à l'état de sulfure, au moyen de l'hydrogène sulfuré ; la liqueur filtrée présentera alors toutes les réactions des sels de baryte, savoir : précipité blanc avec l'acide sulfurique, un sulfate soluble, un carbonate alcalin.

CALAMUS AROMATICUS.

Sous ce nom on désigne, en pharmacie, la racine ou plutôt le rhizome desséché de l'*acorus calamus* (Aroïdées), qui a une odeur aromatique particulière très-agréable et qui se conserve pendant très-longtemps, suffisante pour le distinguer de la racine de l'*iris pseudo-acorus* (acore faux) avec laquelle elle est quelquefois mélangée. Le *calamus aromaticus* a une consistance spongieuse, une saveur âcre, une cassure résinoïde et parsemée de points noirs et luisants, d'une couleur fauve et claire, et un état de siccité variable suivant l'état hygrométrique de l'air. Les radicelles dont il est garni sont encore plus aromatiques que le corps même du rhizome qui est très-sujet à être piqué par les vers, et à se moisir.

Usages. — Le *calamus aromaticus* est un médicament trèsstimulant qui entrait autrefois dans la composition de plusieurs préparations pharmaceutiques. Il donne à l'eau-de-vie de Dantzick le parfum d'iris tirant sur la cannelle, qui la caractérise. On l'emploie aussi dans la parfumerie.

CALOMEL-CALOMELAS. — V. Chlorure de mercure.

CAMOMILLE ROMAINE.

La camomille romaine (*anthemis nobilis*) appartient à la famille des Synanthérées. Ses fleurs, seules employées en médecine, ont le centre jaune et les rayons blancs, leur réceptacle est très-couvert et muni d'écailles scarieuses. Elles exhalent une odeur aromatique particulière, forte, mais agréable. Leur saveur est extrêmement amère. Elles contiennent une grande quantité de substance extractive amère, et on en retire, par distillation, une essence visqueuse d'une belle couleur bleue qui brunit au contact de l'air.

La camomille la plus estimée dans le commerce est celle de *Flandre*.

Usages.—Les fleurs de camomille sont employées, en médecine, à raison de leur amertume et de l'essence excitante qu'elles contiennent ; elles sont douées d'énergiques propriétés fébrifuges, stimulantes et antispasmodiques. On les prescrit en infusion.

Altérations. — Les fleurs de camomille doivent être choisies bien sèches, et non altérées par l'humidité, non brisées, à cœur jaune et à fleurons bien blancs. On doit rejeter celles qui sont jaunes ou brunes.

Les fleurs de camomille sont quelquefois mélangées de fleurs étrangères de moindre valeur, telles que celles du *matricaria camomilla*, du *matricaria suaveolens*, de la *camomille puante* ou *maroute* (*anthemis cotula*), de la *camomille des champs* (*anthemis arvensis*), ou *chrysanthemum leucanthemum*, du *chrysanthemum inodorum*. Un examen attentif des caractères botaniques, la couleur, l'odeur, la saveur, peuvent seuls faire découvrir ces mélanges, lorsqu'ils existent.

CAMPHRE.

Le camphre existe tout formé dans plusieurs végétaux ; il est très-abondant dans une espèce de laurier, appelé pour cette raison *camphrier*, qui croît au Japon, en Chine, dans les îles Moluques. Le camphre est retiré par sublimation et envoyé en Europe, à l'état brut, c'est-à-dire en poudre grise, en petits grains, qu'il faut sublimer de nouveau pour le purifier. On a alors le *camphre raffiné*. Dans le commerce on connaît trois sortes de camphre : le *camphre de Hollande*, le *camphre anglais*, le *camphre français*. Le camphre de Hollande n'est pas toujours blanc, il est enveloppé dans des feuilles de papier bleu très-fort. Le camphre anglais est très-blanc, sonore, et enveloppé dans des feuilles de papier bleu léger. Le camphre français est plus blanc, plus transparent et un peu plus solide que le camphre de Hollande, il est aussi enveloppé dans du papier bleu; ils sont tous les deux en pains de 1 kil., et le camphre anglais en pains de 4 kil. environ.

Le camphre est un corps blanc, cristallin, à odeur forte, à saveur amère et aromatique. Il est friable, facile à rayer par l'ongle, et se volatilise même à la température ordinaire. Sa densité varie de 0,986 à 0,996. Il est légèrement onctueux au toucher et un peu flexible. Il fond à 175°, bout à 204°. Il est très-combustible. Il est fort peu soluble dans l'eau, très-soluble dans l'alcool, l'éther, les huiles grasses et volatiles. A cause de sa facile volatilité, le camphre doit être conservé dans des vases opaques bien fermés et placés eux-mêmes dans un lieu frais et obscur.

Usages. — Le camphre est un médicament fréquemment employé en médecine, et aussi dans l'art vétérinaire. C'est un excitant énergique et un antiseptique. On l'emploie pour préserver les étoffes, les *fourrures* de l'attaque des insectes. On le prescrit sous forme d'alcoolat, d'emplâtre, de poudre, etc. M. *Raspail* a recommandé les cigarettes de camphre contre les toux opiniâtres, l'asthme.

Falsifications. — On a cherché à substituer au camphre, le produit connu sous le nom de *camphre artificiel* qui n'est autre qu'un *chlorhydrate d'essence de térébenthine*. Il se distingue du camphre naturel en ce que, par l'action de la chaleur, une partie se sublime, l'autre se décompose en dégageant beaucoup d'acide chlorhydrique reconnaissable aux vapeurs blanches qu'il produit au contact d'un tube imprégné d'ammoniaque.

Le camphre a été falsifié par le *sel ammoniac.* Cette fraude se reconnaîtra en ce que le camphre falsifié réduit en poudre et trituré avec un peu de potasse, de soude ou de chaux, laissera dégager du gaz ammoniac. Traité par l'eau, ce liquide dissoudra tout le sel ammoniac et laissera le camphre qui est fort peu soluble. L'alcool dissoudra tout le camphre et laissera le sel ammoniac indissous. La solution aqueuse de sel ammoniac donnera avec le nitrate d'argent un précipité blanc caillebotté, insoluble dans l'acide nitrique, soluble dans l'ammoniaque ; avec le chlorure de platine, un précipité jaune-serin.

CANNELLE.

La cannelle est l'écorce, privée d'épiderme, des branches du *laurier cannellier* (*Laurus cinnamomum*), arbre de moyenne grandeur, de la famille des Laurinées, qui croît dans l'île de Ceylan, en Chine, dans la Cochinchine, le Japon, aux îles de France et de Bourbon, aux Antilles, à Cayenne, et dans quelques autres parties de l'Amérique méridionale.

L'écorce de cannelle contient :

Huile volatile ; tannin ; mucilage ; matière colorante ; acide cinnamique ; amidon.

Dans le commerce, on connaît cinq sortes principales de cannelle : la *cannelle de Ceylan* ; la *cannelle de Chine* ; la *cannelle de Sumatra* ; la *cannelle de Cayenne* ; la *cannelle matte*.

La cannelle de Ceylan, qui est la plus estimée, est en faisceaux très-longs, composés d'écorces très-minces, renfermées les unes dans les autres, ayant une couleur citrine blonde, une saveur agréable, aromatique, chaude, légèrement piquante et sucrée.

La cannelle de Chine, moins estimée que la précédente, est en faisceaux plus courts et se compose d'écorces plus épaisses et plus rouges, non roulées les unes dans les autres ; la saveur est chaude et piquante. A la distillation elle donne beaucoup plus d'huile volatile que la cannelle de Ceylan, mais elle a une odeur moins suave.

La cannelle de Sumatra tient le milieu entre les cannelles de Ceylan et de Chine.

La cannelle de Cayenne de première sorte est fine, blonde, assez semblable pour le goût et l'odeur à la cannelle de Ceylan, mais elle est mal roulée et forme des cylindres inégaux et courts de la grosseur du doigt. La deuxième sorte a une saveur piquante, elle est rougeâtre, grosse, fibreuse, plus mal roulée que la précédente.

La cannelle mate est la seconde écorce du tronc du cannellier de Ceylan. Elle a une largeur de $0^m,06$, une épaisseur de $0^m,003$. Sa couleur est jaune foncé à l'extérieur, jaune pâle à l'intérieur ; elle a une saveur agréable mais très-faible, elle est mucilagineuse, presque jamais roulée, en morceaux plats, quelquefois un peu convexes.

Usages. — La cannelle est employée en médecine comme tonique, excitante et cordiale. La grande quantité d'huile volatile qu'elle renferme la fait rechercher comme aromate et comme condiment, dans l'art culinaire, dans l'art du confiseur, du parfumeur. Elle entre dans un grand nombre de préparations officinales.

Falsifications. — On a quelquefois falsifié la cannelle de Ceylan, avec de la *cannelle déjà épuisée par une distillation*, celle-ci se reconnaît à ce que ses morceaux sont plus ou moins brisés, leur couleur est d'un brun foncé, leur odeur et leur saveur presque nulles. Une autre fraude consiste à vendre comme cannelle de Ceylan, des *écorces de cannelle de Chine raclées* jusqu'à ce qu'elles aient acquis la grosseur, l'épaisseur de la cannelle de Ceylan ; la dégustation et l'odorat joints à la rugosité de la surface extérieure, suffisent pour faire reconnaître la substitution.

On a vendu aussi des *écorces de cannelle sauvage* pour de la cannelle de Ceylan et de Cayenne. Mais leur âcreté, leur odeur de punaise, l'absence totale de l'arrière-goût agréable et doux de la cannelle de Ceylan, le mucilage qu'elles contiennent et qui les rend pâteuses lorsqu'on les mâche, empêchent de les confondre avec la véritable cannelle de Ceylan ou de Cayenne.

La cannelle a été encore sophistiquée par l'écorce d'un arbre d'Amérique assez semblable au cannellier. Cette écorce est d'un blanc mat, mais on la colore artificiellement. Son odeur et sa saveur ressemblent beaucoup à celles du gingembre et du girofle.

On a aussi totalement substitué à la cannelle de Ceylan, la *cannelle giroflée*, appelée aussi *bois de girofle*, *bois de crabe*, arbre qui croît dans les Antilles ainsi qu'à Ceylan. Cette cannelle est en bâtons formés d'un grand nombre d'écorces minces, compactes, roulées les unes autour des autres, à surface unie, d'une couleur brune foncée, à texture serrée, à cassure fibreuse ; leur saveur est piquante, leur odeur aromatique, semblable à celle du girofle, mais un peu plus faible.

La poudre de cannelle de Ceylan est souvent mélangée de *poudres végétales* de moindre valeur, de *poudre de cannelle de Chine*, ou de *cannelle épuisée*, sans odeur, et humectée de quelques gouttes d'essence, ou encore de *coques d'amandes fines*, bien broyées et aromatisées avec une petite quantité d'essence de cannelle. Cette fausse poudre infusée pendant douze heures environ dans une petite quantité d'eau froide, rougit le papier de tournesol, ne se colore pas par les sels de fer ; sa saveur est acide, son odeur est forte et aromatique. L'infusion de la véritable poudre de cannelle ne présente aucune de ces propriétés (1).

CANTHARIDES.

La cantharide (*cantharis vesicatoria* ou *lytta vesicatoria* ou *meloë vesicatorius*) est un insecte de l'ordre des Coléoptères, famille des Trachélides ; son corps est long de $0^m,013$ à $0^m,018$; il est cylindroïde ; sa tête est grosse surtout au sommet et en forme de cœur, elle est plus large que le corselet, inclinée en dessous; ses élytres sont longues, flexibles et d'un vert doré très-brillant ; ses pattes sont au nombre de six, filiformes ; ses antennes sont noires et composées de onze articles. La cantharide est très-commune en Espagne, en Italie et en France où elle vit en familles nombreuses sur les frênes, les lilas et les troënes, dont elle dévore les feuilles.

Usages.—La cantharide est employée en médecine comme épispastique, elle fait la base d'un grand nombre de préparations pharmaceutiques, des onguents, emplâtres, pommades, taffetas, cérats, huiles, liniments dits *épispastiques*, teintures, extraits, alcoolats. La poudre de cantharides produit sur la peau l'effet local bien connu et désigné sous le nom de *vésicatoires*. Le principe vésicant des cantharides est la *cantharidine*, découverte par le savant *Robiquet*. Ces insectes contiennent en outre : *huile grasse jaune* ; *huile concrète verte* ;

(1) Le tribunal de Lille a condamné, en 1848, la dame G...., épicière à Armentières, à 200 fr. d'amende et aux frais, pour vente de cannelle en poudre falsifiée ; le tribunal a, en outre, prononcé la confiscation de la marchandise saisie.

substance jaune visqueuse ; substance noire ; osmazôme ; acides urique, acétique, phosphorique ; phosphates de chaux et de magnésie ; chitine.

Les cantharides agissent aussi comme aphrodisiaques ; l'espèce la plus employée est la *cantharide vésicante,* appelée vulgairement *mouche d'Espagne.*

Altérations. — Les cantharides nouvelles sont entières et bien brillantes ; mais conservées, même dans des vases fermés, dans des barriques de bois blanc doublées en papier ou en toile, elles sont attaquées par la mite (*acarus domesticus*) et les larves des *dermestes,* des *ptinus* ou de l'*anthrenes museorum ;* les pattes, la tête et les ailes finissent par se détacher et forment des vermoulures sujettes à la fermentation. Ces vermoulures sont moins actives que les insectes entiers, parce que les insectes rongeurs et leurs débris qui restent mêlés aux cantharides n'ont pas de propriété vésicante, et parce que les cantharides attaquées sont presque toujours anciennes et ont perdu par la vétusté une grande partie de leur principe actif. On a proposé le camphre, le mercure, l'emploi du procédé d'*Appert* pour conserver les cantharides et les préserver des attaques des insectes. Suivant M. *Péreira,* la poudre de cantharides aurait été fréquemment falsifiée avec de l'*euphorbe.* Les cantharides doivent être choisies récentes, bien entières, d'une belle couleur verte dorée, sans mites, bien sèches et non échauffées. Quelquefois on les *mouille* pour leur donner du poids ; la perte de poids produite par une dessiccation à l'étuve, permettra d'apprécier cette humidité. Il paraîtrait aussi qu'on a essayé de les frauder en les mélangeant au *lytta syriaca,* insecte plus petit d'un tiers au *cetonia aurata,* ou cerf-volant doré, qui a une taille plus large et plus ramassée.

CAPILLAIRES.

Les capillaires, de la famille des Fougères, sont employés principalement en infusion et sous forme de sirop dans les affections catarrhales. Les feuilles de capillaires contiennent généralement du *mucilage*, un *principe légèrement astringent* et une *matière aromatique*.

L'espèce la plus estimée est le *capillaire du Canada* (*adianthum pedatum*) auquel on substitue souvent le *capillaire de Montpellier* (*adianthum capillus veneris*), le *capillaire noir* ou *capillaire commun* (*asplenium adianthum nigrum*), le *capillaire polytric* (*asplenium trichontanes*).

Le capillaire du Canada a des frondes grandes, des pétioles longs et ramifiés seulement à leur sommet.

Le capillaire de Montpellier a des folioles cunéiformes, minces, grêles, incisées sur les bords supérieurs. Il est légèrement mucilagineux, a une saveur et une odeur un peu aromatiques.

Le capillaire noir a les folicoles lancéolées, incisées profondément et dentées; elles ont moins d'arome; leur couleur est d'un vert plus foncé que les espèces précédentes.

Le capillaire polytric des officines a des feuilles très-petites et rondes, et possède aussi moins d'arome que les deux premières espèces.

CARBONATE D'AMMONIAQUE.

Ce sel, appelé aussi *alcali volatil concret*, *sel volatil d'Angleterre*, *sel volatil de corné de cerf*, *sesquicarbonate d'ammoniaque*, etc., est blanc, translucide, a une saveur âcre et piquante, une odeur fortement ammoniacale; il verdit le sirop de violettes; il est soluble dans l'eau froide, l'eau bouillante le décompose. Soumis à l'action de la chaleur, ce sel se volatilise. Sa volatilité est telle qu'il se vaporise peu à peu à l'air.

Usages. — Le carbonate d'ammoniaque est employé comme excitant et diaphorétique énergique; dans les arts on s'en sert pour faire lever les pâtes.

Falsifications. — Le carbonate d'ammoniaque peut être falsifié par le *chlorure de sodium*, et remplacé par un mélange de *potasse* et de *chlorhydrate d'ammoniaque*. Quelquefois, par suite d'un défaut de préparation, il peut aussi retenir une petite quantité de ce dernier sel.

La présence du chlorure de sodium ou du chlorhydrate

d'ammoniaque sera décelée à l'aide du nitrate d'argent, après avoir eu soin de saturer préalablement le sel à essayer par l'acide nitrique; sans cette précaution, le précipité de chlorure d'argent serait dissous au fur et à mesure de sa formation.

En soumettant le sel suspecté à l'action de la chaleur, on aura pour résidu soit le chlorure de sodium qui est fixe, soit le chlorhydrate d'ammoniaque qui est moins volatil que le carbonate.

Si le sel suspecté n'était autre qu'un mélange de potasse et de chlorhydrate d'ammoniaque, on aurait pour résidu, après la sublimation d'une partie de la masse, du chlorure de potassium, dont la solution aqueuse donne un précipité blanc caillebotté, insoluble dans l'acide azotique avec le nitrate d'argent, et un précipité jaune-serin avec le chlorure de platine.

Quelquefois le carbonate d'ammoniaque a été préparé dans des vases de plomb et retient un peu de ce métal; il suffira, pour s'en assurer, de dissoudre dans de l'eau un peu de carbonate; le précipité blanc qui se formera au fond du vase sera du carbonate de plomb faisant effervescence avec les acides, et donnant une dissolution qui précipite en blanc par le sulfate de soude, en jaune par l'iodure de potassium et le chromate de potasse, en noir par l'hydrogène sulfuré.

CARBONATE DE MAGNÉSIE.

Le carbonate de magnésie ou *magnésie blanche*, *magnésie douce*, *magnésie effervescente*, *craie de magnésie*, etc., se trouve dans le commerce sous forme de pains carrés, blancs, très-légers, inodores, insipides, insolubles dans l'eau, solubles avec effervescence dans les acides. Il verdit le sirop de violettes; chauffé au rouge, il se décompose et laisse la magnésie pour résidu.

Il renferme 58 % de magnésie.

Usages. — Le carbonate de magnésie est administré comme absorbant et contre les aigreurs de l'estomac. Il est légèrement purgatif. Il sert à faire un grand nombre de préparations magnésiennes purgatives, telles que limonades, sels, etc.

ALTÉRATIONS. — Le carbonate de magnésie mal lavé peut contenir du *sulfate de potasse;* il peut être coloré en rose, coloration due à un peu de *carbonate de fer,* si l'on a employé à sa préparation un sulfate de magnésie ferrifère.

En lavant le carbonate de magnésie, l'eau de lavage, s'il retenait du sulfate de potasse, donnera un précipité blanc avec le chlorure de baryum, et un précipité jaune-serin avec le chlorure de platine.

Si le carbonate de magnésie contient du fer, on le traitera par un acide; la dissolution donnera ensuite un précipité bleu avec le cyanure jaune.

FALSIFICATIONS. — Le carbonate de magnésie peut être adultéré par la *craie,* l'*amidon,* la *silice,* l'*alumine.*

En traitant le carbonate par un acide, on aura une dissolution qui précipitera en blanc par l'oxalate d'ammoniaque, s'il y a de la chaux. Le précipité recueilli et calciné au contact de l'air dans un creuset de platine donnera la chaux pour résidu. Le poids de cette dernière servira à calculer celui du carbonate de chaux mélangé avec le carbonate de magnésie.

On peut aussi traiter le carbonate de magnésie par un léger excès d'acide sulfurique étendu qui en dissoudra la totalité, s'il est pur; dans le cas contraire, il laissera un résidu insoluble de sulfate de chaux.

L'amidon sera facilement reconnaissable par la coloration bleue que prendra le décoctum aqueux, fait à chaud, du carbonate suspect, avec l'eau iodée.

Si le carbonate de magnésie traité par l'acide nitrique ou chlorhydrique laisse un résidu insoluble, il sera facile d'y distinguer la présence de la silice. La dissolution acide donnera avec un excès d'ammoniaque, un précipité gélatineux, qui se colorera en bleu par la calcination avec le nitrate de cobalt, si l'on a affaire à de l'alumine.

CARBONATE DE PLOMB. — V. CÉRUSE.

CARBONATE DE POTASSE. — V. POTASSE.

CARBONATE (BI) DE POTASSE.

Le bicarbonate de potasse ou *carbonate de potasse saturé* est

un sel blanc cristallisé en prismes tétraèdres rhomboïdaux, terminés par des sommets dièdres, d'une saveur légèrement alcaline, sans âcreté; ils sont solubles dans l'eau
froide, verdissent le sirop de violettes, rougissent le curcuma,
ramènent au bleu le tournesol rougi par les acides, et renferment 8,97% d'eau de cristallisation qu'ils perdent par la
chaleur. Mis en contact avec l'eau bouillante, ils perdent une
partie de leur acide qui se dégage sous forme de bulles.

Usages. — Le bicarbonate de potasse est employé en médecine pour combattre la formation des calculs d'acide urique et d'urate d'ammoniaque; on l'emploie contre la.gale,
les dartres, les engorgements glanduleux, etc., dans les arts on
s'en sert pour la dorure par les procédés Elkington.

Altérations. — Le bicarbonate de potasse, mal préparé,
contient quelquefois du *carbonate*, du *sulfate* et du *chlorure
de potassium*. On décèlera le carbonate par une solution de
sublimé corrosif, qui donnera un précipité rouge brique; s'il
n'y a pas de carbonate, on aura un précipité blanc.

Le sulfate et le chlorure de potassium se reconnaîtront : le
premier, au moyen du chlorure de baryum; le second, au
moyen du nitrate d'argent.

CARBONATE DE SOUDE. — V. SOUDE.

CARBONATE (BI) DE SOUDE.

Le bicarbonate de soude ou *carbonate de soude saturé* est
blanc, a une légère saveur alcaline, il bleuit le papier de
tournesol rougi par les acides, verdit le sirop de violettes,
brunit le papier de curcuma. Il cristallise en prismes rectangulaires, mais se présente ordinairement sous forme d'ag-
glomérations opaques, composées d'un grand nombre de petits cristaux transparents. L'eau bouillante le transforme en
sesquicarbonate et en acide carbonique; une ébullition longtemps prolongée le ferait repasser tout entier à l'état de carbonate simple.

Usages. — Le bicarbonate de soude est employé pour empêcher la formation et même dissoudre les calculs d'acide
urique et d'urate d'ammoniaque; il sert à donner de l'éner-

gie aux forces digestives ; il entre dans la composition d'un grand nombre d'eaux minérales, des pastilles dites de *Vichy* ou de *d'Arcet*, de boissons et limonades gazeuses, du soda-water, de la poudre de Seltz, etc.

ALTÉRATIONS. — Le bicarbonate de soude, mal préparé, peut contenir du carbonate de soude dont la présence se décèle facilement à l'aide d'une solution de sublimé corrosif qui précipitera en rouge brique, tandis qu'il ne donnera qu'un précipité blanc s'il ne contenait que du bicarbonate.

CARMIN.

Le carmin est la matière colorante de la cochenille unie à une *matière animale* et à un acide. C'est une poudre légère, inodore, insipide, qui, chauffée sur une lame de platine, se charbonne en répandant une odeur de corne brûlée.

Dans les arts, on prépare deux sortes de carmin : le *carmin aux œufs*, fait avec le blanc d'œuf et la cochenille, et le *carmin à la gélatine*, fait avec la gelée de colle de poisson. Le carmin aux œufs se broie mal, il est un peu grumeleux ; on l'emploie pour colorer les bonbons, pour faire l'encre rouge, pour la peinture, etc. Le carmin à la gélatine, susceptible d'une grande division, est employé dans la peinture fine, la miniature.

FALSIFICATIONS. — Le carmin est falsifié avec *l'alumine*, le *vermillon*, la *fécule de pommes de terre*, quelquefois jusqu'à 50 %.

En traitant le carmin par l'ammoniaque, il n'y aura que lui d'entièrement dissous, les substances étrangères seront séparées. La fécule se reconnaîtra au moyen de l'eau iodée ; l'alumine, au moyen du nitrate de cobalt avec lequel elle donnera, par la calcination, une coloration bleue. Le vermillon sera repris par l'acide nitrique, il se formera du nitrate de bioxyde de mercure qui donnera avec l'iodure de potassium un beau précipité rouge de bi-iodure de mercure.

CASCARILLE.

La cascarille est une écorce fournie par le *croton cascarilla*, arbrisseau de la famille des Euphorbiacées, qui croît au

Pérou, au Paraguay, aux îles Bahama et dans d'autres contrées de l'Amérique méridionale. Cette écorce est aussi nommée *chacrille, écorce éleuthérienne, quinquina aromatique;* elle est en fragments roulés, compactes, pesants, peu épais, de la grosseur d'une plume à celle du petit doigt, à cassure résineuse et rayonnée. Elle est d'un brun obscur; a une saveur aromatique et amère, une odeur agréable particulière, se rapprochant de celle du musc, surtout lorsqu'on la chauffe. Elle est recouverte d'un épiderme blanc, rugueux, fendillé comme celui du quinquina, et quelquefois couverte en quelques points de sa surface de plusieurs espèces de lichens.

Usages. — La cascarille est employée en médecine comme tonique, excitante, fébrifuge; elle sert aussi comme parfum.

Dans le commerce on vend comme cascarille : la *cascarille blanchâtre*, ainsi nommée à cause de la blancheur de son épiderme et de sa poudre; la *cascarille térébinthacée*, à odeur faible de térébenthine, sa poudre a une teinte rosée; l'*écorce de copalchi*, qui a une odeur peu marquée lorsqu'elle est entière, et une odeur de térébenthine lorsqu'elle est en poudre; elle est en tubes droits, cylindriques, roulés les uns dans les autres; les *débris de quinquina gris* que l'on distingue facilement par leur saveur très-amère et non aromatique.

CASSE.

La casse est le fruit (*gousse ligneuse*) du canéficier (*cassia fistula*), grand arbre de la famille des Légumineuses. Ce fruit, connu dans le commerce sous les noms de *casse en bâtons, bâtons de casse*, provient presque uniquement d'Amérique; il est très-long, d'une couleur noire, à deux valves soudées par deux sutures longitudinales. Intérieurement, il est partagé par des cloisons transversales en un grand nombre de loges qui contiennent chacune une graine rouge, arrondie, déprimée et polie, au milieu d'une pulpe noirâtre, douce et sucrée, qui renferme, d'après l'analyse de *Vauquelin; gélatine; végétale; extractif; gomme; gluten; sucre; parenchyme; eau.*

Usages. — La pulpe est la seule partie de la casse qui soit employée comme médicament laxatif.

ALTÉRATIONS. — La casse s'altère facilement et la pulpe se dessèche, d'autres fois elle fermente et moisit. Ces altérations se reconnaissent d'abord à ce que la casse *fait la sonnette;* le noyau contenu dans l'intérieur du fruit n'étant plus enclavé dans sa pulpe, fait entendre, par l'agitation, un bruit semblable à celui d'un grelot. Souvent pour dissimuler cette altération, on donne à la casse un nouveau lustre ou vernis artificiel, en la plongeant dans l'eau jusqu'à ce que la pulpe se soit gonflée de manière à remplir les cellules qui la contiennent. Le mieux est de fendre une gousse de la casse, d'en extraire la pulpe et de la goûter afin de s'assurer si elle n'est pas moisie. Autant que possible, on doit choisir la casse grosse, bien fraîche, pesante.

CASSIA.

Le *cassia lignea* ou *cannelle du Malabar* est l'écorce du *laurus cassia,* arbre qui croît dans l'Inde; elle ressemble beaucoup à la cannelle de Chine, avec laquelle on la mélange souvent, mais elle a moins de saveur et d'odeur; elle est en tubes droits, cylindriques, très-gros et très-durs; quelquefois, elle ne prend pas en se développant la forme tubuleuse, ce qui lui a fait donner aussi le nom de *cannelle plate;* de plus, elle est recouverte de son épiderme, a de la viscosité lorsqu'on la mâche, et semble se fondre dans la bouche en une matière glaireuse. Par son ébullition dans l'eau, elle donne une matière mucilagineuse.

Le *cassia lignea* entre dans la préparation de la thériaque et du diascordium.

CASSONADE.

La cassonade ou *moscouade* est un sucre de couleur blonde, très-employé dans l'économie domestique et dans la pharmacie pour faire les sirops.

FALSIFICATIONS. — La cassonade a été falsifiée soit avec du *sucre de lait,* soit avec la *farine,* la *terre,* le *sable,* la *fécule de pommes de terre* (1), le *sulfate de potasse.*

(1) M. *Vandenbroecke* a trouvé dans le commerce un échantillon de cassonade blanche qui contenait 12 °/₀ de fécule de pommes de terre.

Le sucre de lait se reconnaîtra au moyen de l'alcool qui dissoudra la cassonade et laissera le sucre de lait indissous. En faisant dissoudre un peu de cassonade dans l'eau froide, on reconnaîtra si elle contient de la farine, du sable ou de la fécule de pommes de terre : le sable se précipitera de suite, la farine et la fécule se précipiteront lentement le liquide prendra un aspect laiteux ; quelques gouttes de teinture d'iode y développeront une coloration bleue.

Quant au sulfate de potasse, dont la présence dans une cassonade brune a été signalée par M. *Langlois*, on le décèlerait en brûlant dans un creuset une quantité déterminée de cassonade. Les cendres seront traitées par l'eau distillée, et la solution aqueuse concentrée par évaporation donnera des cristaux de sulfate de potasse. La solution de ce sel précipitera en blanc par le chlorure de baryum, en jaune-serin par le chlorure de platine.

M. Langlois découvrit cette fraude, en préparant avec une cassonade du sirop d'acide tartrique, qui donna un précipité abondant de tartrate acide de potasse. Le sulfate de potasse se trouvait dans la proportion de 4 %.

CASTORÉUM.

Le castoréum est la substance onctueuse sécrétée par deux grosses glandes situées dans les poches préputiales du castor, animal de la famille des Rongeurs. Dans le commerce, le castoréum se vend renfermé dans ces poches pyriformes et inégales, encore unies ensemble, allongées, ridées, quelquefois aplaties, d'un brun sale, d'une cassure résineuse et entremêlée de membranes blanchâtres. C'est une matière sèche, friable, légèrement onctueuse, d'une odeur forte et désagréable, due, suivant M. *W. Dehler*, à de l'acide corbolique (1), d'une saveur âcre et amère, d'une couleur jaune ou brunâtre.

Le castoréum est insoluble dans l'eau, soluble dans l'alcool et l'éther ; il a été examiné par un grand nombre de chimistes, et contient d'après l'analyse de *Brandes* :

(1) L'acide corbolique ou phénique a été découvert par *Runge* dans 'huile de goudron de houille.

Cholesterine ; huile volatile ; castorine ; résine ; extrait solu-ble dans l'eau et l'alcool ; albumine ; matière grasse ; mucus ; carbonate d'ammoniaque ; carbonate, phosphate et *sulfate de chaux ; sulfates de potasse et de magnésie ; eau.*

Dans le commerce, on distingue plusieurs sortes de casto-réum : le *castoréum de Russie* ou *de Sibérie* ; le *castoréum du Canada* ; le *castoréum de Dantzig* ; le *castoréum de la Nou-velle-Angleterre.* Le plus estimé est le castoréum de Russie ; mais le plus fréquent est le castoréum du Canada. Le casto-réum doit être choisi gros, bien plein, sec, d'une odeur forte, et sans poches ouvertes, fendues ou moisies.

Usages. — En médecine, on emploie le castoréum comme médicament antispasmodique , anti-hystérique ; on l'admi-nistre en pilules, lavements, potions.

Falsifications. — Le castoréum est falsifié par des *substan-ces résineuses*, telles que le *sagapenum*, le *galbanum*, la *gomme ammoniaque*, la *cire* ; on y a ajouté aussi des *balles de plomb* pour en augmenter le poids. On a livré au commerce du cas-toréum factice, préparé avec le *scrotum de jeunes boucs* ou la *vésicule biliaire de mouton.* Ces fraudes se reconnaissent à l'as-pect, à la saveur, à l'odeur du castoréum ; on pourra toujours distinguer les incisions faites sur les poches pour extraire le castoréum, et l'absence complète des membranes blanches qui partagent ces poches en plusieurs loges.

Il peut arriver que par suite d'un état pathologique les substances organiques, le tissu cellulaire, disparaissent pour la plupart et soient remplacés par du *carbonate de chaux* ; l'examen chimique seul peut servir à constater cette altéra-tion. Celle-ci a été observée par M. *Müller* qui a trouvé un castoréum, acheté comme bon castoréum de Sibérie, dont il présentait tous les caractères, et qui renfermait 40,65°/₀ de carbonate de chaux ; il contenait, en outre, 45,83°/₀ de ma-tières solubles, possédant une forte odeur de castoréum, 2,256°/₀ de graisse, 1,8°/₀ de matières solubles dans l'eau, et 8, 13°/₀ de matières insolubles dans l'eau et l'éther.

CÉRAT.

Le cérat est un médicament destiné à l'usage externe, composé d'huile d'amandes douces et de cire ; c'est une espèce de pommade d'un blanc laiteux, d'une consistance d'huile figée ; depuis quelque temps, on a préparé un cérat dit *à la stéarine*, dans lequel la cire était remplacée par la stéarine ; on pourrait le distinguer par le traitement au moyen de la chaux : le cérat à la stéarine se saponifiera et donnera un stéarate de chaux et de la glycérine, ce qui n'arrivera pas avec le cérat préparé avec la cire ; le stéarate de chaux pourra ensuite être décomposé par l'acide sulfurique, en sulfate de chaux et en acide stéarique.

Falsifications. — Le cérat est quelquefois falsifié avec les carbonate de magnésie, de *potasse*. Ces substances ajoutées dans le but d'augmenter sa blancheur, se reconnaissent en traitant le cérat par l'eau chaude : le carbonate de magnésie se précipite sous forme d'une poudre blanche faisant effervescence avec les acides. Quant au carbonate de potasse, on sature la solution aqueuse par l'acide sulfurique, et si la liqueur contient de la potasse elle précipitera par l'acide tartrique, le chlorure de platine.

Le cérat peut contenir de l'*acide arsénieux*, s'il a été préparé avec de vieux bouts de cierge, faits avec de l'acide stéarique contenant cet acide. On fera bouillir le cérat avec de l'eau acidulée par l'acide chlorhydrique ; on introduira le liquide à froid dans un appareil de Marsh fonctionnant à blanc.

CERFEUIL.

Le cerfeuil (*scandix cerefolium*), de la famille des Ombellifères, est d'un emploi assez fréquent dans l'économie domestique ; on en prépare une eau distillée qui jouit essentiellement de propriétés médicales excitantes et diurétiques. Il paraîtrait que quelquefois, par inadvertance, le cerfeuil aurait été vendu mêlé de *petite ciguë* (*œthusa cynapium*), quoique cependant la confusion soit difficile. En effet, dans le cerfeuil, les feuilles sont portées sur de longs pétioles, à folioles ovales, incisées et dentées d'un vert clair ; les fleurs forment des ombelles blanches, souvent latérales, à quatre ou cinq rayons. L'odeur du cerfeuil est aromatique, sa saveur n'offre rien de désagréable.

Les feuilles de la petite ciguë sont trois fois divisées, à folioles étroites, aiguës, incisées, d'un vert foncé, les fleurs sont blanches, disposées en ombelles terminales, composées d'environ une vingtaine de rayons; l'odeur de la petite ciguë est vireuse et nauséabonde, elle a quelque chose d'alliacé, sa saveur est détestable; on l'a plutôt confondue avec le persil (*apium petroselinum*) qui a une tige cannelée, verte, des folioles larges, partagées en trois lobes presque cunéiformes édentés. Ses fleurs sont d'un jaune verdâtre. Le persil exhale une odeur aromatique agréable.

CÉRUSE.

La céruse ou *carbonate de plomb*, *blanc de plomb*, *blanc d'argent*, *blanc de céruse*, *blanc de Krems*, est anhydre, blanche, pulvérulente, pesante, insipide, inodore, insoluble dans l'eau; chauffée au rouge, elle se décompose; elle renferme, d'après M. *Berzélius : acide carbonique*, 16,5; *protoxyde de plomb*, 83,5.

Usages. — La céruse n'est employée en médecine qu'à l'extérieur, pour guérir des névralgies rebelles; elle saponifie facilement les graisses et fait partie de quelques onguents, entre dans la préparation de l'emplâtre qui porte son nom, elle fait la base de la pommade de Rhazis. La céruse est surtout employée dans la fabrication des couleurs, dans la peinture à l'huile; elle sert à affaiblir les couleurs, à dégrader les tons; on l'emploie aussi à faire un mastic (avec du minium et de l'huile), que l'on comprime entre des rondelles de carton pour former les jointures des conduits d'eau et de gaz; elle sert à faire la mine orange, à préparer la couverte de certaines faïences fines.

Falsifications. — La céruse est souvent falsifiée par l'addition de *sulfate de plomb* (1), de *sulfate de baryte*, de *carbonate* et de *sulfate de chaux*; il y a des céruses qui contiennent 40 et

(1) Ce sulfate est obtenu dans les fabriques de toiles peintes en décomposant l'acétate de plomb par l'alun, pour préparer l'acétate d'alumine. Les céruses de qualité inférieure contenant du sulfate de plomb et de baryte, sont connues dans le commerce sous les noms de *blanc de Venise*, *blanc de Hollande*, *blanc de Hambourg*.

même 80°/₀ de sulfate de baryte (1) ; la falsification par la craie est moins fréquente parce qu'elle jaunit avec l'huile.

Pour reconnaître ces fraudes, on dissout la céruse dans l'acide nitrique étendu. Si elle ne contient que du carbonate de plomb, du carbonate ou du sulfate de chaux, tout se dissout; dans le cas contraire, les sulfates de plomb et de baryte restent comme résidu. En faisant passer dans la dissolution un courant d'hydrogène sulfuré, le plomb se précipite à l'état de sulfure , et la liqueur filtrée précipitera en blanc par l'oxalate d'ammoniaque si elle contient de la chaux, que l'on pourra doser à l'état caustique en recueillant le précipité d'oxalate de chaux, le lavant, le séchant et le calcinant, l'oxalate sera décomposé par la chaleur en carbonate, puis en chaux caustique.

Le résidu insoluble sera traité par l'acide chlorhydrique bouillant qui dissout seulement le sulfate de plomb. La portion insoluble recueillie et séchée étant traitée par le charbon dans un creuset chauffé au rouge, le sulfate de baryte sera transformé en sulfure de baryum qui, dissous dans l'eau et additionné d'acide nitrique ou chlorhydrique, donnera lieu à un abondant dégagement d'hydrogène sulfuré et formation de nitrate ou de chlorure de baryum, précipitant en blanc par l'acide sulfurique ou un sulfate soluble.

Bucholz a signalé la falsification de la céruse par le *chlorure de plomb*. Cette dernière substance se reconnaîtrait en traitant la céruse par l'eau bouillante, la liqueur fournirait du chlorure de plomb par le refroidissement , elle précipiterait en noir par l'hydrogène sulfuré, en blanc caillebotté par le nitrate d'argent.

La céruse peut enfin contenir du *cuivre* ou du *fer*, sa solution dans l'acide nitrique étendu alors aura une légère coloration bleuâtre qui se foncera par l'addition de l'ammoniaque; on aura en même temps un précipité d'oxyde de fer au maximum.

(1) M. *Louyet* a analysé une céruse qu'il a reconnu contenir 71 °/₀ de sulfate de baryte.

CHANVRE. — V. ÉTOFFES.

CHARBON ANIMAL.

Le charbon animal ou *noir animal*, *noir d'os*, est le résidu noir, poreux, friable, résultant de la calcination à vases clos des matières osseuses.

Il contient 80 % de phosphate et de carbonate de chaux, dont on le débarrasse dans certains cas par un lavage à l'eau acidulée par l'acide chlorhydrique qui dissout le carbonate avec effervescence , puis le phosphate; on lave ensuite à l'eau pure jusqu'à ce que celle-ci ne précipite plus par le nitrate d'argent et par l'oxalate d'ammoniaque. Le charbon animal soumis à cette opération est dit : *charbon animal lavé.*

Le charbon animal, épuisé par le lavage et incinéré avec son poids d'oxyde rouge de mercure, doit laisser environ 2 à 3% de cendre grisâtre.

On distingue deux sortes de noirs : le noir en *poudre fine* et le noir en *grains.*

Usages. — Le charbon animal est employé en médecine comme désinfectant, antiputride, vermifuge, antidartreux. On l'emploie en pharmacie et dans les arts pour la décoloration des sirops et autres liquides.

Falsifications. — La grande consommation que l'on fait du charbon animal a porté à le falsifier par un mélange avec le *charbon* résultant de la décomposition des matières animales pour fabriquer le bleu de Prusse, avec des *substances terreuses*, des *pierres*, du *sable*, de la *craie*, du *charbon pulvérisé*, des *scories* et *grenailles de fer*, avec des *menus de tourbe*, du *poussier*, de *charbon de bois*, provenant des fonds de bateaux, avec de la *boue*, du *terreau épuisé des cendres pyriteuses* ou *terres noires de Picardie* (1).

(1) En 1835, le tribunal a condamné le sieur B .., fabricant de noir animal à Nantes, à trois mois de prison, comme coupable d'avoir trompé les acheteurs sur la nature du noir qu'il leur vendait. Ce noir, résidu des raffineries, fut reconnu contenir 54] à 58 p. 100 de *tourbe craie* et *sable.*

En 1842, le tribunal correctionnel a condamné le sieur B..., raffineur,

Le premier mélange donne un charbon qui n'a pas de propriétés décolorantes aussi énergiques ; il contient beaucoup d'oxyde de fer, en quantité telle qu'on l'aperçoit à la simple vue, sous forme de concrétions jaunâtres. Si l'on traite ce charbon par l'acide chlorhydrique étendu, on aura une dissolution jaune de chlorure de fer qui donnera un précipité de bleu de Prusse avec le cyanure jaune.

Les cendres pyriteuses mélangées quelquefois avec le noir animal, se composent d'argile, de sulfure et de sulfate de fer, de substances organiques, charbonnées et bitumineuses. Un noir ainsi fraudé donne une cendre *rougeâtre* qui accuse, à l'aide du traitement par l'acide chlorhydrique, la présence de l'oxyde de fer ; de plus, la solution aqueuse de ce noir rougira fortement le papier bleu de tournesol. Le noir animal pur donne une cendre grisâtre, ne contenant sensiblement pas de fer, et une solution aqueuse qui n'exerce aucune action sur le papier de tournesol.

Les autres mélanges du noir se constateront par la quantité de cendres que ce dernier fournira par l'incinération.

CHARBON DE BOIS.

Le charbon de bois si employé comme combustible a une densité qui varie, suivant Marcus Bull, de 0,245 (charbon de peuplier d'Italie) à 0,625 (charbon de noyer), suivant l'essence du bois d'où provient le charbon. La densité du charbon en poudre est 1,50 d'après *Rumfort*.

La quantité moyenne de cendres que peuvent donner les différents charbons de bois est, environ, de 1 à 3 %.

Les consommateurs sont souvent trompés dans la vente des charbons ; ceux-ci contiennent des *pierres*, de la *terre*, du *poussier*, etc. ; mais la fraude s'exerce surtout sur le poids,

---

à huit mois de prison et 3,000 fr. d'amende, plus trois ans de contrainte par corps ; et le sieur G..., négociant, à quatre mois de prison, 2,000 fr. d'amende et trois ans de contrainte par corps, pour avoir vendu à 151 cultivateurs 3,000 hectolitres d'un produit dit *noir animal* qui, examiné par des experts, fut reconnu n'être qu'un mélange de matières inertes, telles que *pierres, sable, charbon pulvérisé, scories* et *grenailles de fer*. Ce prétendu noir ne contenait que 4 % de phosphate de chaux.

sur le mesurage. Ainsi plusieurs marchands de charbon furent convaincus d'avoir livré des sacs contenant 50 à 60 litres de moins que la mesure légale, qui est de 200 litres. Pour un déficit analogue, des sacs livrés à un de ses clients, un autre marchand fut condamné à 3 mois de prison et 50 fr. d'amende (1).

En 1839, un marchand de charbon fut condamné à 3 mois de prison, 50 francs d'amende et aux dépens pour usage journalier de balances fausses, où le plateau sur lequel on mettait le charbon pesait 7 kil. 5 de plus que le plateau portant les poids.

Un autre marchand fut condamné à un mois de prison et 50 francs d'amende pour avoir fait une vente de charbon dont le déficit a été reconnu être de 1/6. Le sieur G..., marchand de charbon, fut condamné par le tribunal de police correctionnelle à un mois de prison et 50 francs d'amende pour avoir vendu au sieur L..... 3 sacs de charbon devant contenir chacun 2 hectolitres, soit 6 hectolitres, que les inspecteurs du mesurage reconnurent ne contenir que 3 hectolitres 96 litres.

En 1846, la 6e chambre condamna les frères T... chacun à 50 francs d'amende et aux frais, pour vente de sacs de charbon contenant 40 à 50 litres de moins que la mesure légale; un de ces sacs, de 100 litres, n'en contenait que 82; un sac de poussier, de 200 litres, n'en donna que 170. Les mesureurs experts reconnurent, en outre, que les sacs employés par les frères T.... ne pouvaient contenir la mesure légale (200 litres) qui compose la *voie* de charbon.

Il est aussi résulté de la déclaration d'un des inspecteurs de la vente des bois et charbons de la ville de Paris que l'on emploie, pour le mesurage du charbon, des paniers réputés contenir 1 hectolitre, paniers qui ne le contiennent pas. L'ache-

(1) Huit jours après ce jugement, un autre marchand de charbon, le sieur P...., qui avait fourni à un restaurateur, le sieur L..., trois sacs de charbon de tourbe de 50 kilog. chacun, et sur chacun desquels ce dernier reconnut qu'il manquait 10 kil., fut renvoyé des fins de poursuite, sans dépens, attendu que les faits reprochés au sieur P...., bien que constituant un acte de mauvaise foi, ne rentraient pas néanmoins sous l'application de la loi pénale.

teur, présent au mesurage, croit être bien servi pour avoir vu transvaser son charbon dans 2 mesures légales bien identiques ; mais il ne s'est pas aperçu qu'une fois qu'on s'est assuré qu'il était plein de confiance dans l'exactitude des paniers poinçonnés par l'administration, on a substitué aux deux paniers, dont l'essai a été fait en sa présence, d'autres paniers plus petits ne contenant pas la mesure légale et dans lesquels on verse directement le charbon, sous prétexte d'éviter une perte de temps. Par suite de cette adroite substitution, l'acheteur perd 1/12, 1/8 et jusqu'à 1/6 sur la marchandise qu'il paye intégralement ; en d'autres termes, il paye 12 voies de charbon alors qu'il n'en reçoit que 11 ; ou 8 ou 6, alors qu'il n'en reçoit que 7 ou 5.

Ces trop nombreux exemples montrent la fréquence des coupables manœuvres exercées par le vendeur sur l'acheteur, et que le dernier pourrait facilement éviter en se rappelant que l'ordonnance de 1834, qui rendit libre le commerce des charbons, a conservé plusieurs marchés publics destinés à assurer en tout temps l'approvisionnement de Paris, et à offrir au consommateur des garanties qui lui manquent partout ailleurs.

Un inspecteur et un sous-inspecteur délégués par la préfecture de police y sont attachés, et le mesurage s'y fait, sous leur surveillance, par des ouvriers également commissionnés par la préfecture. Des facteurs qui tiennent leur mandat de la même autorité, qui, assujettis à un cautionnement, ne peuvent, sous peine de destitution, faire le commerce pour leur compte, reçoivent le charbon au fur et à mesure qu'il arrive et sont autorisés à le faire transporter chez toutes les personnes qui en font la demande.

Pour plus de sûreté, la préfecture de police a voulu que tout sac de charbon envoyé ainsi fût, aussitôt le mesurage effectué, fermé et revêtu par l'inspecteur lui-même d'un plomb portant d'un côté : *Préfecture de police*, et de l'autre : *Marché...*, de manière à ce que le destinataire pût, à l'inspection seule de ce plomb, s'assurer que le sac lui parvenait intact.

A la vérité, les marchés sont peu nombreux et souvent très-éloignés du domicile de l'acheteur ; mais il nous semble qu'on pourrait exiger que les marchands de charbon ne li-

vrassent leur marchandise que dans des sacs étiquetés et
marqués de la manière suivante, après avoir été préalablement reconnus contenir deux hectolitres. Ces sacs ayant tous
la même forme, une hauteur et une largeur déterminées,
porteraient à l'extérieur les mots : *deux hectolitres*, en lettres
de drap rouge très-visibles et très-espacées, cousues de manière à sortir du fond du sac pour arriver à l'ourlet supérieur.
Les mots : *charbon de bois* seraient également en lettres de
drap rouge cousues sur la largeur du sac et disposées de
manière à l'occuper en totalité. Ce sac deviendrait ainsi une
sorte de mesure légale dont l'usage exclusif autorisé ferait
cesser la fraude. Une autre falsification dans la vente du charbon en poudre, *du poussier de charbon*, consiste à le mélanger
avec de la *terre*, du *sable*, etc., ce qu'on reconnaîtrait par la
comparaison du poids des cendres de charbon à celui des cendres d'une quantité déterminée de cette poudre suspectée.

CHARBON DE TERRE.

Le charbon de terre, appelé aussi *houille*, est d'un noir
brillant quelquefois irisé, quelquefois un peu grisâtre. Il est
opaque, insipide, sa cassure est éclatante, et même friable ; il brûle avec flammes et fumée. Sa densité est
1,16 à 1,40. La houille compacte a pour densité 1,33. La
houille ne renferme pas de matières solubles dans la potasse;
elle est principalement composée de *charbon*, *bitume*, *huile
essentielle*, en proportions variables, de quelques centièmes
d'*oxyde* et de *sulfure de fer*, de *sulfate de chaux* et d'*alumine*,
de *silice*; en d'autres termes, elle renferme des proportions variables de *carbone*, *hydrogène*, *oxygène* et *azote*, plus
des *cendres*, dont la proportion dans la bonne houille ne doit
pas dépasser 5 0/0. Elle laisse par la calcination en vases clos
un charbon appelé *coke*, dont la nature varie avec celle de la
houille carbonisée; il est tantôt en masses *frittées* ou *boursou-
flées*, tantôt *pulvérulent* (1).

(1) *Karsten* a classé les houilles en trois groupes d'après la nature de
leur coke :

1° Houilles à coke boursouflé (houilles grasses) ;

2° Houilles à coke fritté (houilles grasses) ;

3° Houilles à coke pulvérulent (houilles maigres).

Les houilles peuvent se partager en quatre variétés principales :

1° La *houille grasse et dure*, donnant un coke boursouflé, sa densité est 1,832 d'après M. *Regnault*.

2° La *houille grasse maréchale*, ainsi appelée parce qu'elle est surtout employée dans les maréchaleries, est d'un noir brillant, elle est très-légère et très-friable ; sa densité, d'après M. *Regnault*, est 1,298. Elle a une odeur résineuse, brûle avec une flamme longue, blanche et fuligineuse ; ses fragments entrent dans une sorte de fusion pâteuse et se collent ensemble ; elle donne un coke très-boursouflé.

3° La *houille ordinaire* ou *charbon fleur de Mons* est noire, d'une densité variant de 1,276 à 1,355. Elle brûle avec une longue flamme sans fondre, et donne un coke fritté.

4° La *houille sèche* ou *maigre* est d'un noir passant au brun ou au gris ; sa cassure, peu éclatante, est quelquefois conchoïde comme celle de l'anthracite. Elle s'allume difficilement et brûle avec une flamme très-grande, donnant peu de fumée ; elle fournit un coke pulvérulent.

La houille se vend à l'hectolitre. L'hectolitre *ras*, c'est-à-dire rempli jusqu'aux bords et nivelé avec une règle, mesuré sans fraude, pèse de 80 à 88 kil. Rarement on vend à l'hectolitre *comble* ; ce dernier, tassé, pèse 125 kil. La houille, vendue en grand, se mesure à la voie composée de 15 hectolitres ras ou 12 hectolitres combles. La houille en gros blocs se vend au poids.

La fraude sur les houilles s'opère par le *mouillage* lorsqu'on vend au poids ou à la mesure, et dans le *mesurage* lui-même.

Quoique la houille ne soit pas hygrométrique, elle peut absorber, suivant sa qualité, de 10 à 50 et même 60% d'eau ; en même temps son volume peut augmenter de 15 à 20 centièmes. On reconnaîtra cette proportion d'eau par la dessiccation à 105° ou 110° d'un échantillon moyen (100 à 200 gr.) de la houille à essayer ; la différence de poids avant et après l'expérience donne la quantité d'eau. Le résidu est traité à chaud à plusieurs reprises avec l'essence de térébenthine jusqu'à ce qu'il ne cède plus rien à ce dissolvant ; on dessèche et on pèse : la différence de poids indique celui du bitume enlevé par l'essence. En calcinant ensuite le résidu on connaîtra la quantité de cendres.

Les fraudes exercées dans le mesurage et dans le poids varient suivant que l'acheteur est présent ou non à l'opération. Si l'acheteur n'est pas présent lors de la livraison, il reçoit à domicile 400 kil. au lieu de 500 ; ou, si c'est à la mesure, une voie de 13 hectolitres au lieu de 15. Si l'acheteur, pour être plus certain de la livraison, est présent au mesurage ou à la pesée, les vendeurs ont à leur disposition plusieurs moyens de tromper son attention ; ainsi, la houille est-elle vendue au poids, un des hommes préposés à l'opération attire l'attention de l'acheteur sur l'exact parallélisme des deux becs de la bascule, et ajuste d'une main, tandis que de l'autre il appuie habilement sur le dossier de la bascule ; à cette augmentation factice de poids, il faut ajouter le coup de genou donné sur le charbon par un autre préposé, qui semble seulement être là à attendre que la pesée soit finie ; d'autres fois, une planche, pesant de 12 à 15 kil., et diminuant d'autant la quantité de charbon, est glissée adroitement sur le plateau de la bascule.

. Quand la houille est vendue à la mesure, on se sert de demi-hectolitres et estampillés, mais au fond desquels l'acheteur n'aperçoit pas une couche de ciment mêlée de charbon qui y a été mise avec intention, et dont l'épaisseur est de $0^m,03$ au milieu, et 0,05 vers la circonférence. Pour rendre cette fraude plus difficile à découvrir, quelques marchands ont deux séries de mesures, l'une, conforme en tous points au règlement, servant aux transports des bateaux dans le magasin ; l'autre, servant à la vente et garnie au fond de cette couche trompeuse qui diminue d'autant la mesure réelle (1).

Enfin, dans cette industrie, il n'est pas jusqu'au charretier qui ne trompe à la fois l'administration et le consommateur ; en livrant à celui-ci du charbon brisé au lieu de le lui remettre beau et gros ; arrivé près des barrières, il monte sur sa voiture et brise avec une pioche le dessus du chargement, afin d'en diminuer le volume. Il fait ensuite payer à l'acheteur 4 fr. 50 c. de droit d'entrée par voie ou par 1000 kil., tandis que l'octroi ne perçoit que 3 fr. 70 c. On ne peut ja-

____

(1) Il y a cependant d'honnêtes négociants qui ne trompent pas le public.

mais obtenir le bulletin de l'octroi qui est toujours perdu ou laissé entre les mains d'un camarade avec lequel le charretier est entré ; ce bulletin n'en est pas moins rapporté fidèlement au vendeur et le consommateur a été trompé.

CHARCUTERIE.

La charcuterie faite avec la viande de porc est l'objet d'une industrie et d'un commerce considérable ; à Paris, la consommation annuelle de charcuterie de toute espèce dépasse *un million* de kilos; l'objet d'une alimentation aussi importante doit être préparé et surveillé avec le plus grand soin, et cependant on n'a eu à signaler que trop souvent les fraudes commises par divers charcutiers (1) : tantôt ils livrent à la consommation des viandes avariées, moisies ; tantôt de la charcuterie faite avec de la viande de cheval (2) ; tantôt, comme à Bruxelles, on livre au commerce des *saucissons* dits de *Bologne*, faits avec de la viande provenant de chevaux morts de maladie. Enfin, par suite de négligence, certaines viandes de charcuterie peuvent avoir été cuites dans des vases de cuivre ou de plomb mal étamés, et contenir une quantité de ce métal toxique suffisante pour causer de graves accidents (5) ; or, les charcutiers ne doivent se servir exclusivement que de marmites et chaudières en fonte et en fer battu.

(1) Un ancien préfet de police, M. Gisquet, a dit que dans une seule visite ses préposés avaient confisqué plus de 10,000 livres de charcuterie avariée. Les jambons, saucisses, saucissons et cervelas, à moitié pourris, furent placés sur 20 charrettes, conduits à Montfaucon et jetés dans les bassins.

(2) En 1847, un charcutier de Rouen, le sieur Ch....., fut condamné par le tribunal de police correctionnelle à trois mois de prison et 50 fr. d'amende pour vente de charcuterie faite avec de la chair de cheval. Cette substitution n'est pas insalubre, mais elle constitue un vol, en vendant pour viande de porc de la chair de cheval, d'une valeur bien moindre.

(3) En 1833, MM. *Girardin* et *Baruel,* experts, reconnurent que la maladie éprouvée par une jeune fille après avoir mangé de l'andouille, provenait de ce que cette charcuterie contenait un peu *d'oxyde de plomb* et une quantité notable *d'oxyde de cuivre.* La présence de ces substances toxiques était causée par la négligence et la malpropreté du charcutier. Le sel ajouté comme assaisonnement à la charcuterie, réagit sur le métal (cuivre) et sur les mauvais étamages (plomb) des vases dans lesquels elle est préparée.

La présence du *cuivre* ou du *plomb* dans une viande se reconnaîtra en en incinérant une portion, et traitant les cendres par l'acide nitrique étendu, évaporant à siccité et reprenant par l'eau pure ; on aura une solution bleuâtre si elle contient du cuivre qui foncera en couleur par une addition d'ammoniaque, donnera un précipité brun-marron avec le cyanure jaune, et si elle contient du plomb, elle précipitera en blanc par le sulfate de soude, en jaune par l'iodure de potassium, le chromate de potasse, en noir par l'hydrogène sulfuré.

Si de la viande contenait à la fois du *cuivre* et du *plomb*, la liqueur provenant de l'incinération se colorerait en bleu par l'ammoniaque en même temps qu'elle donnerait un précipité d'oxyde de plomb.

Quelquefois aussi certaines charcuteries sont enjolivées, décorées avec des graisses coloriées en rouge et en vert ; il est arrivé que la matière colorante verte était de l'*arsénite de cuivre* (vert de Schweinfurt). Cette couleur toxique serait reconnue en traitant la graisse suspectée par l'éther sulfurique pur qui dissoudra toute la matière grasse et laissera pour résidu la matière colorante verte. Celle-ci, soumise à l'action de la chaleur, donnera un sublimé d'acide arsénieux qui, repris par l'eau et introduit dans un appareil de Marsh fonctionnant à blanc, donnera des taches arsenicales.

CHAUX.

La chaux, *chaux vive* ou *oxyde de calcium*, est blanche, inodore, d'une saveur âcre, caustique et alcaline ; sa densité est 2,3 ; la chaux est infusible, exposée à l'air, elle se délite peu à peu, se réduit en hydrate (chaux éteinte), et attire ensuite l'acide carbonique de l'air ; mise en contact avec l'eau, elle l'absorbe, s'échauffe peu à peu, foisonne et se réduit en poudre blanche ; sa température est portée jusqu'à 300° et capable d'enflammer le soufre, la poudre ; la chaux est un peu soluble dans l'eau, plus à froid qu'à chaud ; elle bleuit le papier de tournesol rougi, verdit le sirop de violettes, rougit le curcuma.

Usages. — La chaux entre dans quelques préparations

pharmaceutiques ; l'eau de chaux est employée à l'intérieur dans les maladies du poumon, le scorbut, certaines diarrhées, contre les calculs urinaires, en injections contre la gonorrhée, à l'extérieur contre la teigne ; la chaux a de nombreux usages dans l'industrie, dans les constructions, pour faire les mortiers, ciment, etc.

ALTÉRATIONS. — La chaux mal préparée peut contenir du *carbonate de chaux* ; on la reconnaît à l'effervescence qu'elle produit au contact des acides faibles, ce qui n'arrive jamais avec la chaux pure ; comme dans la cuisson de la chaux, celle-ci est mise en contact avec les cendres de bois employées à sa calcination, elle peut contenir de la *potasse.* Pour s'en assurer, on dissout la chaux dans l'acide chlorhydrique ; on la précipite de cette dissolution au moyen de l'oxalate d'ammoniaque, et dans la liqueur filtrée et concentrée, on verse du chlorure de platine, de l'acide tartrique, réactifs qui donnent, le premier, un précipité jaune-serin, le second, un précipité grenu, s'il y a de la potasse.

La chaux est préparée avec des calcaires magnésiens, des marbres colorés, et peut contenir de la *silice*, de la *magnésie*, de l'*oxyde de fer.* Si on la traite par l'acide chlorhydrique, la silice restera en résidu ; on précipitera la chaux par l'oxalate d'ammoniaque, et la liqueur fitrée donnera un précipité d'oxyde de fer avec l'ammoniaque, un précipité de phosphate ammoniaco-magnésien avec le phosphate de soude ammoniacal.

Il résulte des observations de M. *Chevreul,* que l'eau de chaux conservée dans des flacons de verre plombeux, peut dissoudre une quantité notable de cet oxyde, dont la présence sera décelée par l'acide sulfhydrique.

CHLORATE DE POTASSE.

Le chlorate de potasse, appelé autrefois *muriate oxygéné de potasse*, *muriate sur-oxygéné de potasse*, est un sel blanc cristallisé en lamelles ou paillettes hexagonales, nacrées, inaltérables à l'air, d'une saveur fraîche légèrement acerbe. Il fuse sur les charbons ardents à la manière du nitre. Il est soluble dans l'eau, beaucoup plus à chaud qu'à froid, 100 p. d'eau à + 15°ᶜ en dissolvent 3 p. 3, et 60 p. 2 à + 105°ᶜ. Il détone vivement par le choc quand on l'a mêlé avec le soufre, le phosphore, le sulfure d'antimoine.

1 p. de chlorate de potasse pur mêlé avec 1/2 p. de soufre doit s'enflammer au contact d'un tube imprégné d'acide sulfurique à 66°. On obtient le même résultat en triturant dans un mortier un mélange de chlorate pur et de soufre.

L'acide sulfurique concentré projeté sur des cristaux de chlorate de potasse les jaunit, et donne lieu à un dégagement de gaz oxyde de chlore jaune verdâtre. Le même acide versé dans une solution aqueuse de chlorate de potasse bleuie par la teinture de tournesol la décolore entièrement. Cet effet se produit encore, d'après M. *Vogel* fils, de Munich, avec une solution renfermant + 1/64 de chlorate. Mais il est plus sensible avec la teinture d'indigo, qui est décolorée, au moyen de l'acide sulfurique, dans une solution renfermant 1/500 de chlorate.

Soumis à l'action de la chaleur, le chlorate de potasse fond, donne de l'oxygène et laisse pour résidu du chlorure de potassium. Le chlorate pur donne en poids 38,86 % d'oxygène.

Usages. — Le chlorate de potasse a été conseillé en thérapeutique contre la phthisie, dans le cas de fièvres typhoïdes-, contre le scorbut, les dartres, les maladies vénériennes, contre la gangrène de la bouche chez les enfants. Dans les arts, ce sel est employé sur une grande échelle à la préparation des allumettes dites oxygénées et des allumettes chimiques. Dans les laboratoires, il sert à la préparation de l'oxygène pour les analyses organiques, etc.

Altérations. — Le chlorate de potasse contient souvent du *chlorure de potassium* ou *de sodium*, du *chlorure de calcium*. La présence du premier sel lui communique une saveur amère; de plus, il décrépite au feu. La solution de ce chlorate, mêlée de chlorure, donnera avec le nitrate d'argent un précipité blanc, caillebotté, soluble dans l'ammoniaque, insoluble dans l'acide nitrique, ce qui n'a jamais lieu avec le chlorate de potasse pur. On sépare le chlorure de potassium du chlorate en faisant dissoudre ce dernier dans l'eau bouillante. Le chlorate cristallise par le refroidissement, et les eaux-mères renferment le chlorure de potassium.

L'altération du chlorate de potasse par le chlorure de calcium est grave, en ce que la déliquescence de ce sel rend le chlorate impropre à la fabrication des allumettes chimiques. Cette altération provient d'un défaut de préparation du chlorate par le procédé de **M.** *Liebig* (1). La solution aqueuse de ce chlorate altéré donnera un précipité blanc caillebotté avec le nitrate d'argent, et, en outre, un précipité blanc d'oxalate de chaux avec l'oxalate d'ammoniaque.

Falsifications. — Le chlorate de potasse est falsifié quelquefois avec le *mica*, l'*acide borique*, le *nitrate de potasse* (2), le *chlorure de potassium*. La première falsification se reconnaîtra à l'insolubilité du mica dans l'eau, tandis que le chlorate est entièrement soluble.

La seconde falsification qui a été pratiquée à une époque où le chlorate de potasse était d'un prix plus élevé que l'acide borique se reconnaîtrait en enflammant l'alcool mêlé avec le sel à examiner; l'alcool brûlerait avec une flamme verte due à la présence de l'acide borique.

Pour reconnaître le nitrate de potasse, on mêle au sel suspecté un peu d'eau et de tournure de cuivre, et on y verse quelques gouttes d'acide sulfurique. Si le chlorate est mêlé de nitrate, il y aura dégagement de vapeurs rutilantes qui bleuissent le papier de gaïac et formation de nitrate de cuivre bleu verdâtre. Si le chlorate est pur, il n'y aura que dégagement d'un gaz jaune verdâtre.

Quant au chlorure de potassium, qu'il ait été ajouté à dessein au chlorate, ou qu'il provienne d'un vice de prépara-

(1) Ce procédé consiste à changer le chlorure de chaux en chlorate par l'action de la chaleur, à dissoudre dans l'eau, et à ajouter du chlorure de potassium, il se forme par double décomposition du chlorate de potasse et du chlorure de calcium. Par ce procédé on a 120 gr. de chlorate de potasse par 1 kilog. de chlorure de chaux.

(2) Il y a une vingtaine d'années, un négociant livra au commerce du chlorate de potasse auquel il avait ajouté 12 p. 100 de nitrate de potasse. Cette addition lui avait permis de vendre le chlorate avec bénéfice à un autre négociant, 2 fr. par kilog. moins cher qu'il ne l'avait acheté lui-même.

tion de ce sel, le moyen de reconnaître sa présence sera le même que celui qui a été indiqué ci-dessus.

CHLORHYDRATE D'AMMONIAQUE. — V. Sel ammoniac.

CHLORHYDRATE DE MORPHINE.

Le chlorhydrate ou *hydrochlorate de morphine* est un sel blanc, cristallisé en aiguilles prismatiques ou en cristaux penniformes, d'un éclat soyeux, d'une saveur fort amère; il est inaltérable à l'air, très-soluble dans l'alcool, soluble dans l'eau, plus à chaud qu'à froid.

Usages. — Le chlorhydrate de morphine est employé en médecine; on l'administre sous forme de sirop.

Falsifications. — Le chlorhydrate de morphine peut contenir un *excès d'eau*, ce qu'on reconnaît par la différence de poids avant et après la dessiccation au bain-marie. Il peut contenir de la *narcotine*, qui reste indissoute lorsqu'on traite le sel par un excès d'ammoniaque ou de potasse.

CHLOROFORME.

Le chloroforme, appelé aussi *tri* ou *perchlorure de formyle*, découvert par M. *Soubeiran* en 1831, est un liquide incolore, oléagineux, parfaitement transparent, d'une odeur éthérée agréable, rappelant celle de la pomme de reinette, d'une saveur douceâtre, menthée et sucrée à la fois. Il est sans action sur le papier bleu de tournesol. Sa densité est de 1,480 à 18^{oc}; il bout à 60,8°. Il s'enflamme difficilement et brûle dans la flamme d'une bougie en la colorant en vert. Il est soluble en toutes proportions dans l'alcool et l'éther, très-peu soluble dans l'eau; par le frottement sur la peau, il produit une simple rubéfaction et non une vésication.

Le chloroforme, analysé par M. *Dumas*, est un composé de *carbone*, de *chlore* et d'*hydrogène*.

Usages. — Depuis quelque temps, le chloroforme est employé en inhalations pour produire l'insensibilité pendant les opérations chirurgicales. Cette propriété anesthétique du chloroforme a été révélée d'abord par M. *Flourens*, mais elle fut appliquée, pour la première fois, sur l'homme, en 1847, par M. le docteur *Simpson*, d'Édimbourg.

ALTÉRATIONS ET FALSIFICATIONS. — D'après M. *Dorvault*, d'une part, et M. *Morson*, de l'autre, le chloroforme peut se décomposer spontanément et renfermer par suite de cette altération, de l'*acide chlorhydrique*, du *chlore*, de l'*acide hypochloreux*. Le chloroforme peut, en outre, contenir de l'*alcool* (1), de l'*éther chlorhydrique*, des *composé du méthyle*, de l'*aldéhyde*, des *substances fixes*. D'après M. *L. Kessler*, on falsifie le chloroforme avec de l'*éther sulfurique* ou de l'*éther acétique* (2).

Lorsque le chloroforme s'est altéré spontanément, la purification ordinaire (c'est-à-dire la rectification au bain-marie, ou, après l'avoir laissé en digestion sur du chlorure de calcium, la distillation avec de l'acide sulfurique concentré) est le seul moyen de le rendre propre à l'usage médicinal.

La présence de l'alcool dans le chloroforme est le résultat soit d'une addition frauduleuse, soit d'une purification incomplète. Dans tous les cas, l'alcool diminue la densité du chloroforme.

Pour reconnaître la présence de l'alcool dans le chloroforme, plusieurs procédés ont été indiqués. M. *Soubeiran* a proposé de projeter une goutte du chloroforme suspecté dans un mélange, à parties égales, d'acide sulfurique à 66° et d'eau pure, marquant 40° à l'aréomètre de Baumé ou d'une densité de 1,440 lorsqu'il est froid. Si le chloroforme est pur, il gagne le fond du liquide ; s'il contient de l'alcool ou de l'éther, il surnage ou reste en suspension. Il faut avoir soin d'agiter ; mais il paraît que ce moyen peut entraîner des chances d'erreur, car si l'on agite beaucoup, l'alcool se sépare du chloroforme qui alors tombe au fond du vase ; d'un autre côté, si l'on n'agite pas, les gouttes mêmes de chloroforme pur pourront rester à la surface du liquide d'essai.

---

(1) On a trouvé du chloroforme contenant 50 p. 100 d'alcool.

(2) La présence de l'alcool, du chlore, de l'acide chlorhydrique rend compte de la causticité produite sur la peau par certains échantillons de chloroforme.

Le procédé d'essai de M. *Mialhe* consiste à verser quelques gouttes de chloroforme dans un verre à moitié plein d'eau, il gagne le fond du vase et conserve sa limpidité lorsqu'il est pur; s'il contient de l'alcool, il prend en se précipitant une teinte blanchâtre opaline.

D'autre part, le chloroforme alcoolique est inflammable. Suivant M. *Cattel*, un moyen plus sûr consiste à agiter, pendant quelques instants, 12 grammes environ de chloroforme avec un cristal ou deux d'acide chromique, ou avec une petite quantité de bichromate de potasse et d'acide sulfurique; si le chloroforme contient de l'alcool, l'acide chromique se transforme en oxyde vert de chrôme.

M. *Létheby* a également signalé l'albumine comme moyen d'essai très-sensible du chloroforme. Lorsqu'il est pur, il ne coagule pas le blanc d'œuf; lorsqu'il est alcoolique, il le coagule.

Le chlore, l'acide chlorhydrique, l'acide hypochloreux dans le chloroforme, proviennent de son altération spontanée ou d'une purification incomplète. On en reconnaît la présence à l'aide du nitrate d'argent qui ne précipite pas le chloroforme pur et précipite, au contraire, celui qui contient l'un des corps ci-dessus désignés. En outre, le papier bleu de tournesol sera rougi par le chloroforme qui contiendra de l'acide chlorhydrique, et blanchi par celui qui contiendra de l'acide hypochloreux; la présence de l'éther chlorhydrique sera décelée en distillant au bain-marie un mélange d'eau et du chloroforme suspecté. Les premiers produits de la distillation auront une odeur d'éther chlorhydrique très-reconnaissable. L'éther sulfurique dans le chloroforme sera reconnu par la moindre densité de ce dernier et par l'inflammabilité du mélange.

L'aldéhyde se reconnaît à son action réductive sur l'oxyde d'argent hydraté et à la coloration brune que prend le liquide par la chaleur, après avoir été additionné d'une petite quantité de potasse en solution.

La présence des composés du méthyle dans le chloroforme, signalée par M. *Létheby*, ne peut jusqu'ici se découvrir que par les accidents, que le chloroforme qui les renferme peut déterminer sur l'économie ; céphalalgie , prostration générale et rapide.

L'eau contenue dans le chloroforme lui sera enlevée par le chlorure de calcium.

Quant aux substances fixes que le chloroforme peut dissoudre, on en décèlera la présence, en chauffant au bain-marie ; le chloroforme se volatilise et les substances fixes restent comme résidu.

CHLORURE D'AMMONIUM. — V. Sel ammoniac.

CHLORURE D'ANTIMOINE.

Le chlorure d'antimoine ou *muriate d'antimoine*, *beurre d'antimoine*, est blanc, demi-transparent , très-caustique , onctueux, fusible à 100°. Il est légèrement déliquescent et volatil au-dessous de la chaleur rouge ; projeté sur les charbons incandescents, il fond et s'exhale en fumées blanches , très-irritantes, qui excitent la toux. Mis en contact avec l'eau en très-petite quantité, il s'y dissout ; une portion de ce liquide un peu plus forte le décompose en oxychlorure ou *poudre d'Algaroth*, blanche, insoluble, et en acide chlorhydrique qui dissout du chlorure d'antimoine. Administré à l'intérieur, le chlorure d'antimoine est un violent poison.

Usages. — Le chlorure d'antimoine est employé comme caustique ; il sert à l'extérieur contre les excroissances fongueuses, les verrues, la carie. On l'emploie dans les arts pour bronzer les canons de fusil, pour donner au cuir une couleur particulière.

Altérations. — Si le chlorure d'antimoine contient plus d'eau qu'il n'en doit entrer dans sa préparation , lorsqu'on débouche le flacon, il ne répand pas les vapeurs blanches irritantes qu'il donne lorsqu'il est concentré. On doit le conserver dans des flacons bouchés à l'émeri et non dans des flacons bouchés avec du liége qu'il attaque et colore en brun. Le bouchon de verre doit être enduit d'une couche de graisse pour éviter qu'il ne se soude à la longue avec le col du flacon.

CHLORURE DE BARYUM.

Le chlorure de baryum appelé aussi *terre pesante salée, mu-*

riate de baryte, *hydrochlorate* ou *chlorhydrate de baryte*, est blanc, inodore, d'une saveur âcre ; il cristallise en prismes à quatre faces très-aplaties contenant 14,75°/₀ d'eau ; il est soluble dans l'eau, insoluble dans l'alcool. Chauffés, les cristaux décrépitent un peu, perdent leur eau de cristallisation et finissent par se fondre. Le chlorure de baryum pris à forte dose est un poison.

Usages. — Ce sel est employé en médecine pour combattre les maladies scrofuleuses et les dartres.

Altérations. — Le chlorure de baryum peut contenir de *l'arsenic*, du *cuivre*, du *plomb*, du *fer*, des *chlorures d'aluminium*, de *calcium*, de *magnésium*, de *sodium*, de *strontium* et de *manganèse*. Les métaux se reconnaîtront dans la solution aqueuse du sel à examiner, savoir : l'arsenic, par le précipité jaune orangé qu'il donnera avec l'acide sulfhydrique, précipité entièrement soluble dans l'ammoniaque ; le cuivre, par la couleur bleue qu'y produiront quelques gouttes d'ammoniaque ; le plomb, par le précipité noir formé par l'hydrogène sulfuré, le précipité jaune donné par l'iodure de potassium ; le fer, par le précipité bleu produit avec le cyanure jaune, ou le précipité noir formé par la teinture de noix de galle.

Si l'on agite avec l'alcool une certaine quantité de chlorure de baryum, et qu'on soumette la liqueur à l'évaporation, le résidu contiendra les chlorures d'aluminium, de calcium, de magnésium. L'alumine sera séparée par l'ammoniaque, la chaux par l'oxalate d'ammoniaque, la magnésie par le phosphate de soude ammoniacal. La solution aqueuse de chlorure de baryum précipitée complétement par l'acide sulfurique, et filtrée, donnera une liqueur qui, concentrée convenablement, déposera, sous forme de cristaux, du sulfate de soude, dans le cas où le chlorure de baryum contiendrait du chlorure de sodium.

Si la flamme que donne l'alcool brûlé avec le chlorure de baryum est purpurine ou jaune pourpre, c'est que le sel contiendra du chlorure de strontium. Enfin, le chlorure de manganèse se reconnaîtra au moyen de l'ammoniaque qui donnera un précipité d'abord blanc, puis devenant brun par l'action de l'air.

CHLORURE DE CALCIUM.

Le chlorure de calcium ou *muriate de chaux*, *hydrochlorate* ou *chlorhydrate de chaux*, est blanc, inodore, d'une saveur âcre, piquante et amère ; il est très-déliquescent à l'air, très-soluble dans l'eau et dans l'alcool. Il cristallise en prismes hexagonaux terminés par des pointements très-aigus, contenant 49,13% d'eau. Exposé au feu, il éprouve la fusion aqueuse, puis la fusion ignée.

Usages. — Le chlorure de calcium est employé comme stimulant contre les maladies scrofuleuses. Il a de fréquents emplois dans les laboratoires de chimie comme moyen de dessiccation et pour priver les substances liquides, telles que les éthers, l'alcool, etc., de l'eau qu'elles peuvent contenir.

Altérations. — Le chlorure de calcium peut être altéré par du *fer*, du *cuivre*, de la *magnésie*. Le fer se reconnaîtra au moyen du cyanure jaune ou de la teinture de noix de galle ; le cuivre par la coloration bleue que produira l'ammoniaque dans une solution aqueuse de chlorure, ou par la couche de cuivre métallique déposée sur une lame de fer décapée plongée dans cette solution légèrement acidulée.

Enfin si le chlorure de calcium contient du chlorure de magnésium, il donnera un précipité blanc avec la potasse. Pour reconnaître si le chlorure de calcium est alcalin ou neutre, on en prendra 4 grammes dissous dans 24 grammes d'eau pure et que l'on précipitera par 1^{gr} 6 d'oxalate d'ammoniaque. Si le sel précipite par de nouvel oxalate, il est alcalin ; dans le cas contraire, il est neutre.

CHLORURE (PROTO) DE MERCURE.

Ce composé est un de ceux qui ont reçu le plus de noms, il a été appelé *panacée mercurielle*, *mercure doux*, *sublimé doux*, *muriate de mercure doux*, *calomel*, *calomélas*, *aquila alba*, etc. ; il est blanc, inodore, insipide, pesant, insoluble dans l'eau et l'alcool ; sa densité est de 7,14, d'après *Boullay*. Il cristallise en prismes quadrangulaires terminés par des pointements à quatre faces ; il est volatil, mais moins que le bichlorure ; chauffé en vase clos, il se sublime entièrement sans se fondre et sans éprouver d'altération ; le chlore le transforme en bichlorure, les alcalis le colorent en noir.

Usages. — Le protochlorure de mercure est très-employé comme vermifuge, purgatif, antivénérien ; on l'administre dans les cas d'engorgements abdominaux, de fièvres intermittentes rebelles, de maladies syphilitiques, scrofuleuses, etc. ; on le fait entrer dans des poudres, pilules, opiats, pommades, etc. Relativement à son usage médical, on peut distinguer trois sortes de protochlorure de mercure, différant seulement par leur état de cohésion et leur mode de préparation : 1° le mercure doux ordinaire, préparé par sublimation ; 2° le mercure doux ou calomélas, préparé à la vapeur, ou le mercure doux très-divisé, préparé par le procédé de M. *Soubeiran* (condensation dans de grands réservoirs et division par l'air) ; 3° le précipité blanc ou protochlorure obtenu par précipitation, qui se présente dans le commerce sous forme de pains orbiculaires, blancs.

Altérations.—Le protochlorure de mercure peut contenir du *bichlorure de mercure.* La présence de ce dernier sel, vu sa puissance toxique, est très-importante à constater. On traite le calomel à essayer par l'alcool chaud à 33° Baumé, on ajoute au liquide son poids d'eau ; s'il contient du bichlorure de mercure, il donnera un précipité jaune rougeâtre avec l'eau de chaux ou la potasse, un précipité noir avec le sulfhydrate d'ammoniaque, un précipité rouge avec l'iodure de potassium. On peut d'ailleurs connaître la quantité de bichlorure contenue dans le calomel, en traitant par l'éther un poids connu de ce dernier, le bichlorure seul se dissout ; la différence entre le poids du résidu et le poids primitif fait connaître celui du bichlorure.

Pour débarrasser complétement le protochlorure du bichlorure qu'il peut contenir, on le soumet à des lavages à l'eau, réitérés jusqu'à ce que l'eau de lavage ne présente plus avec les réactifs les caractères propres à ce dernier sel.

Un moyen pratique et expéditif d'essayer le calomel avant

de l'employer, consiste à le traiter par l'éther sur une lame de cuivre décapée; si l'on frotte légèrement le métal dans le point où l'évaporation a eu lieu, on produit un amalgame brillant, dans le cas où le calomel contient du bichlorure.

FALSIFICATIONS. — Le calomel pulvérulent se prêtant plus facilement à la fraude, est falsifié quelquefois par le *carbonate de plomb;* le *carbonate,* le *sulfate* et le *phosphate de chaux;* les *os calcinés;* le *sulfate de baryte;* l'*amidon;* la *gomme.* En subliment une petite quantité du chlorure suspecté, toutes ces substances restent pour résidu. Si ce dernier contient de l'amidon ou de la gomme, il noircira par l'application prolongée de la chaleur. Il fera effervescence avec les acides s'il contient du carbonate de plomb ou du carbonate de chaux : dans le premier cas, la liqueur précipitera en noir par l'hydrogène sulfuré, en jaune par l'iodure de potassium; dans le second cas, elle ne noircira pas par l'hydrogène sulfuré, et elle précipitera en blanc par l'oxalate d'ammoniaque; le résidu, traité par l'eau chaude, abandonnera le sulfate de chaux, et la liqueur résultante précipitera en blanc par le chlorure de baryum et par l'oxalate d'ammoniaque. Cette falsification du calomel par le sulfate et le carbonate de chaux a été signalée par M. le professeur *Gay,* de Montpellier.

M. *Deschamps,* d'Avallon, a reconnu dans un échantillon de calomel, jusqu'à 50 % de sulfate de chaux contenant du carbonate.

Si l'on chauffe avec du charbon une autre portion du résidu et qu'il contienne du sulfate de baryte, celui-ci sera converti en sulfure, dont la solution aqueuse donnera lieu à un dégagement d'hydrogène sulfuré et à un précipité blanc, par l'addition de l'acide sulfurique. M. *Moritz* a trouvé un calomel qui renfermait jusqu'à 20 % de sulfate de baryte.

En traitant par l'eau froide une petite quantité de calomel suspecté, on dissoudra la gomme, qui sera précipitée par l'alcool de sa dissolution aqueuse; en traitant par l'eau bouillante, on dissoudra l'amidon, et la liqueur obtenue bleuira par la teinture d'iode.

CHLORURE (BI) DE MERCURE.

Le bichlorure de mercure ou *deutochlorure de mercure*, *sublimé corrosif, muriate oxygéné de mercure*, est blanc satiné, inodore, d'une structure cristalline ; sa saveur est excessivement âcre et désagréable ; il excite la salivation ; sa densité est de 5,42, d'après *Boullay*. C'est un poison des plus énergiques ; il est plus volatil que le protochlorure ; il est soluble dans l'eau, plus soluble dans l'alcool et l'éther.

Usages. — Le bichlorure de mercure est employé plus particulièrement contre les maladies vénériennes et les maladies de la peau ; il fait la base de la *liqueur de Van Swieten* et d'un grand nombre d'autres médicaments.

Altérations. — Le bichlorure de mercure est quelquefois mêlé de *protochlorure* et de *sel ammoniac*. Le traitement par l'éther suffira pour dénoter cette impureté : le protochlorure et le sel ammoniac resteront pour résidu ; le sel ammoniac en sera facilement séparé par l'eau dans laquelle le protochlorure est insoluble. La solution précipitera en blanc caillebotté par le nitrate d'argent, en jaune par le chlorure de platine (1).

CHLORURE D'OR.

Le chlorure d'or, connu aussi sous les noms d'*hydrochlorate* ou *chlorhydrate d'or, muriate d'or*, est un sel d'un rouge-brun foncé, très-soluble dans l'eau, avec laquelle il donne une solution d'un rouge-rubis très-intense. Chauffé, il se décompose en chlore et en sous-chlorure d'un jaune pâle ; ce dernier se décompose à son tour en chlore et en or métallique.

Le chlorure d'or employé en médecine est jaune, cristallisé en petits prismes aiguillés ; sa solution dans l'eau est d'un jaune d'or. Soumis à une douce chaleur, il laisse dégager de l'acide chlorhydrique, puis du chlore. Il se conserve sans altération dans un air sec et se liquéfie dans un air humide.

(1) Si le bichlorure contenait des sels fixes, de la gomme, l'éther décélerait ces mélanges.

Usages.—Le chlorure d'or est employé en médecine contre les maladies scrofuleuses et vénériennes.

Falsifications. — On le mêle quelquefois avec du *sulfate de potasse*, du *chlorure de potassium*, du *chlorure de sodium* ; cette fraude sera décelée en vérifiant si 100 p. du chlorure d'or examiné fournissent par la calcination 65,18 d'or métallique ; ce qui doit avoir lieu lorsqu'il est pur.

On doit aussi examiner le résidu salin qui reste avec l'or, s'il en existe un, après qu'on l'a exposé au contact de la chaleur.

CHLORURE D'OR ET DE SODIUM.

Ce sel, appelé *muriate d'or et de soude, chloraurate de soude, chlorure aurico-sodique*, cristallise en longs prismes à quatre faces, d'une couleur orange, solubles dans l'eau, inaltérables à l'air ; il est formé de : *chlorure de sodium*, 14,68; *chlorure d'or*, 76, 32 ; *eau*, 9.

Usages. — En médecine, le chlorure d'or et de sodium s'emploie à l'intérieur, incorporé dans du sucre, des extraits, des sirops. Il s'administre de la même manière que le chlorure d'or.

Falsifications. — Le chlorure d'or et de sodium est quelquefois allongé de *chlorure de sodium ;* la fraude se reconnaîtra en ce que le sel falsifié contiendra une proportion plus forte de ce chlorure que celle qui doit exister normalement dans le sel double. Ainsi, 100 p. de chlorure d'or et de sodium doivent donner par la calcination 48, 75 d'or métallique, et 14, 68 de chlorure de sodium ; une plus forte proportion de ce dernier indique qu'il y a fraude.

CHLORURE DE SODIUM. — V. Sel marin.

CHLORURE DE ZINC.

Le chlorure de zinc, appelé autrefois *beurre de zinc, chlorhydrate* ou *hydrochlorate de zinc,* est blanc, caustique, déliquescent, soluble dans l'eau, pour ainsi dire en toutes proportions.

Usages. — Le chlorure de zinc est employé en médecine comme antispasmodique et surtout comme caustique. Il entre dans la composition des liquides employés par le docteur *Sucquet* pour conserver les cadavres, les pièces anatomiques. Ce sel paraît aussi être d'un bon emploi pour la conservation des bois.

ALTÉRATIONS. — Par suite de l'impureté du zinc employé, ou d'une négligence dans sa préparation, le chlorure de zinc peut être altéré par du *chlorure de fer,* du *chlorure de calcium.* Le fer se reconnaîtra au précipité bleuâtre que la solution aqueuse du chlorure donnera avec le cyanure jaune ; le chlorure de calcium, par le précipité blanc d'oxalate de chaux formé avec l'oxalate d'ammoniaque. Ce précipité calciné donnera un résidu blanc (chaux) qui rougira le papier de curcuma ou bleuira le papier rouge de tournesol, préalablement humecté.

FALSIFICATIONS. — Le chlorure de zinc a été falsifié par l'*arséniate de zinc,* que M. *Lassaigne* y a trouvé dans la proportion de 12 %. Ce chlorure de zinc frelaté, exposé à l'air, au lieu de tomber complétement en déliquescence, s'humectait seulement à la surface, conservait sa forme et sa couleur blanche; projeté sur des charbons ardents, il répandait une odeur alliacée ; il se dissolvait sans effervescence et complétement dans l'acide chlorhydrique. Sa solution aqueuse, traitée par un courant d'acide sulfhydrique, donna un précipité jaune de sulfure d'arsenic ; une solution de nitrate d'argent neutre y détermina un précipité rouge-brique d'arséniate d'argent.

CHOCOLAT.

Le chocolat est fabriqué avec les semences décortiquées du cacao et le sucre. Son nom vient, suivant quelques auteurs, du mot *choco,* qui, en langue mexicaine, signifie *bruit* ou *son,* et de *latté,* dénomination de l'eau dans le même idiome, parce que les Mexicains faisaient fortement mousser cette substance dans l'eau avant de la prendre.

Le chocolat se divise en deux espèces : les *chocolats alimentaires* et les *chocolats médicinaux* ou *médicamenteux.*

A. — *Chocolats alimentaires.*

Le chocolat de bonne qualité, bien préparé, doit avoir une

couleur brune, une saveur fraîche, agréable ; il doit se fondre dans la bouche, et n'acquérir qu'une consistance moyenne
quand on le cuit dans l'eau ou dans le lait.

ALTÉRATIONS. — Le chocolat peut être altéré par la présence du *fer*, du *cuivre*, provenant des mortiers de fer, de
cuivre, dans lesquels on aura broyé le cacao. Il peut aussi
contenir de la *chaux* provenant des pierres sur lesquelles on
le broie. La présence de cet alcali a été signalée par *Cadet*.

En délayant le chocolat dans l'eau, les parcelles d'oxyde
de fer se précipiteront ; on pourra aussi reconnaître sa présence par l'incinération. Les cendres reprises par l'acide nitrique donneront un précipité rouge d'oxyde de fer avec l'ammoniaque, ou un précipité bleu avec le cyanure jaune, si on
neutralise préalablement l'excès d'acide.

Pour déceler le cuivre, on traitera le chocolat par l'eau aiguisée d'acide nitrique, et on filtrera ; la liqueur se colorera
en bleu par l'ammoniaque, donnera une coloration ou un précipité brun-marron avec le cyanure jaune ; s'il y a de la
chaux, le même liquide précipitera en blanc par l'oxalate
d'ammoniaque ; le précipité calciné rougira le papier de curcuma, ramènera au bleu le papier de tournesol rougi.

On peut aussi rechercher de la même manière la présence
du cuivre dans les cendres provenant de l'incinération du
chocolat.

FALSIFICATIONS. — Le chocolat a été l'objet de nombreu-
ses falsifications par les *farines de blé*, de *riz*, de *lentilles*, de
pois, de *fèves*, de *maïs* ; par *l'amidon* ou la *fécule de pommes de
terre* ; par l'*huile d'olives*, d'*amandes douces* ; les *jaunes d'œufs*
le *suif de veau* ou de *mouton*, le *storax calamite*, le *baume du
Pérou*, le *baume de Tolu*, le *benjoin*, les *enveloppes de cacao
séchées et réduites en poudre*, les *amandes grillées*, la *gomme
adragante*, la *gomme arabique*, la *dextrine*, le *cinabre*, l'*oxyde
rouge de mercure*, le *minium*, les *terres rouges ocreuses*.

Les chocolats falsifiés par les farines et les fécules se reconnaissent à leur goût pâteux, à l'odeur et à la consistance de
colle qu'ils prennent par la cuisson avec l'eau ; de plus, leur
décoction aqueuse, filtrée et très-étendue, se colorera en
bleu par l'eau iodée. Si cette décoction dépose un sédiment

terreux ou graveleux, c'est qu'on aura employé dans la préparation du chocolat de la cassonade impure au lieu de sucre.

Quelques fabricants ont poussé la cupidité au point de faire
entrer dans du chocolat dit *de santé*(1), c'est-à-dire sans odeur,
non-seulement un peu de cassonade et de fécule de pommes
de terre, mais du cacao avarié, et, au lieu de beurre de cacao, des huiles d'olives ou d'amandes douces, du suif de
mouton ou de veau (2). Ce chocolat est à peu près de la même
couleur que le bon chocolat, mais l'odeur de fromage y décèle la présence de graisses animales ; la rancidité, celle de
semences émulsives. De plus, il a un goût de suif ou une saveur amère et marinée ou de moisi, s'il y entre du cacao
avarié ou trop grillé.

Certains chocolats sont aromatisés à l'aide de la *vanille*,
dans la proportion de 1 gramme par kilog. de chocolat (3).
Comme cette substance est d'un prix assez élevé, on lui substitue quelquefois du storax calamite, du baume du Pérou ou
de Tolu, du benjoin. L'odeur balsamique spéciale que le chocolat répandra en brûlant pourra servir à faire reconnaître
cette fraude.

Le chocolat a été l'objet d'une falsification plus grave : on
y a incorporé du cinabre ou sulfure rouge de mercure, seul
ou mélangé d'oxyde rouge de mercure, de minium ou de terres
rouges ocracées. Cette addition frauduleuse, qui a occasionné

(1) Le véritable chocolat de santé ne contient que du *cacao*, du *sucre*
et un peu de *cannelle* (3 grammes par kilog. de sucre employé).

(2) A Metz, on a vendu, dit-on, comme chocolat à bon marché, le mélange suivant : pour 8 kilog. et demi de chocolat dit de santé, on avait
pris 2 kil. du plus mauvais cacao, un peu de cassonade et de la farine
de pommes de terre ; le tout était additionné de la partie la plus impure
du suif en ébullition. Le chocolat, dit de première qualité, était un mélange de graisse de mouton clarifiée, de sucre de première qualité et de
cacao de rebut.

M. *Stanislas Martin* a examiné des chocolats qui étaient formés de
substances tout à fait incompatibles avec nos organes digestifs, parmi
lesquelles se trouvait de la *sciure de bois* ou la *partie corticale du cacao*.
D'autres chocolats, moins insalubres, étaient mélangés avec moitié de
leur poids de fécule, d'amidon, de riz torréfié et de graisse de veau.

(3) On dit aussi que le chocolat est à $1/2$, 1, 2, 3 vanilles, lorsque
dans 500 grammes il y a $1/2$, 1, 2, 3 gousses de cet aromate.

des accidents fâcheux , a été faite dans le but d'augmenter le poids du chocolat.

Ce chocolat frelaté a une couleur rouge beaucoup plus prononcée que celle du bon chocolat. Si on l'examine à la loupe, on remarque dans sa cassure quelques points agglomérés et se prolongeant en filons d'une couleur rouge-brique.

Ce chocolat, râpé, délayé dans l'eau froide et agité , laissera un dépôt d'une couleur rouge-brique. Dans les mêmes circonstances , le chocolat naturel laissera un dépôt peu sensible, d'une couleur fauve terne, et se formant avec plus de lenteur.

Ce dépôt rouge briqueté, projeté sur des charbons rouges, dégagera de l'acide sulfureux, s'il contient du cinabre ; repris par l'acide nitrique étendu, il donnera une solution précipitant en rouge par l'ammoniaque, s'il y a des terres ocreuses ; en jaune , par la potasse, s'il y a de l'oxyde rouge de mercure ; en jaune, par le chromate de potasse , l'iodure de potassium , s'il y a du minium. On aura , en outre, dans ce dernier cas, un dépôt d'oxyde puce de plomb, formé lors du traitement par l'acide nitrique.

On a proposé de remplacer les matières amylacées que l'on incorpore au chocolat, par une substance dite *xantine*, ou dextrine préparée par les acides et la chaleur. Pour que ce chocolat pût être loyalement vendu , il faudrait qu'il portât une étiquette mentionnant qu'il a été additionné de dextrine ; autrement il doit être considéré comme un chocolat frelaté (1).

B. — *Chocolats médicinaux.*

(1) Voici ce que disait au commissaire de police un fabricant qui livrait du chocolat à 70 cent. le demi-kilog. et chez lequel on avait pris un échantillon de chocolat de qualité inférieure : *Je ne crois pas qu'on puisse fabriquer du chocolat de qualité plus inférieure. Cette fabrication est honteuse pour le commerce, je n'en fabrique qu'à mon corps défendant et pour soutenir la concurrence. Je n'ai qu'un regret, c'est celui de croire que l'administration est impuissante pour s'opposer à cette pitoyable fabrication, qui consiste tout simplement, en définitive, à faire du chocolat avec les derniers résidus du cacao* (il aurait fallu ajouter, additionnés de fécule), *comme l'on descend la qualité du pain, pour en préparer avec du son, à l'usage des animaux.*

En pharmacie, le chocolat sert de véhicule à des substances médicamenteuses telles que le *lichen*, les *fécules* (arrowroot, sagou, salep), l'*iode*, l'*iodure de fer*, la *quinine*, le *tapioka*, le *café* (chocolat-café, choca), le *carbonate de protoxyde de fer*.

Ces chocolats sont dits pectoraux ou analeptiques, toniques; ils sont fébrifuges. On les prescrit pour les personnes délicates, d'une poitrine faible; pour les convalescents, les personnes nerveuses et ayant peu d'appétit.

On fait aussi des chocolats stomachiques dans lesquels on incorpore divers *extraits*, tels que ceux de *quinquina*, de *quassia*, de *colombo*, de *gentiane*, de *petite centaurée*, de *ménianthe*, de *houblon*, de *noyer*, de *chardon bénit*, de *germandrée*, etc.

On prépare également des chocolats vermifuges dans lesquels entre la *mousse de Corse*, la *racine de fougère*, l'*écorce de grenadier*, l'*éthiops minéral*; des chocolats aphrodisiaques à la pâte desquels on ajoute du *musc*, de la *civette*, etc.; des chocolats purgatifs au *mercure doux*, à la *poudre de jalap*.

Comme il n'y a que les pharmaciens qui puissent préparer et vendre ces chocolats, ils ne sont pas sujets à des falsifications. Mais il peut être utile, dans certains cas, de savoir les distinguer des chocolats alimentaires. Les traitements aqueux ou alcooliques, le traitement par les acides, l'emploi des réactifs, l'incinération, seront les moyens auxquels on devra avoir recours.

Le traitement aqueux servira à séparer les matières minérales insolubles, telles que le mercure doux, l'éthiops minéral, le carbonate de protoxyde de fer; le traitement alcoolique, à isoler quelques substances, comme la quinine; le traitement par les acides, à dissoudre diverses substances minérales.

L'incinération ou la projection sur des charbons rouges, sera utile pour déceler l'iode, l'iodure de fer.

CHROMATE DE PLOMB.

Le chromate de plomb, ou *jaune de chrome*, est pulvérulent, d'un beau jaune, moulé en pains carrés ou en trochisques. Sa couleur varie du jaune clair au jaune orange, suivant qu'il y a ou non excès de base. Il est insoluble dans l'eau, soluble dans la potasse, l'acide azotique; chauffé, il se décompose en oxyde de plomb et oxyde de chrome. Il renferme 68,15 de *protoxyde de plomb* et 31,85 d'*acide chromique.*

Usages. — Le chromate de plomb est très-employé dans la peinture à l'huile ; dans la fabrication des papiers peints, des indiennes. Il entre dans la composition de vernis de couleur. Il sert à la coloration des poteries.

Falsifications. — Le chromate de plomb est souvent falsifié avec le *sulfate de chaux* ou *plâtre ;* les *carbonates de chaux, de plomb ;* le *sulfate de plomb ;* l'*amidon.* Certains échantillons ont contenu jusqu'à 85 % de plâtre. En traitant à chaud le chromate de plomb par l'acide nitrique, les sulfates de chaux et de plomb resteront en partie dans le résidu insoluble. Ce dernier, calciné avec du charbon, puis dissous dans l'eau et traité par l'acide chlorhydrique, donnera lieu à un dégagement d'acide sulfhydrique. La liqueur acide, filtrée et additionnée d'ammoniaque pour précipiter les substances étrangères à la chaux, puis filtrée de nouveau, donnera avec l'oxalate d'ammoniaque un précipité blanc d'oxalate de chaux. On peut encore s'y prendre de la manière suivante : on fait bouillir le chromate de plomb suspecté avec de l'acide chlorhydrique mêlé d'alcool; on a du chlorure de chrome, d'un beau vert, du chlorure de plomb, et du sulfate de chaux, si le chromate de plomb contenait du plâtre. Ces deux derniers sels insolubles sont recueillis sur un filtre, puis portés à l'ébullition avec du carbonate de soude : on a du carbonate de plomb, du carbonate de chaux et du sulfate de soude. On reprend par l'eau : la solution filtrée précipitera en blanc par le chlorure de baryum. Le résidu, insoluble dans l'eau, fera effervescence avec l'acide chlorhydrique; et la liqueur acide, débarrassée du plomb par un excès d'ammoniaque, précipitera en blanc par l'oxalate d'ammoniaque.

Les carbonates de plomb et de chaux, dans le chromate, se reconnaîtront facilement à l'effervescence produite par ce dernier, au contact de l'acide nitrique. On fera passer dans la solution acide, un courant d'hydrogène sulfuré qui déterminera la formation d'un précipité noirâtre de sulfure de plomb, que l'on séparera par filtration ; la liqueur filtrée donnera avec l'oxalate d'ammoniaque un précipité blanc d'oxalate de chaux.

L'amidon ajouté au chromate sera décelé par l'odeur que le sel répandra à la calcination. En outre, ce chromate, réduit en poudre et traité par l'eau bouillante, fournira un liquide qui bleuira avec l'eau iodée.

CHROMATE DE POTASSE.

Le chromate neutre de potasse est d'une belle couleur jaune-citron, d'une saveur fraîche, amère, désagréable. Il cristallise en petits prismes rhomboïdaux, très-solubles dans l'eau, mais plus à chaud qu'à froid. Il est inaltérable à l'air. Il a des réactions alcalines, rougit le curcuma, ramène au bleu le tournesol rougi, ce qui l'a fait appeler quelquefois *souschromate de potasse*.

USAGES. — Ce sel est employé dans la fabrication des toiles peintes, et à la préparation des autres chromates.

FALSIFICATIONS.—Dans le commerce, le chromate de potasse est quelquefois mêlé de *sulfate de potasse* ; on y a trouvé jusqu'à 56 °/₀ de ce sel. Ce chromate falsifié est d'un jaune pâle. La fraude se reconnaît en décomposant par le nitrate de baryte une solution aqueuse de chromate; il se forme un précipité de chromate et de sulfate de baryte, sur lequel on verse un excès d'acide nitrique qui dissout le chromate de baryte et laisse intact le sulfate. On connaît la quantité de sulfate de potasse ajoutée, par celle du sulfate de baryte que l'on obtient ; sachant que 100 gr. de sulfate de potasse donnent 133 gr.,64 de sulfate de baryte.

On peut encore calciner le chromate avec du charbon; s'il y a du sulfate de potasse, il est converti en sulfure, qui donnera lieu, par le contact d'un acide, à un dégagement d'hydrogène sulfuré.

CIDRE.

Le cidre, boisson fermentée, préparée avec les pommes, se fabrique dans quelques provinces de France, et plus particulièrement en Normandie et en Picardie.

Le cidre fournit à la distillation environ 6 % d'alcool à 20 ou 22°.

ALTÉRATIONS. — Le cidre est quelquefois altéré par la *chaux*, les *cendres*, la *craie*, l'*alcool*, la *litharge*, la *céruse* (1). La chaux ou la craie peut provenir soit du jus de pommes, soit surtout de l'eau séléniteuse employée à la fabrication du cidre; on reconnaît sa présence au précipité fourni par l'oxalate d'ammoniaque; ce précipité est plus abondant lorsque la chaux ou la craie a été ajoutée au cidre pour corriger son acidité.

L'alcool, introduit pour donner de la force au cidre, se reconnaîtra par la distillation au bain-marie.

La litharge, la céruse, ajoutées au cidre de mauvaise qualité pour corriger une trop forte acidité, seront décelées par l'évaporation à siccité du cidre suspecté et l'incinération de l'extrait. Le résidu, traité par l'acide nitrique, évaporé de nouveau et repris par l'eau, fournira une liqueur qui précipitera en blanc, par le sulfate de soude; en jaune, par l'iodure de potassium, le chromate de potasse; en noir, par l'hydrogène sulfuré. De la même manière on reconnaîtrait le plomb que le cidre peut contenir par suite d'un séjour dans des vases de ce métal (2).

Cette boisson, conservée dans des vases de *zinc*, de *cuivre*, contient des sels de ces métaux. Le résidu de l'évaporation de ce cidre, traité comme nous venons de l'indiquer, fournira, s'il contenait du cuivre, une liqueur bleuâtre qui se foncera en couleur par l'ammoniaque; donnera un précipité brun-cho-

(1) L'addition de la litharge dans les cidres paraît avoir été mise assez souvent en pratique en Normandie; car on trouve dans les arrêts du parlement de Rouen, datés de 1775 et du 26 mars 1784, qu'il est défendu de se livrer à cette fraude, c'est-à-dire à la désacidification des cidres par le plomb.

(2) En 1841, nous eûmes à examiner avec M. *Ollivier*, d'Angers, et M. *Page*, des cidres saisis au domicile des sieurs C... et P... et qui leur avaient été vendus par le sieur S..... Les époux P.... et C.... eurent leur santé fortement altérée par l'usage de ce cidre que nous reconnûmes contenir un sel de plomb, dans la proportion de 0 gr. 16 par litre.

En général, ceux qui fabriquent des boissons fermentescibles doivent s'abstenir de l'emploi de vases de plomb dans la préparation de ces boissons.

colat, avec le cyanure jaune; un précipité jaune foncé, avec le cyanure rouge, si le cidre contenait du zinc; un précipité blanc, par un carbonate alcalin, ou un alcali; un précipité blanc, avec l'hydrogène sulfuré, si la liqueur n'est pas acide.

Ces cidres renfermant des sels métalliques peuvent donner lieu à des accidents graves : quelques exemples ne l'ont que trop prouvé.

Souvent on a vendu des cidres préparés avec le *sucre de fécule*, la *cassonade*, le *vinaigre*; des cidres fabriqués de toutes pièces avec des *fruits secs;* ces liquides sont ensuite aromatisés avec de la *cannelle*. Il faut se défier de ces boissons factices; d'ailleurs, si leur usage n'est pas préjudiciable à la santé (1), elles n'en constituent pas moins une véritable fraude lorsqu'on les vend pour des cidres de pommes, de bonne qualité (2).

CIGUË.

Parmi les différentes espèces de ciguë, la *grande ciguë* ou *ciguë maculée* (cicua major, conium maculatum), de la famille des Ombellifères, est la seule employée en médecine. On l'administre sous forme d'extraits, d'emplâtres, de poudres, etc., pour résoudre des engorgements chroniques.

Falsifications. — La ciguë a été trouvée mélangée avec les plantes suivantes : la *ciguë vireuse* ou *cicutaire aquatique* (cicuta virosa), la *petite ciguë* (æthusa cynapium), le *cerfeuil* (scandix cerefolium), le *persil* (apium petroselinum), le *cerfeuil*

(1) Nous devons citer néanmoins un accident arrivé dans le département de la Loire-Inférieure à toute une famille d'ouvriers qui avait fait usage d'un cidre préparé avec les *fruits du cormier*, dans une fontaine en terre vernissée. Ce cidre de cormes a une acidité qui étanche la soif; mais lorsqu'il est fait dans un vase en terre vernissée, il devient un poison assez violent. On ne doit le faire que dans une barrique ou dans un vase sans vernis.

(2) Un fabricant de cidre, le sieur D***, traduit en police correctionnelle, fut condamné à 10 fr. d'amende et à la confiscation du cidre saisi. Ce dernier était si peu marchand, si mauvais, que, dans l'intérêt du prévenu, on déclara qu'il n'était point destiné à être vendu, comme boisson; qu'il avait été converti en vinaigre, et quel vinaigre! En réalité ce n'était ni du cidre, ni du vinaigre; ce fut simplement une spéculation punie de 10 *francs d'amende!*

sauvage (chærephyllum sylvestre), le *cerfeuil bulbeux* (chære-phyllum bulbosum), le *cerfeuil musqué* (scandix odorata), la *phellandrie aquatique* (phellandrium aquaticum). Ces végé-taux présentent entre eux des différences assez marquées pour pouvoir les distinguer, après un examen attentif, de la ciguë que l'on vend dans le commerce.

La grande ciguë a une tige herbacée, rameuse, glabre, haute de 1 à 2 mètres, cylindrique, légèrement striée, et marquée de taches d'une couleur rougeâtre foncée. Elle a des feuilles alternes, très-grandes, à folioles allongées, profondément dentées. Froissées entre les doigts, elles exhalent une odeur herbacée, vireuse, désagréable, que l'on a comparée à celle de l'urine de chat.

La ciguë vireuse a une tige dressée, rameuse, cylindrique, creuse, haute de 1 mètre, glabre, striée, verte. Ses feuilles inférieures sont grandes, à folioles lancéolées, aiguës, étroi-tes, profondément et irrégulièrement dentées, à pétioles cy-lindriques, creux et striés longitudinalement ; les feuilles su-périeures ont des folioles presque linéaires et dentées.

La petite ciguë a une tige dressée, rameuse, cylindrique, glabre, striée, glauque, rougeâtre inférieurement, creuse, por-tant des feuilles à folioles étroites, aiguës, incisées, d'un vert foncé, et luisantes ; son odeur est vireuse et nauséabonde.

Le cerfeuil a une tige rameuse, dressée, glabre, cylindri-que, un peu striée ; ses feuilles sont à folioles ovales, incisées et dentées, étroites, et d'un vert clair.

Le cerfeuil sauvage a une tige rameuse, dressée, cylindri-que ; des feuilles pétiolées, à folioles ovales, très-aiguës, d'un vert foncé.

Le persil a une tige glabre, striée longitudinalement, non glauque, un peu fistuleuse intérieurement. Les feuilles sont décomposées, à pétioles canaliculés, élargis à la base, à folio-les profondément incisées en lobes aigus, glabres et non lui-santes.

CINABRE.

Le cinabre ou *sulfure rouge de mercure, deutosulfure de mercure*, se présente en masses violettes ou d'un rouge foncé, à cassure brillante et cristalline, se réduisant par la trituration en une poudre d'un rouge vif, connue sous le nom de *vermillon*. Le cinabre est insipide, inaltérable à l'air, volatil en vase clos, décomposable par la chaleur au contact de l'air.

Usages. — Le cinabre est très-employé en peinture.

Falsifications. —Le cinabre, surtout à l'état de vermillon, est sophistiqué avec du *minium*, de l'*oxyde rouge de fer* ou *colcotar*, de la *brique pilée*, du *sang-dragon*, du *réalgar* ou *sulfure rouge d'arsenic*, du *silicate d'alumine*.

Le cinabre mêlé de minium a un aspect terne; traité par l'acide nitrique, il se colore en brun par la formation de l'oxyde puce.

D'ailleurs, presque toutes les substances avec lesquelles on fraude le cinabre, pourront se reconnaître par l'action de la chaleur; le réalgar seul est volatil. De plus, s'il contient une matière organique, telle que le sang-dragon, l'action de la chaleur produit un charbon boursouflé. Le résidu fixe sera traité par l'acide nitrique; la partie insoluble sera de la brique pilée, ou du silicate d'alumine (1) si elle est blanche.

La partie soluble sera traitée par l'ammoniaque, qui y déterminera un précipité jaunâtre d'oxyde de fer mêlé d'oxyde blanc de plomb, s'il y avait du minium dans le cinabre. Dans ce dernier cas, on aura, en outre, un précipité blanc avec le sulfate de soude, noirâtre avec l'hydrogène sulfuré.

Le cinabre sera préalablement traité par l'alcool, qui ne dissoudra que le sang-dragon, si cette résine a servi à le frauder.

La présence du réalgar sera décelée soit par l'apparition d'une fumée blanche et l'odeur alliacée qu'exhalera une petite quantité de cinabre, projetée sur une plaque de fer rouge, soit en faisant bouillir le vermillon avec de la potasse caustique; le liquide, décanté et saturé par l'acide chlorhydrique, donnera un précipité jaune de sulfure d'arsenic sous l'influence d'un courant d'hydrogène sulfuré.

(1) M. *Magonty*, de Bordeaux, a trouvé jusqu'à 20 °/₀ de silicate d'alumine dans un échantillon de cinabre.

CIRE.

La cire est une substance solide, compacte, d'un jaune plus ou moins foncé, fournie par l'abeille (*apis mellifica*), insecte de la famille des Mellifères, ordre des Hyménoptères. C'est la matière qui compose les rayons dans lesquels l'abeille dépose ses œufs et le miel qui doit servir à sa nourriture pendant l'hiver. La cire est insoluble dans l'eau, soluble dans les huiles fixes, dans 20 p. d'alcool et d'éther bouillants, dans l'essence de térébenthine. Sa saveur est presque nulle; son odeur aromatique, analogue à celle du miel; elle est sèche, non grasse au toucher, tenace et cependant cassante; sa cassure est nette, à surface un peu grenue. La cire fond à 62°; elle est inflammable et brûle sans résidu ; sa densité est 0,972.

Dans le commerce, il y a deux sortes de cire : la *cire jaune* ou *cire brute*, et la *cire blanche* ou *cire vierge*. On la trouve sous forme de pains orbiculaires et de prismes allongés rectangulaires.

Usages. — La cire sert à faire des bougies de luxe, des cierges ; elle sert au moulage des figures, des pièces anatomiques ; elle entre dans la composition de l'encaustique ; elle sert à la préparation des crayons lithographiques, du mastic de bouteilles. La cire jaune sert au frottage des appartements. En pharmacie, la cire blanche est employée à préparer les cérats, certaines pommades et onguents.

Falsifications. — La cire est falsifiée avec les *résines*, le *galipot*, la *poix de Bourgogne*, les *substances terreuses*, le *soufre en fleurs*, l'*amidon* et les *substances amylacées*, le *suif*, l'*acide stéarique*, l'*ocre jaune*, les *os calcinés*, la *sciure de bois*, l'*eau*.

La présence des résines, du galipot dans la cire jaune, se reconnaît d'abord à la viscosité, à l'odeur et à la couleur; puis en traitant à froid la cire par l'alcool, ce véhicule dissoudra la résine, la cire y étant peu ou point soluble. La liqueur alcoolique évaporée donnera pour résidu les résines, que l'on reconnaîtra à l'odeur qu'elles exhaleront lorsqu'on les projettera sur des charbons. En traitant à chaud la cire par l'essence de térébenthine, ainsi que l'a indiqué M. *Delpech,* l'amidon et les substances amylacées ou terreuses resteront comme résidu ; la cire seule sera dissoute. On pourra encore faire bouillir la cire avec de l'eau, et essayer par la teinture d'iode, le liquide froid et clair ; s'il contient de la fécule, il aura d'abord la consistance de l'empois et prendra la coloration bleue caractéristique. Ou bien, on traitera à chaud la cire par 2 p. d'acide sulfurique étendu de 100 p. d'eau, l'amidon sera transformé en dextrine et restera en dissolution ; en laissant refroidir et décantant, on recueillera la cire qui se sera figée à la surface du liquide, et après l'avoir lavée et séchée, on pourra apprécier le poids de la fécule par la différence de poids de la cire avant et après cette opération. Ce moyen de découvrir la fraude peut aussi servir à purifier la cire, de la fécule qu'elle contient.

MM. *Bonnard* et *Thieullen* ont ainsi trouvé dans le commerce, des pains de cire contenant 60 °/₀ de fécule ; M. *Sentin* a trouvé de la cire jaune qui en contenait 50 °/₀, et M. *Laurent*, de Marseille, 40 °/₀.

La falsification de la cire par la fécule a été signalée en premier lieu par M. *Delpech,* pharmacien à Bourg-la-Reine, près Paris. Cette cire falsifiée est moins onctueuse et moins tenace ; elle se divise par le choc en petits fragments grumeleux ; sa couleur est jaune terne ; elle ne se dissout pas entièrement dans l'essence de térébenthine et laisse un dépôt blanc facile à reconnaître au moyen de la teinture d'iode (1).

La falsification de la cire par le suif peut d'abord se reconnaître à sa saveur et à son odeur désagréables. Elle est moins cassante, plus onctueuse au toucher ; projetée sur des char-

(1) Dans un travail récent, un élève en pharmacie, M. *Martin*, de Brou (Eure-et-Loir), a fait connaître, 1° que de la cire vendue par un paysan à un pharmacien contenait 68 de farine et 32 de cire ; 2° que l'on peut mêler une grande quantité de farine à la cire jaune sans que la couleur soit sensiblement altérée ; 3° que la cire qui renferme 10 °/₀ de farine prend une couleur bleuâtre par son séjour dans l'eau iodée ; 4° que le mélange dans lequel il entre 23 °/₀ de farine, au lieu de surnager, tombe au fond de l'eau lorsqu'on le met en contact avec ce liquide.

bons ardents, elle répand une fumée plus épaisse que ne le fait la cire pure. Cette cire falsifiée donne, à la distillation, un liquide contenant de l'acide sébacique, qui forme avec l'acétate de plomb un précipité blanc de sébate de plomb. Ce moyen a été proposé par MM. *J. Boudet* et *Boissenot.* Depuis, M. *Lepage,* de Gisors, a conseillé de mettre en communication le récipient de l'appareil distillatoire avec un petit flacon contenant de l'eau distillée pour condenser l'*acroléine* (1), reconnaissable à l'action de sa vapeur sur les yeux et les organes de la respiration.

Pour reconnaître le suif dans la cire, M. *Lepage* a fait des expériences sur les variations du point de fusion de la cire allongée de ce corps gras. Il a dressé le tableau suivant, à l'inspection duquel on voit qu'il est possible de déceler, à l'aide du point de fusion, 1/8 de suif dans la cire.

	Fusion.		Fusion.
Cire jaune.............	64°c	Cire blanche..........	69 à 70°c
Cire jaune renfermant son poids de suif.....	59 à 60°c	Cire blanche renfermant son poids de suif.....	64°c
1/3	60°c	1/3	65°c
1/4	61°c	1/4	66°c
1/6	62°c	1/6	67°c
1/8	63°c	1/8	68°c
1/10	63 à 64°c	1/10	69°c
1/12	64°c	1/12	69 à 70°c
1/16	64°c	1/16	69 à 70°c
1/20	64°c	1/20	69 à 70°c

M. *V. Legrip* a également fait des expériences dans le but de reconnaître les mélanges de cire et de suif, par le point de fusion ; les résultats qu'il a obtenus ne s'accordent pas tout à fait avec ceux de M. *Lepage.*

M. *Legrip,* pensant que le point de fusion ne peut indiquer la fraude que d'une manière imparfaite, a pris la densité comme moyen de distinction. Il a obtenu le même nombre 0,962 pour la densité de la cire jaune et de la cire blanche, et

(1) Corps liquide observé d'abord par *Brandes,* puis étudié par *Berzélius* et M. *Redtenbacher.* Il se forme dans la distillation des graisses, des huiles et autres combinaisons où se trouve la glycérine.

0,884 pour celle du suif. Puis il a préparé à + 15°c (1), 2 liqueurs *cérométriques :* l'une, dont le poids d'un volume soit égal au poids d'un volume semblable de cire exempte de suif, et marquant 29° à l'alcoomètre de M. *Gay-Lussac ;* l'autre, dont un volume soit égal en poids à un volume de suif exempt de cire, et marquant 46° à l'alcoomètre. Tout mélange de ces deux liqueurs, en proportion quelconque, représentera un mélange correspondant de cire et de suif; ainsi un mélange, à parties égales, des deux liqueurs représentera un mélange de 50 p. de cire et de 50 p. de suif.

On peut encore prendre un échantillon *moyen* de la cire à examiner, et on le plonge à + 15°c, dans une liqueur cérométrique préparée avec des proportions d'eau et d'alcool, telles que l'échantillon reste suspendu au milieu du liquide sans pouvoir ni gagner la surface, ni atteindre le fond.

L'échantillon de cire enlevé, on le remplace par l'alcoomètre, et le degré marqué par ce dernier étant toujours entre 29 et 46, indique la richesse en cire ou le degré cérométrique de l'échantillon soumis à l'essai, et par suite la quantité de suif qui y aura été introduite.

Ainsi, d'après les expériences de M. *Legrip,* la liqueur cérométrique marquant à l'alcoomètre 29° représentera :

	cire	100,	suif	
33,3	cire	75,	suif	25.
37,5	cire	50,	suif	50.
41,7	cire	25,	suif	75.
46	cire	0,	suif	100.

Il est clair qu'on pourra construire un *céromètre* ayant une échelle centésimale; le point inférieur, cire 100, répondrait à 29° de l'alcoomètre, et le point supérieur, cire 0, à 46.

M. *E. Geith* a indiqué le moyen suivant pour déceler la falsification de la cire par le suif : on met dans une cornue 4 gr. de cire avec 60 gr. d'alcool à 0,80; on fait bouillir et on verse le tout dans un autre vase, contenant 30 gr. d'alcool à 0,80 froid; on lave la cornue avec 30 gr. d'alcool bouillant.

______

(1) Cette température est très-importante à maintenir; faute de ce soin, l'opération ne réussit pas.

Lorsque le mélange est refroidi, on filtre et on ajoute 60 gr. d'alcool à 0,80 sur le résidu. La cire est ensuite mise dans une capsule avec 4 gr. de carbonate de soude et 24 gr. d'eau distillée, et bouillie jusqu'à ce que le fond de la capsule commence à se couvrir de carbonate de soude. On ajoute encore 30 gr. d'alcool à 0,80 à la masse chaude, en remuant le tout avec un pilon, jusqu'à ce que la matière insoluble forme une poudre fine. On ajoute alors quelques grammes d'alcool à 0,50 après refroidissement ; on filtre et on lave le dépôt sur le filtre avec de l'alcool à 0,50, aussi longtemps que la liqueur filtrée est troublée par une solution acide d'acétate de plomb ; puis on l'introduit dans une fiole à médecine et on la secoue fortement. Si la cire est pure, une légère écume se forme à la surface, mais disparaît au bout de quelques minutes ; si elle est fraudée seulement de 2 ou 3 °/₀ de suif ou d'acide stéarique, il se produit une écume très-abondante qui exige une demi-heure à une heure pour disparaître. En ajoutant au liquide contenu dans la fiole un excès d'acide acétique, le liquide deviendra à peine opalin, si la cire est pure ; si celle-ci contient du suif ou de l'acide stéarique, il s'y produira un précipité floconneux plus ou moins abondant, qui montera graduellement à la surface du liquide.

La falsification de la cire par l'acide stéarique, signalée par M. *Lacassin*, peut se reconnaître, d'après M. *C. Regnard*, au moyen de l'eau de chaux ou de l'ammoniaque ; mais le premier réactif est préférable au second.

On chauffe l'eau de chaux avec la cire à examiner, préalablement coupée en lanières aussi minces que possible. Si la cire est pure, l'eau de chaux reste transparente ; dans le cas contraire, elle perd bientôt sa transparence et sa propriété de ramener au bleu le papier de tournesol rougi ; il se forme un louche très-sensible, et un dépôt de matière blanche qui est du stéarate de chaux insoluble. Avec une eau de chaux de force connue, on pourra reconnaître la proportion d'acide stéarique contenue dans la cire, sachant combien il faut d'eau de chaux pour saturer une quantité déterminée d'acide stéarique.

Si l'on broie dans un mortier la cire avec de l'ammoniaque,

le liquide se trouble si la cire contient de l'acide stéarique, et il se forme du stéarate d'ammoniaque ; mais le louche ne paraît pas si on agit sur des liqueurs étendues.

Le mélange de cire et de poudre d'os calcinés pourra se reconnaître à l'aide de l'essence de térébenthine, qui ne dissoudra que la cire et laissera pour résidu insoluble la poudre d'os ; celle-ci fera effervescence avec les acides et fournira une liqueur qui donnera avec l'ammoniaque un précipité blanc de phosphate de chaux ; avec l'oxalate d'ammoniaque, un précipité blanc d'oxalate de chaux.

Quant à l'eau que quelques marchands incorporent à la cire, par l'agitation après fusion, afin d'en augmenter le poids, on la reconnaîtra par la perte de poids qu'aura éprouvée la cire après sa dessiccation au bain-marie. On a trouvé ainsi de la cire qui contenait environ 6 °/₀ d'eau. Par la cassure des morceaux de cire, et l'examen attentif de l'intérieur, on pourra s'assurer s'ils contiennent des terres ou pierres introduites pour donner du poids.

Quelquefois aussi on trouve des pains de cire *fourrés*, c'est-à-dire composés à l'extérieur de bonne cire et contenant intérieurement et au milieu du pain, de la cire de qualité inférieure.

La cire mêlée à la fleur de soufre, projetée sur une pelle rouge, exhale une odeur marquée d'acide sulfureux.

On a trouvé de la cire brute qui contenait 17 °/₀ d'ocre jaune. Cette falsification se reconnaîtra par la liquéfaction dans l'eau ; le précipité qui se formera sera d'une couleur jaune citrine ; dissous dans l'acide chlorhydrique, il donnera par l'addition de quelques gouttes de cyanure jaune, un précipité de bleu de Prusse.

CITRATE DE POTASSE.

Le citrate de potasse est un sel déliquescent, soluble dans l'eau, formant le principal ingrédient d'un médicament connu sous le nom de *mixture saline*.

M. *W. Hodgson* a trouvé dans le commerce, du citrate de

potasse qui n'était qu'un mélange de *bicarbonate de potasse*, d'*acide tartrique* et de *sucre*. Cette fraude grossière se reconnaîtrait facilement, en dissolvant dans l'eau le prétendu citrate ; il se manifesterait aussi une vive effervescence due au dégagement d'acide carbonique ; de plus, le liquide serait douceâtre au lieu d'être acide ; le sel (tartrate de potasse) projeté sur des charbons incandescents répandrait l'odeur de caramel, caractéristique des tartrates.

CIVETTE.

Ce qu'on vend dans le commerce sous le nom de *civette* est une matière semi-fluide, onctueuse, jaunâtre, et qui brunit en vieillissant ; elle a une odeur forte et désagréable en masse, suave et agréable lorsqu'elle est divisée. Cette matière se retire, au moyen de cuillers, d'une poche profonde située au-dessous de l'anus de la civette (*viverra zibetha* et *viverra civetta*) ou *chat musqué*, mammifère de l'ordre des Carnassiers, tribu des carnivores digitigrades, qui habite l'Asie et les parties les plus chaudes de l'Afrique. Elle est sécrétée par des glandes situées autour de la poche, qui est divisée en deux sacs.

D'après les recherches de M. *Boutron-Charlard*, la civette contient de l'*ammoniaque libre* ; de l'*huile volatile* ; de la *résine* ; de la *graisse* ; une *matière extractiforme brune et soluble dans l'eau* ; une *matière animale insoluble dans l'eau et l'alcool, soluble dans la potasse* ; du *carbonate et du sulfate de potasse* ; du *phosphate de chaux* ; un peu d'*oxyde de fer*.

Usages. — La civette est stimulante et antispasmodique ; elle est particulièrement employée en parfumerie.

Falsifications. — La civette est falsifiée dans le commerce par son mélange avec des *corps gras* (*miel, saindoux, beurre rance, etc.*), du *sang desséché*, de la *terre*, du *sable*.

La civette de bonne qualité ne contient pas de grumeaux durs, elle n'a point de parties opaques, elle est transparente, parfaitement homogène, de couleur brune ou jaune clair ; elle a la consistance du miel et s'étend facilement sur le papier en répandant une odeur très-forte.

C'est particulièrement à l'aide d'un examen comparatif

avec la bonne civette, que l'on pourra juger de la qualité de celle que l'on aura à examiner.

COCHENILLE.

La cochenille est un insecte du genre *coccus*, famille des gallinsectes, ordre des hémiptères.

On connaît deux sortes de cochenille : la *cochenille sylvestre* ou *sauvage*, et la *cochenille fine*, ou *mestèque*, ou *cultivée*. La cochenille sylvestre est très-petite, légère, recouverte d'un duvet ou bourre d'apparence cotonneuse ; on la trouve à Saint-Domingue, dans les autres Antilles et dans d'autres contrées de l'Amérique ; elle n'est pas estimée dans le commerce à cause du peu de teinture qu'elle fournit.

La cochenille mestèque est, pour ainsi dire, la seule que l'on trouve dans le commerce ; elle est appelée mestèque, du nom d'une ville du Mexique, dans la province de Honduras. Ce sont principalement les Mexicains de Guaxaca, d'Oxaca, de Guatimala, de Tlascala, d'Honduras, qui s'occupent de cette branche de commerce. On cultive la cochenille avec succès aux îles Canaries. M. *Simonnet* est parvenu à l'acclimater en Algérie. La plante que la cochenille semble affectionner et au suc de laquelle elle doit, dit-on, sa couleur, est le *nopalli* ou *nopal* (cactus coccinilifer).

Dans le commerce, la cochenille se présente sous forme de grains plus ou moins volumineux, rugueux, ridés à la surface ; les rides sont plus ou moins remplies d'une substance blanche. Suivant le mode employé pour faire mourir l'insecte, ou suivant la variété de culture, on distingue trois sortes de cochenille :

La *cochenille rouge* ou *rougeâtre*, la moins estimée, obtenue en trempant les insectes dans l'eau bouillante et en les faisant sécher au soleil.

La *cochenille grise* ou *jaspée* ou *argentée*, obtenue en exposant quelque temps les insectes à la chaleur d'un four. C'est l'espèce la plus estimée ; elle est couverte d'une poussière blanche adhérente à toute sa surface et ayant un reflet argenté. La cochenille grise se partage en deux variétés bien distinctes : la première est grosse, pesante, régulière ; on voit encore assez distinctement les onze anneaux qui la composent. L'insecte a conservé à peu près sa forme convexe d'un côté et concave de l'autre. La seconde variété est généralement plus pesante; elle est irrégulière, tout à fait informe; on y distingue à peine quelques traces des anneaux si bien caractérisés dans la première variété.

La *cochenille noire* est appelée *cascarellia* au Mexique ; on la desséche sur des plaques chaudes ; sa couleur est le brun noirâtre luisant. Tantôt elle est pesante, concave d'un côté, convexe de l'autre; d'autres fois elle est tout à fait irrégulière, petite, plissée en tous sens. Elle tient le milieu entre la cochenille grise et la cochenille rouge ; suivant M. *Guibourt*, elle est supérieure à la cochenille grise.

Selon MM. *Pelletier* et *Caventou*, la cochenille contient les substances suivantes :

Carmine, coccine, stéarine, oléine , acide coccinique, phosphates de chaux et de potasse , chlorure de potassium , carbonate de chaux , sel organique à base de potasse.

Usages. — La cochenille est d'un grand emploi en teinture ; on s'en sert aussi dans diverses préparations pharmaceutiques.

Falsifications. — La cochenille, vu son prix élevé, est sujette à quelques falsifications ; ainsi on la fraude avec le *talc*, la *céruse*, la *limaille de plomb* ou de *soudure des plombiers*. On a moulé aussi des cochenilles au moyen d'une pâte faite avec des *grabeaux de cochenille pulvérisée* plongés dans une teinture concentrée de *bois de campêche*, ou mêlés d'autres substances étrangères, telles que la *poudre de campêche*, l'*orseille*, unies à l'aide d'un *mucilage*. On a été jusqu'à mouler en grains de la terre colorée par de la cochenille. On mélange aussi la cochenille avec des substances colorantes rouges, des morceaux de *résine laque*.

La cochenille *talquée* est de la cochenille rougeâtre passée dans de la poudre de talc ou, plus rarement, de céruse pour en faire de la cochenille grise. Les cochenilles sont d'abord gonflées par leur exposition à la vapeur d'eau ; puis agitées avec la poudre, qui adhère à la surface, lui donne un reflet blanchâtre, et augmente en même temps son poids. Si la cochenille est trop blanche, on la noircit avec la *plombagine*. Si on frotte cette fausse cochenille grise entre les mains et au-dessus d'une feuille de papier, on pourra recueillir la poudre de talc ou de céruse. Dans ce dernier cas, la poudre noircira par l'hydrogène sulfuré.

On peut aussi mettre une certaine quantité de cochenille dans de l'eau. La bonne cochenille se gonfle et prend une forme ovoïde aplatie en dessous, et on peut facilement distinguer les onze anneaux qui se trouvent sur le corps de l'insecte. Chez la fausse cochenille, les rides s'effacent, le talc ou la céruse tombent au fond du liquide ; si elle a été faite avec des grabeaux, le mucilage se sépare et la substance devient pulvérulente ; on n'a plus qu'un magma.

La falsification au moyen du plomb ou de la soudure des plombiers a été signalée par MM. *Boutigny, Magonty* et *H. Lepage*. Pour la reconnaître, on triture quelques décigrammes de cochenille dans un mortier de porcelaine, on délaye la poudre dans un peu d'eau, on décante et on verse une nouvelle quantité d'eau afin de bien enlever toute la poudre de cochenille, et on trouve au fond du mortier, des paillettes d'un brillant métallique. On les chauffe avec un peu d'acide nitrique. Si elles ne sont composées que de plomb, elles se dissolvent entièrement ; dans le cas contraire, elles laissent un résidu blanc, insoluble, que l'on sépare par la filtration ; la liqueur filtrée précipitera en jaune par le chromate de potasse, l'iodure de potassium ; en blanc, par le sulfate de soude ; en noir, par l'acide sulfhydrique. Le précipité blanc, séché et chauffé au chalumeau à un feu de réduction vif et soutenu, laissera un petit bouton métallique facilement soluble dans l'acide chlorhydrique ; la dissolution présentera tous les caractères des protosels d'étain, c'est-à-dire donnera un précipité brun-chocolat par l'hydrogène sulfuré, le précipité pourpre de Cassius avec le chlorure d'or.

M. *Monthiers* a observé une nouvelle falsification de la cochenille, qui consiste à la mélanger dans la proportion de 10 à 20 °/₀ avec une cochenille artificielle que M. *Monthiers* a analysée et qu'il pense avoir été fabriquée avec une *laque*, au moyen de *bois de teinture* et d'*alun* précipité par le *carbonate*

de soude ; à cette laque on a ajouté des *résidus de cochenille,*
de la *terre,* du *sable,* du *verre pilé.* Ces deux dernières substances ont été sans doute ajoutées à la masse pour lui donner
un certain brillant. Le tout a été séché, divisé et passé à un
crible suffisamment fin pour extraire d'abord la poudre, puis
à un crible plus gros, de manière à donner à la substance la
grosseur de la cochenille ordinaire.

Cette cochenille falsifiée avait une couleur d'un rouge violet,
une teinture lisse, un peu luisante, une saveur sensible ;
broyée dans un mortier de cristal, elle rayait les parois à la
manière du grès et donnait une poudre cramoisi violet. Elle
a laissé à la calcination 43 % de résidu très-alcalin, faisant
effervescence avec les acides et renfermant 20 % de matières
solubles dans l'acide chlorhydrique. La solution aqueuse de
cette cochenille a laissé un résidu alcalin, tandis que celui
que laisse la bonne cochenille, est neutre. Traitée par l'acide
chlorhydrique bouillant, elle a donné une solution très-colo-
rée qui, par une évaporation lente, a donné des cristaux de
chlorure de sodium, mêlés de matières colorantes, que l'on a
lavés à l'alcool, et a présenté tous les caractères de ce sel.

Pour reconnaître la qualité d'une cochenille, on prend
quelques grains que l'on écrase sur une feuille de papier
blanc avec un couteau de bois ou d'ivoire, et on examine la
poudre de cochenille ou *pastel.* Le pastel de la cochenille
noire doit être d'un violet foncé ; celui de la cochenille grise,
d'un violet un peu moins foncé ; celui de la cochenille rouge,
d'un rouge violet. Un bon pastel de cochenille doit avoir un
reflet violet riche et velouté.

La cochenille doit être choisie grosse, bien saine, ayant
l'aspect de grains orbiculaires anguleux, de 2 millim. environ
de diamètre, convexes d'un côté, concaves de l'autre, avec
des rides transversales bien marquées.

Les auteurs étant fort peu d'accord sur la préférence à
donner à telle ou telle variété de cochenille, le meilleur moyen
pour apprécier sa qualité, est de recourir aux essais comparatifs ; plusieurs procédés ont été proposés. Celui de *Robiquet*
consiste à décolorer par une solution de chlore, des volumes
de décoction de cochenilles différentes dont l'une sert de

type. La qualité de la cochenille est en raison directe de la quantité de chlore employée pour la décolorer. Par le procédé de M. *Anthon,* on juge d'une cochenille par la proportion de carmine qu'elle contient. Au moyen de l'hydrate d'alumine, on précipite la carmine d'une décoction de cochenille, de manière à la décolorer complétement.

M. *Letellier* emploie le colorimètre de *Houton-Labillardière.* Il prend 0^{gr}.,5 de la cochenille à essayer et 0,5 d'une cochenille prise comme type. Ces 2 échantillons sont traités pendant une heure par 1 kil. d'eau distillée, additionnée de 10 gouttes d'une solution d'alun. On remplit ensuite chacun des 2 tubes du colorimètre, jusqu'au 100e degré, l'un de la solution type, l'autre de la solution d'essai, et on compare les teintes. A la plus foncée, on ajoute de l'eau jusqu'à ce que les teintes soient identiques, puis on lit sur le tube dans lequel on a ajouté de l'eau, le nombre de parties de liquide qu'il contient. Ce nombre comparé au volume 100 de la liqueur contenue dans l'autre tube, indique le rapport entre le pouvoir colorant et la qualité relative des 2 cochenilles. Si, par exemple, il faut ajouter à la solution type 50 p. d'eau pour l'amener à la même nuance que l'autre, la qualité relative des 2 cochenilles, proportionnelle à leur pouvoir colorant, sera dans le rapport de 150 à 100.

M. *Pédroni fils* a proposé un *carminomètre* qui se compose d'une burette graduée et de 2 liqueurs d'épreuve. L'une d'elles est formée en recevant dans 1/2 litre d'eau contenant 5 à 10 gr. de carbonate de soude, le chlore fourni par 1gr.,473 de peroxyde de manganèse et 10 c. cubes d'acide chlorhydrique pur; la liqueur est ensuite étendue de manière à former un litre. La seconde liqueur d'épreuve s'obtient en dissolvant 31^{gr}.,665 d'alun dans 700 gr. d'eau ; on ajoute ensuite assez d'ammoniaque pour former un litre. On a divisé en 100 degrés la longueur de solution aqueuse de carmine (1 gr. dans un litre d'eau), de 1/2 décilitre de capacité, décolorée par la liqueur chlorée ou la liqueur aluminique.

Pour essayer une cochenille, on épuise par l'eau distillée bouillante 1gr. de l'échantillon pulvérisé, et on complète le volume de manière à avoir un litre. 1/2 décilitre est décoloré par la liqueur chlorée; 1 second 1/2 décilitre par la liqueur aluminique ; le nombre de degrés de chacune de ces liqueurs nécessaire pour la décoloration, indique les 1/100 de carmine contenus dans l'échantillon. Les deux indications doivent être semblables. Si le degré est 50, la cochenille essayée contient 50 °/₀ de carmine pure.

CODÉINE.

La codéine, alcaloïde découvert dans l'opium par *Robiquet*, cristallise en octaèdres réguliers, incolores et transparents, ou en aiguilles assez grosses, transparentes et blanches lorsqu'elle se dépose d'une solution éthérée. La codéine a une saveur amère, est soluble dans l'eau, très-soluble dans l'alcool et l'éther, insoluble dans les alcalis, ne rougit pas par l'acide nitrique, ne bleuit pas par les persels de fer.

Usages. — La codéine est employée en médecine sous forme de pilules, de sirop ou en dissolution dans un looch ou julep. Elle procure aux malades un sommeil doux et paisible.

Falsifications. — M. *Duclos* a reconnu que la codéine était quelquefois sophistiquée ou remplacée entièrement par le *chlorhydrate de morphine*, préparé suivant le procédé de M. *Gregory*. Cette prétendue codéine bleuit par les sels de fer, rougit par l'acide nitrique ; sa solution aqueuse donne avec le nitrate d'argent un précipité blanc caillebotté, soluble dans l'ammoniaque ; avec la potasse, un précipité soluble dans un excès d'alcali ; avec l'ammoniaque, un précipité insoluble dans l'éther.

COLLE FORTE.

La colle forte se fait avec la gélatine extraite des *os* des animaux ; avec les tendons, les peaux, les parchemins, etc. Elle se présente dans le commerce, en lames ou feuilles sonores, cassantes, dont la surface porte la trace des filets en corde sur lesquels on les a mises à sécher. Leur couleur dépend, en général, des opérations qu'elles ont subies ; elle varie du blanc pour la plus belle (colle de *Rouen, grenétine*), au noir pour la qualité inférieure (colle de *Paris*). La colle de *Givet* est transparente, blonde ; c'est une qualité intermédiaire. La colle *anglaise*, dite *colle-façon*, est un peu trouble. La colle *de Hollande*, *de Flandre*, est moins transparente que la colle de Givet, quoique moins épaisse.

Les meilleures colles fortes sont les moins colorées, les moins odorantes, celles qui se gonflent le plus dans l'eau, qui font prendre en gelée la plus grande quantité de ce liquide. Une bonne colle solidifie à 0^{oc} 3 à 4 fois son poids d'eau. Les colles fortes les plus mauvaises sont celles qui se dissolvent le plus à froid dans l'eau ; ce sont les plus colorées, les plus brunes.

Usages. — Les usages de la colle forte sont nombreux et varient avec sa qualité. Les belles gélatines, comme celles de M. *Grenet*, de Rouen, servent à préparer les gelées de luxe, les gelées pharmaceutiques, les capsules ovoïdes destinées à recevoir des substances médicamenteuses. On l'emploie pour faire des pains à cacheter ; pour fabriquer la colle à bouche, le papier-glace, les pâtes à moulure, le carton-pierre, la fausse écaille. On s'en sert encore pour l'apprêt des tissus, pour les encollages, la préparation des perles fausses, des taffetas adhésifs ; pour la peinture à la détrempe, et la substitution par fraude de cette peinture à la peinture à l'huile ; pour les placages dans l'ébénisterie, la menuiserie, l'art du doreur; elle est également employée dans la chapellerie. On en imprègne des toiles métalliques destinées à faire, pour les navires, des vitres qui ne se brisent pas par le choc, etc.

Altérations. — La colle forte renferme quelquefois du *cuivre* et du *plomb* provenant de la *céruse* qu'on y a ajoutée. Cette altération a été signalée par M. *Chevreul*, en examinant des étoffes de laine qui prenaient une teinte brune par le contact de la vapeur d'eau. Le soufre que ces étoffes contiennent naturellement forme avec la matière métallique un sulfure brun qui colore l'étoffe, inconvénient grave lorsque celle-ci doit recevoir des impressions en couleurs claires. Si la proportion de plomb contenue dans la colle est assez forte, on la fera dissoudre dans l'eau, et ce liquide se colorera fortement par l'hydrogène sulfuré, si le métal est en solution. Dans le cas contraire, on incinérera une certaine quantité de colle;

et les cendres traitées par l'acide nitrique étendu, puis évaporées à siccité et reprises par l'eau, donneront une solution qui se colorera en bleu par l'ammoniaque, s'il y a du cuivre, et qui donnera toutes les réactions caractéristiques des sels de plomb, si la colle contenait de ce métal.

COLLE DE POISSON.

La colle de poisson ou *ichthyocolle* est la vessie natatoire du grand esturgeon (*acipenser huso*) et de l'esturgeon commun (*acipenser sturio*), qui abonde dans le Volga et autres fleuves de la mer Noire et de la mer Caspienne. La colle de poisson principalement préparée en Russie, est d'un blanc légèrement jaunâtre, demi-transparente, fibreuse et tenace, sans odeur, d'une saveur fade, soluble sans résidu dans l'eau bouillante, et se prend en gelée par le refroidissement. Cette colle bien pure solidifie 30 à 45 fois son poids d'eau.

Dans le commerce, la colle de poisson se présente en *plaques* ou *feuilles*, en *lyre*, en *cœur*, en *grands* et *petits cordons*.

La colle en feuilles ou plaques se divise toujours et seulement dans le sens de ses fibres. Lorsqu'on en place une feuille mince entre l'œil et la lumière, et qu'on la fait mouvoir entre les doigts, on aperçoit une espèce de chatoiement provenant de la décomposition de la lumière au travers des fibres de la feuille. La colle en cordons est d'un gris terne et d'un aspect corné; l'eau bouillante n'en dissout que la moitié de son poids; sa gelée est trouble et de couleur grise; traitée par l'eau bouillante, elle laisse un résidu hydraté élastique, très-volumineux.

Usages. — La colle de poisson sert à faire des gelées de table, le sirop de gélatine, des taffetas agglutinatifs, le taffetas d'Angleterre. Elle sert à la clarification de liquides tels que la bière.

Altérations. — La colle de poisson blanchie par l'acide sulfureux, peut contenir un peu d'*acide sulfurique* de la présence duquel on pourra s'assurer en traitant par l'eau chaude une certaine portion de colle, et versant dans la solution, du chlorure de baryum; la production d'un précipité blanc, insoluble dans l'acide nitrique, indiquera la présence de l'acide sulfurique.

Falsifications. — Vu son prix élevé, la colle de poisson est souvent fraudée. On trouve de la fausse colle en lyre, faite avec des *nerfs de bœuf*, elle est insoluble dans l'eau bouillante. La fausse lyre est plus grosse que la vraie ; sa couleur est grisâtre ou d'un jaune sale ; son aspect, corné ; elle est très-difficile à diviser.

On trouve également de la fausse colle en feuilles, faite avec des *membranes intestinales de veau* ou *de mouton* en général très-peu solubles. Elle est en feuilles très-minces, longue de 0m,22 à 0m,27, large de 0m,05 à 0m,08, bosselée, opaque, d'un blanc terne, non chatoyante et possédant une saveur salée ; elle se déchire facilement en tous sens. Traitée par l'eau froide, elle se ramollit, et au lieu de former une gelée transparente, elle se divise en petits grumeaux, ayant l'aspect d'un précipité caillebotté ; l'eau bouillante n'en dissout que le 1/3 de son poids.

COLOMBO.

Le colombo est la racine du *menispermum palmatum*, de la famille des Ménispermées. Son nom vient de ce qu'on l'apportait autrefois de la ville de Colombo dans l'île de Ceylan. Mais la majeure partie de cette racine provient des côtes orientales d'Afrique, de Madagascar et du continent indien.

La racine du colombo a la configuration de la racine de bryone, une teinte générale verdâtre à l'extérieur et jaune claire à l'intérieur, une odeur faible, désagréable, une saveur amère ; humectée, elle devient d'un brun foncé. Elle est en rouelles de 27 à 80 millim. de diamètre, et en tronçons de 54 à 80 millim. de long ; son épiderme est gris brunâtre, rugueux. Les rouelles ont une disposition rayonnée, leur poudre est d'un gris verdâtre ; elles ne colorent pas l'éther, colorent l'alcool en jaune verdâtre foncé. La teinture d'iode y développe une coloration bleue due à l'amidon contenu dans la racine. Le liquide résultant de la macération avec l'eau, est sans action sur le tournesol, la gélatine, le sulfate de fer ; il produit un léger trouble blanc jaunâtre avec l'acétate de plomb et un précipité blanc, soluble dans l'acide nitrique, avec un sel de baryte.

D'après *Planche*, la racine de colombo renferme : *amidon; matière azotée; matière jaune amère; huile volatile; ligneux; sels de chaux et de potasse; oxyde de fer* et *silice.*

Usages. — La racine de colombo s'administre comme tonique et stomachique, dans les diarrhées, les dyssenteries; contre les vomissements opiniâtres, etc.

Falsifications. — Très-souvent on substitue au vrai colombo, le *colombo d'Amérique*, qui a beaucoup de rapports avec la racine de grande gentiane, et la *racine de bryone*. Ce faux colombo est aussi en rouelles ou tronçons, moins réguliers que ceux du véritable colombo. Il a une teinte jaune fauve, à l'extérieur et jaune orangée à l'intérieur, une saveur faiblement amère et sucrée, une odeur faible de racine de gentiane. Sa poudre est jaune pâle; humectée, elle prend une couleur orangée. Avec l'iode, elle ne donne lieu à aucun phénomène de coloration. Elle communique une teinte jaune à l'éther et à l'alcool. Mise en macération dans l'eau, elle donne un liquide qui rougit le tournesol, donne avec le sulfate de protoxyde de fer, une coloration vert-noirâtre sans précipité; avec la gélatine, un trouble léger; avec l'acétate de plomb, un précipité brun caséeux. La potasse en dégage de l'ammoniaque, sensible à l'odorat et à l'approche d'une baguette de verre, imprégnée d'acide acétique ou nitrique.

Quant à la racine de bryone, elle a des zones plus prononcées, une saveur âcre et amère.

CONFITURES.

La gelée de groseilles, vendue chez les épiciers, n'est pas toujours faite avec le suc des groseilles et le sucre. D'après M. *Stanislas Martin*, on a trouvé dans le commerce de la gelée de groseilles qui ne renfermait pas un atome de ce fruit. C'était de la *pectine* colorée avec le *suc de la betterave rouge*, aromatisée avec le *sirop de framboise* et solidifiée avec de la *gélatine.*

CORNE DE CERF.

La corne de cerf est une espèce de ramification osseuse qui orne la tête du cerf et de quelques animaux de la même famille. La partie supérieure des branches ou *andouillers* qui se forment sur la face antérieure de la tige principale ou *dague*, est appelée, dans le commerce, *cornichons*; ce sont des morceaux pointus, séparés de la corne entière.

On vend la corne de cerf sous forme de *cornes entières, cornes râpées, corne calcinée, corne pulvérisée et trochisquée*. La corne de cerf a été analysée par *Fourcroy, Geoffroy, Hatchett, Schéele*, etc.; elle contient : *gélatine*, 27; — *phosphate de chaux*, 57,5; — *carbonate de chaux*, 1; — *eau*, 14,5.

Usages. — La corne de cerf en trochisques est employée en médecine, soit pour faire des gelées, soit, lorsqu'elle est calcinée et trochisquée, comme absorbant, astringent. Mais on en fait principalement usage pour fabriquer des objets de tabletterie, de coutellerie.

Falsifications. — La corne de cerf entière, ou cornichon, est difficilement fraudée; mais la corne râpée est quelquefois remplacée par de la *râpure d'os de bœuf*, provenant des fabriques de boutons et de manches de couteau. La corne râpée est grise, tandis que la râpure d'os est blanche.

A la corne calcinée on substitue aussi des *os calcinés*.

La corne pulvérisée et trochisquée contient souvent une grande quantité de *craie* (carbonate de chaux), quelquefois dans la proportion de 25 %, ainsi que l'a observé M. *Peltier*, de Doué. Cette corne falsifiée se dissout avec une vive effervescence et presque entièrement dans l'acide chlorhydrique.

D'ailleurs la corne de cerf mélangée de carbonate de chaux est plus blanche que la corne pure qui a une légère teinte gris bleuâtre. Le toucher peut aussi servir à distinguer la corne pure de celle qui contient de la craie, en broyant sous les doigts une petite quantité de l'une et de l'autre. La quantité de phosphate de chaux contenue dans la corne de cerf, ainsi que nous l'avons indiqué plus haut, peut servir à faire reconnaître si elle a été ou non additionnée de carbonate, ou d'os calcinés.

CORNICHONS.

Les cornichons qui servent d'assaisonnement sont vendus par les épiciers, les marchands de comestibles, etc. Ceux-ci les préparent ordinairement dans des bassines *ad hoc, en cuivre rouge non étamé*, afin de leur donner la belle couleur verte que l'on y recherche. Cette préparation vicieuse des cornichons, qui peut avoir une funeste influence sur la santé des consommateurs (1), se reconnaîtra de la manière suivante :

On incinérera une certaine quantité des cornichons suspectés; les cendres, traitées par l'acide nitrique étendu, seront évaporées à siccité; puis, le résidu, repris par l'eau pure, fournira une liqueur, qui, dans le cas où elle contiendra du cuivre se colorera en bleu foncé par l'addition de l'ammoniaque ; en brun marron, par le cyanure jaune ; une lame de fer bien décapée, plongée dans cette solution, préalablement acidulée, se recouvrira d'une légère couche de cuivre métallique.

Le moyen le plus simple consiste à enfoncer dans le cornichon une aiguille ou une pointe de Paris, qui se recouvrira, au bout de quelque temps, d'une couche de cuivre métallique, si le cornichon contient de ce métal.

COSMÉTIQUES.

On a désigné, sous ce nom, des préparations destinées à entretenir la souplesse de la peau, à empêcher la chute des cheveux, etc. Les huiles solides et liquides, l'eau simple, les eaux aromatiques, sont les meilleurs cosmétiques.

La plupart de ceux que les charlatans vendent sur les places publiques, ou préconisent dans des affiches, placards, *réclames* de toute sorte, jouissent souvent de propriétés tout à fait opposées à celles qu'ils leur attribuent, et donnent

(1) Dans le département de la Gironde, un cultivateur éprouva une colique de plomb, déterminée par des cornichons qui avaient séjourné dans un pot de terre verni. Le vernis avait été décomposé presque partout par l'acide acétique ; le vinaigre dans lequel les cornichons macéraient était trouble, épais, laiteux ; il contenait de l'*acétate*, du *carbonate*, du *sulfate* et du *chlorure de plomb*.

Il faut donc s'abstenir de renfermer les cornichons vinaigrés dans des poteries revêtues intérieurement d'un vernis plombeux. Il en est de même des autres substances alimentaires contenant du vinaigre, de l'*oseille*, des *salaisons*, du *vin*, du *cidre*, de la *piquette*, des *confitures*, des *matières grasses* qui ont ranci, et tous les corps qui attaquent le vernis et se chargent de plomb.

quelquefois lieu à des accidents plus ou moins graves. Dans beaucoup de ces composés, on fait entrer des matières tannantes, des oxydes métalliques, des substances vénéneuses (1). Il serait vivement à désirer, dans l'intérêt de l'hygiène publique, que tous ces articles de toilette, de parfumerie, fussent, avant leur mise en vente, soumis à un sérieux examen. (Voir les *Annales d'hygiène*, t. VIII, p. 424.)

COTON. — V. ÉTOFFES.

CRÈME. — V. LAIT.

CRÈME DE TARTRE.

La crème de tartre ou *tartre, bitartrate de potasse, tartrate acide* ou *acidule de potasse, sur-tartrate de potasse*, est un sel blanc, inodore, cristallisé en petits prismes blancs triangulaires terminés par des sommets dièdres. Sa saveur est acidule ; il craque sous la dent ; il est inaltérable à l'air. Il est peu soluble dans l'eau froide, plus soluble dans l'eau bouillante, insoluble dans l'alcool. La chaleur rouge le convertit en carbonate de potasse.

Usages. — La crème de tartre est employée en médecine comme rafraîchissante et purgative ; elle sert à préparer plusieurs autres médicaments, comme le sel de Seignette, l'émétique, la crème de tartre soluble, etc. On en fait un assez fréquent usage en teinture pour aviver les couleurs.

Falsifications. — La crème de tartre peut contenir du *tartrate de chaux*, de la *craie*, du *marbre blanc concassé*, du *quartz*, du *sable*, de l'*argile*, du *nitrate de potasse*, de l'*alun*, du *sulfate de potasse*, du *chlorure de potassium*, du *fer*, du *cuivre*, du *plomb*, de l'*arsenic*.

Si l'on traite la crème de tartre par l'eau bouillante, on aura pour résidu le tartrate de chaux, le quartz, l'argile, le sable. Ce résidu calciné et traité par l'acide chlorhydrique fera une effervescence due au dégagement d'acide carbonique du carbonate calcaire, en lequel la calcination aura trans-

(1) Un charlatan a vendu sur une place publique, de l'*oxyde d'arsenic* pour le traitement des dartres et la guérison des maux de dents.

formé le tartrate. On aura une dissolution qui précipitera en blanc par l'oxalate d'ammoniaque ; en calcinant un poids connu de crème de tartre, on pourra apprécier facilement la quantité de résidu. Ces diverses falsifications peuvent encore se reconnaître en saturant le bi tartrate par une solution faible de potasse ; toutes les substances étrangères resteront en résidu. La craie et le marbre blanc concassé se reconnaîtront à l'effervescence qu'ils produiront avec l'acide chlorhydrique ou l'acide nitrique faibles ; le nitrate de potasse fera *fuser* sur les charbons ardents la crème de tartre qui en renferme. L'alun, le sulfate de potasse seront décelés par le précipité blanc, insoluble dans l'acide nitrique, que donnera une solution de chlorure de baryum ou d'acétate de plomb dans la solution aqueuse de la crème de tartre à essayer. Le chlorure de potassium sera décelé par le précipité blanc, caillebotté, insoluble dans l'acide nitrique, que produira le nitrate d'argent dans cette même solution. Le fer, le cuivre, le plomb, proviennent, suivant M. *Lepage* et le docteur *Bley,* des chaudières de ces métaux dans lesquelles on purifie la crème de tartre. Si l'on dissout dans l'eau une certaine quantité de ce sel, la solution prendra une couleur noire par la teinture de noix de galle, si elle contient du fer ; bleue par l'ammoniaque, si elle contient du cuivre ; et jaune par l'iodure de potassium, si elle contient du plomb.

La présence de l'arsenic dans la crème de tartre, comme celle du plomb, a été signalée par M. *Retschy,* et provient, selon le docteur *Bley,* du mutage des tonneaux avec du soufre arsénifère (?). On décèlera ce toxique en dissolvant la crème de tartre dans l'eau bouillante, et introduisant la solution dans un appareil de Marsh, fonctionnant à blanc ; l'apparition de taches ou d'un anneau arsenical ne tardera pas à se manifester.

CRÈME DE TARTRE SOLUBLE.

Cette substance, connue aussi sous les noms de *tartrate borico-potassique, tartro-borate de potasse, boro-tartrate de potasse*, est une poudre blanche, d'une saveur acide assez agréable ; elle est inaltérable à l'air, incristallisable, soluble

dans l'eau presque en toutes proportions. On la prépare avec
la crème de tartre ordinaire et l'acide borique ou le borax.

Usages. — La crème de tartre soluble, préparée avec l'acide
borique, est la seule usitée maintenant en médecine, où on
l'emploie comme purgative, ou en lotions sur les ulcères sai-
gnants, fongueux ou atoniques.

Falsifications. — Dans le commerce, on vend sous le nom
de crème de tartre soluble, un mélange de cette substance
avec la *crème de tartre ordinaire*, ou un mélange de cette dernière et d'*acide borique* non combinés. La première fraude
sera découverte en dissolvant le produit suspect dans l'eau
froide, qui laissera le bitartrate pour résidu. Le second mélange, traité par l'alcool froid, laissera dissoudre l'acide borique dont on pourra facilement constater la présence, et on
aura un résidu de crème de tartre.

CRÉOSOTE.

La créosote ou *kréosote,* qui s'extrait des produits huileux de
la distillation des bois en vases clos, est un liquide incolore,
oléagineux, transparent, d'une saveur âcre et caustique,
d'une odeur pénétrante, désagréable et analogue à celle de la
viande fumée ; versée sur la peau, elle détruit l'épiderme. Sa
densité est 1,037. La créosote bout à 203°c ; elle est soluble
dans l'eau, très-soluble dans l'alcool, l'éther, les huiles volatiles et l'acide acétique. Elle dissout les graisses, les résines,
le camphre, certaines matières colorantes, l'iode, le phosphore, le soufre et un grand nombre d'autres substances. La
créosote pure doit marquer au pèse-acide 8 à 9° à la température de 12 à 15°c. La créosote coagule immédiatement l'albumine, colore en bleu une grande quantité d'eau contenant
une trace d'un sel de fer au maximum.

Usages. — La créosote est employée en médecine contre la
carie des dents, pour arrêter les hémorragies. C'est un principe conservateur des substances animales, des pièces anatomiques, etc. Son nom même lui vient de cette propriété.

Falsifications. — La créosote est souvent mélangée d'*alcool,*
d'*huiles fixes* ou *volatiles,* de *capnomor,* de *picamare,* d'*eupione.*

L'introduction de l'alcool dans la créosote diminue la densité de cette dernière ; ce qu'on peut apprécier à l'aide du pèse-alcool. La créosote marquant 6° à cet aréomètre, contient 7 % d'alcool ; à 0°, elle contient 34 %; la quantité d'alcool introduite sera connue par la distillation ; l'alcool passe le premier. M. *Lepage*, de Gisors, a mis à profit, pour découvrir cette sophistication, l'action opposée de la créosote et de l'alcool sur les huiles fixes. On agite 1 gr. de créosote suspectée avec 5 à 6 gr. d'huile d'amandes douces ; si le mélange devient opaque et que cette opacité persiste, c'est que la créosote soumise à l'essai renferme au moins 40 % d'alcool. Malheureusement, ce moyen ne peut servir à déceler une moindre proportion d'alcool, car au-dessous de 40 %, l'opacité du mélange ne se manifeste plus.

Les huiles fixes ou volatiles, le capnomor, le picamare, l'eupione, contenus dans la créosote, en diminuent la densité. On la sépare à l'aide de l'acide acétique qui ne dissout que la créosote. Une goutte de cette substance contenant des huiles fixes ou volatiles, mise sur un papier, laisse une taché huileuse.

Souvent la créosote est colorée en brun par une substance étrangère qui augmente sa densité ; la simple exposition au soleil suffit pour la décolorer.

CUBÈBE.

Le cubèbe ou *poivre cubèbe (piper cubeba)*, ou *poivre à queue*, est le fruit d'une plante sarmenteuse de la famille des Pipéracées. La semence renfermée dans le fruit est blanchâtre, pleine et huileuse. Le poivre cubèbe pulvérisé est d'un aspect huileux, noirâtre ; il a une saveur chaude, âcre, irritante ; il graisse les doigts et le papier. Examiné à la loupe, il présente une grande quantité de points noirs provenant de l'enveloppe de ce poivre.

Le poivre cubèbe renferme, d'après l'analyse de M. *Monheim : huile volatile ; cubébine ; résine balsamique molle et âcre ; extractif.*

Usages. — Le cubèbe en poudre est employé en médecine pour combattre les blennorrhagies urétrales.

Falsifications. — M. *Foy* a fait connaître une falsification de la poudre de cubèbe, qu'il pense avoir été additionnée de *jusquiame*. L'attention fut éveillée par les accidents graves que cette poudre de cubèbe fit éprouver à trois malades de l'hôpital du Midi. Cette poudre ne laissait aucune trace de graisse ni sur le papier, ni sur les doigts, et donnait avec l'eau et l'alcool un macéré noirâtre, au lieu de la teinte fauve que donne le bon cubèbe, dans les mêmes circonstances.

CYANURE DE FER ET DE POTASSIUM.

Le cyanure de fer et de potassium, appelé aussi *prussiate jaune de potasse, protocyanure de potassium et de fer, prussiate de potasse ferrugineux, hydrocyanate de potasse ferrugineux, hydroferrocyanate de potasse, cyanure jaune, cyanoferrure* ou *ferrocyanure de potassium, cyanure ferroso-potassique*, est un sel jaune, cristallisé en rhomboïdes. Il a une saveur légèrement amère, est inodore, soluble dans l'eau, insoluble dans l'alcool. Chauffé à une douce chaleur, il s'effleurit, perd son eau de cristallisation et devient blanc. En le chauffant quand il est anhydre, il ne donne que de l'azote et une masse noire formée de cyanure de potassium et de quadricarbure de fer.

Usages. — Le cyanure de fer et de potassium n'est pas employé en médecine; il a de nombreux usages, comme réactif, dans les laboratoires de chimie et de pharmacie; il sert à faire le bleu de Prusse.

Altérations. — Ce sel contient quelquefois du *sulfate de potasse*. En traitant sa solution par le chlorure de baryum, on aura un précipité blanc de sulfate de baryte, insoluble dans l'acide nitrique concentré et bouillant.

Quelquefois, au lieu d'être jaune-citron, le cyanure de fer et de potassium est d'un jaune grisâtre. Cette teinte doit être attribuée à la présence d'une petite quantité de *protosulfure de fer*. On reconnaîtra sa présence en dissolvant dans l'eau une certaine quantité de cyanure jaune; le sulfure restera indissous et dégagera de l'hydrogène sulfuré, sous l'influence de l'acide sulfurique dilué.

CYANURE DE MERCURE.

Le cyanure de mercure ou *prussiate de mercure, hydrocyanate de mercure, cyanure mercurique*, cristallise en prismes rhomboïdaux, incolores, d'une saveur styptique désagréable, excitant fortement la salivation. Il est soluble dans l'eau et dans l'alcool, plus à chaud qu'à froid ; c'est un violent poison. Sa densité, d'après *Hassenfratz,* est 2,7612. Soumis à l'action de la chaleur, il ne laisse pas de résidu lorsqu'il est pur ; il fond, se réduit en cyanogène qui se dégage et en mercure qui passe à l'état de vapeurs. Sa solution aqueuse donne avec le nitrate d'argent un précipité blanc, soluble dans l'acide nitrique bouillant ; additionnée d'acide chlorhydrique, elle dégage de l'acide cyanhydrique, facile à reconnaître par son odeur.

Usages. — On l'emploie, en médecine, aux mêmes usages que le bichlorure de mercure.

Altérations. — Le cyanure de mercure peut contenir du *cuivre*, du *sulfate de potasse*. La solution aqueuse du sel, additionnée de quelques gouttes d'ammoniaque, prendra une teinte d'un beau bleu, s'il y a du cuivre. Le traitement par l'eau indiquera s'il y a du sulfate de potasse, ce dernier étant moins soluble que le cyanure. On pourra avoir recours à la sublimation ; le cyanure de mercure est décomposé ; on a pour résidu du sulfate de potasse dont la solution aqueuse précipitera en blanc par le chlorure de baryum, en jaune-serin par le chlorure de platine.

CYANURE DE POTASSIUM.

Le cyanure de potassium ou *prussiate de potasse, hydrocyanate ou cyanhydrate de potasse*, cristallise en cubes ; il est blanc, inodore, mais il répand à l'air des vapeurs cyanhydriques qui résultent de sa décomposition lente par l'eau et par l'acide carbonique de l'air. Sa saveur est âcre, alcaline et amère ; son action sur l'économie animale est des plus énergiques. Il est très-soluble dans l'eau, moins soluble dans l'alcool.

Usages. — Le cyanure de potassium est employé en solution comme un succédané de l'acide prussique. On l'administre en potion, en sirop.

Altérations. — Le cyanure de potassium s'altère facilement à l'air ; il donne, comme nous venons de le dire, du *carbonate de potasse*, que l'on reconnaîtra facilement à l'effervescence produite par le cyanure altéré au contact des acides ; ce qui n'a pas lieu avec le cyanure à l'état de pureté (1). Le cyanure de potassium contient quelquefois du *sulfure de potassium*, provenant de la décomposition du sulfate de potasse qui se trouvait dans le cyanoferrure de potassium employé à la préparation du cyanure. Ce dernier précipite alors les sels de plomb en noir.

Si le cyanure retient encore du *cyanoferrure*, sa solution aqueuse formera avec un persel de fer un précipité de bleu de Prusse ; tandis que, s'il est pur, on aura un précipité verdâtre.

D.

DATTES.

Les dattes sont les fruits d'une espèce de palmier, le *phœnix dactylifera*, arbre qui croît dans une partie de l'Asie, en Afrique, en Provence, et aussi en Amérique. Les dattes contiennent, d'après l'analyse de M. *Bonastre : mucilage ; gomme analogue à la gomme arabique ; sucre cristallisable ; sucre incristallisable ; albumine ; parenchyme.*

On en connaît quatre sortes dans le commerce :

1° *Dattes d'Egypte ;* 2° *dattes de Syrie ;* 3° *dattes de Barbarie ;* 4° *dattes de Provence.*

Les dattes d'Egypte, de Syrie et de Barbarie sont regardées comme les meilleures ; elles sont longues, ovoïdes, assez grosses, brunes, tendres, d'un goût agréable et sucré ; elles ont une légère odeur de bon miel.

Les dattes de Provence sont plus petites, un peu dures, blanchâtres, mais styptiques.

____

(1) Il est très-important que les pharmaciens conservent avec soin leur cyanure de potassium, autrement la même dose de cyanure altéré prise dans une pharmacie, qui pourrait être administrée sans inconvénient à un malade, le foudroierait, au contraire, si le cyanure avait été pris chez un autre pharmacien, où on l'eût vendu pur.

Usages. — Les dattes, comptées au nombre des fruits pectoraux, sont employées avec succès comme béchiques et adoucissantes. Elles ont donné leur nom à l'*électuaire diaphœnix*.

Altérations. — Les dattes doivent être choisies nouvelles; par la vétusté, elles se rident, se dessèchent, perdent leurs qualités et se piquent. Ces dernières doivent être rejetées aussi bien que celles qui ont acquis une saveur âpre, rance ou mordante, ou qui font, comme on dit, la *sonnette*, c'est-à-dire qui sont creuses, dont la peau n'est que gonflée, et qui sont privées intérieurement de parties charnues.

Il faut aussi faire attention à ce que les dattes soient bien sèches; car on a l'habitude de *rober* les vieilles dattes, d'abord en les agitant dans un linge sec, puis dans du *sirop*, afin de leur donner l'apparence de la fraîcheur.

DAUCUS DE CRÈTE.

Cette semence de l'*athamantha cretensis* (Ombellifères), nous vient de l'Égypte, de l'Archipel grec et des contrées méridionales de la France; elle est légèrement cotonneuse, allongée, d'une saveur forte et aromatique.

Usages. — Le daucus de Crète est employé en médecine comme excitant, diurétique et antihystérique. Il entre dans la composition de la thériaque, du sirop d'armoise, etc.

A ce daucus, devenu aujourd'hui très-rare, on substitue presque toujours le fruit du *daucus carota*, qui est moins long, plan d'un côté, convexe de l'autre, strié longitudinalement et hérissé de poils assez longs, bien différents du duvet cotonneux qui recouvre le daucus de Crète.

DIGITALE POURPRÉE.

La digitale pourprée (*digitalis purpurea*), de la famille des Scrofularinées, appelée vulgairement *grande digitale*, *digitale gantelée*, *gants de Notre-Dame*, *doigtier*, est une plante qui croît dans les bois de nos contrées; ses feuilles sont pétiolées, grandes et ovales, velues, réticulées, d'une odeur herbacée, d'une saveur amère et désagréable.

La digitale a été analysée par *Rein, Haase, Radig, Brault, Poggiale*, et autres chimistes ; elle contient :

Digitaline ; *huile volatile* ; *matière concrète, floconneuse, volatile* ; *matière grasse* ; *tannin* ; *acide gallique* ; *matière colorante rouge, soluble dans l'eau* ; *albumine* ; *chlorophylle* ; *sucre* ; *mucilage* ; *oxalate acide de potasse*.

La digitaline, principe actif de la digitale, examinée par *Leroyer, Planiava, Dulong d'Astafort, Radig*, etc., a été obtenue pour la première fois à l'état de pureté, par MM. *Homolle et Quevenne*. Le meilleur dissolvant de la digitaline est l'alcool ; elle est peu soluble dans l'eau à laquelle 1/200000 de ce principe communique une amertume prononcée.

Souvent on substitue à la digitale les *feuilles de bouillon blanc* (verbasçum thapsus), les *feuilles de grande consoude* (symphytum officinale).

Les feuilles de bouillon blanc sont beaucoup plus épaisses, cotonneuses sur les deux faces, bien plus douces au toucher, d'un aspect blanchâtre ou grisâtre, d'une saveur faiblement amère.

Les feuilles de la grande consoude sont dures au toucher, velues et entières, d'une saveur mucilagineuse.

Usages. — La digitale est le diurétique le plus sûr. Elle a une action très-marquée sur la circulation, ralentit les mouvements du cœur d'une manière remarquable. Aussi l'emploie-t-on contre les palpitations, les anévrismes, les hydropisies, les scrofules.

DORURE.

Dans la dorure par immersion ou au trempé, les contrefacteurs ont recherché les moyens de déposer une couche d'or moindre sur les objets à dorer. Il en est résulté que la couche d'or déposée sur les objets de cuivre a été si légère qu'elle n'a plus suffi pour les préserver de l'oxydation, et que des objets expédiés en mer se sont complétement détériorés.

Mais c'est sur l'argenture que les fraudeurs ont principalement dirigé leurs efforts. Ils se sont appliqués à déposer la couche d'argent la plus légère possible ; ainsi, quand sur douze couverts on dépose ordinairement 72 grammes d'argent, le contrefacteur n'en déposait que 3 grammes, différence énorme qui procurait à ce dernier un bénéfice considérable.

On reconnaîtra la quantité d'or déposée sur un objet à dorer en traitant celui-ci par l'eau régale ; on chasse l'excès d'acide, on reprend par l'eau, on filtre, on recueille et on pèse le précipité d'or obtenu par le sulfate de protoxyde de fer.

Pour l'argenture, on traite par l'acide nitrique l'objet argenté, on évapore pour chasser l'excès d'acide ; le résidu repris par l'eau pure est filtré ; on précipite ensuite par l'acide chlorhydrique ou une solution de sel marin ; le précipité de chlorure d'argent est recueilli, lavé et séché ; son poids fait connaître celui de l'argent, sachant que 100 de chlorure d'argent représentent 75,32 d'argent ; ou bien on pèse directement l'argent réduit du chlorure.

DOUCE-AMÈRE.

La douce-amère (*solanum dulcamara*) doit son nom à sa saveur d'abord amère, puis sucrée. On l'appelle aussi *vigne de Judée* ou *morelle grimpante* ; elle a des tiges grêles, ligneuses et grimpantes : à l'état frais, elles ont une odeur nauséabonde très-désagréable.

La douce-amère doit être choisie bien fraîche, d'une belle couleur verte, à tiges bien pourvues de moelle.

Quelquefois on substitue à la douce-amère les tiges du *solanum vulgare* qui sont plus courtes, anguleuses, d'environ $0^m,30$ de longueur, et possédant une saveur et une odeur nullement semblables à celles de la douce-amère.

Usages. — La douce-amère est employée, en pharmacie, sous forme de tisane ou d'extrait, dans les maladies de la peau, les douleurs rhumatismales, la syphilis, etc.

DRACOCÉPHALE MOLDAVIQUE.

C'est une sorte de mélisse dont les feuilles, seules employées, mais très-rarement, sont pétiolées, d'une couleur vert pâle, d'une forme allongée, mais étroite, lancéolée, dentée comme une pointe de scie ; elles ont à peu près l'odeur de la mélisse.

Quelquefois on substitue aux feuilles du dracocéphale celles de la *cataire,* qui sont blanches, velues en dessous, d'une odeur de pouillot très-prononcée.

E.

EAU D'AMANDES AMÈRES.

L'eau d'amandes amères, ou *hydrolat d'amandes amères*, est conseillé, en médecine, comme antispasmodique. Suivant une analyse de M. *Geiger*, 30 gr. de cette eau contiennent environ 0 gr., 036 d'acide prussique pur, correspondant à 0 gr., 30 d'acide prussique médicinal. Le nitrate d'argent donne lieu, dans cette eau, à un précipité blanc de cyanure d'argent, qui recueilli et pesé, indique la quantité d'acide cyanhydrique renfermé dans l'hydrolat.

On doit conserver l'eau d'amandes amères en flacons pleins, bouchés à l'émeri ; et encore , suivant les observations de MM. *Geiger et Liebig,* elle s'altère peu à peu.

Quant aux caractères différentiels existant entre cet hydrolat et celui de laurier-cerise, auquel on le substitue assez souvent, voyez *Eau de laurier-cerise.*

EAU DE CANNELLE.

L'eau de cannelle employée en pharmacie est préparée avec la cannelle de Ceylan ; mais elle est préparée quelquefois avec des débris d'écorces provenant de caisses expédiées des colonies ; ces débris sont composés indifféremment de débris de *cannelle de Chine* et de cannelle de Ceylan. Cette fraude ne peut se reconnaître que par le goût et l'odorat.

L'eau de cannelle de Chine a une odeur de punaises et une saveur particulière, tandis que l'eau de cannelle de Ceylan, sans arrière-goût désagréable, exhale un parfum très-suave.

Cette eau distillée de cannelle est laiteuse à cause de l'huile qui est tenue en suspension, et qui finit par se déposer ; en même temps il se forme des cristaux d'acide cinnamique qui donne à l'eau la propriété de rougir le tournesol.

EAU DE COLOGNE.

L'eau de Cologne, ou *alcoolat de citron composé*, est un liquide spiritueux incolore, diaphane, très-aromatique, employé surtout pour la toilette; on la considère aussi comme un tonique léger et comme un excitant.

Souvent, au lieu d'alcool pur à 0, 86 (34° *Cartier*), on emploie, pour préparer l'eau de Cologne, des *alcools de grains, de mélasses, de fécules*, non épurés; les essences de *bergamotte, de citron, de cédrat*, de *fleurs d'oranger*, etc., qui doivent entrer dans la composition de cette eau, sont remplacées par des *essences communes* de *romarin*, de *thym*, de *lavande*, etc.; on ajoute ensuite à la liqueur un peu d'*essence de vanille* ou *de roses*, pour lui donner l'apparence d'une eau de Cologne de bonne qualité (1).

Pour apprécier la qualité de l'eau de Cologne, il faut en verser quelques gouttes dans la main, et la laisser évaporer; l'eau de bonne qualité exhale une odeur aromatique agréable.

EAU DISTILLÉE.

L'eau distillée ou eau *pure* provenant de la distillation de l'eau ordinaire, est employée dans certaines opérations chimiques et pharmaceutiques, pour faire des analyses, ou des solutions de substances qui se décomposeraient en partie si on les traitait par l'eau ordinaire, quelquefois chargée de sels calcaires, etc.

(1) Le sieur C..., épicier à Montrouge, traduit devant le tribunal de police comme accusé d'avoir vendu sous le nom d'*eau de Cologne*, d'*eau de fleurs d'oranger*, d'*eau-de-vie camphrée*, des liquides aromatisés n'ayant aucune analogie avec les liquides connus sous ces noms dans le commerce, a été condamné à un mois de prison, conformément aux conclusions du ministère public.

Le 11 octobre 1848, la femme T... et les sieurs Ch... et W... furent traduits devant la police correctionnelle (6ᵉ chambre), pour avoir vendu sur la voie publique une eau de Cologne qui, soumise à l'analyse d'un pharmacien, fut reconnue n'être autre chose qu'une dissolution d'*acétate de plomb* (extrait de saturne), aromatisée avec de l'*essence de lavande*, puis filtrée. Le tribunal n'a condamné les inculpés qu'à 5 *francs d'amende!* en ordonnant la confiscation des flacons saisis.

L'eau distillée ne doit contenir aucune matière étrangère, et cependant, quand la distillation a été dirigée avec négligence, elle peut contenir de *l'ammoniaque*, de *l'acide carbonique*, des *matières organiques*, du *plomb*, du *cuivre*, provenant des appareils distillatoires. Or l'eau distillée pure ne doit pas précipiter par le nitrate de baryte ou le chlorure de baryum, par le nitrate d'argent, l'oxalate d'ammoniaque, le sulfhydrate d'ammoniaque, l'hydrogène sulfuré, le cyanure jaune, la teinture de noix de galle ; elle doit être *neutre* au papier de tournesol, c'est-à-dire ne pas rougir le papier bleu de tournesol, et ne pas ramener au bleu celui qui a été rougi par un acide ; elle ne doit laisser aucun résidu par l'évaporation et ne pas dégager d'ammoniaque. La présence de cet alcali serait l'indice d'une certaine quantité de matière organique azotée contenue dans l'eau.

On évite que l'eau distillée contienne de l'ammoniaque et de l'acide carbonique en ajoutant à l'eau de la cucurbite un peu de phosphate acide de chaux d'une part, et de l'autre une petite quantité de lait de chaux. Quant aux sels métalliques que cette eau distillée peut renfermer, on l'en débarrasse au moyen du charbon animal pur, lavé avec soin à l'acide chlorhydrique, puis à l'eau distillée.

Nous nous sommes assuré par l'expérience que 4 gram. de ce charbon animal pur, agités à plusieurs reprises avec 25 litres d'eau distillée, suffisent pour débarrasser celle-ci des sels métalliques que l'on y trouve quelquefois en dissolution.

EAUX DISTILLÉES.

On donne le nom d'*eaux distillées* ou d'*hydrolats* aux eaux chargées, par la distillation, des principes volatils des végétaux ou de quelques-unes de leurs parties (racines, écorces, feuilles, fleurs, fruits ou semences).

Le principe volatil prédominant ordinairement dans les eaux distillées est l'huile essentielle ; ces eaux ont l'odeur des plantes qui les ont fournies, parce qu'on les prépare surtout avec des plantes aromatiques. Aussi avait-on divisé les eaux distillées en *eaux distillées odorantes* et en *eaux distillées inodores*. Mais celles-ci, préparées avec des plantes sans odeur, peuvent contenir tous les principes actifs qu'elles peuvent céder, lorsqu'on les recohobe trois ou quatre fois sur de nouvelles plantes, c'est-à-dire lorsqu'on reverse trois ou quatre fois l'eau distillée sur des plantes nouvelles, et qu'on procède chaque fois à une nouvelle distillation.

Certaines eaux distillées, comme celles de *fraises*, de *tilleul*, de *framboises*, étant très-difficiles, sinon impossibles à conserver, M. *Schneider*, pharmacien à Dresde, a proposé de les préparer à l'aide d'un esprit recohobé à deux reprises différentes, avec 2 p. de fruits ou de fleurs fraîches et 1 p. d'alcool à 0, 80 ; 2 gr. de cet esprit *triple* suffisent, d'après les expériences de M. *Schneider*, pour transformer 125 gr. d'eau distillée en l'eau aromatique désirée, d'une conservation facile, restant toujours identique et dans laquelle la minime proportion d'alcool est à peine sensible aux organes du goût.

Les eaux distillées, condensées dans des serpentins en plomb ou en alliage à *bas titre*, contiennent du *plomb* dont la présence sera décelée par la coloration en brun noirâtre qu'y fera naître l'hydrogène sulfuré. Les eaux distillées ne doivent pas être empyreumatiques, ni présenter de réaction acide.

EAU DE FLEURS D'ORANGER.

Cette eau, connue aussi sous les noms d'*hydrolat de fleurs d'oranger*, d'*eau de naphé*, est fabriquée principalement à Grasse (Var), où elle fait, avec d'autres eaux distillées et diverses essences, l'objet d'un commerce considérable.

Ainsi que l'ont observé *Leroy* aîné, *Planche*, l'eau de fleurs d'oranger de bonne qualité se colore en rose par l'addition d'une petite quantité d'acide nitrique ou sulfurique.

Usages. — Cette eau, regardée comme un bon antispasmodique, est très-employée dans la thérapeutique et dans l'économie domestique.

Altérations.—Dans le commerce, on vend des eaux de fleurs d'oranger de qualités très-diverses. Les unes sont additionnées d'une plus ou moins grande quantité d'*eau* ; les autres proviennent de la distillation non-seulement des fleurs, mais encore des *feuilles* et des *fruits* de l'oranger ; d'autres sont faites, soit avec du *néroli* ou *essence de fleurs d'oranger*, soit avec des *essences diverses* et de la *magnésie* employée pour faciliter leur dissolution.

Les premières, c'est-à-dire celles qui sont très-étendues d'eau, ne se reconnaissent qu'à l'odeur et à la saveur beaucoup moins fortes que celles de l'eau de bonne qualité. Les secondes ont une saveur amère et peu agréable ; suivant M. *Ader*, l'acide nitrique ou sulfurique n'y produit aucune coloration (1) ; il en est de même pour les eaux préparées avec le néroli. Celles qui sont préparées avec la magnésie peuvent se reconnaître, soit par les réactifs (phosphate de soude ammoniacal, potasse, ammoniaque), qui précipitent la magnésie ; soit par l'évaporation. Dans ce dernier cas, on obtient comme résidu la magnésie à l'état d'acétate ou de carbonate.

Souvent aussi les eaux de fleurs d'oranger factices sont préparées avec de l'eau ordinaire au lieu d'eau pure ; elles précipitent alors, par le nitrate d'argent, le chlorure de baryum, l'oxalate d'ammoniaque (Voyez *Eau distillée*).

Quelquefois on ajoute à cet hydrolat une certaine quantité d'*alcool*, soit pour lui donner plus de force, soit pour assurer sa conservation ; cette addition le rend aigre et le dénature.

L'eau de fleurs d'oranger devient parfois visqueuse, acquiert une odeur putride. Pour corriger cette altération, on a recours à l'emploi d'un excès de magnésie, puis à une nouvelle distillation ; mais l'eau n'a plus d'odeur.

Souvent l'hydrolat devient acide, il s'y développe une petite quantité d'acide acétique reconnaissable au goût et à son action sur la teinture ou le papier de tournesol : cette eau acide, conservée dans des estagnons de cuivre étamé, réagit sur le métal et sur l'étamage, et par suite renferme du *cuivre* et du *plomb* provenant d'un étamage souvent fait avec

(1) Néanmoins il résulte des recherches de M. *Gaisney*, que l'eau de fleurs d'oranger préparée avec la magnésie et une légère quantité d'essence, et par agitation seulement, peut prendre une couleur rouge par les acides nitrique et sulfurique ; mais lorsque les essences se séparent, l'eau ne rougit plus.

de l'étain allié de plomb, ou de l'oxyde de ce métal ajouté pour saturer l'acide acétique (1).

Ces eaux de fleurs d'oranger plombifères ne sont pas, dans la plupart des cas, nuisibles à la santé ; mais, leur vente présentant des inconvénients (2), attendu que leur état d'altération peut s'aggraver par un séjour plus ou moins prolongé dans les estagnons, il est important non-seulement de rechercher, mais encore de doser le plomb qu'elles contiennent (3).

La présence du cuivre sera décélée par l'ammoniaque, qui y développera une coloration bleue ; par le cyanure jaune, qui

(1) Les eaux de fleurs d'oranger contenues dans des *sacoches* renferment souvent des sels de plomb et de cuivre provenant de leur séjour antérieur dans des estagnons.

(2) L'insouciance des négociants relativement à la pureté de leurs eaux de fleurs d'oranger résulte quelquefois d'une profonde ignorance de la matière. L'un d'eux, en 1844, nous écrivait les phrases suivantes au sujet d'eaux à lui appartenant et saisies parce qu'elles contenaient des sels métalliques : « .... Je dois vous certifier, monsieur, que si cette « eau de fleurs d'oranger, qui se colore par l'épreuve (bien entendu, sans « vice dans sa nature), devait nuire à la santé, depuis qu'il s'en fabrique, « bien des populations auraient disparu, et, à mon particulier, par un « seul exemple qui m'intéresse de très-près (toute ma famille), un seul « membre n'existerait plus, car journellement, c'est de prendre, le ma- « tin, un quart de verre ordinaire d'eau de fleurs d'oranger bien sucrée, « tenue en estagnon à l'étamage ancien ordinaire, pour mieux la con- « server dans sa suavité et éviter de la perte, et qu'en faisant l'épreuve « elle se colore ; eh bien, je vous prie de croire et être bien persuadé « que cette eau nous a toujours servi *d'appétissant*, ayant la satisfaction « de voir régner la meilleure santé dans ma famille, et cela, en suivant « l'usage et l'habitude de mes aïeux de longue existence, s'y trouvant » des centenaires ; de plus, en considérant que dans la reconnaissance « de la salubrité, pour contribuer à la santé, *ces eaux minérales sont* « *fort salubres*, on pourrait donc en conclure que les eaux de fleurs « d'oranger (en vraie qualité), ayant une dissolution de plomb, pour- « raient être considérées comme *eaux minérales et salubres*, la base de « l'eau de fleurs d'oranger ne pouvant qu'en augmenter le mérite. Ce- « pendant, loin de blâmer, j'approuve qu'on ne saurait trop se confor- « mer à de nouvelles et prudentes précautions, pour ne laisser aucun « doute dans l'opinion.... »

(3) En 1844, le protomédical de Turin, lors de la visite des officines de Nice, ayant trouvé des sels de plomb dans les eaux de fleurs d'oranger, fit citer les parfumeurs de Turin devant l'autorité locale, et là il leur signifia que si, en 1845, lors de sa visite, ces eaux contenaient des sels

donnera une coloration ou un précipité brun marron. Préalablement, le volume de l'hydrolat à essayer devra être réduit au quart par l'évaporation.

Le plomb se reconnaît aux réactions suivantes : précipitation ou seulement coloration en noir par l'hydrogène sulfuré, les sulfures alcalins ou les eaux sulfureuses, telles que l'eau de Baréges ; précipitation en jaune par l'iodure de potassium, le chromate de potasse ; en blanc, par le sulfate de soude, le cyanure jaune.

La sensibilité de ces divers réactifs, eu égard à l'eau de fleurs d'oranger, a été étudiée par M. *J. Personne*. Il résulte de ses observations que l'hydrogène sulfuré et le sulfhydrate de soude sont les réactifs les plus sensibles, ils décèlent la présence du plomb dans une eau qui en contient 0,0012 par litre. La limite de sensibilité de l'iodure de potassium est 0,0125 de plomb par litre ; celle du chromate de potasse, 0,050 ; celle du cyanure jaune, 0,038 ; celle du sulfate de soude, 0,032.

Pour déterminer assez approximativement la quantité de plomb contenue dans les eaux de fleurs d'oranger, M. *Personne* a proposé le moyen suivant : on met 30 grammes de l'eau à essayer dans un petit tube fermé à la lampe ; et on met, dans des tubes semblables, 30 grammes de solutions titrées et préparées d'avance contenant de 0,01 à 0,12 d'acétate neutre de plomb : on les traite par une égale quantité d'hydrogène sulfuré qui donne une teinte plus ou moins foncée, en raison de la quantité de plomb contenue. On a ainsi un certain nombre d'étalons préparés d'avance, à la coloration des-

de plomb, leurs magasins seraient fermés pendant six mois, et que chacun d'eux serait, en outre, passible d'une amende de 5 à 600 fr.

MM. les membres du conseil de salubrité du Doubs ayant fait connaître au préfet de ce département que la majeure partie des eaux de fleurs d'oranger trouvées dans le commerce, lors de leur dernière visite, contenaient des sels de plomb et de cuivre ; ce dernier conçut l'idée de défendre, par un arrêté spécial, le transport de ces eaux par estagnons pour son département. L'exemple une fois donné eût été bientôt suivi ailleurs, et il est facile de comprendre quelle perturbation de semblables prohibitions partielles pourraient amener dans l'industrie de Grasse.

quels on compare celle des divers échantillons d'hydrolat que l'on soumet à l'essai, en ayant soin de placer à coté l'un de l'autre, sur une feuille de papier blanc, le tube étalon et le tube contenant l'échantillon d'eau à essayer.

Les eaux de fleurs d'oranger peuvent, à l'aide du charbon animal purifié avec soin, être privées facilement des sels métalliques qu'elles renferment ; l'expérience nous a montré qu'il suffit de 1 gramme de ce charbon animal, mis en contact et agité à plusieurs reprises avec 25 litres d'eau de fleurs d'oranger ; celle-ci n'a pas sensiblement perdu de son odeur.

MM. *Naveteur* et *G. Maunier* avaient aussi observé que le carbonate de magnésie et la magnésie calcinée remplissent le même but ; mais l'emploi de ces substances présente l'inconvénient de donner des eaux où l'on retrouve de la magnésie, et que l'on pourrait considérer comme préparées avec cet oxyde terreux et les huiles essentielles.

EAU DE JAVELLE.

L'eau de Javelle, ainsi appelée du nom du village de Javel, près Paris, où on l'a d'abord préparée, est aussi désignée sous les noms de *chlorure de potasse, chlorure d'oxyde de potassium, hypochlorite* ou *chlorite de potasse*. Elle est le résultat de l'union du chlore avec la potasse ou oxyde de potassium.

L'eau de Javelle bien préparée devrait être blanche ; mais elle est colorée en rose plus ou moins foncé. Cette couleur, primitivement due à un accident, parce qu'une partie du résidu (sulfate ou chlorure de manganèse) passait dans l'eau de Javelle à la fin de l'opération, est maintenant communiquée à volonté, pour lui donner ce qu'on appelle l'aspect commercial. On obtient cette coloration de l'eau de Javelle en y versant un peu de solution de *caméléon minéral* préparée d'avance (1) jusqu'à ce que l'on ait obtenu la teinte rosée exigée.

Usages. — L'eau de Javelle est employée principalement

(1) Le caméléon minéral se prépare en fondant et brassant dans un creuset un mélange intime de *peroxyde de manganèse* (1 p.) et de *potasse perlasse* (4 p.) réduits en poudre. Le creuset refroidi est cassé, et la masse dissoute dans de l'eau de Javelle, de manière à avoir une solution colorée en rouge vineux foncé, dont on se sert au besoin.

pour blanchir le linge de ménage, pour enlever les taches de fruits, de vin, d'encre, etc.; à défaut de chlorure de soude ou de chaux, on peut l'employer comme désinfectant.

ALTÉRATIONS. — La véritable eau de Javelle est à base de potasse ; mais très-souvent, dans le commerce, on vend sous ce nom du *chlorure de soude ;* cette substitution se reconnaîtra en ce que l'eau à base de soude ne présentera pas les réactions caractéristiques des sels de potasse, telles que le précipité jaune serin avec le chlorure de platine, lorsqu'elle aura été préalablement concentrée par évaporation.

Souvent aussi l'eau de Javelle est faible en degré, contient un grand excès de carbonate de potasse ; quelques fabricants ont fait leur eau de Javelle en soumettant à un léger courant de chlore les *eaux mères de chlorate de potasse* préalablement étendues d'eau. Ces altérations peuvent se reconnaître à l'aide de l'aréomètre (1), mais il sera, sans contredit, préférable d'avoir recours aux procédés chlorométriques qui feront connaître la quantité de chlore contenue dans l'eau de javelle, pour un poids ou un volume déterminé (V. *hypochlorites*).

EAU DE LAURIER-CERISE.

L'eau ou *hydrolat* de laurier-cerise, qui entre dans quelques préparations pharmaceutiques, contient, suivant M. *Geiger*, pour 30 grammes, environ 0^{gr}., 036 d'acide prussique pur, correspondant à 0^{gr}., 30 d'acide prussique médicinal.

D'après les recherches de M. *Paton*, 30^{gr}. d'eau de laurier-

(1) La table suivante indique les divers degrés que marque à l'aréomètre de *Baumé*, l'eau de Javelle du commerce :

Eau de Javelle forte du commerce.		18°.
32 d'eau de Javelle	8 d'eau.	14°.
32	10	13°, 3.
32	12	12°, 6.
32	14	12°, 2.
32	16	11°, 9.
32	24	11°.
32	32	8°, 8.
32	40	7°, 9.
32	48	7°.
32	56	6°, 2.
32	64	5°, 5.

cerise renferment à peu près 0^{gr}., 053 d'acide prussique anhydre. Sa force est la même que celle de l'eau d'amandes amères.

L'eau de laurier-cerise doit être conservée dans des flacons de petite capacité, entièrement remplis et bouchés à l'émeri. Elle perd peu à peu de sa force ; dans cette circonstance, comme lorsqu'on la conserve dans des vases en vidange, mais bien bouchés, il s'y dépose toujours, au bout d'un certain laps de temps, un léger sédiment jaunâtre.

ALTÉRATIONS. — L'eau de laurier-cerise préparée dans des vases distillatoires altérés et rhabillés de soudures, peut renfermer, ainsi que l'a reconnu M. *Stanislas Martin*, du *plomb* à l'état de *cyanure*. On reconnaîtra la présence de ce sel par le sulfate de soude, l'iodure de potassium, le nitrate d'argent. Ce dernier réactif donnera un précipité de cyanure d'argent, soluble dans l'acide nitrique bouillant ; le sulfate ferroso-ferrique formera, après addition de quelques gouttes d'acide sulfurique ou chlorhydrique, une coloration bleue ou un précipité de bleu de Prusse.

Dans le commerce, on livre assez souvent de l'*eau d'amandes amères* comme eau de laurier-cerise. Cette substitution se reconnaît, d'après M. *Wetteman*, au moyen de l'ammoniaque instillée par gouttes : il se forme, en peu de temps, dans l'eau d'amandes amères, un précipité blanchâtre ; dans l'eau de laurier-cerise, le précipité ne se produit qu'après un temps assez long.

M. *Giovanni Righini*, d'Oleggio, préfère, comme réactif, le sulfotartrate de quinine liquide qui blanchit immédiatement et fortement l'hydrolat concentré de laurier-cerise, tandis que dans l'hydrolat concentré d'amandes amères, il se précipite seulement quelques globules blancs et le liquide recouvre aussitôt sa limpidité première ; aucune réaction ne se manifeste dans l'hydrolat non concentré d'amandes amères.

M. le docteur *Aschoff*, de Bielfeld, a observé que 30 gouttes d'hydrolat de laurier-cerise forment avec 0 ^{gr}., 05 de sulfate de quinine une masse solide, tandis qu'il ne se forme rien avec l'hydrolat d'amandes amères concentré. Le même effet a lieu lorsqu'on opère de la même manière avec les huiles volatiles de ces deux substances.

Il paraîtrait, d'après des expériences plus récentes de M. *Lepage*, de Gisors, que l'ammoniaque (1), le sulfotartrate et le sulfate de quinine ne peuvent servir à différencier les eaux distillées de laurier-cerise et d'amandes amères (2). Suivant ce pharmacien, le meilleur réactif à employer est le chlorure d'or, qui communique à ces eaux distillées une légère teinte jaune que l'hydrolat d'amandes amères perd seul, après 7 à 8 heures de contact, pour redevenir incolore et transparent.

M. *Lepage* a aussi reconnu que la présence de l'huile essentielle peut être décélée par l'ammoniure de cuivre, le ferrocyanure de potassium ammoniacal associé au sulfate de cuivre, le bichlorure de mercure associé à l'iodure de potassium.

EAUX MINÉRALES.

La fraude s'exerce sur les eaux minérales à l'aide des quatre moyens suivants :

1° *Par l'imitation de la capsule ;* c'est ainsi qu'à Paris un industriel, le sieur Dominique C..., fut condamné par le tribunal correctionnel à un an de prison et 50 francs d'amende pour avoir vendu de l'eau d'Enghien sous le cachet de l'*eau de Bonnes.*

2° *Par une substitution ;* on a vendu des eaux dites de Pullna dans des bouteilles portant bien l'étiquette et le bouchon plombé et estampillé des véritables bouteilles d'*eau de Pullna,* cependant elles ne contenaient pas une seule goutte de cette boisson médicinale. Le sieur Marchand B..., traduit pour une semblable vente, en 1847, devant le tribunal de police correctionnelle, fut condamné, par défaut, à un mois de prison et 50 francs d'amende. Une maison de droguerie vendit de même des eaux dites de *Sedlitz,* dans des cruchons d'eau de *Sedlitz* qu'elle avait achetés vides et qu'elle avait remplis d'une solution de *sulfate de magnésie ;* on avait eu la précaution de recouvrir le cruchon d'une feuille de papier,

____

(1) En 1843, M. *Weber* avait reconnu que l'ammoniaque agissait sur l'eau de laurier-cerise à l'exclusion de celle d'amandes amères.

(2) M. *Lepage* attribue la différence des résultats obtenus avec ces réactifs, ou à ce qu'on a opéré sur des eaux anciennes et mal conservées, ou à ce qu'on s'est servi d'eaux préparées par un procédé différent.

et d'y apposer un cachet avec deux initiales, au lieu du nom de *Sedlitz* et de la croix de Malte que l'on retrouve sur le cachet des eaux de Sedlitz véritables.

3° En vendant comme eau naturelle, une eau artificielle composée dans un laboratoire.

4° En allongeant ou coupant une eau naturelle de deux à trois fois son volume d'eau ordinaire. L'eau minérale ainsi baptisée est vendue au consommateur comme de l'eau ayant la même valeur et les mêmes vertus. Cette fraude cessera à mesure que les administrations ne laisseront plus puiser à leurs sources que leurs fontainiers et donneront un certificat de puisement ou une capsule pour recouvrir les bouteilles.

Pour éviter toutes ces fraudes, voici les principaux moyens mis en pratique par quelques administrations :

1° On ne devrait jamais laisser remplir que des bouteilles d'un litre ou d'un plus petit volume, et délivrer un certificat de puisement, et des capsules au timbre de l'administration, avec le millésime de l'année.

2° Chaque bouteille destinée à l'exportation devrait être recouverte d'une bande de papier collée sur le bouchon et sur chaque côté du col de la bouteille, avec les mêmes indications que l'on retrouverait sur la capsule. Il serait utile que chaque bouteille portât une étiquette timbrée à sec, avec la manière dont on devra employer l'eau. De plus , les eaux minérales ne devraient être vendues que par les pharmaciens, qui seuls devraient tenir les dépôts ; alors on serait sûr de l'origine de ces liquides.

Parmi les eaux minérales, quelques-unes, comme les eaux de *Pullna*, de *Sedlitz*, peuvent se conserver indéfiniment sans altération ; d'autres, comme les eaux des Pyrénées, certaines eaux ferrugineuses, peuvent se décomposer à la longue. M. *Ch. Menière* pense que l'on devrait les puiser à la température la plus basse possible ; que les eaux sulfureuses chaudes fussent recueillies dans des bouteilles chauffées d'a—vance, afin qu'elles ne se refroidissent que très-lentement ; que les bouteilles fussent bouchées à la mécanique et capsu—lées. M. *Menière* regarde ce dernier moyen comme très-im—portant pour la conservation des eaux ferrugineuses, des eaux de Vichy, des eaux sulfureuses des Pyrénées. Les eaux ferrugineuses, suivant lui, devraient être conservées de préférence dans des bouteilles de grès, ou mieux de verre noir, bouchées à l'émeri, afin d'éviter, autant que possible, l'influence de la lumière.

EAU DE RABEL. V. Acide sulfurique alcoolisé.

EAU DE ROSES.

L'eau de roses doit être choisie très-suave et la plus odorante possible.

Cette eau, employée dans la pharmacie et la parfumerie, est sujette au même genre d'altération que l'eau de fleurs d'oranger ; comme cette dernière, elle est conservée et expédiée dans des estagnons de cuivre étamé, et peut contenir des sels *de plomb et de cuivre*, dont on reconnaîtra la présence de la même manière (Voy. *Eau de fleurs d'oranger*).

La proportion de ces sels peut quelquefois être assez considérable. M. *Audouard*, de Béziers, a trouvé, dans le commerce, une eau de roses qui contenait une proportion de sel de plomb (acétate?), telle que 3 gr. de cette eau étendus de 100 gr. d'eau pure, précipitaient encore par le sulfhydrate d'ammoniaque, l'iodure de potassium, le sulfate de soude.

EAU DE SEDLITZ.

L'eau de Sedlitz naturelle que l'on trouve au village de Sedlitz, en Bohême, est une eau saline, froide, employée en médecine comme purgative. On la remplace souvent par une eau artificielle qui lui est préférable, parce que la forte quantité de gaz acide carbonique dont elle est chargée la rend moins désagréable pour les malades, et permet à l'estomac de la supporter plus facilement sans vomir.

L'eau de Sedlitz du Codex est préparée avec :

Sulfate de magnésie cristallisé. .	8 gramm.
Eau pure.	625 gramm.
Gaz acide carbonique.	4 volumes.

Or, nous avons examiné des eaux de Sedlitz artificielles qui étaient préparées avec :

Sulfate de soude (1). . . . .   20 gr. 25
Eau. . . . .   125 gr.

Acide sulfurique, destiné sans doute à donner au liquide le goût acide qu'il doit tenir de l'acide carbonique.

Le sulfate de soude était accompagné de traces de *sulfate
de potasse*, de *chlorure* et de *sels de chaux*.

Le sulfate de soude fut retiré par évaporation; il est facile
à distinguer du sulfate de magnésie, en ce que sa solution
aqueuse ne précipite pas par les carbonates alcalins. Ce sulfate
fut traité par l'alcool à 36° froid, et la liqueur alcoolique donna
avec le chlorure de baryum un précipité blanc, insoluble dans
l'acide nitrique: indice de la présence de l'acide sulfurique.

On a aussi vendu sous les noms d'eau de Sedlitz, d'Epsom,
de Seydchutz, une eau dans laquelle on avait ajouté de l'*acide
tartrique* et du *carbonate neutre de soude* ou de *potasse*. Il en
résulte un tartrate de soude ou de potasse qui communique à
l'eau une saveur amère ne ressemblant en rien à la saveur
acidule saline de la véritable eau de Sedlitz.

En outre, si on chauffe cette eau pour en dégager l'acide
carbonique, elle ne précipite pas par la potasse pure ou car-
bonatée; ce dernier sel précipite au contraire abondamment
les eaux de Sedlitz fabriquées avec le sulfate de magnésie.

EAU DE SELTZ.

L'eau de Seltz ou Selters est une eau acidule saline froide;
voici sa composition, d'après M. *Henry:*

Acide carbonique.   2,740
Bicarbonate de soude.   0,999
Bicarbonate de chaux.   0,551
Bicarbonate de magnésie.   0,209
Bicarbonate de strontiane. . . . .   traces
Bicarbonate de fer.   0,030
Chlorure de sodium.   2,040
Chlorure de potassium.   0,001
Bromure alcalin. . . . .   traces

(1) Le sulfate de soude a une valeur bien moindre que le sulfate de
magnésie.

Sulfate de soude anhydre.	1,150
Phosphate de soude.	0,040
Silice et alumine.	0,050
Matière organique	traces
Crénates de chaux et de soude. . .	
Eau.	993,190

Par la quantité notable de sels qu'elle contient, l'eau de Seltz jouit de propriétés qui ne sont pas dues uniquement à l'acide carbonique.

On prépare aussi, suivant la formule du Codex, une eau de Seltz artificielle avec :

Chlorure de calcium cristallisé. . .	0gr.,33
Chlorure de magnésium cristallisé.	0, 27
Carbonate de soude cristallisé. . .	0, 60
Sel marin.	1, 10
Sulfate de soude cristallisé. . . .	0, 05
Phosphate de soude cristallisé. . .	0, 07
Eau gazeuse à 5 volumes.	625,

On voit donc qu'on ne doit point substituer aux eaux de Seltz naturelles ou artificielles, employées comme médicaments, les eaux simplement acidules gazeuses, où les sels sont complétement supprimés, et que l'on débite communément, comme boisson d'agrément, sous le nom d'*eau de Seltz*.

Nous en dirons autant du *soda powders* ou *poudre gazifère simple des Anglais*, de la *poudre de Seltz* ou *seltzogène* : la première se prépare avec 16 gr. d'*acide tartrique pulvérisé* et 24 gr. de *bicarbonate de soude pur* ; la seconde, avec 22 gr. d'*acide tartrique pulvérisé* et 24 gr. de *bicarbonate de soude*, également pulvérisé. Dans un cas comme dans l'autre, on divise l'acide tartrique en douze paquets égaux que l'on fait avec du papier *blanc*, et le bicarbonate de soude en douze paquets égaux que l'on fait avec du papier *bleu*.

La poudre dite de *Seltz*, vendue à Paris, se compose le plus ordinairement : 1º d'un paquet contenant 5 gr. d'*acide tartrique* ; 2º d'un second paquet contenant 6 gr. de *bicarbonate de soude*, que l'on a quelquefois remplacé par 7 gr. de *bicarbonate de potasse*.

On a préparé aussi une poudre composée de 8 gr. de *bi-*

carbonate de soude et de 10 gr. d'*acide citrique cristallisé.*

Toutes ces prétendues eaux de Seltz n'ont d'autre ressemblance avec l'eau de Seltz que d'être mousseuses. Elles contiennent soit du *tartrate*, soit du *citrate de soude*, résultant de la décomposition du bicarbonate par l'acide tartrique ou citrique ; or ces sels rendent la boisson un peu laxative (1), et peuvent avoir des inconvénients réels dans certaines conditions de santé où la facilité digestive est affaiblie. Ces eaux gazeuses ne peuvent donc remplacer les véritables eaux de Seltz dans l'emploi médical, elles ne peuvent convenir qu'aux personnes bien portantes qui veulent se désaltérer.

Ces eaux gazeuses donnent, par l'évaporation, un résidu salin plus considérable que les eaux de Seltz : le poids du résidu et son examen chimique pourront servir à faire reconnaître à laquelle de ces eaux on aura affaire.

L'emploi de cruchons portant l'étiquette, le cachet et l'écusson circulaire autour duquel est écrit Selters, pour contenir du *soda-water* (2) et des *eaux gazeuses artificielles*, constitue une véritable fraude qui induit en erreur le médecin et le malade.

ÉCAILLE.

L'écaille est une masse dure, connue de tout le monde, avec laquelle on fabrique une foule d'objets divers de tabletterie, et qui recouvre la carapace des tortues marines, principalement du *caret*, espèce de tortue qui fournit la plus belle écaille. Celle que l'on trouve dans le commerce est fournie par les tortues d'Asie, d'Afrique et d'Amérique. La meilleure écaille vient de l'île de l'Ascension, de l'île de France, des Indes orientales.

L'écaille étant d'un prix élevé, on l'imite souvent avec de

(1) L'appareil appelé *gazogène*, inventé par M. *Briet*, obvie à ces inconvénients et permet de préparer rapidement une eau gazeuse avec 15 gr. d'*acide tartrique* et 18 gr. de *bicarbonate de soude*, sans mélange des produits de la réaction.

(2) Le soda-water, employé comme moyen de faciliter les digestions, est préparé avec 625 gr. d'*eau gazeuse* à cinq volumes et 1 gr., 10 de *bicarbonate de soude.*

la *corne* préparée et colorée de manière à produire les trois couleurs qui la distinguent.

Ainsi, 1° une dissolution d'or dans l'eau régale colore la corne en rouge ; 2° une dissolution de nitrate d'argent produit une couleur noire ; 3° une dissolution de nitrate de mercure fait prendre à la corne une couleur brune.

La corne ainsi colorée imite assez bien l'écaille, et se vend quelquefois pour cette dernière.

La fraude ne peut se reconnaître chimiquement, car l'écaille se comporte absolument comme la corne avec les réactifs chimiques.

L'écaille n'est pas fibreuse ou lamelleuse comme la corne ; elle est aussi plus transparente, d'une dureté plus considérable.

D'après *Hatchett,* l'écaille laisse depuis 0°/₀, 1 jusqu'à 0°/₀,6 d'une cendre composée de *phosphate de chaux* avec des traces de *phosphate de soude,* de *carbonate de chaux* et d'*oxyde de fer.*

La corne laisse environ 0°/₀,5 d'une cendre composée principalement de *phosphate de chaux,* avec un peu de *carbonate de chaux* et de *phosphate de soude.*

ÉCORCE D'ANGUSTURE.

On connaît deux sortes d'écorce d'angusture : l'écorce d'*angusture vraie,* et l'écorce de *fausse angusture.* La première est employée en médecine comme tonique et fébrifuge ; la seconde ne l'est point, elle contient un poison violent, vu la proportion de brucine qu'elle renferme. On la vend parfois pour la première ou on la mélange avec elle, il est donc important d'indiquer les caractères différentiels qui permettront de distinguer ces deux écorces.

L'écorce d'angusture vraie provient du *Galipea officinalis* ou *febrifuga,* de la famille des Rutacées ; d'après l'analyse d'*Husban,* elle contient : *cusparin ; gomme ; extractif ; résine ; huile volatile.* Elle est en morceaux ou plaques d'une longueur variable, depuis 0ᵐ,10 jusqu'à 0ᵐ,33 et 0ᵐ,40 ; d'une largeur de 0ᵐ,025 à 0ᵐ,50. Elle est mince, compacte, un peu roulée, jaune fauve ou rougeâtre intérieurement, gris jaunâtre à l'extérieur. Sa surface est quelquefois recouverte par des excroissances fongueuses. Sa cassure est compacte et résineuse, nette et brune; son odeur forte et désagréable, comparable à celle du poisson gâté ; sa saveur, amère et piquante. Elle donne une poudre jaune semblable à celle de la rhubarbe. Une goutte d'acide nitrique concentré, versée sur la surface interne de cette écorce, y produit une tache de couleur jaune foncé. Une infusion préparée en versant 50 gr. d'eau distillée bouillante sur 10 gr. d'écorce entière, et laissée en macération pendant 24 heures, donne avec le sulfate de fer un précipité abondant d'un gris blanchâtre; avec le cyanure jaune, il ne se produit rien d'abord, mais une addition d'acide chlorhydrique détermine la formation d'un précipité jaune très-abondant; avec la potasse caustique, on a une coloration jaune orangée, verdâtre, et un précipité; l'acide nitrique rétablit la couleur primitive. Enfin, elle détruit la couleur de la teinture de tournesol.

La fausse angusture, ou *angusture ferrugineuse*, est l'écorce d'une espèce du genre *Strychnos*. D'après les analyses de MM. *Pelletier* et *Caventou*, elle renferme : *brucine; matière grasse; gomme; matière jaune, soluble dans l'eau et dans l'alcool; sucre; ligneux.* Cette écorce est plus lourde, plus épaisse que la précédente, légèrement roulée, racornie. Sa surface intérieure est grise ; sa surface extérieure, rougeâtre ou de couleur de rouille, est formée par une matière fongueuse, épaisse, qui la recouvre en certains endroits et que quelques auteurs considèrent comme une espèce de lichen ; d'autres écorces sont comme marbrées de points noirs et blancs, raboteux. Sa poudre est d'un blanc légèrement jaunâtre. Sa cassure est nette et résineuse; son odeur, à peu près nulle; sa saveur, très-amère, sans âcreté. L'acide nitrique versé sur la partie interne de l'écorce la colore en rouge foncé. La partie fongueuse externe se colore avec l'acide nitrique en vert émeraude foncé. L'infusion aqueuse d'écorce de fausse angusture donne, avec le sulfate de fer, une coloration vert-bouteille accompagnée d'un léger trouble ; avec le cyanure, un léger trouble ; l'acide chlorhydrique fait prendre au liquide une couleur verdâtre. Une

petite quantité de potasse caustique donne une couleur vert-
bouteille ; une plus grande quantité la change en orangé avec
une teinte un peu verdâtre ; le liquide est transparent ; l'acide
nitrique ramène peu à peu la couleur de l'infusé. Ce dernier
n'exerce aucune action sur la teinture de tournesol.

ÉCORCE DE RACINE DE GRENADIER.

Cette écorce, produite par le grenadier (*punica granatum*),
d'un gris jaunâtre en dehors, d'un jaune clair à l'intérieur,
porte des lignes blanchâtres dans le sens de sa longueur. Elle
a une saveur amère, peu astringente ; sa cassure est nette ;
elle colore la salive en jaune brun.

Une infusion préparée avec 8 gr. de cette écorce et 30 gr.
d'eau, le tout laissé en macération pendant 24 heures, communique à l'eau une couleur jaune dorée et une odeur de thé ;
elle donne avec la gélatine, un précipité brun abondant, suivant M. *Godefroy* ; blanc-jaunâtre, suivant M. *Latour*, de Trie ;
avec la teinture d'iode, une couleur intense, mais transparente ; rien avec le bichlorure de mercure, suivant M. *Godefroy* ; un précipité gris-jaunâtre, d'après M. *Latour*, de Trie ;
avec l'acétate de plomb, un précipité jaune serin abondant, et
la liqueur est décolorée ; avec le sulfate de fer, celle-ci prend
une couleur noire violacée intense ; avec l'alun, elle donne un
précipité jaune-verdâtre ; la potasse et l'ammoniaque la colorent en rouge pourpre.

L'écorce de grenadier ancienne est d'un gris cendré au
dehors, d'un jaune moins marqué à l'intérieur ; elle a une
amertume insensible, une astringence très-prononcée ; elle
donne à l'eau une couleur jaune foncé tirant sur le rouge, et
lui fait prendre l'odeur de pruneaux.

L'écorce de la racine de grenadier analysée, en France, par
M. *Mitouart*, et plus tard par M. *Latour*, de Trie, M. *Bonastre* ;
en Allemagne par M. *Wackenroder*, contient : *tannin*, *acide
gallique*, *résine*, *cire*, *matière grasse*, *chlorophylle*, *mannite* (?) :
suivant M. *Latour* de Trie, matière cristalline nommée par
lui *grenadine* et par M. *Landerer*, *granatine*. D'après M. *Bonastre*, la racine fraîche renferme un peu d'*huile volatile*.

Usages. — L'écorce de racine de grenadier est très-employée en médecine, contre le tœnia ou ver solitaire.

Falsifications. — L'écorce de racine de grenadier est quelquefois mélangée ou remplacée par l'*écorce d'épine-vinette* ou par l'*écorce de buis*.

L'écorce d'épine-vinette est mince, grise au dehors, jaune foncé à l'intérieur; sa cassure est un peu fibreuse, sa saveur amère, sans âcreté ni astringence ; elle colore assez promptement la salive en jaune- clair. Son infusion aqueuse ne donne rien avec la gélatine et le sulfate de fer ; avec la teinture d'iode, la liqueur se trouble et devient d'un brun sale; avec le bichlorure de mercure, elle donne un léger précipité jaunâtre ; avec l'acétate de plomb, un léger trouble, puis un précipité jaunâtre : le liquide n'est pas décoloré. L'alun y forme un dépôt floconneux grisâtre ; la potasse et l'ammoniaque ne la font pas changer de couleur.

L'écorce de buis est blanche extérieurement, très-amère ; son infusé n'est pas précipité par les réactifs précédents.

Souvent il arrive que l'on mélange l'écorce de racine de grenadier avec l'*écorce de la tige de grenadier*. Cette fraude se reconnaît à l'aide de la loupe ou du microscope, par la présence d'un grand nombre de végétations cryptogamiques qui se trouvent sur l'épiderme des écorces de la tige, tandis qu'il n'y en a pas sur l'écorce de la racine.

ÉCORCE DE WINTER.

L'écorce de Winter est produite par le *Drymis Winteri*, arbre de la famille des Magnoliacées. Son nom lui vient de celui du capitaine de vaisseau *Winter*, qui, le premier, l'a rapportée, en 1567, du détroit de Magellan.

L'écorce de Winter se présente en morceaux roulés de $0^m,30$ à $0^m,35$ de long, épais de $0^m,006$ à $0^m,007$, lisses, d'une couleur gris-rougeâtre. Elle est raclée extérieurement et parsemée de taches rouges elliptiques. Intérieurement, elle est quelquefois noirâtre. Son odeur ressemble à celle du basilic et du poivre mêlés. Sa saveur est âcre et brûlante. Sa cassure est compacte, grise à la circonférence, rouge à l'intérieur. Sa poudre a la couleur du quinquina, elle a une odeur qui ne peut se comparer qu'à celle de l'essence de térébenthine.

L'écorce de Winter a la composition suivante d'après *Henry : Résine, huile volatile, matière colorante, tannin, acétate et sulfate de potasse, chlorure de potassium, malate de chaux, oxyde de fer.*

L'infusum aqueux préparé avec 4 gr. d'écorce de Winter, laissés en macération pendant 24 heures avec 30 gr. d'eau distillée, a une couleur rouge brun, une odeur pipéracée, une saveur amère, astringente, très-âcre à la gorge. Il précipite avec le nitrate de baryte, donne un précipité noir avec le persulfate de fer.

Usages. — L'écorce de Winter employée, en médecine, comme stimulant, fait partie de quelques préparations pharmaceutiques.

Falsifications. — L'écorce de Winter est très-souvent remplacée, dans le commerce, par la *cannelle blanche* (1), quelquefois par la *fausse angusture*. Cette dernière substitution est grave et pourra se reconnaître à l'aide des caractères physiques et chimiques qui différencient ces deux écorces.

La cannelle blanche se présente en rouleaux de longueur indéterminée, épaisse de 0^m,005 environ, à surface externe lisse, d'une couleur jaune orangé cendré. Sa cassure est grenue, blanchâtre, marbrée, et présente quelquefois différentes nuances colorées. Sa saveur est amère, chaude et aromatique; elle possède une odeur d'œillet. Sa poudre est jaune, bien différente de celle de l'écorce de Winter.

Son infusum aqueux a une couleur jaune-paille, l'odeur de l'écorce, et ne donne aucune réaction avec le nitrate de baryte et le persulfate de fer.

ÉLECTUAIRES.

Les électuaires comprennent tous les médicaments officinaux formés de substances organiques, quelquefois de

_____
(1) Quelques auteurs la nomment *Winterana Canella.*

substances minérales, délayées dans un sirop simple ou composé, préparé soit avec le sucre, soit avec le miel.

On a divisé les électuaires en deux grandes classes : les *électuaires solides* (*tablettes*, *pastilles*) et les *électuaires mous*, qui se divisent eux-mêmes en électuaires mous *simples* (*conserves*, *pâtes*) et électuaires mous *composés* (*confections*, *opiats*).

Les électuaires doivent être conservés dans des vases bien couverts, à l'abri de la chaleur qui les ferait fermenter, de l'air qui les dessécherait, et de l'humidité qui les ferait moisir.

Les électuaires composés sont très-susceptibles d'être falsifiés. Dans le commerce de la droguerie, on les trouve rarement purs; aussi engageons-nous les pharmaciens à ne pas faire usage des électuaires des droguistes et à les préparer eux-mêmes, afin de mettre leur responsabilité à couvert.

Il faudrait comparer les électuaires que l'on soupçonne, à d'autres dont la préparation aurait été faite avec soin, et tenir compte de l'époque depuis laquelle ils auraient été préparés.

Dans l'état actuel de nos connaissances, on ne connaît pas encore les moyens de reconnaître les sophistications nombreuses dont les électuaires sont l'objet ; c'est un travail à faire.

ELLÉBORE BLANC.

L'ellébore blanc, ou *varaire,* est la souche radicale du *veratrum album,* plante de la famille des Colchicacées, qui croît principalement sur les Alpes, les Pyrénées, et sur les montagnes du Jura et de l'Auvergne.

Cette racine nous arrive sèche des contrées alpines ; elle a la forme d'un cône tronqué de $0^m,05$ à $0^m,08$ de long, et de $0^m,03$ environ de diamètre. Elle est blanche à l'intérieur, noirâtre et ridée à l'extérieur. Les radicelles, quand il en existe, sont jaunâtres à la partie extérieure et blanches intérieurement. Elle est sans odeur ; sa saveur est d'abord douceâtre, puis un peu amère, âcre et corrosive.

L'ellébore blanc contient de la *vératrine* et une autre base, la *jervine,* découverte par M. *Simon.*

Usages. — L'ellébore blanc a été employé en médecine contre certaines affections cutanées, contre le prurigo, la teigne, et pour détruire la vermine.

Falsifications. — La racine d'ellébore blanc est quelquefois mélangée avec la *racine d'asperge*, qui s'en rapproche beaucoup par ses caractères physiques ; mais elle s'en distingue par sa saveur. En outre, la racine d'asperge est toujours garnie de radicelles plus longues, plus flasques, et rarement sèches ; le corps de cette dernière racine n'est ni conique ni compacte, comme celui de la racine d'ellébore blanc.

ELLÉBORE NOIR.

L'ellébore noir (*helleborus niger*) est une plante de la famille des Renonculacées, qui croît sur les hautes montagnes de l'Europe méridionale. La racine d'ellébore noir est brune noirâtre à l'intérieur, blanche intérieurement, charnue, rameuse et comme articulée. Elle se compose de tronçons gros et longs comme le petit doigt, très-irréguliers et couverts de radicelles longues et entremêlées. Son odeur est presque nulle, sa saveur est légèrement styptique, puis âcre et brûlante.

La racine d'ellébore noir contient, d'après MM. *Feneulle* et *Capron : huile volatile, huile grasse, acide volatil, matière résineuse, cire, principe amer, muqueux, albumine, gallate de potasse, gallate acide de chaux, sel à base d'ammoniaque.*

Usages. — L'ellébore noir est employé comme drastique. Sa décoction a été administrée avec succès contre la teigne et la gale. Les pilules hydragogues et toniques de Bacher sont à peu près la seule préparation d'ellébore noir encore usitée aujourd'hui : on les emploie comme purgatives dans l'hydropisie, la manie et la mélancolie.

Falsifications. — Dans le commerce, on vend quelquefois, sous le nom d'ellébore noir, l'*ellébore vert*, plante beaucoup plus commune, offrant une racine d'une odeur plus prononcée que l'ellébore noir, et dont la saveur est âcre et amère.

On falsifie aussi l'ellébore noir avec les *racines de l'astrantia, l'aconit napel, l'adonis vernalis, les racines d'ellébore blanc* et *d'arnica.*

La racine d'astrantia est articulée, fusiforme et garnie de tout côté de ramifications noires, brunes, d'une odeur et d'une saveur un peu analogues à celles du contrayerva.

L'aconit napel, racine extrêmement vénéneuse, a une saveur âcre et amère ; elle se reconnaît à son collet rond et fusiforme, avec de nombreux filaments de la grosseur d'une plume, d'un gris noirâtre lorsqu'ils sont secs.

EMERIL.

L'émeril ou *corindon granuleux ferrifère, corindon émeril,* est de l'*alumine* cristallisée mêlée à de l'*oxyde de fer.* C'est un minéral pierreux, extrêmement dur, infusible, inattaquable par les acides ; il est brun, gris-bleuâtre ou rougeâtre. Sa densité est 4. Il raye la topaze.

L'émeril renferme des proportions variables d'*alumine* (70 à 86 %) et d'*oxyde de fer* (3 à 8 %), plus une petite quantité de *silice.*

Les principaux gisements d'émeril se trouvent en Saxe, dans les îles de Jersey et de Guernesey, dans le Levant, à Naxos (archipel grec).

Usages. — La poudre d'émeril, d'une dureté supérieure à celle du quartz, est très-employée dans les arts pour polir les métaux, les glaces, les verres d'optique et les pierres fines.

Sous le nom d'*émeril de Belgique,* on livre une *matière vitrifiée,* mêlée de *grains ferrugineux,* paraissant provenir de laitiers obtenus dans le traitement du fer, et teints çà et là en rouge par une certaine quantité d'oxyde de fer. Cet émeril est vendu seul ou mélangé avec les émerils d'Allemagne (Saxe, Bohême). Il a une dureté bien inférieure.

ÉMÉTIQUE.

L'émétique ou *tartre stibié, tartre émétique, tartrate de potasse antimonié, tartrate de potasse et d'antimoine, tartrate antimonico-potassique,* est cristallisé en tétraèdres ou en octaèdres transparents, incolores, inodores, qui s'effleurissent lentement à l'air ; leur saveur est âcre, désagréable et nauséabonde ; ils se dissolvent dans l'eau plus à chaud qu'à froid.

Ce sel fut découvert par *Mynsicht* en 1631.

Usages. — L'émétique est employé à l'intérieur, comme vomitif, en potions, en tisanes ; à l'extérieur, sous forme de pommade ou d'emplâtre.

Falsifications. — Par suite d'une préparation défectueuse, l'émétique peut contenir du *tartrate acide de potasse,* du *tartrate de fer,* de la *silice.* On le falsifie avec le *sulfate de potasse.* Quelquefois même on vend pour émétique du sulfate de potasse arrosé avec une solution d'émétique, puis desséché.

Le tartrate acide de potasse dans l'émétique sera décelé par l'acétate acide de plomb (1) avec lequel il donnera un précipité blanc.

Le tartrate de fer sera reconnu par le cyanure jaune avec lequel on aura un précipité bleu. La présence de la silice sera manifestée par le résidu indissous que laissera le traitement aqueux de l'émétique suspecté.

Quant au sulfate de potasse, il sera rendu apparent par le précipité blanc, insoluble dans l'acide nitrique, que le chlorure de baryum ou le nitrate de baryte produira avec une solution d'émétique.

Celle-ci, lorsqu'elle est pure, ne doit pas précipiter par le chlorure de baryum, l'oxalate d'ammoniaque, l'acétate acide de plomb et le nitrate acide d'argent. Le précipité obtenu avec ce dernier réactif indiquerait la présence de chlorures.

EMPLATRES.

Les emplâtres sont des médicaments externes, d'une consistance assez grande pour pouvoir adhérer à la peau sans se fondre, et qui ont pour base les corps gras. Les uns doivent cette consistance à la cire ou aux résines, les autres aux oxydes métalliques.

Lorsque les emplâtres sont préparés depuis longtemps, ils changent de couleur, se durcissent ; quelquefois ils deviennent friables ; c'est pourquoi il faut les conserver à l'abri du contact de l'air.

Les emplâtres étant faciles à sophistiquer, il serait convenable que les pharmaciens les préparassent eux-mêmes, au lieu de les acheter chez les droguistes.

______

(1) Ce réactif doit être composé de 8 p. d'acétate de plomb cristallisé, 15 p. d'acide acétique pur à 9° et 32 p. d'eau distillée.

Ainsi on trouve fréquemment, dans le commerce, de l'*emplâtre de ciguë*, dont la couleur verte est communiquée artificiellement par un *sel de cuivre* ou par un mélange d'*indigo* et de *curcuma*. Le cuivre sera décelé par la couleur verte de la flamme avec laquelle l'emplâtre brûlera ou par l'incinération d'une portion de l'emplâtre; les cendres traitées par l'ammoniaque donneront une liqueur bleue s'il y a du cuivre, incolore s'il n'y en a pas.

Le mélange d'indigo et de curcuma sera reconnu par la couleur bleue due à l'indigo que prendra l'eau tiède dans laquelle on aura malaxé l'emplâtre.

On falsifie également l'*emplâtre diachylon gommé* au moyen de *la craie* pour remplacer l'emplâtre simple que l'on n'y met pas. Un pareil emplâtre, trituré avec un peu de vinaigre, produira une effervescence due au dégagement d'acide carbonique.

L'*emplâtre mercuriel* ou *emplâtre de Vigo*, appliqué comme résolutif sur les tumeurs d'origine syphilitique ou scrofuleuse, ne contient pas toujours la quantité de mercure voulue. Pour s'en assurer, on plonge l'emplâtre suspect dans un mélange d'acide sulfurique et d'eau d'une densité de 1,426 ou marquant 43° au pèse-acide ; s'il ne s'enfonce pas, c'est que le mercure n'est pas en quantité suffisante ; s'il s'enfonce bien, c'est qu'il renferme la quantité de mercure prescrite par le codex.

L'emplâtre mercuriel est d'une couleur gris ardoisé ; son odeur est forte et offre assez d'analogie avec celle de l'essence de lavande, qui entre d'ailleurs dans sa composition.

ENCENS.

L'encens ou *oliban* est une gomme-résine fournie par un arbre de la famille des Térébinthacées. Il ne se dissout que partiellement dans l'eau et l'alcool ; sa saveur est un peu âcre; il se fond difficilement par la chaleur, brûle avec une belle flamme blanche, et répand une fumée blanchâtre et abondante, dont l'odeur, en général très-agréable, est pénétrante et fort diffusible.

L'encens renferme, sur 100 parties : *résine*, 56; *huile volatile de couleur jaune ayant l'odeur de citron*, 5 ; *gomme*, 30.

Sa cendre contient du *carbonate*, du *sulfate de potasse*, du *chlorure de potassium*, du *carbonate* et du *phosphate de chaux*.

Dans le commerce, on distingue l'*encens en larmes* ou *encens mâle* et l'*encens en sorte* ou *encens femelle*; le premier, plus estimé que le second, est en belles larmes oblongues ou arrondies, quelquefois irrégulières; elles sont jaunâtres et demi-transparentes, quelquefois grosses, blanchâtres et opaques, recouvertes d'une poussière blanche provenant du frottement des morceaux.

L'encens en sorte contient peu de larmes entières; elles sont petites, mélangées avec de la poussière, avec de petits morceaux rougeâtres désignés sous le nom de *marrons*, avec des débris d'écorce et souvent du *bdellium*.

L'encens vient de l'Afrique ou de l'Inde.

L'encens d'Afrique est formé de larmes jaunâtres, la plupart d'un petit volume, oblongues ou arrondies, peu fragiles, à cassure terne et cireuse, et de marrons qui se ramollissent facilement sous les doigts et sont doués d'une odeur et d'une saveur plus fortes que les larmes.

L'encens de l'Inde, plus estimé que le précédent, est rapporté directement de Calcutta. Il découle du *Boswellia serrata*, arbre de la famille des Térébinthacées, qui croît dans les montagnes de l'Inde. Il est presque entièrement formé de larmes jaunes, demi-opaques, arrondies, plus grosses que celles de l'encens d'Afrique, d'une odeur et d'une saveur plus fortes et analogues à celles de la résine tacamaque; les plus grosses larmes de cet encens offrent à peine une nuance rouge.

Usages. — L'encens a été employé en médecine, comme fumigatoire, contre les rhumatismes. Il fait partie d'un grand nombre de préparations pharmaceutiques, telles que les pilules de cynoglosse, les baumes de Fioraventi et du Commandeur, la thériaque, etc.; il entre dans la composition des pastilles d'encens que l'on brûle dans les églises (1).

---

(1) En général, l'encens livré pour le service du culte est un mélange de *résine commune* et d'une petite quantité de *benjoin*.

Altérations. — Les marrons d'encens contiennent une quantité notable de petits cristaux de *carbonate de chaux* dont l'introduction provient d'un défaut de soin ou d'une manœuvre frauduleuse. Ces cristaux sont surtout abondants dans les menus des ballots ou des caisses, au fond desquels leur pesanteur spécifique les précipite toujours.

ÉPONGES.

D'après une opinion qui repose sur des données physiologiques, chimiques, et sur des caractères zoologiques, les éponges sont aujourd'hui classées dans le règne animal dont elles occupent le dernier échelon (zoophytes).

Ce sont des masses sans forme déterminée, creusées de canaux, qui vivent dans la mer, fixées aux rochers, et qui n'offrent aucun signe ni de sensibilité, ni de contractilité.

Elles sont soutenues par une charpente solide composée tantôt d'aiguilles ou *spicules*, calcaires ou siliceuses, tantôt de filaments cornés, plus ou moins élastiques, toujours très-ténus, et revêtus d'une espèce de tissu mou dont l'intérieur présente une multitude de lacunes communiquant entre elles de façon à constituer un système compliqué de canaux ramifiés, s'imbibant d'eau avec facilité dans l'état sec et enduits, à l'état vivant, d'une matière gélatineuse.

L'éponge (*spongia officinalis*) est composée d'une matière animale que l'on a comparée à l'albumine et au mucus. Elle est soluble dans la potasse et dans les acides sulfurique, chlorhydrique et nitrique ; ces dissolutions sont précipitées par la noix de galle. L'éponge chauffée en vases clos, donne 34 %, 38 de charbon.

D'après les recherches analytiques de M. *Croçckewit*, l'éponge renferme du *carbone*, de l'*hydrogène*, de l'*oxygène*, de l'*azote*, de l'*iode*, du *soufre* et du *phosphore*.

Elle contient une *huile grasse* et cède à l'eau une petite quantité d'*iode*, qui est sans doute à l'état d'iodure alcalin.

On a trouvé encore dans l'éponge beaucoup de *carbonate* et de *phosphate de chaux*, du *sulfate de chaux*, du *sel marin*, de la *silice*, de la *magnésie*, de l'*alumine* et de l'*oxyde de fer*.

Dans le commerce, on distingue les éponges, d'après leur forme et la finesse de leur tissu, en plusieurs sortes plus ou moins estimées :

1° Les éponges *fines* qui viennent principalement des îles de l'archipel grec ; elles sont divisées en éponges *fines régulières* et en éponges *fines irrégulières* ou éponges *fines en sorte*. Leur mélange est dit éponges *fines en sorte première*. Les éponges *fines* choisies sont coupées, lavées une seconde fois, privées des petites pierres que l'on y rencontre toujours, blanchies à l'acide sulfureux, et quelquefois parfumées ; 2° les éponges *demi-fines* ou *éponges de Venise*, percées de grands trous et contenant des parties brunes ; 3° les éponges *gélines* ; 4° les éponges *brunes* ou *communes*, qui se trouvent en grande abondance dans la Méditerranée : elles affectent particulièrement la forme ronde, sont quelquefois d'un très-gros volume, et ont ordinairement une couleur rouge brune tirant un peu sur le noir ; elles contiennent beaucoup de terre, de sable, de pierres et de coquilles, et elles nous arrivent en *chapelets* pesant 5 à 7 kilog., la première éponge est toujours la plus grosse, et le chapelet va en diminuant jusqu'à la dernière éponge, qui est quelquefois moins grosse que le poing.

Depuis quelques années, les Anglais ont introduit, dans le commerce, des éponges dites de *Bahama*, qui sont d'une qualité très-inférieure. Ce sont des masses arrondies, mamelonnées, d'un brun foncé, d'un tissu fin mais mou et cassant, et percé de trous nombreux.

Usages. — On fait un grand usage des éponges dans l'économie domestique. En pharmacie, les éponges fines sont employées comme médicament : les éponges préparées et dites *à la cire*, *à la ficelle*, servent à dilater les plaies ; les éponges *brûlées* ou *calcinées* en vases clos sont employées avec avantage pour la guérison des goîtres. L'éponge calcinée fait partie de la poudre de Sancy.

Falsifications. — Les éponges sont le plus ordinairement fraudées par l'introduction de *cailloux*, de *sable*, dans leurs mailles (1), ce qu'un examen attentif fera facilement reconnaître.

(1) Voici à ce sujet l'extrait d'une lettre insérée dans la *Revue de l'Est* :

Le blanchiment par le *chlore* les altère et les rend faciles à déchirer.

Il faut les choisir bien sèches.

Les éponges calcinées sont additionnées quelquefois de *terre*, de *pierres*, afin d'en augmenter le poids. Cette fraude grossière ne peut tarder à être reconnue.

Le pharmacien doit préparer lui-même les éponges calcinées.

ESPRIT DE SEL. — V. ACIDE CHLORHYDRIQUE.

ESPRIT DE VIN. — V. ALCOOLS.

ESSENCES.

Les essences ou *huiles volatiles, huiles essentielles*, sont des corps volatils contenus dans les plantes, le plus souvent dans la fleur, le fruit ou la feuille, rarement dans la tige ou la racine, et que l'on peut extraire par distillation, ou, pour quelques-unes (*essence de citron*), par expression.

Ce sont des substances qui ont une odeur forte, celle des plantes qui les ont fournies, une saveur âcre et brûlante. Elles sont solides ou liquides ; on appelle *stéaroptènes* les essences

« Les pêcheurs d'éponges sont tenus de les laver sur le rivage à 4 ou
« 5 pouces d'eau, et l'acheteur a la faculté de les tenir au grand air pen-
« dant 4 ou 5 jours, puis de les faire battre et de ne procéder à leur
« pesée qu'après cette double opération ; s'il reste encore des substances
« étrangères, du moins le sable est presque entièrement extrait. Eh
« bien, voici le commerce qu'on se permet : on se procure un sable
« très-fin et on l'introduit dans l'éponge de manière à la rendre plus
« lourde. Ainsi l'on vend le sable du pays au prix de l'éponge, en disant
« à l'acheteur que l'éponge de Venise est ordinairement chargée du
« sable de l'Adriatique. Voici maintenant quel peut être le bénéfice
« réalisé : deux éponges sortant du magasin avaient été vendues 20 fr.
« le kilog., et ces éponges pesaient 1 kilog. 1/2 ; on en a extrait 1/2 kilog.
« de sable dont la valeur réelle peut être portée à 0 fr. 05 c. ; or, comme
« ce sable avait été vendu pour 1/2 kilog. d'éponges, il avait reçu une
« valeur de 10 fr., et il en résultait que le marchand avait réalisé un
« bénéfice de 9 fr. 95 c. sur une mise de fonds de 0 fr. 05 c. ; donc ce
« *commerce* multiplie DEUX CENTS FOIS LE CAPITAL PLACÉ ! ! A ce taux, une
« acquisition de 100 fr. de sable produirait 20,000 fr. d'éponges ! On
« arrive de cette manière à transformer une carrière de sable en une
« mine d'or. »

solides, et *élæoptènes* celles qui sont liquides. Le plus grand
nombre des essences, dans l'état où on les retire des plantes,
sont un mélange de plusieurs essences différentes, soit d'é-
læoptènes ou de stéaroptènes entre eux, soit d'élæoptènes et
de stéaroptènes.

Les essences sont tantôt plus légères, tantôt plus pesantes
que l'eau ; leur densité varie de 0,759 à 1,096 ; leur point
d'ébullition, de 130° ou 140°c jusqu'à 200°c. On remarque
que leur volatilité est en raison inverse de leur pesanteur,
de telle sorte que les plus denses sont les moins volatiles. Les huiles denses sont ordinairement celles des plantes
venues dans des climats très-chauds, exemple : les essences
de cannelle, de girofle, de sassafras, etc. Les essences indigènes sont, en général, plus légères que l'eau.

La couleur des essences est variée, mais elle ne leur est pas
propre ; elle paraît tenir aux matières qu'elles tiennent en
dissolution. Elles sont tantôt incolores, tantôt jaunes, rouges
ou brunes ; quelques-unes sont vertes, d'autres bleues. Elles
sont très-inflammables, plus que les huiles grasses, et brûlent
avec une flamme fuligineuse. A la température ordinaire, elles
absorbent l'oxygène ; il se forme souvent un peu d'acide carbonique. Cette oxydation produit une sorte de matière résineuse qui épaissit l'huile et la colore.

L'action de la lumière donne également de la couleur aux
essences, les altère et hâte leur épaississement. Il faut donc
les conserver dans des flacons bien bouchés, couverts de papier noir, et mettre ceux-ci dans des lieux obscurs et aérés.
Il paraîtrait même que lorsque les vases sont mal bouchés,
l'absorption d'oxygène peut vicier l'air et le rendre dangereux
à respirer.

Les essences sont peu solubles dans l'eau ; toutefois, elles
lui communiquent leur odeur ; elles sont très-solubles dans
l'alcool, d'autant mieux que ce dernier est plus concentré ;
elles se dissolvent aussi très-bien dans l'acide acétique et dans
quelques autres acides végétaux.

Toutes les essences dissolvent le phosphore, le soufre, les
huiles fixes, les résines, le caoutchouc, la cire, etc.

Par rapport à leur composition, on les divise en essences

exemptes d'oxygène ou *hydrocarbonées* (essences de *térében-thine*, de *citron*, de *fleurs d'oranger*, de *genièvre*, etc., etc.); en essences *oxygénées* (essences d'*anis*, d'*aspic*, de *bergamotte*, de *cajeput*, de *camomille*, de *cannelle*, de *girofle*, de *lavande*, de *romarin*, de *sassafras*, etc., etc.); en essences *sulfurées* (essences de *moutarde noire*, d'*ail*, etc., etc.).

Usages. — Les essences sont très-employées dans l'art du parfumeur; dans l'industrie, on en emploie quelques-unes pour dissoudre les résines et former des vernis. En médecine, on les prescrit rarement seules; on les applique pures sur les dents cariées; quelquefois on s'en sert en frictions excitantes. On les emploie plutôt sous forme de pastilles et de tablettes, de sirops, d'émulsions, d'électuaires, de solutions aqueuses (*eaux distillées*) et de solutions alcooliques (*alcoolats*, *esprits*).

Falsifications. — Dans le commerce, les essences sont souvent falsifiées. Les falsifications les plus ordinaires consistent dans l'addition de l'*alcool*, d'une *huile grasse*, de *résines*; dans le mélange avec d'autres *essences inférieures*, telles que l'*essence de térébenthine*.

Pour reconnaître la présence de l'alcool, M. *Béral* a, le premier, indiqué l'emploi du potassium : on met dans l'essence un fragment de ce métal, de la grosseur d'une tête d'épingle; si elle contient environ 25 0/0 d'alcool, le potassium s'agite, pétille, s'oxyde et disparaît promptement. Si l'essence ne contient que 16 0/0 d'alcool, ces phénomènes sont moins marqués et se manifestent plus lentement. Plusieurs essences peuvent être essayées par ce procédé, excepté cependant celle de térébenthine qui se comporte avec le potassium, comme si elle contenait un peu d'alcool (1).

Un autre moyen consiste à agiter avec de l'eau, dans un tube de verre gradué, une quantité déterminée d'essence. Si elle contient une proportion d'alcool un peu forte, l'eau s'en empare, prend une apparence laiteuse, et l'essence diminue de volume.

(1) Certaines essences agissent sur le potassium, lorsqu'elles sont pures; telles sont les essences d'anis, d'aspic, de camomille, de cannelle, de girofle, de lavande, de romarin, de roses, de sassafras.

M. *Borsarelli* a proposé l'emploi du chlorure de calcium
pour reconnaître la présence de l'alcool dans les essences :
on prend un tube de verre gradué et fermé à l'une de ses extrémités ; on le remplit aux 2/3 avec l'essence suspecte, et on
y ajoute peu à peu, et à plusieurs reprises, des fragments de
chlorure de calcium sec, on bouche et l'on chauffe au bain-
marie pendant 4 à 5 minutes, en agitant de temps en temps ;
puis on laisse refroidir lentement. Si l'essence est pure, la surface du chlorure ne change point ; si, au contraire, elle contient de l'alcool, il se forme une couche inférieure liquide qui
est une solution de chlorure de calcium ; et, quand ce dernier
cesse de se dissoudre, le volume d'essence restant indique la
proportion d'alcool qui se trouvait dans le mélange ; s'il n'y a
que très-peu d'alcool, le chlorure prend seulement l'aspect
d'une masse blanche et adhérente.

Lorsque les essences contiennent des huiles grasses, elles
sont moins fluides ; par l'agitation, on voit des bulles d'air
adhérer à la surface du liquide. Pour reconnaître la présence
de ces huiles, on peut mêler l'essence avec 8 fois son volume
d'alcool à 40⁰ ; si elle est pure, elle se dissout entièrement ; dans
le cas contraire, on aperçoit deux couches. Ce moyen ne per-
mettrait pas de reconnaître l'huile de ricin qui se dissout également dans l'alcool ; mais la fraude serait facilement dévoilée
par l'épreuve au moyen de la chaleur, applicable au mélange
des autres huiles grasses ou des résines avec les essences, et
qui consiste à verser sur du papier joseph quelques gouttes
de l'essence à essayer et à chauffer. L'essence se volatilise et
l'huile fixe ou la résine tachent le papier. Si c'est de la résine,
l'alcool enlève la tache, qui persiste dans le cas contraire.

La falsification des essences par d'autres de moindre valeur
ou de qualité inférieure est très-difficile à reconnaître ; par
cela même, on la pratique souvent ; ce n'est que par comparaison avec des essences reconnues pures qu'on parvient à
constater ces adultérations. On évapore doucement un peu
d'essence et on compare l'odeur à diverses époques ; mais
quand le mélange a été fait avec des essences d'odeur analogue, il faut la plus grande habitude pour découvrir la fraude.

Les essences des Labiées (essences d'*absinthe*, d'*aspic*, de *lavande*, de *marjolaine*, de *menthe poivrée*, de *romarin*, de *sauge*, etc.) sont ordinairement falsifiées avec l'essence de térébenthine; on distille les deux essences ensemble, en y ajoutant un peu d'essence de lavande pour mieux masquer l'odeur de térébenthine. Souvent on ajoute l'essence de térébenthine au moment même de la distillation des plantes. Elle se reconnaît, en général, à son odeur qui se manifeste lorsqu'on fait évaporer dans le creux de la main quelques gouttes d'huile suspecte, ou en y trempant un papier et l'exposant à l'air. Mais ce moyen n'est plus applicable lorsque l'essence de térébenthine se trouve en faible proportion dans l'huile volatile, ou que celle-ci a une odeur capable de masquer celle de la térébenthine. Alors on distille dans un tube de verre à une douce chaleur, à l'aide d'une lampe à alcool, l'essence contenant l'huile de térébenthine : l'essence passe la première et celle de térébenthine reste au fond.

En 1829, MM. *Violet* et *Guenot*, parfumeurs à Paris, ont inventé un *pèse-essence* ou aréomètre portant deux échelles, l'une ascendante pour les essences plus légères que l'eau ; l'autre descendante, pour les essences plus lourdes : dans ce dernier cas, on fixe à l'extrémité inférieure de l'instrument un petit poids qui lui sert de lest et que l'on enlève après l'expérience. A l'aide de cet appareil, on peut apprécier la pureté relative de quelques essences (essences de *bergamotte*, de *citron*, de *fleurs d'oranger*, de *girofle*, de *roses*, etc.); MM. *Violet* et *Guenot* ont dressé une table indiquant la pesanteur spécifique d'un certain nombre d'entre elles à divers degrés de température (1).

En 1838, M. *Méro* a fait connaître un procédé propre à déceler le mélange de l'essence de térébenthine avec les essences des Labiées. Ce procédé est basé sur la propriété que possède l'essence de térébenthine, de dissoudre les huiles fixes avec une grande facilité. On prend 3 grammes environ d'huile d'œillette que l'on met dans un tube gradué; ensuite on ajoute une quantité égale de l'essence à essayer. On agite le

---

(1) *Journ. de pharm.*, t. XV, p. 385.

mélange qui devient laiteux et ne s'éclaircit qu'après plusieurs jours de repos, si l'essence est pure ; tandis qu'il reste transparent s'il y a de l'essence de térébenthine. M. *Méro* a pu de cette manière reconnaître des mélanges ne contenant que 5 0/0 d'essence de térébenthine et assigner très-approximativement les proportions de ces mélanges. Ce procédé n'est pas propre à faire retrouver l'essence de térébenthine dans celles de thym et de romarin.

ESSENCE D'ANIS.

Cette huile s'extrait des semences de l'anis (*pimpinella anisum*) ; elle est incolore ou légèrement jaunâtre, d'une saveur aromatique, suave et douceâtre. Elle se concrète à $+ 10°$, et ne se liquéfie qu'à $17°$. Sa densité est de $0,985$. Elle est soluble en toutes proportions dans l'alcool anhydre ; l'alcool plus faible en dissout moins.

L'essence d'anis est composée de 2 huiles : l'une solide et l'autre liquide. Le stéaroptène, qui forme environ le quart de poids de l'essence, est blanc, cristallise en lamelles très-éclatantes, friables surtout à $0°$, fusibles vers $18°$ et bouillant à $224°$.

Les meilleures essences d'anis se tirent d'Espagne et d'Allemagne ; celles de France ne les égalent pas en qualité, leur odeur est plus faible.

Usages. — L'essence d'anis est surtout employée comme correctif et comme aromate.

Falsifications. — L'essence d'anis étant d'un prix assez élevé, on a cherché à la fabriquer de toutes pièces.

M. *Dubail* a trouvé une essence composée avec 5 p. d'*essence d'anis,* 10 p. d'*essence de savon* (1) et 85 p. d'*alcool* à 34 ou 35° ; le tout était recouvert par une couche d'essence pure, afin de mieux tromper l'acheteur. Nous-même avons eu à examiner une essence d'anis composée avec 5 p. d'*essence,* 10 p. de *savon animal à base de soude,* et 85 p. d'*alcool* à 35°.

Pour reconnaître ces fraudes, on n'a qu'à traiter l'essence suspecte par l'eau distillée ; on a une solution de savon, mous-

(1) La proportion de savon a été portée à 20 p. dans un autre échantillon.

seuse, qui donne un précipité blanc de savon insoluble avec un sel soluble de chaux ou de plomb. L'alcool sera décelé par les moyens déjà indiqués à l'article *Essences.*

ESSENCE D'ASPIC.

L'essence d'aspic, fournie par les fleurs du *spica latifolia*, est fluide, d'une couleur citrine ; son odeur rappelle beaucoup celle de la lavande.

Usages. — L'essence d'aspic est très-employée dans l'art vétérinaire.

Falsifications. — On la rencontre souvent falsifiée avec l'*essence de térébenthine* ou de *romarin* ; ce qui se reconnaît d'abord par l'odeur de térébenthine qu'elle possède, puis par la comparaison avec une essence pure.

L'essence de térébenthine serait en outre décelée par les moyens déjà indiqués ci-dessus, par l'iode qui fera une explosion plus ou moins forte avec l'essence d'aspic ainsi falsifiée.

ESSENCE DE BERGAMOTTE.

Cette huile s'extrait par l'expression du zeste des bergamottes (*citrus limetta Bergamium* ou *citrus Bergamia risso*). Elle est très-fluide, d'un jaune clair, quelquefois verdâtre ou brunâtre ; mais, rectifiée par la distillation avec de l'eau, elle est parfaitement limpide et incolore. Son odeur est très-agréable et participe à la fois de celle des oranges et des citrons. Sa densité est de 0,873 ou de 0,885. Son point d'ébullition est très-variable. Elle dépose à la longue un stéaroptène (*bergaptène*).

L'essence de bergamotte vient de Grèce, d'Italie, d'Espagne, de Portugal et du midi de la France.

Usages. — Cette essence est employée en pharmacie et dans la parfumerie. Elle entre dans la composition de l'eau de Cologne.

Falsifications. — Elle est quelquefois falsifiée avec l'*alcool*. M. *Giovanni Righini*, d'Oleggio, en a constaté la présence, à l'aide de l'huile d'olives pure ou de l'huile d'amandes. On mélange 15 p. de l'essence à essayer avec 15 p. d'huile fixe : s'il y a de l'acool, il se sépare immédiatement, comme le ferait l'eau ; si le mélange s'opère bien, on peut conclure que l'essence ne contient pas d'acool.

ESSENCE DE CAJEPUT.

L'essence de cajeput (1) s'extrait des feuilles du *melaleuca leucodendron* et du *melaleuca cajeputi*. Elle est ordinairement d'un vert pâle, très-fluide. Aspirée en masse, son odeur est désagréable ; très-divisée, elle est suave comme celle du camphre et du romarin ; sa saveur est fraîche comme celle de la menthe. Sa densité est 0,978 ; elle se dissout entièrement dans l'acool.

FALSIFICATIONS. — La couleur verte de l'essence de cajeput, teinte qui, en partie, lui est propre, en partie provient du *cuivre* des vases dans lesquels on la distille ou on l'expédie, a donné aux falsificateurs l'idée de la fabriquer de toutes pièces, avec des *huiles grasses* ou des essences diverses, colorées avec *des sels de cuivre* ou une *teinture alcoolique* de *mille feuilles*. (2)

L'essence pure doit brûler sans résidu, elle ne doit sentir ni le camphre, ni la térébenthine, ni la rose, ni la menthe, ni la rue, ni le romarin, ni la lavande. Si l'essence de cajeput laisse un résidu, c'est signe qu'elle aura été mélangée avec des huiles grasses et colorée artificiellement. La distillation indiquera également si l'essence est pure ou impure : si elle est pure, elle passera dans le récipient avec la couleur verte

(1) Le mot *Cajeput* signifie, dans la langue des habitants des Moluques, l'arbre blanc.

(2) On a fabriqué de toutes pièces une essence de cajeput avec 1 p. de *camphre* dissous dans 4 p. d'*acide acétique concentré* et mêlé à 8 p. d'*essence de romarin*, 16 p. de *vinaigre distillé* ; le tout était additionné de 128 p. d'*eau*, de 8 p. de *semences de petits cardamomes concassés* ; la couleur verte était donnée par une *teinture alcoolique de mille feuilles*.

Quelques gouttes de cette essence factice furent mises sur un morceau de sucre, puis le sucre fut dissous dans l'eau et le camphre vint surnager ce liquide, sous forme de flocons.

18

qui lui est propre; dans le cas contraire, elle passera incolore, et on pourra reconnaître si le résidu contient du cuivre, soit en calcinant et traitant les cendres par l'acide nitrique étendu, puis par l'ammoniaque en excès, qui donnera la coloration bleue caractéristique des sels de cuivre; soit en mélant préalablement l'essence de cajeput suspecte avec une solution de potasse caustique; le mélange agité, chauffé modérément, puis filtré, donnera un liquide presque clair, et le filtre retiendra le précipité d'hydrate de bioxyde de cuivre qui aura dû se former. On séparera ensuite l'essence de la solution alcaline, au moyen de lavages à l'eau distillée.

ESSENCE DE CAMOMILLE.

Cette essence s'extrait des fleurs de la camomille des prés (*matricaria camomilla*); elle est d'un bleu foncé, opaque et souvent visqueuse. Sa saveur est aromatique et amère, sa densité est 0,924. Elle brunit et s'épaissit par l'action de l'air et de la lumière.

FALSIFICATIONS. — Elle est souvent falsifiée avec l'*essence de térébenthine* ou l'*essence de citron*. On reconnaît ces fraudes au moyen de l'iode, qui s'échauffe fortement et même explosionne avec dégagement de vapeurs violettes, si l'addition d'essence de térébenthine est forte.

ESSENCES DE CANNELLE.

Il y a deux essences de cannelle : l'une est extraite de l'écorce du *laurus cinnamomum*, c'est l'*essence de cannelle de Ceylan*, qui est la plus estimée; l'autre s'extrait de l'écorce du *laurus cassia*, c'est l'*essence de cannelle de Chine*, appelée aussi *essence commune, essence de cassia*.

L'essence de Ceylan est d'un jaune clair, son odeur est suave; sa saveur, douceâtre, et très aromatique.

L'essence de Chine est d'un jaune brun rougeâtre; son odeur est désagréable et rappelle celle de la punaise.

Ces deux essences brunissent rapidement à l'air; il se forme une matière résineuse qui colore l'essence en jaune et même en rouge brun; on a, en outre, un dépôt abondant d'acide cinnamique. Elles réfractent fortement la lumière. Leur densité varie entre 1,03 et 1,09. Elles sont très-solubles dans l'alcool.

Falsifications. — L'essence de Ceylan, ayant un prix très-élevé (1) se trouve fraudée par *l'essence de Chine*, ou par une essence préparée soit avec les *débris de cannelle* de *mauvaise qualité*, soit avec les *feuilles* du *cannellier*.

En faisant un examen comparatif des propriétés physiques et organoleptiques de l'essence suspectée avec une essence pure, on pourra reconnaître cette adultération.

ESSENCE DE CITRON.

Cette essence s'extrait de l'écorce du citron (*citrus medica*); elle est jaune, limpide, très-fluide, d'une forte odeur de citron très-agréable, d'une saveur épicée. Sa densité est 0,840. La densité de sa vapeur, d'après MM. *Soubeiran* et *Capitaine*, est de 4,81 à 4,87.

L'essence de citron explosionne avec l'iode aussi rapidement que l'essence de térébenthine.

Elle nous vient de la France et de l'Europe méridionale.

Usages. — Elle est le plus ordinairement employée comme aromate.

Falsifications. — On la mélange souvent, dans le commerce, avec *l'essence de térébenthine*. En en frottant un peu dans la main, il se développera une odeur très-sensible de térébenthine qui décélera la fraude.

ESSENCE DE FLEURS D'ORANGER.

L'essence de fleurs d'oranger, ou *néroli*, ou *essence de néroli*, s'obtient en distillant la fleur d'oranger avec l'eau. Récemment préparée, elle est jaune; mais elle ne tarde pas à se colorer en rouge orangé par l'action directe des rayons solaires ou d'une lumière diffuse un peu vive. Elle est très-

______

(1) L'essence de Ceylan se vend de 25 à 80 fr. les 30 gr. : l'essence de Chine coûte 36 à 40 fr. les 500 gr.

fluide, plus légère que l'eau, et possède une odeur aromatique suave différente de celle de la fleur.

On la tire du midi de la France et principalement de Grasse, en Provence.

Usages. — On l'emploie en pharmacie et dans la parfumerie.

Falsifications. — Le néroli est fréquemment falsifié avec de l'*alcool*, de l'*essence de petit grain*, le *néroli de fleurs douces*. Le premier mélange se reconnaîtra à l'aide du potassium, comme nous l'avons déjà indiqué (V. *Essences*). Le second mélange ne peut être décélé que par la comparaison avec du néroli pur.

L'essence de petit grain ou *orangette*, obtenue avec les fruits non mûrs et les feuilles de l'oranger, a une odeur moins agréable que celle du néroli. En outre, si on dissout dans l'eau un morceau de sucre imprégné de néroli mélangé, il communique à ce liquide une saveur amère que ne donne point le néroli pur.

D'après MM. *Violet* et *Guenot*, on peut, à l'aide du pèse-essence, distinguer le néroli obtenu de la distillation des fleurs d'oranger amères, du néroli provenant des fleurs d'oranger douces; celui-ci marque 10°,5 à cet aréomètre, et le premier 7°,5.

ESSENCE DE GENIÈVRE.

L'essence de genièvre s'obtient en distillant avec l'eau les baies du genevrier (*juniperus communis*); elle a une teinte légèrement citrine; rectifiée par une distillation avec de l'eau, elle est parfaitement blanche, très-fluide, d'une odeur participant à la fois de celle du genièvre et du bois de pin. Sa densité est 0,911; elle est peu soluble dans l'alcool, miscible en toutes proportions avec l'éther anhydre.

On la prépare principalement en Allemagne et en France (départements de l'est).

Usages. — On l'emploie dans l'art vétérinaire.

Falsifications. — L'essence de genièvre est souvent mélangée d'*essence d'aspic*, de *lavande* ou de *térébenthine*. Cette dernière sera décélée à l'aide des moyens ci-dessus indiqués

(V. *essences*). Quant aux autres mélanges, on ne pourra les reconnaître que par comparaison.

ESSENCE DE GIROFLE.

Cette essence s'extrait des clous de girofle ou de gérofle, ou boutons des fleurs du giroflier des Moluques (*caryophyllus aromaticus*). On la reçoit d'Angleterre et de Hollande. A l'état de pureté, elle est incolore, diaphane, assez fluide, brunit peu à peu à l'air, présente une odeur pénétrante et une saveur âcre et caustique. Elle est encore liquide à—18°; sa densité varie de 1,055 à 1,060, suivant M. *Bonastre*. Elle est très-soluble dans l'alcool, l'éther, l'acide acétique concentré et les huiles grasses. C'est une des essences les moins volatiles et les plus difficiles à distiller. Elle se colore en rouge par les acides nitrique et sulfurique.

USAGES. — Cette essence est employée dans la parfumerie et dans la préparation de quelques médicaments.

FALSIFICATIONS. — On la mélange avec les *huiles fixes* ou avec *la teinture alcoolique de girofle*.

Le premier mélange se reconnaît à l'aide de l'alcool, qui laisse l'huile fixe pour résidu, ou par la potasse, la soude, qui saponifient l'huile fixe ; ou par l'eau au fond de laquelle l'essence pure se précipitera, tandis que l'huile fixe surnagera.

Le second mélange sera décélé par la diminution de volume que présentera le mélange de l'essence suspecte avec l'eau.

ESSENCE DE LAVANDE.

Cette essence s'obtient par la distillation des sommités fleuries de lavande (*lavandula spica*) avec de l'eau salée. Elle est jaune, très-fluide, d'une odeur forte et d'une saveur âcre, aromatique et un peu amère. Rectifiée, elle a une densité de 0,875 et bout à 186°. Elle est soluble en toutes proportions dans l'alcool à 0,83. Elle fait une légère explosion avec l'iode en développant des vapeurs jaunes.

L'essence de lavande du commerce contient beaucoup de

stéaroptène dont les proportions varient suivant la saison et le climat. C'est ainsi que l'essence qui vient de l'Europe méridionale renferme quelquefois jusqu'à 50 % de stéaroptène. On la tire aussi du midi de la France.

FALSIFICATIONS. — L'essence de lavande est fréquemment mêlée d'*essence de térébenthine* et d'*essence d'aspic*. Cette fraude peut se reconnaître par un examen attentif et par la comparaison avec l'essence pure.

ESSENCE DE ROMARIN.

L'essence de romarin provient du *rosmarinus officinalis*. Elle est limpide comme de l'eau, répand une odeur forte, pénétrante, et présente beaucoup d'analogie avec l'essence de térébenthine ; sa saveur est aromatique et camphrée.

L'essence du commerce a une densité de 0,911 qui devient 0,885 par la rectification ; elle bout alors à 166°. Elle est soluble en toutes proportions dans l'alcool à 0,83. Conservée dans des vases mal bouchés, elle laisse déposer un stéaroptène dont la quantité peut s'élever jusqu'à 1/10 du poids de l'huile.

Elle est préparée principalement dans le midi de la France.

USAGES. — On l'emploie dans la pharmacie et la parfumerie.

FALSIFICATIONS. — On l'a falsifiée avec de l'*essence de térébenthine*, dont la présence est décélée par la saveur, l'odeur et la comparaison avec une essence pure.

ESSENCE DE ROSES.

L'essence de roses s'extrait des pétales des diverses variétés de roses, *rosa centifolia, moschata, sempervirens,* etc. Elle a une couleur légèrement citrine ; elle est épaisse, de consistance butyreuse, solide à 10°, fusible à 28 ou 30°. Son odeur est suave ; sa saveur, aromatique. Sa densité est 0,832. Elle est peu soluble dans l'alcool froid, ne se combine pas avec les alcalis.

Elle est formée par le mélange d'une huile liquide avec un

stéaroptène blanc, cristallin, fusible à 35°, très-soluble dans l'éther et dans les huiles essentielles.

La meilleure essence de roses vient de Turquie (Andrinople et Constantinople). On la prépare aussi dans les Indes orientales, en Asie-Mineure, sur les côtes de Barbarie.

Usages. — On l'emploie surtout dans la parfumerie.

Falsifications. — Le prix élevé de cette essence l'a fait souvent falsifier dans le commerce avec l'*alcool*, les *huiles grasses*, le *blanc de baleine* (1), l'*essence de santal*, l'*essence de bois de Rhodes*, l'*huile grasse d'Andropogon*, l'*essence de géranium* (2).

D'autres fois, comme l'a signalé M. *Dubail*, on vend sous le nom d'essence de roses venant d'Alger, des flacons remplis jusqu'au col de gélatine tremblante, recouverte d'une couche d'essence pure, pour mieux tromper l'acheteur. Mais cette fraude se reconnaîtrait par la chaleur seule de la main, qui fera fondre l'essence de roses concrète et ne pourra fondre la gélatine.

L'essence de santal et de bois de Rhodes, l'huile grasse d'Andropogon rendent l'essence de roses très-fluide.

Les huiles fixes, le blanc de baleine, se reconnaîtront à ce que l'essence sera saponifiable par les alcalis ; ce qui n'a jamais lieu avec l'essence pure. On pourra d'ailleurs employer pour cette recherche, ainsi que pour celle de l'alcool, les moyens déjà indiqués (*V. essences*).

En plongeant dans de l'eau à 25°c un flacon contenant de l'essence de roses sophistiquée avec le blanc de baleine, il s'établira une séparation en deux couches: l'une liquide composée d'essence pure ; l'autre solide qui sera isolée et sur laquelle on pourra constater les propriétés physiques et chimiques du blanc de baleine.

(1) M. *Audouard*, de Béziers, a constaté dans une essence de roses la présence de 50 0/0 de blanc de baleine.

(2) D'après les expériences de M. *Guibourt*, trois agents peuvent servir à distinguer l'essence de roses de celle de géranium : l'iode, la vapeur nitreuse et l'acide sulfurique.

1° L'iode en vapeur colore l'essence de géranium en noir et n'agit

ESSENCE DE SASSAFRAS.

Cette essence s'extrait de la racine ligneuse du *laurus sassafras*, grand arbre qui croît dans la Virginie et dans la Floride. Récemment préparée, elle est incolore; mais, au bout d'un certain temps, elle devient jaune ou rouge. Elle possède une odeur assez agréable, ressemblant à celle du fenouil; sa saveur est âcre et épicée. Sa densité est 1,094. L'acide nitrique, d'une densité de 1,25 la colore en rouge nacarat, et produit à chaud de l'acide oxalique ; l'acide fumant l'enflamme avec plus de facilité que la plupart des autres essences. L'acide sulfurique concentré la transforme en une résine rouge. Elle ne se combine pas avec les alcalis.

Elle dépose à la longue beaucoup de stéaroptène, cristallisé en prismes quadrilatères obliques ou en prismes hexagonaux irréguliers, terminés par deux facettes, transparents et incolores, présentant l'odeur et la saveur de l'essence liquide.

Falsifications. — L'essence de sassafras est généralement mélangée d'*essences de térébenthine,* de *lavande* et de *girofle.* Voici les procédés indiqués par M. *Bonastre* pour reconnaître ces adultérations :

Versée dans l'eau, l'essence de sassafras se précipite peu à peu au fond du vase, tandis que celle de lavande reste à la partie supérieure.

Distillée avec de l'eau, l'essence de sassafras se précipite au fond du vase, et l'*essence de térébenthine* reste à la surface.

pas sur l'essence de roses. Ce moyen permet de reconnaître des mélanges.

2° La vapeur nitreuse jaunit l'essence de roses et verdit celle de géranium. Mais ce réactif ne peut faire reconnaître des mélanges et ne peut être employé avantageusement que lorsqu'on opère séparément sur les deux essences.

3° Quelques gouttes d'acide sulfurique versées sur un nombre égal de gouttes d'essence de roses ne lui enlèvent pas son odeur; celle-ci, qui paraît alors affaiblie et plus suave, conserve toute sa pureté.

Le même moyen appliqué à l'essence de géranium lui communique une odeur forte et désagréable, tellement caractérisée qu'on peut par ce moyen reconnaître un mélange des deux essences.

Si on distille avec de l'eau contenant 1/3 de son poids de soude caustique, une essence de sassafras mêlée avec celles de girofle et de térébenthine, cette dernière surnage à la partie supérieure du liquide distillé, celle de sassafras se précipite au fond, et l'eau du vase distillatoire évaporée laisse cristalliser l'essence de girofle combinée à la soude (*eugénate de soude*).

ESTAGNONS.

Les estagnons sont des vases de *cuivre jaune*, d'une forme sphéroïdale aplatie, dans lesquels on transporte les eaux distillées, et principalement l'eau de fleurs d'oranger.

Ces vases, adoptés en raison de leur légèreté et de leur facilité d'arrimage, sont composés de deux parties soudées ensemble et recouvertes à l'intérieur d'une couche très-mince d'étain.

Primitivement, l'étamage était soigneusement appliqué à l'étain pur, ou tout au moins avec un alliage d'étain et de plomb dans lequel les minimes proportions de ce dernier métal ne pouvaient influer sur la qualité des eaux de fleurs d'oranger.

Plus tard (1), par suite d'une concurrence exagérée, l'emploi de ces estagnons de cuivre donna lieu à des plaintes et réclamations fondées sur ce qu'ils étaient très-souvent mal étamés, ou étamés avec de l'*etain allié de plomb*, dont la pro-

(1) Dès 1809, une dame B..., demeurant à Paris, rue de Grammont, fut empoisonnée par une potion d'eau de fleurs d'oranger. Le conseil de salubrité, immédiatement saisi de cette affaire, reconnut que cette eau était acide, salie par un sel de *cuivre* qui s'y trouvait en proportion notable. Reconnaissant néanmoins que l'empoisonnement de la dame B... n'était pas dû à la malveillance, le conseil se contenta de signaler le fait à l'autorité, tout en demandant qu'une défense formelle fût faite aux distillateurs d'employer des vases mal étamés pour la conservation et le transport des eaux de fleurs d'oranger.

En 1829, un avis affiché dans toute la Belgique attira de nouveau l'attention de l'autorité. Dans cet avis, la commission médicale de La Haye faisait connaître à tous les consommateurs que l'*eau de fleurs d'oranger, surtout celle provenant de France, était nuisible et dangereuse par suite d'ingrédients tirés du plomb; en conséquence, la commission les invitait à se prémunir contre le funeste usage de cette eau ainsi altérée.*

portion était de nature à rendre les eaux de fleurs d'oranger nuisibles à la santé, par suite de l'acide acétique qui se développe au sein de ces eaux : elles contiennent alors du plomb à l'état d'acétate. En outre, les estagnons, servant plusieurs fois à l'expédition des eaux distillées, sont, à cause de leur minceur, bosselés par la moindre pression. Les chocs, dans le transport, y déterminent des fissures que l'on répare à l'aide de soudures (1) contenant une grande quantité de plomb, sans compter celles qui ont été déjà employées pour fixer les anses de ces vases. Ces soudures nombreuses, les mauvais alliages dont sont composés les serpentins destinés à la condensation des vapeurs dans la préparation des eaux distillées, plus l'extrême ténuité de la couche d'étain superposée au cuivre dans l'étamage, font qu'à la longue les eaux de fleurs d'oranger contenues dans des estagnons qui ont servi plusieurs fois et qui ont été bosselés ou fissurés et *rhabillés*, tiennent en dissolution du plomb et du cuivre à l'état d'acétate.

Pour éviter les inconvénients graves résultant de l'emploi économique et médical d'eaux distillées renfermant ces sels toxiques, on a cherché à remplacer les estagnons de cuivre.

Le *bois* ne peut convenir que dans certaines conditions difficiles à remplir et pour de fortes expéditions.

Le *verre*, proposé par quelques personnes, est encore moins convenable, à cause de sa fragilité et parce qu'il ne peut être renvoyé à l'expéditeur, ce qui en fait un objet sans valeur et encombrant pour l'acheteur. De plus, en hiver, la gelée peut en occasionner facilement la rupture (2).

On a proposé le *zinc*, le *fer blanc*.

Le *zinc*, recommandé à tort par quelques pharmaciens, donna lieu aux mêmes inconvénients pour la santé publique, à cause de la facile altérabilité du zinc et des propriétés vomitives des sels de ce métal, en particulier de l'*acétate*, dont la

(1) On a compté jusqu'à *dix* soudures dans un estagnon saisi chez un épicier de la rue Saint-Honoré.

(2) Cependant les eaux de fleurs d'oranger venant de Grasse, vendues, en petite quantité, chez les parfumeurs sont renfermées dans des bouteilles couvertes de papier, nommées *sacoches*.

présence fut constatée dans certaines eaux de fleurs d'o-
ranger.

L'emploi des estagnons de *fer-blanc* présente aussi l'inconvénient d'altérer les hydrolats, qui dissolvent du fer et acquiè-
rent une saveur atramentaire désagréable.

L'autorité, justement préoccupée à la fois de la situation
grave dans laquelle pouvaient se trouver la sécurité et la santé
publiques, et de l'atteinte portée à la prospérité du commerce
de Grasse, par suite de plaintes incessantes, chercha à recueillir tous les avis et tous les renseignements possibles pour
parvenir à changer cet état de choses.

Le conseil de salubrité, consulté d'abord, fut d'avis que
l'on n'étamât les estagnons qu'à l'*étain pur*, et que les eaux
de fleurs d'oranger, après leur transport, ne fussent conservées que dans des vases de *verre* ou de *terre*.

Quelques années après, un fabricant de Grasse, M. *Méro*,
proposa d'obliger les chaudronniers de cette ville à revêtir les
estagnons sortant de leurs ateliers, chacun d'une marque dis-
tinctive spéciale, d'une estampille portant ces mots : *Garanti
pur*, certifiant que l'étamage a été fait à l'étain pur, et préalablement soumis à l'analyse de deux chimistes désignés par
l'autorité locale. M. *Méro* proposa, en outre, que les estagnons
fussent poinçonnés par un agent de l'autorité. Malgré toutes
ces précautions, l'étamage des chaudronniers est toujours
mauvais (1).

En 1844, on constata que des eaux de fleurs d'oranger

(1) Un jugement du tribunal de commerce de Grasse, rendu le 7 septembre 1845, condamna le sieur M..., chaudronnier, à 200 fr. de dom-
mages et intérêts, et aux dépens, pour avoir livré à M. G..., parfumeur,
cinquante estagnons de cuivre garantis étamés à l'étain pur et portant
le cachet du fabricant, avec ces mots : *Garanti étamé à l'étain pur*.
Quatre experts chimistes, nommés par le tribunal, déclarèrent à l'una-
nimité, dans leur rapport, que l'étamage de ces estagnons avait été fait
avec un alliage de plomb et d'étain, que leur intérieur présentait un
grand nombre de points mal étamés, que d'autres ne l'étaient pas du tout
et étaient déjà recouverts d'oxyde de cuivre. cette expertise sur les estagnons du sieur M.... fut motivée sur ce que M. G.... avait fourni à des
épiciers de Paris des eaux de fleurs d'oranger que les professeurs de
l'école de pharmacie reconnurent contenir des sels de plomb et de
cuivre.

saisies chez divers épiciers contenaient des proportions de plomb tellement fortes, que l'on chercha de nouveau à faire rejeter l'emploi des estagnons de cuivre étamé. Les négociants de Grasse s'opposèrent à ce rejet, tendant à amener une grande perturbation dans l'industrie des chaudronniers de Grasse, et ils reproduisirent les moyens proposés à deux reprises différentes par M. *Méro*.

Après de nombreuses recherches faites dans le but de remplacer l'estagnon de cuivre, ce distillateur s'arrêta à l'emploi d'estagnons de *fer battu* étamés, tant à l'intérieur qu'à l'extérieur, par trois immersions successives dans un bain d'étain pur, c'est-à-dire d'étain vierge de Banca, de Malaca, d'Angleterre et même d'Allemagne.

Le Comité consultatif des arts et manufactures, l'École de pharmacie de Paris, consultés par M. le ministre de l'agriculture et du commerce, et l'Académie de médecine, d'après le rapport de M. *Guibourt* sur un travail qui lui avait été présenté à ce sujet par M. *Octave Briffaut*, furent d'avis que l'estagnon de fer battu étamé à l'étain fin devait être substitué à l'estagnon de cuivre étamé, pour le transport et la conservation des eaux de fleurs d'oranger, attendu que la rouille (oxyde de fer), dissoute dans un hydrolat acide ou de mauvaise qualité, n'amènerait rien de comparable aux accidents causés par le cuivre et le plomb.

Il résulte, en effet, d'expériences faites par M. *Soubeiran*, que l'eau de fleurs d'oranger, acidifiée par l'acide acétique et conservée en vidange pendant plus d'une année dans un estagnon de fer battu *bien étamé*, n'a présenté *aucune trace* de métal en dissolution.

Depuis, un négociant de Grasse a imaginé de faire des estagnons de cuivre revêtus intérieurement d'une couche d'*argent* déposé par les procédés électrochimiques.

Les choses en sont restées là sans qu'aucune décision à cet égard ait été prise par l'autorité compétente. Il serait à désirer cependant, dans l'intérêt de l'hygiène publique, que l'on prît une mesure définitive; car il y a encore, dans le commerce, des eaux de fleurs d'oranger salies par des sels de plomb.

Pour reconnaître si l'étain employé à l'étamage des esta-

guons est pur ou allié, il suffit d'en racler une certaine
quantité et de le traiter dans une capsule par l'acide nitrique ;
on fait évaporer à siccité ; le résidu, repris par l'eau pure et
filtré, est essayé par les réactifs. Si l'étain contient du plomb,
la liqueur précipitera en jaune par l'iodure de potassium, le
chromate de potasse ; en noir, par l'hydrogène sulfuré ; en
blanc, par le sulfate de soude.

ÉTAIN.

Ce métal est d'un blanc argentin, brillant, très-mou et très-
malléable. Il acquiert par le frottement une odeur particulière. Quand on le replie sur lui-même, il fait entendre un
bruit particulier nommé *cri de l'étain,* qui est plus ou moins
fort, selon que le métal est plus ou moins pur. Sa densité est
7,29. Il fond à 228°c ; c'est le métal le plus fusible. Il est
susceptible de se réduire en feuilles par l'action du laminoir.
L'étain, exposé à l'air, perd de son brillant et prend une couleur noirâtre.

L'étain le plus pur que l'on trouve dans le commerce est
l'étain de Malaca, dit *étain en chapeau.* Viennent ensuite l'étain
de Banca, l'étain anglais.

Usages. — L'étain est employé dans une foule de circonstances. Allié avec le cuivre, il forme le métal des cloches, le
bronze statuaire, le bronze des canons, le bronze monétaire.
Uni au plomb, il forme la soudure des plombiers ; en feuilles
très-minces, il sert dans l'étamage des glaces ; allié au fer, il
constitue le fer-blanc. On l'emploie à faire de la vaisselle, de
la poterie dite d'étain et divers instruments employés dans
l'économie domestique. En médecine, l'étain en limaille ou
en poudre est employé comme anthelmintique : on le prescrit
de préférence contre le tœnia.

Altérations. — L'étain du commerce peut renfermer plusieurs métaux étrangers : *cuivre, plomb, fer, arsenic.*

On a indiqué le moyen suivant pour reconnaître lorsque l'é-
tain est impur. On en fond environ cinquante grammes dans
une cuiller en fer, et on le coule sur une plaque de fer un peu
concave ; de cette manière, on obtient, si le métal est pur,

une espèce de larme dont la surface est très-polie, de couleur blanche, et ne présentant aucune tache ni gerçure ; en pliant la larme en deux, elle fait entendre un cri très-clair. Si l'étain est impur, le cri est beaucoup plus faible lorsqu'on le plie ; il présente une couleur terne plombée, à peine brillante; on y observe des gerçures et une espèce de cristallisation, imitant le moiré métallique. La sensibilité de ces caractères physiques varie avec l'impureté de l'étain.

Pour s'assurer de la présence et de la nature des métaux étrangers, on a recours à la voie humide. On dissout à chaud un poids déterminé d'étain dans l'acide nitrique en excès. Il se forme de l'acide stannique insoluble, tandis que les métaux étrangers se dissolvent. On évapore à siccité, on reprend par l'eau et l'on filtre ; la liqueur claire donnera, si elle contient du plomb, un précipité blanc avec le sulfate de soude ; jaune avec l'iodure de potassium, le chromate de potasse ; brun noirâtre avec l'hydrogène sulfuré. L'ammoniaque en excès précipitera l'oxyde de fer et redissoudra l'oxyde de cuivre ; le cyanure jaune donnera un précipité bleu s'il y a du fer, un précipité brun chocolat s'il y a du cuivre, et bleu violet si l'étain renferme les deux métaux à la fois. Quant à l'arsenic qui se trouve dans la liqueur à l'état d'acide arsénique, on le précipite au moyen du nitrate d'argent, qui donne un précipité rouge brique.

On peut également apprécier l'arsenic en dissolvant lentement l'étain dans l'acide chlorhydrique pur. L'arsenic se dépose à l'état métallique sous la forme de flocons bruns noirâtres (1).

L'acide stannique recueilli sur le filtre, lavé et séché au rouge, donne le poids de l'étain pur, sachant que 100 p. d'acide stannique anhydre renferment 78,62 d'étain métallique.

---

(1) L'arsenic a été constaté dans l'étain par *Bayen, Charlard, Margraff, Proust*. En 1781, les deux premiers chimistes démontrèrent que les étains de Banca et de Malaca ne contenaient pas d'arsenic ; que les autres étains n'en renfermaient au plus que 1/600 de leur poids ; quantité incapable de donner à l'étain des qualités vénéneuses.

ÉTHER ACÉTIQUE.

L'éther acétique ou *acétate d'oxyde d'éthyle*, appelé autrefois *éther acéteux*, est un liquide incolore, d'une odeur rafraîchissante, très-inflammable, brûlant avec une flamme jaune pâle, et bouillant à 74°; sa densité est de 0,89 à 15°ᶜ; il est soluble dans 7 p. d'eau et en toutes proportions dans l'alcool et l'éther. Il est sans action sur les couleurs végétales; il se conserve sans altération quand il est pur. L'eau ou l'acool l'acidifient peu à peu. L'éther acétique médicinal marque 23º à l'aréomètre de Baumé.

D'après les analyses de MM. *Dumas* et *Boullay* et de M. *Liebig*, il est composé de : *carbone* 54,64 ; *hydrogène* 9,22 ; *oxygène* 36,14.

Usages. — L'éther acétique sert en frictions excitantes contre les douleurs rhumatismales ; il fait partie du baume acétique camphré. On l'administre comme stimulant, antispasmodique ; on l'emploie contre les indigestions, l'ivresse.

Altérations. — L'éther acétique doit être choisi dépourvu d'odeur empyreumatique ; lorsque celle-ci se manifeste par l'évaporation d'une petite quantité d'éther dans le creux de la main, c'est signe qu'on a employé, pour le préparer, de l'*acide pyroligneux* et de *l'alcool* de *graines* ou de *fécule*.

On doit aussi rejeter de l'usage thérapeutique l'éther acétique qui fait effervescence avec les carbonates, car alors il contient de l'*acide acétique*.

ÉTHER NITREUX.

L'éther nitreux, appelé aussi *naphte nitrique, éther nitrique, éther azoteux, éther hyponitreux, azotite* ou *nitrite d'oxyde d'éthyle, nitrite d'éther*, est un liquide blanc jaunâtre, présentant une forte odeur de pommes de reinette ; sa saveur est âcre et brûlante ; sa densité à + 15°ᶜ, est 0,947 ; il bout à 16°ᶜ 4. Au contact d'un corps en ignition, il s'enflamme et brûle avec une flamme blanche. Il est soluble dans l'eau. Mis dans des flacons même bien fermés, il s'acidifie au bout de quelques jours.

Usages. — L'éther nitreux est employé en médecine comme excitant, diurétique, contre le hoquet et la colique flatulente ; on l'administre à l'état d'éther nitrique alcoolisé ou liqueur anodine nitreuse, c'est-à-dire mélangé avec un volume d'alcool rectifié, égal au sien.

Altérations.—L'éther nitreux peut contenir de l'*acide nitreux*, de l'*eau*, de l'*alcool*. L'acide nitreux se reconnaît à l'effervescence produite lorsqu'on traite l'éther par le bicarbonate de potasse.

L'eau et l'alcool sont décélés par la diminution de volume, qui se manifeste lorsqu'on place du chlorure de calcium dans l'éther.

ÉTHER SULFURIQUE.

L'éther sulfurique, appelé aussi *naphte vitriolique*, *huile douce de vitriol*, *éther hydrique* ou *hydratique*, *oxyde d'éthyle*, simplement *éther*, est un liquide incolore, très-limpide, d'une mobilité extrême. Son odeur est vive et suave ; sa saveur est fraîche et aromatique. Sa densité est de 0,7115 à + 24^{oc}, de 0,7154 à + 20^{oc}, et de 0,7237 à + 12°,5. Il est extrêmement volatil, bout à + 35^{oc},6, sous la pression de 0^{m}76. Il brûle avec beaucoup de facilité. Sa vapeur est très-dense, et pèse 2,565. Un mélange de vapeurs d'éther et d'air ou d'oxygène est explosif à un haut degré. L'éther se dissout dans 10 p. d'eau ; il se mêle en toutes proportions avec l'alcool, les huiles fixes et volatiles.

Il est composé de : *carbone*, 65,30 ; *hydrogène*, 13,32 ; *oxygène*, 21,38.

L'éther doit marquer 60° à l'aréomètre de Baumé ; mêlé avec parties égales d'alcool, il prend le nom de *liqueur anodine d'Hoffmann*, et doit marquer 46° Baumé.

Usages. — L'éther sulfurique est très-employé en médecine, principalement comme antispasmodique ; on l'administre contre les convulsions, l'épilepsie, l'hystérie, les douleurs nerveuses et rhumatismales. On le fait entrer dans un sirop dit *sirop d'éther*. Il est le véhicule des médicaments connus sous le nom de teintures éthérées. C'est aussi un dissolvant très-usité dans les arts et dans les laboratoires de chimie.

L'éther a été employé aussi, avant le chloroforme, en inhalations pour produire l'insensibilité pendant les opérations chirurgicales. Cette découverte remarquable a été faite, en 1846, par MM. les docteurs *Jackson* et *Morton*, de Boston (1).

ALTÉRATIONS. — La présence de l'air dans les flacons où l'on conserve l'éther le transforme, en partie, en *eau* et en *acide acétique;* ce dernier se combine avec une autre partie d'éther non décomposée, ou reste à l'état libre. En outre, l'éther peut contenir de l'*alcool,* de l'*huile de vin pesante.* Cette huile, en se décomposant, communique à l'éther une réaction acide occasionnée par l'acide sulfureux qui passe peu à peu à l'état d'*acide sulfurique.*

Pour reconnaître l'eau et l'alcool dans l'éther, on le pèse à l'aréomètre, ou on l'agite dans un tube gradué avec une solution de chlorure de calcium. La diminution de volume indique le mélange.

L'éther agité avec l'eau donne une liqueur trouble et huileuse lorsqu'il contient de l'huile douce de vin. En le distillant avec de l'eau, des globules viennent à la surface de ce liquide. Enfin, l'impureté peut se manifester par l'odeur caractéristique de la substance huileuse qu'abandonne l'évaporation de quelques gouttes d'éther dans le creux de la main.

La présence de l'acide sulfurique se reconnaît par la réaction acide de l'éther sur le papier bleu de tournesol, et par l'effervescence qu'il produit avec un carbonate alcalin.

ÉTHIOPS MARTIAL. — V. OXYDES DE FER.

ÉTHIOPS MINÉRAL.

L'éthiops minéral, ou *sulfure noir de mercure*, est un mélange de sulfure de mercure avec du soufre, et quelquefois avec du mercure métallique.

USAGES. — L'éthiops minéral est principalement employé

(1) Depuis cette époque, de nombreuses recherches ont fait reconnaître que les propriétés anésthésiques de l'éther étaient manifestées à un degré plus élevé, par plusieurs autres substances, notamment le chloroforme.

en médecine comme vermifuge; on l'administre aussi dans les maladies scrofuleuses.

Falsifications. — Quoique peu employé, l'éthiops minéral est quelquefois falsifié par la *plombagine*, le *charbon en poudre*, le *noir d'ivoire*.

Ces fraudes sont faciles à reconnaître au moyen de la chaleur; quelques grammes d'éthiops projetés sur une pelle rougie au feu se volatilisent complétement, et laissent pour résidu les matières étrangères fixes avec lesquelles on l'avait mélangé.

ÉTOFFES.

Macquer, Berthollet, M. *Chevreul*, entendent par *étoffes* le chanvre, le lin, le coton, la soie, la laine, qu'ils soient à l'état de filaments, de fils ou de tissus.

Ces diverses matières textiles ou fils peuvent se diviser en deux groupes principaux :

Fils végétaux : *chanvre, coton, lin, phormium tenax* et autres fibres ligneuses fournies par des végétaux exotiques, monocótylédonés et dicotylédonés, savoir : l'*agave americana* (Martinique), *agave fœtida, hibiscus cannabinus* (Sénégal), *bœhmeria* (îles Sandwich), *oua-ouké* (îles Sandwich), *lagetto* (Saint-Domingue), *crotalaria juncea* (Inde), *abaca* (Manille), *corchorus capsularis* (Inde), *asclepias gigantea* (Inde).

Fils animaux : *laine, soie.*

Le chanvre provient du *cannabis sativa*, plante de la famille des Urticées. Les fils sont fournis par les individus mâles, que l'on soumet à un rouissage dans l'eau, afin de détruire tout le parenchyme et de ne laisser que la substance ligneuse pure ou *chènevotte*, sur laquelle est la *filasse*, ou le fil de chanvre. Le chanvre est cultivé dans presque toutes les contrées de la France ; on préfère cependant les chanvres d'Alsace et d'Italie.

Le coton est le duvet blanc, jaunâtre ou roussâtre qui entoure les semences du cotonnier (*gossypium*), arbuste de la famille des Malvacées, dans la capsule ovoïde ou sphérique à 3 ou 5 valves, où elles sont renfermées. Le cotonnier croît dans les climats chauds de l'ancien et du nouveau monde.

Il y a une immense variété de cotons, distingués entre eux, non-seulement par les noms des pays d'où ils proviennent, mais encore classés par qualité, par longueur, finesse, couleur et force de soie.

La laine est fournie par la toison des moutons. Les uns, parmi lesquels on distingue les moutons mérinos, donnent une laine courte, fine et frisée ; les autres, comme ceux de Saxe et de quelques contrées de l'Angleterre, donnent une laine longue et droite.

La soie est le fil très-long et très-fin qui forme le cocon du ver à soie ou chenille du bombyx du mûrier (Lépidoptères).

Avec ces diverses matières textiles, seules, ou mélangées deux à deux, trois à trois, on fabrique un grand nombre de tissus distingués par une multitude de noms différents que suggère le caprice de la mode.

Quelles que soient les matières qui les forment, les étoffes tissées sont composées de deux systèmes de fils parallèles, formant la *chaîne* (dans le sens de la longueur), la *trame* (dans le sens de la largeur), et dirigés perpendiculairement l'un à l'autre.

Notre seul but ici est de faire connaître les moyens de distinguer les uns des autres, dans une étoffe donnée, les fils des matières textiles indiquées ci-dessus, afin de pouvoir s'assurer si dans un tissu dit de *chanvre* et *lin* il n'entre pas de coton ; si dans une étoffe de *cachemire* il n'entre pas de laine, et ainsi de suite.

Le commerce des étoffes, en effet, a été sujet à bien des tromperies sur la nature des marchandises : de même que l'on vend du sel, du chocolat, du café, du vin, etc., frelatés ; de même on vend des étoffes qui ne contiennent pas, ou du moins contiennent à l'état de mélanges, les matières textiles qui auraient dû servir uniquement à leur fabrication, comme sembleraient le faire croire les noms pompeux et mensongers dont on s'est plu à les décorer, dans le but de tromper l'acheteur. C'est ainsi qu'on a vendu pour *tout laine* des châles où se trouvait une grande quantité de *coton* ; pour *flanelles pures*, des flanelles contenant beaucoup de *coton* ; pour *toiles de Hollande*, des toiles de coton ou *calicots* ; pour *tissus de cache-*

mire, de la *laine* ; pour *châles de cachemire*, des châles mélangés de *laine* ou *tout laine*, ou des mélanges de *laine* et de
bourre de soie, de *laine* et de *coton* ou *tout coton*. Or le véritable cachemire est un tissu très-fin fait avec le *duvet cachemire*, c'est-à-dire le poil provenant de chèvres, de moutons
élevés au Thibet, ou de races semblables importées et élevées
en France (1).

Les fils animaux et les fils végétaux peuvent se distinguer
nettement par le procédé suivant : les fils tissés ou non, introduits chacun dans un tube fermé, sont chauffés au moyen
d'une lampe à alcool. Les fils *animaux* fournissent des vapeurs
ammoniacales, *ramenant au bleu* le papier de tournesol rougi
qu'on aura placé à l'extrémité ouverte du tube. Dans les mêmes circonstances, les fils *végétaux rougissent* le papier bleu
de tournesol.

Un ingénieur de Rouen a proposé, pour distinguer, dans un
tissu, les fils végétaux et les fils animaux, un moyen à la
portée de tout le monde, et qui est le plus ordinairement employé dans le commerce des étoffes. Il consiste à découper
dans le tissu à essayer un morceau carré de 3 à 4 centimètres
environ, à en tirer tous les fils en travers (ceux de la trame),
et tous les fils en long (ceux de la chaîne), à les prendre l'un
après l'autre et à les brûler à la chandelle. Les fils d'origine
végétale (coton, chanvre ou lin) brûleront avec une flamme
vive, sans laisser de résidu, et donneront une odeur franche
de linge brûlé ; les fils d'origine animale (laine ou soie) brûleront mal, un charbon spongieux se formera à leur extrémité
et en arrêtera la combustion ; il se dégagera en même temps
une odeur forte et caractéristique de corne brûlée. Il sera
facile, par suite, de compter le nombre de fils de l'une et de
l'autre origine.

Les fils animaux chauffés avec une solution de potasse ou

(1) Ce fut *Ternaux* qui importa de l'étranger la matière même du
cachemire. En 1819, ce célèbre manufacturier fit venir à grands frais
des chèvres du Thibet, dites de *Cachemire*, qui fournissent ce précieux
duvet. La France lui tint compte des efforts et des sacrifices de tout genre
qu'il fit pour accroître et améliorer l'industrie des châles, et la reconnaissance publique donna aux châles de cachemire français le nom de
Châles-Ternaux, sous lequel ils ont été longtemps connus.

de soude (5 p. d'alcali pour 100 p. d'eau) s'y dissolvent ; les fils végétaux, au contraire, ne s'y dissolvent pas.

MM. *Lebaillif* et *Lassaigne* ont aussi proposé le deuto-nitrate de mercure liquide comme propre à distinguer les fils de soie et de laine, des fils blancs de coton et de lin ; par une ébullition de 15 à 20 minutes avec ce réactif, les premiers seuls prennent une couleur rouge amarante.

D'après les expériences de M. *Peltier* fils, de Doué-la-Fontaine, les fils d'origine végétale et animale peuvent également se distinguer par l'immersion à froid pendant 12 à 20 minutes dans un mélange, à parties égales en volume, d'acide nitrique monohydraté et d'acide sulfurique à 66°; on lave ensuite à grande eau jusqu'à ce que la saveur n'indique plus de traces d'acide. Après ce lavage, on remarque déjà que les fils de soie ou de poil de chèvre sont complétement dissous, les fils de laine sont de couleur citrine ou d'un brun très-foncé, tandis que les fils végétaux sont blancs. Dans le premier cas, le poids du résidu indique la proportion dans laquelle le mélange a été fait ; dans le second cas, la combustion donne la preuve irrécusable du mélange avec la laine. En effet, si on dessèche à une douce chaleur, les fils végétaux du tissu ont acquis les propriétés du fulmi-coton ; le tissu brûle avec vivacité et laisse pour résidu le charbon produit par les fils de laine, qui simule parfaitement un réseau de toile métallique. Le procédé de M. *Peltier* est surtout avantageux pour un tissu coloré ou teint.

Les fils animaux, notamment ceux de laine, bouillis pendant quelque temps avec l'acide nitrique, se colorent en *jaune* d'une manière durable ; les fils végétaux, au contraire, soumis à la même influence, restent *blancs*.

Ces moyens généraux permettent de distinguer, dans une étoffe donnée, la nature des fils qui la composent. Ainsi, un morceau d'étoffe de 7 centimètres carrés environ, étant soumis à l'un des essais précédents, puis lavé et séché, on pourra, à l'aide d'un *compte-fils* ou loupe montée, savoir le nombre des fils de nature animale ou végétale qui composent l'étoffe.

L'inspection microscopique peut aussi servir à distinguer les diverses matières textiles. Ainsi, d'après les recherches de M. *Raspail,* les fils de laine, vus au microscope, sont cylindroïdes, entortillés, très-gros, granulés dans leur intérieur, un peu coniques vers le sommet, marqués de lignes transversales ;

Les fils de soie présentent la forme de cylindres tortillés, d'un égal diamètre sur toute leur longueur, striés longitudinalement et transparents ;

Les fils de lin et de chanvre représentent des cylindroïdes souvent séparés par des nœuds (comme dans la canne à sucre) ;

Les fils de coton ont la forme de longs rubans aplatis, ondulés, tordus en spirales, granulés sur leur surface (1).

Les moyens de distinguer entre eux les fils d'origine animale de ceux d'origine végétale ont été l'objet de nombreuses recherches.

Pour distinguer la *soie* de la *laine*, M. *Lassaigne* a proposé le *plombate de soude* (2) ; la laine seule donne lieu à une coloration de la liqueur en brun noirâtre, que lui communique le sulfure de plomb formé par le soufre contenu dans la laine.

(1) Les mélanges de lin et de coton, et ceux de laine et de soie qui, dans certains tissus, ne sauraient être facilement reconnus ni à l'œil nu, ni au toucher, peuvent être presque toujours constatés, en soumettant les filaments, à l'égard desquels il s'élève des doutes, à un grossissement suffisant du microscope.

Le lin et le coton diffèrent entre eux, en ce que les filaments du lin, sous un grossissement de 3 ou 400 fois, se présentent comme des lames ou tubes lisses, coupées de distance en distance par des lignes transversales simples ou doubles, assez semblables à des nœuds de roseaux, tandis que les filaments de coton, dépourvus de ces nœuds, sont disposés en lamelles marquées de points ou petites taches et contournées sur elles-mêmes en hélices aplaties, plus ou moins allongées.

Les filaments de la laine, observés sous le même grossissement, offrent une forme cylindrique irrégulière et une surface marquée de stries qui, par leurs positions variées, simulent en quelque sorte l'écorce de certains arbres.

Enfin les fils de soie marqués de quelques lignes transversales, que l'on pourrait confondre avec ceux du lin, si l'observation n'était pas assez approfondie, se distinguent des trois matières textiles précédentes par des cannelures longitudinales, que l'on parvient, à l'aide d'un examen attentif, à reconnaître sur presque tous les filaments (*Clerget* et *Lerebours*).

(2) Le plombate de soude se prépare en chauffant une solution de *soude pure* (représentant 15 p. d'alcali) avec $1/100$ de *litharge*.

Pour reconnaître le *coton* dans la flanelle, on prend 10 p. de cette dernière, on les met en contact avec une lessive de potasse à 12° Baumé, on fait bouillir et on agite à diverses reprises pendant l'ébullition; bientôt la laine se dissout et se convertit en savon, tandis que le coton n'est que faiblement altéré; on arrête l'opération, on lave le résidu insoluble (coton), qui est ensuite séché et pesé. Cette réaction permet aussi de reconnaître la quantité de coton que les fabricants mêlent aux étoffes de laine, dans l'opération du cardage. La simple inspection du tissu, même pour les personnes les plus expérimentées, serait insuffisante pour constater le mélange.

Pour distinguer le *lin* et le *coton* dans un tissu, le procédé consiste à imbiber celui-ci d'une solution très-saturée de sucre et de chlorure de sodium, à laisser sécher, puis à mettre le feu aux fils mis à nu de la trame et de la chaîne : les fils de lin se charbonnent avec une couleur *grise*; ceux de coton prennent une couleur *noire*.

M. *Bœttger* préfère le moyen suivant, qui n'est applicable qu'à un tissu blanc : on plonge 7 centimètres carrés du tissu dans un mélange bouillant, de parties égales en poids, de potasse caustique et d'eau; on laisse tremper pendant deux minutes, on presse, on lave, puis on tire successivement, sur le côté de la chaîne et sur celui de la trame, environ 6 à 10 fils : les fils de lin sont colorés en *jaune foncé*; ceux de coto sont *blancs* ou d'un *jaune clair*. Suivant M. *Bœttger*, ce procédé permet de rendre un compte exact de chaque fil dans le tissu soumis à l'essai.

Pour découvrir le *coton* dans une toile de lin ou de chanvre, M. *Kindt* a proposé un procédé fondé sur ce que la cellulose du coton se dissout bien plus facilement dans l'acide sulfurique concentré que la cellulose du chanvre et du lin. On enlève d'abord l'apprêt de la toile en la faisant bouillir pendant quelque temps dans l'eau; puis après l'avoir séchée, on en plonge un morceau jusqu'à moitié, pendant une ou deux minutes, dans l'acide sulfurique concentré; la toile devient diaphane, le coton est attaqué le premier, et déjà converti en gomme, quand les fils de lin sont encore blancs et opaques. On enlève avec l'eau la matière gommeuse, l'excès d'acide est neutralisé par une petite quantité d'alcali (carbonate de potasse, de soude ou d'ammoniaque), puis on lave et on sèche de nouveau. Si la toile contient du coton, tous les fils de cette matière textile sont dissous et l'on peut aisément s'assurer des proportions dans lesquelles le mélange avait été fait, en comptant les fils manquants, ou en comparant la partie immergée dans l'acide avec la partie non immergée.

Pour reconnaître les fils de *coton* dans un tissu de lin, on plonge, d'après M. *Leykauf*, le tissu sec dans de l'huile, et on l'exprime ensuite fortement pour enlever l'excès d'huile. Les fils de lin sont devenus translucides, tandis que ceux de coton restent blancs. Il est facile, en débridant le tissu, de compter les fils de lin et de coton. Il n'est pas indispensable d'enlever préalablement l'apprêt du tissu, mais il doit être desséché avec le plus grand soin.

M. *Ad. Vincent*, pharmacien en chef de la marine, a proposé 1° l'emploi de trois réactifs différents : l'acide nitrique concentré, l'acide chlorhydrique et l'acide iodique ; 2° l'action combinée d'une solution aqueuse de chlore, puis d'ammoniaque, pour reconnaître les fils de *phormium tenax* dans les tissus de chanvre et de lin.

Sous l'influence de l'acide nitrique à 36°, contenant un peu de gaz nitreux, le chanvre se colore en *jaune pâle*, à froid et à chaud ; celui dont le rouissage a été opéré dans une eau stagnante prend une légère nuance rose ; le lin prend, à l'aide de la chaleur, une légère teinte *rose* qui bientôt passe au *jaune* ; le phormium tenax se colore rapidement à froid en *rouge de sang*.

Sous l'influence de l'acide chlorhydrique, le chanvre et le lin ne sont colorés ni à froid ni à chaud ; à une température de 30 à 40°, le phormium tenax est d'abord jauni faiblement, ensuite rougi, et ne tarde pas à brunir ou noircir.

L'acide iodique n'agit ni sur le chanvre ni sur le lin, et colore en *rose* le phormium tenax ; l'action est accélérée par une élévation de température.

Par l'action successive et très-peu prolongée d'une solution de chlore, puis d'ammoniaque (1), les fils de phormium

(1) L'ordre de ces réactifs est très-important à observer ; car si on

tenax se colorent en *rouge violacé* qui disparaît par quelques gouttes d'acide nitrique. Les fils de chanvre prennent une teinte légèrement *rosée* qui devient un peu plus vive avec les filasses provenant de chanvres déposés dans une eau stagnante. Quant au lin, il conserve sa couleur primitive.

M. *Vincent* a examiné aussi l'action des réactifs précédents sur les fils des végétaux exotiques précédemment cités ; il a obtenu les résultats suivants : l'acide nitrique est sans action sur l'asclepias gigantea ; il ne développe qu'une teinte à peine rosée dans le oua-ouké et colore en rouge ou rose les agave, hibiscus, lagetto, crotalaria, abaca et corchorus.

Par l'action du chlore et de l'ammoniaque, les filaments des agave, hibiscus, lagetto, crotalaria, abaca et corchorus prennent une couleur rouge violacée dont l'intensité s'éloigne beaucoup de la coloration du phormium. Il ne se reproduit rien avec le bœhmeria et l'asclepias. L'ammoniaque est sans action sur les agave fœtida et americana, bœhmeria, crotalaria, corchorus, asclepias, et jaunit les fils de l'hibiscus, du lagetto et de l'abaca.

La solution aqueuse d'iode colore en jaune pâle la plupart de ces végétaux ; le bœhmeria et le lagetto présentent seuls quelques parties légèrement bleuies. Les chanvres préparés dans les eaux courantes bleuissent très-sensiblement par la solution aqueuse d'iode ; ceux qui sont préparés dans les eaux stagnantes, ne bleuissent pas.

L'acide chlorhydrique ne jaunit que le lagetto et le crotalaria juncea.

La potasse colore en jaune les filaments de toutes ces plantes, sauf ceux de l'asclepias gigantea.

Enfin, il peut être utile de savoir distinguer le coton cardé du *coton-poudre (fulmi-coton* ou *pyroxyline)*, qui en offre les caractères extérieurs lorsqu'il est bien préparé. Il n'est peut-être pas tout à fait chimérique de penser que le coton-poudre pourrait être expédié sous forme de tissus, de dentelles ; voici quels seraient les moyens de s'en assurer (1) : le coton-poudre,

l'intervertit, aucune coloration ne se manifeste sur le phormium tenax.

(1) Les moyens de distinguer le coton-poudre du coton cardé ordi-

aussi blanc que le coton cardé, est rugueux au toucher ; frotté dans l'obscurité et dans un endroit sec, il est lumineux, phosphorescent ; il est électrique, très-mauvais conducteur de l'électricité, et peut servir à charger un électrophore (1).

Le coton-poudre mis sur le porte-objet d'un microscope simple ou composé avec un peu de solution d'iode et une goutte ou deux d'acide sulfurique concentré, *jaunit* seulement, tandis que, dans les mêmes circonstances, le coton ordinaire bleuit.

Quelques causes accessoires viennent altérer le résultat des opérations (*impressions, teintures*) auxquelles divers tissus peuvent être soumis. Elles ont été signalées par M. *Chevreul* et par M. *Malaguti*.

M. *Chevreul*, qui a observé ces causes d'altérations pour des tissus de laine et des tissus de coton, a reconnu qu'elles provenaient du *plomb* contenu soit dans la colle employée pour l'encollage de la chaîne des étoffes de laine, soit dans l'apprêt appliqué sur les toiles de coton pour leur donner du corps, de la fermeté. En effet, des châles tissés en Picardie reçurent une teinte brune par le contact de la vapeur d'eau ; la chaîne seule s'était colorée. Celle-ci avait été encollée avec une colle forte préparée dans les environs de Lille et à laquelle on avait mêlé de la *céruse* (carbonate de plomb). L'eau dans laquelle

naire sont surtout utiles dans les pays comme la Russie, où son emploi est prohibé d'une manière absolue.

(1) M. *Meynier*, professeur de chimie à l'école de médecine de Marseille, prépare un tissu dit *idio-électrique*, explosif comme le fulmicoton, et qui fournit par le frottement beaucoup d'électricité résineuse. Un carré de cinq à six décimètres de côté communique au disque métallique d'un électrophore assez d'électricité pour donner une étincelle de plusieurs centimètres de long. M. *Meynier* a proposé l'emploi de ce tissu en médecine, dans un grand nombre de névralgies ou de maladies nerveuses.

Ce tissu se prépare en plongeant, pendant une heure, 1 p. de tissu de coton, de lin ou de chanvre dans 15 p. d'un mélange fait avec 5 p., en volume, d'acide sulfurique, et 3 p. en volume d'acide nitrique monohydraté : on lave à grande eau, puis dans une solution faible d'ammoniaque, pour saturer les deux acides restants, puis de nouveau dans l'eau et ensuite dans une eau faiblement acidulée avec l'acide nitrique pur.

on avait fait dissoudre cet encollage se colorait fortement en brun par l'hydrogène sulfuré. M. *Chevreul* parvint à obtenir le plomb à l'état métallique de la matière incinérée.

M. *Chevreul* reconnut aussi que les taches brunes dont certaines toiles de coton se recouvraient lors du passage à la lessive, étaient produites par la réaction des *sulfures alcalins* contenus dans la matière alcaline (1) employée pour la lessive, sur le *sulfate de plomb* renfermé dans l'apprêt, où il remplaçait le sulfate de chaux, dont l'emploi n'offre aucun inconvénient.

Les toiles de chanvre que reçoit la marine sont composées de fils blanchis avec des *alcalis* et sans chlore ; elles doivent être collées à la *gomme arabique* et sans amidon ; pour s'en assurer, on les essaye avec la teinture d'iode. Cependant, certaines toiles de chanvre, quoique collées à la gomme arabique, bleuissent par la teinture d'iode et donnent la réaction due à la présence de l'amidon. M. *Malaguti* a reconnu que cette propriété tenait à la présence de l'*amidon normal* qui pouvait exister, quelquefois en quantités très-sensibles, dans certains fils de chanvre écrus (2). De nombreuses expériences lui ont, en outre, démontré : 1° que les toiles naturellement amylacées abandonnent à l'eau bouillante un milligramme environ d'amidon par centimètre carré, tandis que les toiles collées à l'amidon en abandonnent 3 millig., 50 ; 2° que les toiles naturellement amylacées pouvaient être distinguées des toiles collées à l'amidon par l'emploi successif du charbon animal (3) et de l'iode.

On coupe en petits morceaux 4 centimètres carrés d'une toile bleuissant par l'iode, et on les introduit dans un matras avec 30 gr. d'eau, puis on fait bouillir jusqu'à réduction de 1/3 ; alors on mêle au liquide 1 gr. de charbon animal ordinaire, on agite et on filtre. La liqueur filtrée, dont le volume doit être de 10 centimètres cubes environ, une fois refroidie,

(1) Mélange de soude, de potasse et de chaux très-sulfurées.

(2) La présence de l'amidon dans les fils de chanvre écrus paraît tenir à des accidents de rouissage.

(3) Le charbon animal du commerce peut, d'après M. *Malaguti,* absorber environ neuf millièmes de son poids d'amidon dissous.

est essayée par la teinture d'iode ; s'il se manifeste une coloration bleue, la toile essayée est collée à l'amidon ; s'il ne se manifeste aucune coloration, excepté celle qui est due à l'iode même, la toile est naturellement amylacée.

Il résulte des expériences de M. *Malaguti* que les fils de chanvre écrus peuvent se diviser en trois classes : 1re *classe*, fil écru sans matière amylacée ; 2e *classe*, fil écru avec matière amylacée que peuvent éliminer les lessives faites bien au-dessous de 100° ; 3e *classe*, fil écru avec matière amylacée qui n'est éliminée que par des lessives et lavages à une température voisine de l'ébullition.

EXTRAITS.

On appelle *extrait*, en pharmacie, le produit obtenu d'une substance végétale ou animale, à l'aide d'un véhicule approprié à sa nature, et amené ensuite, par l'évaporation, en consistance sèche ou en consistance pilulaire. L'extractif est la base des extraits ; ils ne sont, à proprement parler, que l'extractif amené à un grand état de concentration et mélangé avec les principes très-divers renfermés en même temps dans les plantes.

Les extraits sont tantôt assez mous pour céder à la pression du doigt, tantôt assez durs pour pouvoir être réduits en poudre.

Parmi les extraits, les uns deviennent plus mous, d'autres se solidifient ; ceux obtenus des sucs des végétaux se ramollissent et se détériorent en se couvrant de moisissures ; ils attirent, pour la plupart, l'humidité de l'air, soit parce que la matière végétale jouit elle-même de cette propriété, soit parce qu'ils contiennent des sels déliquescents. On doit les conserver dans des pots bien couverts, ou mieux, fermés exactement avec un bon bouchon de liége. M. *Redwood* conseille d'appliquer sur l'extrait, après avoir rempli entièrement les pots, une feuille d'étain scellée sur leur bord avec de la cire à cacheter. Ces pots d'extraits doivent être placés dans des lieux très-secs. Il faut les visiter souvent pour s'assurer qu'ils ne s'altèrent pas.

Les extraits secs sont placés dans des flacons bien fermés.

Un extrait bien préparé doit avoir une surface lisse et brillante, doit se dissoudre dans l'eau sans la troubler, et laisser une marque profonde lorsqu'on le presse avec le doigt, auquel il ne doit pas adhérer.

Usages. — Les extraits sont très-employés dans l'art médical, et font partie d'un grand nombre de médicaments; ils offrent l'avantage de contenir sous un petit volume les principes médicamenteux des plantes ou des animaux, sans leur faire éprouver aucun changement dans leur nature.

Falsifications.— Il est souvent très-difficile de reconnaître les fraudes que l'on fait subir aux extraits. Quelques-uns, particulièrement les *narcotiques* (*morelle noire, stramoine, laitue vireuse, belladone, jusquiame, ciguë, etc.*) se reconnaissent à l'odeur de la plante d'où ils proviennent, qui se développe lorsqu'on ajoute à une solution aqueuse de ces extraits 1/20 d'acide sulfurique étendu. Ce procédé, indiqué par M. *Giovanni Righini*, peut servir à distinguer un extrait d'un autre; mais il est loin de suffire pour constater sa pureté absolue ou son mélange avec un autre extrait (1) : car, dans ce dernier cas, l'extrait impur ne perd pas l'odeur qui lui est propre, elle présente seulement moins d'intensité. On ne parvient à découvrir le mélange que par comparaison avec un extrait pur. Mais ce genre d'opération exige une grande habitude.

La falsification de certains extraits (*extrait de genièvre; extraits secs de quinquina, de réglisse,* etc.) par la *fécule* se découvre en traitant, à plusieurs reprises, l'extrait suspect par l'eau froide; le dépôt obtenu est ensuite soumis à l'action de l'eau bouillante : s'il y a assez de fécule, on a une espèce d'empois qui se colore en bleu par l'eau iodée. Mais, comme quelques extraits contiennent naturellement de la fécule, on juge de la falsification par la quantité de dépôt que donne l'eau froide et par l'intensité de la coloration bleue au contact de l'eau iodée.

______

(1) M. *Stanislas Martin* a trouvé de l'extrait de monésia fait avec les *extraits de réglisse* et de *ratanhia*; et de l'extrait de salsepareille qui contenait de *l'extrait de saponaire*.

Pour s'assurer si un extrait contient du *cuivre métallique,* on en dissout une partie dans l'eau, que l'on décante ensuite, et l'on traite le résidu par l'acide nitrique, qui transforme le métal en sel, où sa présence sera décelée soit par les réactifs, soit par une lame de fer, ou mieux par des aiguilles ordinaires bien décapées : elles ne tarderont pas à se couvrir de cuivre, si l'extrait en contient.

On a trouvé du cuivre métallique dans des *extraits de belladone,* dans des *extraits secs de réglisse, etc.*

EXTRAIT DE CASSE.

Cet extrait, préparé avec la casse en noyaux, est employé comme laxatif. Mais, dans la droguerie, on lui substitue quelquefois la *pulpe de pruneaux,* dont les propriétés laxatives sont bien inférieures.

L'extrait de casse est noir foncé ; il a une saveur douce et sucrée, accompagnée d'une légère amertume.

La pulpe de pruneaux est rougeâtre, et ne laisse aucun goût amer dans la bouche.

EXTRAIT DE GENIÈVRE.

L'extrait de genièvre a une saveur douce, légèrement amère. On l'administre comme tonique stomachique et comme diaphorétique carminatif.

Cet extrait mal préparé a une saveur âcre, désagréable, due à une ébullition trop prolongée ; il est grenu et possède une odeur empyreumatique très-prononcée. On a cherché à corriger ces défauts par une addition de *miel* et de *sucre;* mais cet extrait, mis dans la bouche, laisse bientôt l'arrière-goût âcre et désagréable qui caractérise l'extrait mal préparé.

On le mélange aussi avec du *suc de réglisse;* la saveur de ce dernier permet de reconnaître facilement la fraude.

M. *Recluz* l'a trouvé falsifié avec de la *fécule.* En traitant un poids connu de l'extrait par l'eau distillée froide, il se dissout, et la fécule mêlée de résine reste pour résidu. On traite par l'alcool, qui dissout la résine ; on sèche et on pèse la fécule.

On a aussi, par erreur, délivré de l'*extrait* de *belladone* pour extrait de genièvre. En 1846, nous avons été chargé, avec M. *Bussy,* d'examiner un extrait de genièvre qui avait mis les jours de trois personnes en danger. Il résulta d'expériences faites sur des chiens que l'extrait délivré contenait une substance toxique, jouissant des propriétés de la belladone (dilatation des pupilles, cécité momentanée, vive anxiété, vomissements répétés).

EXTRAIT DE QUASSIA.

L'extrait de quassia est brun jaune, grumeleux et très-amer ; cette saveur est plus forte et plus persistante que celle de l'écorce du bois de quassia.

On le prescrit comme tonique et fébrifuge.

Comme la plupart des autres extraits, il peut renfermer du *cuivre métallique* par suite de sa préparation dans des vases de ce métal. On s'en assurera par les moyens déjà indiqués (*V. Extraits*).

Souvent on y ajoute beaucoup de *poudre* ou *râpure* dite *de quassia* et un grand nombre de *racines de gentiane.* Cette addition pourra être reconnue par l'odeur et la saveur.

EXTRAIT sec DE QUINQUINA.

L'extrait sec de quinquina, ou *sel essentiel de quinquina de Lagaraye,* est très-déliquescent, d'une couleur hyacinthe claire, d'une saveur très-amère. Il ne contient que fort peu de quinine, d'après l'analyse de MM. *Pelletier* et *Caventou ;* aussi l'emploie-t-on plutôt comme tonique que comme fébrifuge.

On l'a additionné d'un *mucilage de gomme arabique,* dans la proportion de $^1/_4$, $^1/_3$ et même de moitié de son poids ; dans ce cas, il reste longtemps sec et cassant, et donne avec l'alcool un précipité abondant, jaunâtre, visqueux, ayant beaucoup de cohésion.

On le fraude aussi avec de la *fécule.* M. *Pédroni* fils a

trouvé un extrait sec de quinquina qui renfermait près de 30 % de fécule.

Quelquefois on le remplace par des extraits différents, tels que les *extraits de gentiane, d'écorce de saule*, de *marronnier* (1) ; il a alors une couleur noire ou brune foncée, mais non hyacinthe ; sa saveur a une amertume particulière.

EXTRAIT DE RATANHIA.

L'extrait de ratanhia est souvent confondu avec la *gomme Kino*. M. *Wahlberg*, de Stockholm, a indiqué lemoyen suivant pour les distinguer : on humecte d'un peu d'eau ou de salive le produit à essayer. L'extrait de ratanhia prend une belle teinte de bronze, tandis que le Kino se colore en rouge brun foncé.

EXTRAIT sec DE RÉGLISSE.

Cet extrait, obtenu par l'évaporation de la décoction de racine de réglisse (*glycyrrhiza glabra*), est en bâtons de $0^m 125$ à $0^m 150$ de long, de $0^m 027$ environ de diamètre, d'une cassure lisse et brillante, d'un noir foncé. Sa saveur est sucrée et agréable.

Il entre dans la composition du cachou de Bologne et du suc de réglisse épuré, etc.

On le falsifie par la *fécule* et par une forte proportion de *poudre inerte*. Il est alors flexible et non cassant ; sa cassure est terne et grenue. On l'a aussi falsifié par un extrait qui lui donnait le goût de *foin*.

Il contient aussi du *cuivre métallique*, enlevé mécaniquement aux bassines de ce métal dans lesquelles on l'a préparé. Mais il ne renferme pas de sels de cuivre, ainsi que cela résulte de plusieurs essais faits par M. *Villain*, de Reims.

(1) Un pharmacien de Londres, M. *Morson*, a vu vendre en Angleterre des quantités considérables d'un extrait *dit* de quinquina, composé de : *Extrait d'écorce de marronnier* 200 p., *résine jaune* 25 p. Cet extrait brûlé sur une pelle rougie au feu répandait une forte odeur de résine ; trituré avec de l'alcool à 36°, il donnait une solution devenant laiteuse au contact de l'eau ; rien de semblable ne se présente avec l'extrait de quinquina pur.

EXTRAIT DE RHUBARBE.

L'extrait de rhubarbe a l'odeur et la saveur de la rhubarbe ;
il est jaune brunâtre. Il est quelquefois préparé avec de la
rhubarbe de mauvaise qualité ou des résidus de *décoctions* et
de *teintures diverses* auxquelles on ajoute un peu d'extrait de
rhubarbe ; on y mêle aussi une certaine proportion d'*alcali*
pouraugmenter son poids. Cette dernière fraude se reconnaît à la couleur rouge-brun foncé de la solution aqueuse
de l'extrait et à sa solution avec effervescence dans les acides. Lorsqu'on laisse vieillir l'extrait de rhubarbe, il se couvre de moisissures et prend une forte odeur de storax. Ce fait,
observé depuis longtemps par M. *Landerer*, a été vérifié depuis par M. *Reinsch*, qui s'est assuré que cette odeur exhalée
par l'extrait de rhubarbe moisi provenait de la formation
d'une huile particulière.

F.

FARINE DE BLÉ.

La farine de blé ou de froment est le produit de la division ou mouture du blé (*triticum sativum, hibernum*), plante
de la famille des Graminées.

La farine de bonne qualité est d'un blanc jaunâtre, d'une
odeur *sui generis*, d'un éclat vif, sans points rougeâtres, gris
ou noirâtres. Sa saveur peut être comparée à celle de la colle
de pâte fraîche. Elle est douce au toucher, sèche, pesante,
adhère aux doigts et forme une espèce de pelote lorsqu'on
la comprime dans la main. Malaxée avec l'eau, dont elle prend
plus du tiers de son poids, elle doit faire *pâte longue*, élastique, non collante. La farine est d'une qualité plus ou moins
inférieure, selon que la pâte est plus ou moins *courte*.

La farine de moyenne qualité est d'un blanc mat et contient
généralement plus de son ; si on la serre dans la main, elle
échappe entièrement, à moins qu'elle ne provienne de blés
humides.

100 gr. de farine pure laissent, après l'incinération, 0^{gr.} 80
à 0^{gr.} 90 de résidu.

On compte plusieurs sortes de froment, suivant sa qualité, suivant le pays qui le produit : le plus beau, le plus dur, est celui d'Odessa (Russie méridionale).

La farine de blé a été analysée par *Kirchoff*, *Proust*, *Vogel*, *Vauquelin.*

Voici quelques-uns des résultats obtenus par ce dernier chimiste :

	FARINE brute de froment.	FARINE de blé dur d'Odessa.	FARINE de blé tendre d'Odessa.	FARINE des boulangers de Paris	FARINE des hospices, deuxième qualité.	FARINE des hospices, troisième qualité.
Eau (1).............	10,00	12,00	10,00	10,00	8,00	12,00
Gluten sec (2).....	10,96	14,55	12,00	10,20	10,30	9,02
ou gluten humide.	29,00	»	30,20	26,40	25,30	21,10
Amidon..........	71,49	56,50	62,00	72,80	71,20	67,78
Glucose..........	4,72	8,48	7,36	4,20	4,80	4,80
Dextrine........	3,32	4,90	5,80	2,80	3,60	4,60
Son (3)..........	»	2,30	1,20	»	»	2,00

(1) L'eau et le ligneux (approximativement représentés par le son) constituent la somme des matériaux inertes que renferment les céréales.

(2) Le gluten est la substance azotée, d'un blanc grisâtre, élastique, tenace, d'une odeur fade, qui donne à la farine de blé ses qualités éminemment nutritives. Il se réduit, par la dessiccation, à peu près au $\frac{1}{3}$ de son poids. Plus une farine est riche en gluten, meilleure elle est. Sans le gluten, une farine ne peut donner une pâte bien levée, ni un pain léger et poreux.

Cette proportion de gluten varie d'ailleurs dans une bonne farine suivant l'espèce de blé qui l'a fournie, suivant le climat, la nature du sol, le degré de maturité, les engrais, la température de l'année.

M. *Boland* porte la dose de gluten sec de 10,5 à 11 % dans les farines de 1re qualité et de 7,5 à 9 % dans les farines inférieures.

(3) Le son qui se forme dans la mouture, et que l'on sépare de la farine, à l'aide du blutage, contient, d'après MM. *Millon* et *Peligot,* de 8 à 10 % de ligneux. M. *Millon* a analysé le son d'un blé tendre indigène (département du Nord), récolté en 1848, et lui a trouvé la composition suivante :

Amidon, dextrine et sucre........	50,0 } approximatifs.
Sucre de réglisse................	1,0 }
Gluten........................,	14,9
Matière grasse..................	3,6

Dans ces derniers temps, M. *Peligot* a analysé un grand nombre d'échantillons de blé moulu ; voici les résultats qu'il a obtenus pour le blé d'Espagne (mélange de blé tendre et de blé dur), et le blé de Tangarock (blé très-dur), tous deux très-communs sur le marché de Paris :

	Blé d'Espagne.	Blé de Tangarock.
Eau	15,2	14,8
Matières grasses	1,8	1,9
Matières azotées insolubles dans l'eau (1)	8,9	12,2
Matières solubles (albumine)	1,8	1,4
Matières solubles non azotées (dextrine)	7,3	7,9
Amidon	63,3	57,9
Cellulose (2)	» (3)	2,3
Sels	1,4	1,6

USAGES.—En raison du gluten qui y est renfermé, la farine de blé, sous forme de pain, occupe le premier rang parmi les substances qui servent à la nourriture quotidienne de l'homme (4).

En pharmacie, elle entre dans la confection de quelques pilules, on s'en sert pour préparer des cataplasmes émollients. En décoction, elle est administrée contre la toux, la diarrhée.

ALTÉRATIONS.— La farine de blé contient toujours de l'*eau*, qu'elle a puisée dans l'atmosphère depuis sa mouture, ou que le blé renfermait avant cette opération. Le minimum est de 6 °/₀ et le maximum de 20 ou 25 ; en moyenne, il faut comp-

Ligneux	9,7
Sels	5,7
Eau	13,9
Matières incrustantes et principes aromatiques (dosées par différence)	1,2
	100,0

(1) Les matières azotées insolubles fournissent le gluten qui est lui-même un mélange de quatre substances (*Albumine, fibrine, Caséine végétale, glutine*).

(2) D'après M. *Millon*, la farine de blé tendre indigène renferme 238 °/₀ de ligneux ; celle de blé dur, 1,25 °/₀.

(3) La cellulose est à déduire de l'amidon.

(4) La France consomme annuellement 120 millions d'hectolitres de froment, de méteil (seigle et froment) et de seigle. Si on compte l'hectolitre à 15 fr., prix moyen dans les années d'abondance, cela fait une somme de 1,800,000,000 de francs, appliquée à cette seule consommation.

ter sur 17 °/₀ (1). D'ailleurs, on reconnaîtra qu'une farine a été additionnée d'eau, par la dessiccation au bain-marie d'un poids déterminé; la différence des pesées avant et après l'expérience indiquera si la farine a perdu plus de 20 à 25 °/₀ de son poids au maximum.

La farine desséchée, exposée dans un lieu humide, ne tarde pas à s'échauffer, à se pelotonner, à se gâter; son poids augmente alors de 12 à 15 °/₀, et souvent plus.

L'humidité exerce une fâcheuse influence sur la farine, elle altère le gluten et rend ce dernier impropre à produire une bonne panification. D'autre part, elle favorise la formation des sporules de divers champignons, qui plus tard se développent abondamment dans le pain.

Les farines altérées ont une odeur et un aspect différents de ceux des bonnes farines; assez souvent elles sont aigres, ou ont subi la fermentation putride, et alors elles sont infectes, d'un blanc terne ou rougeâtre, avec un goût âcre et piquant plus ou moins prononcé (2).

Le gluten peut offrir des variations dans sa qualité, suivant que la mouture a été plus ou moins rapide : il est d'autant plus altéré que la vitesse des meules a été plus accélérée, et, par conséquent, que la farine a été plus échauffée. On dit alors que cette dernière sent l'*échauffé,* ou, vulgairement, qu'elle sent *la pierre à fusil.*

(1) Suivant M. *Louyet,* les farines non humides renferment toutes, naturellement, soit blutées, soit avec le son, entre 12 et 13 °/₀ d'*eau hygrométrique,* qui peut être chassée à 100ºc. Le chimiste belge appelle *eau de combinaison,* celle qui exige, pour être expulsée, une température supérieure à 100ºc.

Il résulte d'expériences récentes de M. *Millon,* que la farine chauffée pendant 5 à 6 heures à 160 ou 165º, se déshydrate complétement. Ce chimiste a trouvé, par suite d'essais faits sur 30 échantillons de farines de provenances diverses (Beauce, Brie, Vexin, Champagne, Picardie, Normandie), que le minimum d'eau est 14,63 °/₀; et le maximum, 16,68 °/₀. D'après les expériences faites sur 9 échantillons de farine des années 1846, 1847 et 1848, le minimum d'eau est 14°/₀ et le maximum 18,2°/₀.

(2) M. *Audouard* père, de Béziers, a eu à examiner une farine composée de : *amidon,* 75 ; *gluten putride,* 7,5 ; *matières gommeuse, sucrée* etc., 17,5. Le pain fait avec cette farine avait donné lieu à des accidents graves. Le gluten s'était décomposé par suite d'un grand échauffement.

Il est donc important de pouvoir apprécier non-seulement la quantité, mais encore la qualité du gluten. Avec de l'habitude, on peut avoir recours à l'essai qui consiste à mêler la farine avec un peu d'eau et à en faire une pâte qu'on étire entre les doigts. On juge de la qualité de la farine par l'élasticité plus ou moins grande de la pâte, due à la qualité et à la quantité du gluten qui y est contenu.

Pour atteindre le même but, M. *Boland* a imaginé un petit instrument qu'il a nommé *aleuromètre* (du grec ἄλευρον farine, et μέτρον mesure ; mesure des farines). C'est un cylindre creux, en cuivre, long de $0^m,15$ environ, et de $0^m,02$ à $0^m,03$ de diamètre. Il se compose de deux pièces principales : l'une de $0^m,05$ de hauteur, fermée à son extrémité, sorte de capsule pouvant contenir 15 gr. de gluten frais, se visse au reste du cylindre. Une tige en cuivre de $0^m,05$ de hauteur, graduée en 25 parties, terminée par une petite plaque circulaire et légèrement bombée, descend au tiers du cylindre, et peut en sortir par la partie supérieure opposée à la capsule, de sorte que, celle-ci étant chargée, il se trouve entre le gluten et la base de la tige mobile un espace vide dont la hauteur représente 25 degrés de la tige. Ce petit appareil est porté, au moyen d'un bain d'huile, à une température de 150 à 250^{oc}.

A cette température, le gluten se gonfle ; en augmentant de volume, il s'élève dans le cylindre, atteint bientôt la tige graduée, qu'il soulève plus ou moins. La longueur du cylindre de gluten boursouflé, ou la hauteur à laquelle s'est élevée la tige graduée, faisant l'office d'un petit piston, indique le développement du gluten par la cuisson, donne la mesure de sa qualité, et permet, par suite, d'apprécier les propriétés panifiables de la farine qui l'a fourni. Les bonnes farines fournissent un gluten qui peut augmenter de 4 à 5 fois son volume ; lorsque celui-ci appartient à une farine altérée, il ne se boursoufle pas, devient visqueux et presque fluide, adhère aux parois du cylindre et développe même quelquefois une odeur désagréable. Celle du bon gluten rappelle l'odeur du pain chaud. Si le gluten, dans son développement, n'a pas atteint la tige, c'est-à-dire, s'il n'a pas 25 degrés de dilatation, alors la farine d'où il provient devra être considérée comme impropre à la panification (1).

Un autre mode d'essai a été proposé par M. *Robine*. Il est fondé sur la propriété que possède l'acide acétique étendu d'eau de dissoudre tout le gluten et la matière albumineuse contenus dans une farine, sans toucher à la matière amylacée, et sur la densité qu'acquiert la solution de ces substances dans l'acide acétique, densité qui est d'autant plus considérable qu'il s'est dissous plus de gluten et de matière albumineuse, et, par conséquent, que la farine est susceptible de fournir une plus grande quantité de pain.

A cet effet, M. *Robine* a construit un aréomètre, nommé *appréciateur des farines*, et gradué de manière que chaque degré représente un pain du poids de 2 kilog. lorsque l'on emploie la quantité de farine contenue dans un sac de 159 kilogr.

L'acide acétique doit être assez étendu d'eau distillée pour que l'appréciateur s'y enfonce jusqu'à son degré 93 ; ce liquide étant amené à la température de 15^{oc}, on délaye la farine dans autant de fois 31$^{\text{centim. cub.}}$, 25 d'acide acétique qu'il y a de fois 4 gr. dans la quantité de farine employée pour l'essai. Si on en prend, par exemple, 24 gr. (2), on les écrasera avec un pilon, dans un mortier de porcelaine, et on y ajoutera 6 fois 31, 25 ou 186$^{\text{centim. cub.}}$, 5 d'acide acétique, on triturera pendant dix minutes afin de dissoudre le gluten, et on versera le tout

(1) Essais de diverses farines par l'aleuromètre :

	Gluten hydraté.	Dilatation du gluten.
Farine d'Étampes	33 %	29 degrés.
Id. Id.	33	35
d. de Chartres....................	33	36
Id. de Brie	35	32
Id. de 1812....................	38	29
Id. de blé de Berg....................	30	39
Id. Id.	32	50

Le gluten d'amidonnier, séché et réduit en gros gruaux, marque 38° à l'aleuromètre. Le gluten d'amidonnier, séché et réduit en fins gruaux, marque 50°.

(2) On prend 24$^{gr.}$ si la farine est de première qualité, et 32$^{gr.}$ si elle est de deuxième qualité.

dans un vase plongé dans de l'eau à 15°c. Après un repos d'une heure, il s'est formé un dépôt d'amidon et de son ; on décante la liqueur surnageante, qui est laiteuse ; puis on plonge l'appréciateur. Le degré auquel cet instrument s'enfonce indique la quantité de pains de 2 kil. que doivent donner 159 kil. de farine. Cette quantité, lorsque la farine est de bonne qualité, varie de 101 à 104 pains ; l'instrument doit, par conséquent, marquer 101 à 104 degrés.

Si l'on sature le liquide avec du bicarbonate de soude, le gluten abandonne l'acide et vient nager à la surface ; on peut le recueillir sur une toile très-serrée, le laver à l'eau froide et l'obtenir avec toutes ses propriétés.

A l'aide de l'appréciateur, M. *Robine* a pu indiquer la valeur d'une farine, sous le rapport du rendement, à un demi-pain près, évaluation suffisante pour un travail en grand.

Une autre altération de la farine de blé, signalée par M. *Dizé*, est le mélange de cette farine avec la *farine mélampyrée* (1), que l'on peut reconnaître par le procédé suivant, qu'il a indiqué : on pétrit 15 gr. environ de la farine suspecte avec une quantité suffisante d'acide acétique étendu de 2/3 d'eau, on en forme une pâte très-molle que l'on met dans une cuiller d'argent. On chauffe graduellement jusqu'à l'évaporation complète de l'eau et de l'acide. Le petit morceau de pâte se détache alors de la cuiller ; on le coupe : la coloration en rouge violacé de la partie interne de la section indique l'addition de farine mélampyrée. Plus cette couleur est foncée, plus le mélange est considérable (2).

(1) Cette farine provient de la mouture d'un blé mal criblé, contenant de la graine de *mélampyre des champs* ou *blé de vache, rougelle*, etc., plante qui se trouve dans les champs de blé lorsque la culture n'en est pas soignée.

(2) En 1847, un marchand de La Châtre (Indre) livra au commerce des farines tellement avariées que plusieurs personnes, qui avaient mangé du pain qui en provenait, furent gravement incommodées. Les farines saisies, analysées par MM. *Decerfz* et *Auroux*, furent reconnues d'une qualité très-inférieure, échauffées, viciées, mélangées et altérées par la présence de graines étrangères, spécialement par la semence du *sinapis arvensis*, que les boulangers appellent *chicotin* et qui donne au pain un goût âcre et détestable. Ces farines ne donnèrent pour 100 gr. que

On a trouvé quelquefois des farines altérées par la présence de très-petites parcelles de *cuivre métallique* provenant des supports des pignons et roues d'engrenage dans les moulins où ces farines avaient été préparées (1).

FALSIFICATIONS. — Les farines de blé sont l'objet de fraudes incessantes, soit qu'on cherche à déguiser leur qualité infé-rieure, soit que, dans un but de honteuse spéculation, surtout aux époques où les céréales sont à un prix élevé, on les mélange avec des produits similaires d'une valeur et d'une qualité inférieures. Les farines étant d'une utilité de premier ordre, puisqu'elles forment la base de la subsistance des populations, et qu'elles ne sont que trop souvent l'unique nourriture du pauvre, leur étude, envisagée sous le point de vue des falsifications qu'on leur fait subir, a dû fixer au plus haut point l'attention des chimistes ; un grand nombre, en effet, se sont occupés de ce sujet important.

Les farines de froment sont falsifiées avec la *fécule de pommes de terre* ; les *farines d'autres graminées (riz, maïs (2), orge, avoine, seigle)* ; les *farines de légumineuses (féveroles, vesces, pois, haricots, fèves, lentilles)* (3); la *farine de sarrasin* ;

2^{gr}, 10 d'un mauvais gluten noirâtre, non visqueux et sans élasticité. Par un jugement de la justice de paix de La Châtre, le marchand de farine fut condamné à 10 fr. d'amende, à la restitution des sommes provenant de la vente de ces farines, à leur destruction et aux frais.

(1) On a trouvé sur le marché de La Rochelle des farines altérées par la présence du *cuivre*.

(2) En 1847, le tribunal correctionnel de Nantes a condamné quatre boulangers de cette ville, deux à trois mois, et les deux autres à un mois de prison, solidairement, et chacun à 50 fr. d'amende, et à la confiscation des farines saisies, pour avoir mélangé à la farine de blé diverses proportions de farines de maïs, de fèves et d'autres légumineuses. A l'audience, deux des prévenus ont avoué leur culpabilité.

(3) En 1846, plusieurs marchands de farines et boulangers de Rouen furent poursuivis pour avoir mêlé de la farine de féveroles à la farine de froment. Cette farine de légumineuses fait considérablement renfler le pain, et permet au boulanger d'augmenter d'une manière notable le volume de l'eau qui y entre sans que la pâte en paraisse plus légère.

En 1847, le tribunal de Laon a confirmé purement et simplement le jugement du tribunal de Vervins qui condamnait le meunier D... à six mois de prison pour mélange de farine de féveroles à celle de blé.

Une grande partie des boulangers de Saint-Calais (Sarthe) furent conl'*ivraie* (1). On y a introduit aussi des substances minérales, pouvant porter une atteinte plus ou moins grave à la santé publique, telles que des *os moulus* (2), des *cailloux blancs* (3), du *sable* (4), du *plâtre* (5), de l'*albâtre en poudre*, de la *craie*(6),

damnés, les uns à 16 fr., les autres à 50 fr. d'amende, et tous solidairement aux frais, pour avoir mélangé à leur farine une plus ou moins grande quantité de farine de légumineuses. Ils ont prétendu, pour leur défense, que cette addition était indispensable pour donner au pain de la consistance, de la physionomie; en un mot, que *ce mélange était fait plutôt dans l'intérêt des consommateurs que dans celui des boulangers.*

Il résulte des détails révélés dans l'affaire de Rochefort portée, en 1848, devant la cour d'assises de la Vienne, que les meuniers substituaient à la farine provenant du blé de première qualité qui leur était donnée à moudre, de la farine de légumineuses additionnée de *remoulus.* Sur vingt échantillons de farine analysés, les experts, MM. *Lesson* et *Saboureau,* en ont trouvé dix entièrement dépourvus de gluten ; les dix autres en contenaient des quantités variables, dont la plus forte n'atteignait pas la moitié du chiffre normal. Il y avait, en outre, 32 à 81 % de matières étrangères (avoine, fèves, fragments de cotylédons).

(1) Quelques auteurs ont prétendu que la farine avait été mélangée avec l'*amidon;* d'après le prix élevé de cette substance relativement à celui de la farine, nous sommes porté à croire que cette fraude est impraticable.

(2) En 1837, M. *Clarke* reconnut qu'une expédition de 1407 sacs de farine, destinée par un entrepreneur à la consommation de l'Espagne et du Portugal, contenait, par chaque sac, $\frac{1}{3}$ de plâtre et d'os moulus. L'entrepreneur fut condamné à 1000 livres sterling (25,000 fr.) d'amende.

(3) En 1843, on a saisi à Marseille des farines, expédiées pour l'Algérie, contenant 6% d'une poudre analogue à la farine par la blancheur et la finesse, et qui fut reconnue provenir de cailloux blancs concassés, pulvérisés et blutés.

(4) En 1847, la cour d'appel d'Orléans a confirmé un jugement de première instance qui condamnait à quatre mois de prison un riche meunier de Cloyes, près Châteaudun, accusé d'avoir vendu 14 sacs de farine dont la composition, révélée par l'expertise, était la suivante : *amidon,* 66; *sable,* 4 ; *graines oléagineuses,* 6 ; *son,* 12. La farine de blé n'y entrait que pour mémoire.

(5) En 1847, le tribunal correctionnel de Pont-l'Évêque (Calvados) a condamné à trois mois de prison, 75 fr. d'amende et aux frais, le tout solidairement et par corps, les sieurs Jean-Pierre L..., journalier, et Jean-Baptiste M..., ouvrier meunier, pour avoir mêlé une certaine quantité de plâtre aux farines qui leur avaient été confiées.

(6) En 1836 M. *H. Vandamme,* d'Hazebrouck, a analysé une farine

de la *chaux* (1), de l'*alun*, des *carbonates de magnésie et de soude* (2).

L'addition de la fécule de pommes de terre à la farine de blé, n'en altère ni la blancheur, ni la saveur, ni l'odeur. Mais cette farine fraudée absorbe moins d'eau que la farine pure ; conséquemment, à poids égal, elle fournit moins de pain.

Selon M. *Boland*, 25 % de fécule rendent la farine impropre à la panification, il n'y a pas d'avantage réel à en ajouter moins de 8 à 10 %.

Les moyens proposés pour reconnaître si une farine contient ou non de la fécule, sont très-nombreux. Nous n'insisterons pas sur beaucoup d'entre eux, aujourd'hui reconnus insuffisants : nous ne ferons que les mentionner. Tels sont :

1° Le moyen qui consiste à projeter sur un papier noir un peu de la farine suspectée et à l'examiner soit à la loupe, soit

vendue par un meunier du pays, et qui était composée de *matières calcaires*, mélangées avec du son.

En 1847, le sieur G..., meunier à Fosse (Belgique), a été condamné par le tribunal de Namur à un an de prison et 300 fr. d'amende, pour avoir mêlé à des farines de la craie et le produit de la mouture des semences de légumineuses.

La même année, le sieur Ch. D..., gérant de la compagnie de panification à Molenbeck-Saint-Jean (Belgique), a été condamné, par défaut, à deux ans de prison, 200 florins d'amende et au retrait de sa patente pour avoir mêlé ou fait mêler à des farines, des substances nuisibles à la santé.

(1) En 1847, nous avons eu à examiner, avec M. *Lassaigne*, des farines saisies qui contenaient 2 à 3,5 % de chaux, ajoutée probablement dans le but de saturer l'acidité qui s'y était développée.

(2) Nous sommes convaincu qu'il a été expédié, du département de l'Allier à Paris, une poudre impalpable, blanche, pesante, destinée à être mêlée à la farine. Cette poudre, dont nous avons encore un échantillon, n'était autre que du *sulfate de baryte*.

On a essayé aussi d'introduire dans les farines, de la *porcelaine en poudre impalpable*. D'un autre côté, on a prétendu que certaines farines avaient été additionnées de *céruse*, de *blanc de fard ;* mais le prix élevé de ces substances par rapport à celui de la farine, permet de douter de cette sophistication criminelle ; elle serait d'ailleurs facile à dévoiler à l'aide de l'hydrogène sulfuré qui *noircirait* la farine ainsi adultérée, par suite du sulfure de plomb ou de bismuth, qui se serait formé.

à l'œil nu, pour reconnaître si elle présente des points brillants (*Henry, Chevallier*) ;

2º La coloration communiquée par les vapeurs d'iode (*Chevallier* et *Bois de Loury*) ;

3º L'emploi du camphre (*Planche*) ;

4º L'emploi d'un instrument particulier imaginé par M. *Legrip* et appelé *similamètre* ;

5º Le dosage du gluten (*Henry*) ;

6º Les émanations différentes produites par les acides sulfurique et chlorhydrique versés sur une farine pure ou mélangée de fécule (*Morin*) ;

7º Les différences de colorations produites par l'acide nitrique (*Dupin*), l'acide chlorhydrique, le nitrate de mercure liquide (*Dubuc* père) ;

8º La différence de poids spécifique d'une farine mélangée comparativement à une farine pure (*Dubuc* père) ;

9º L'examen comparatif du dépôt formé après avoir délayé dans l'eau une farine pure et une farine suspecte (*Lodibert*) ;

10º L'emploi de la teinture d'iode et de l'ammoniaque (*Chevallier*) ;

11º La décrépitation sur des charbons ardents ;

12º La neutralité ou l'acidité du liquide provenant de la distillation sèche d'une farine, suivant qu'elle est pure ou mélangée de fécule (*Rodriguez*) ;

13º L'examen comparatif des teintes produites par une quantité mesurée de teinture alcoolique d'iode, renfermant de l'acide acétique, avec une farine suspecte et une farine pure délayées dans un volume déterminé de potasse additionnée d'alcool à 34º (*Cavalié*).

Tous ces modes d'essai offrent des caractères difficiles à saisir, pas assez tranchés ou exigeant de la part de l'opérateur une trop grande habitude pour pouvoir être mis à la portée de tous. En outre, quelques-uns n'ont pas toujours donné des résultats aussi précis que ceux indiqués par leurs auteurs.

Le procédé suivant dû à M. *Boland* fournit des résultats satisfaisants. Il est fondé sur cette propriété signalée par M. *Gay-Lussac*, à savoir que si l'on triture convenablement, dans un mortier, un mélange de farine de blé et de fécule de pommes de terre, celle-ci, en raison du volume plus considérable de ses grains (1), s'écrase la première avant que l'amidon de blé n'ait été atteint ; et, traitée par l'eau, elle donne un liquide qui se colore en bleu par l'addition de l'iode ; tandis que, dans les mêmes circonstances, la farine pure fournit une liqueur qui ne se colore pas ou du moins acquiert une coloration différente par le même réactif.

On prend 25^{gr} de la farine à essayer et on constate d'abord sa qualité en séparant le gluten de l'amidon ; on la mélange dans une tasse ou dans une capsule de porcelaine, à l'aide d'un tube, avec 12^{gr},5 d'eau (2) ; on malaxe ensuite cette pâte, dans le creux de la main sous un très-petit filet d'eau, ou mieux dans un bol de verre ou de porcelaine, à moitié rempli d'eau. Si la farine a été mal fabriquée, le gluten est grenu, difficile à se rassembler en masse dans la main. Lorsque l'eau de lavage découle limpide, on a, pour résidu, dans la main, le gluten pur dont on détermine le poids.

On agite bien le mélange d'eau et d'amidon contenu dans la cuvette, et on le verse dans un vase conique, tel qu'un verre à expérience ou un verre à pied de limonadier, dans lequel on laisse reposer une heure environ ; il se forme à la partie inférieure un dépôt qu'il est important de ne point troubler ; on décante avec un siphon l'eau qui le surnage, et deux heures après, on aspire avec une pipette l'eau qui l'a encore surnagé, car l'amidon entraîne toujours une certaine quantité d'eau qu'il abandonne peu à peu en prenant de la cohésion.

Ce dépôt est formé de deux couches distinctes : l'une, supérieure, grise, consiste en gluten divisé, non élastique, et en albumine ; l'autre, inférieure, d'un blanc mat, est l'amidon. On enlève avec précaution la couche grise, en se servant d'une cuiller à café. Une résistance qu'il ne faut pas chercher à vaincre, indique la présence de la couche d'amidon qu'on laisse sécher entièrement jusqu'à ce qu'elle devienne solide ;

(1) Le diamètre des grains de fécule de pommes de terre est de 140 millièmes de millimètre, tandis que celui des grains d'amidon de blé n'est que de 50 millièmes de millimètre.

(2) On peut prendre aussi 30 gr. de farine et 15 gr. d'eau.

dans cet état, on la détache du verre en appuyant légèrement l'extrémité du doigt autour de la paroi interne, jusqu'à ce que la couche se sépare avec sa forme conique. Elle ne tardera pas à se sécher convenablement, si on la dépose sur un petit carreau de plâtre sec.

Si la farine essayée est pure, la masse est homogène; si elle contient de la fécule de pommes de terre, celle-ci, plus pesante que l'amidon de blé, s'étant précipitée la première, occupe le sommet du cône. En enlevant avec un couteau, et successivement, des couches du poids de 1^{gr} chacun (1/25 de la farine éprouvée), en les triturant isolément et successivement dans un mortier d'agate, d'abord avec la molette sèche, puis avec un peu d'eau froide, la liqueur filtrée prend, au contact de la teinture d'iode concentrée, une couleur bleu foncé; elle devient seulement jaune ou d'un rose violacé léger, si on n'a affaire qu'à de l'amidon de blé.

Si l'on triturait trop longtemps, l'amidon acquerrait une divisibilité assez grande pour se colorer aussi en bleu par l'iode et on pourrait être induit en erreur. C'est pourquoi M. *Boland* insiste sur l'emploi exclusif d'un mortier d'agate de 0^m,20 de diamètre environ. Un mortier de verre ou de porcelaine émaillée est insuffisant; ses parois internes trop unies laissent glisser la fécule sans la déchirer. Un mortier en biscuit, non émaillé, présente, au contraire, trop d'aspérités saillantes.

Par le procédé de M. *Boland*, on peut aussi connaître approximativement la proportion de fécule ajoutée à la farine, en enlevant du cône d'amidon, cinq couches successives d'un gramme chacun, et en les éprouvant par ordre; la coloration bleue avec l'iode, indiquera une addition de 5 % de fécule de pommes de terre, par couche éprouvée.

Le procédé de M. *Boland* est exact, mais il exige une certaine habitude qui ne permet pas à tout le monde de réussir facilement et du premier coup.

Nous-même avons proposé le mode d'essai suivant comme susceptible d'être mis en pratique par les boulangers: on triture fortement, dans un mortier, pendant cinq minutes, un mélange de 16^{gr} de la farine à essayer et de 16^{gr} de grès en poudre; on ajoute par petites portions 1/16 de litre (1) d'eau, de manière à former une pâte homogène qui est délayée avec le reste de ce liquide. On le filtre et on en prend 1/32 de litre auquel on ajoute 1/32 d'eau iodée préparée à l'instant avec 8^{gr} d'iode et 500^{gr} d'eau (2). Le liquide provenant du traitement de la farine pure est coloré en rose tirant sur le rouge. Cette coloration disparaît d'autant plus vite que les blés et farines auront été récoltés et fabriqués par un temps plus humide ; si l'on agit sur de la farine féculée, le liquide donne une couleur tirant sur le violet, qui disparaît beaucoup plus lentement.

Un autre mode d'opérer, indiqué par M. *Robine*, consiste à mêler avec 10^{gr} de farine 4^{gr} de bicarbonate de soude ; on ajoute successivement et, par petites portions, 1/16 de litre d'eau. Le mélange étant fait, on le met dans un verre à pied, et on y verse, par petites portions, 2 ou 3 cuillerées de vinaigre et une cuillerée d'eau ; il y a effervescence et production d'une écume formée de gluten et d'une partie de la farine. On continue l'addition de vinaigre et d'eau, jusqu'à cessation complète d'effervescence. Alors on enlève l'écume, puis on verse dans le liquide 1/32 de litre d'eau iodée et une petite quantité d'alcool. Si l'on opère sur de la farine pure, on retrouve la coloration rosée qui disparaît en peu de temps ; tandis que si l'on a opéré sur de la farine féculée, le précipité se divisera en deux parties : la fécule teinte en bleu occupera le fond du vase et conservera sa couleur ; l'amidon de froment, plus léger, sera à la partie supérieure du vase et se décolorera.

M. *Mayet* a proposé un procédé basé sur la consistance qu'une solution de potasse à la chaux au 1/4 donne à l'amidon et à la fécule de pommes de terre ; la consistance étant plus grande avec cette dernière. Suivant M. *Mayet*, on peut ainsi reconnaître dans une farine 1/20 de fécule. Pour cela on prive de son gluten 100^{gr} de la farine à examiner, l'amidon

---

(1) On trouve chez tous les potiers d'étain, des mesures de ce métal, de $^1/_{16}$ et de $^1/_{32}$ de litre.

(2) Cette solution aqueuse d'iode doit toujours être récemment préparée ; on laisse l'iode dans le fond du flacon, et on y remet de l'eau quand on veut procéder à un nouvel essai.

délayé dans l'eau est abandonné à lui-même pendant quelques
minutes. S'il contient de la fécule, celle-ci se dépose la première et, par décantation, on l'obtient presque en totalité,
mélangée avec une partie seulement de l'amidon. Le dépôt
étant recueilli sur un filtre et égoutté, on en prend 10^{gr} que
l'on délaye dans 100^{gr} d'eau ; on fait la même opération avec
10^{gr} d'amidon pur et la même quantité d'eau, chaque mélange est introduit dans une fiole ou dans un goulot renversé
de 125^{gr}, d'ouvertures sensiblement égales, et additionné de
10^{gr}. de solution alcaline au 1/4 ; l'amidon pur forme, au
bout de cinq minutes, un mélange épais, opaque, mais s'é-
coulant facilement du goulot de la fiole ; la fécule donne un
magma complétement gélatineux et ne pouvant couler du
goulot de la fiole.

M. *Martens* a constaté qu'un mélange de 5 % de fécule à la
farine peut encore être reconnu, en la broyant fortement dans
un mortier de cristal ou d'une autre matière très-dure. Si on
vient à y mêler de l'eau, celle-ci dissout un peu de substance
amylacée. La filtration, après quelques minutes de macération à froid, donne un liquide clair qui bleuit par l'addition
de l'eau iodée, s'il y a de la fécule ; si la farine de blé est
pure, le même liquide ne change pas de couleur par l'addition de l'eau iodée, sans doute parce que les grains de la
fécule de blé, étant plus fins et se trouvant enveloppés de
gluten élastique, ne sont pas écrasés par le pilon de manière
à mettre à nu la partie centrale susceptible de se dissoudre
dans l'eau froide.

En 1847, M. *Donny* a donné un procédé très-sensible, fondé
sur une expérience faite depuis longtemps par M. *Payen* et
qui consiste en ce qu'une faible dissolution de potasse qui n'a-
git pas sensiblement sur les grains d'amidon, peut cependant
gonfler les grains de fécule et augmenter considérablement
leur volume. On étend la farine suspecte en couches très-
minces sur le porte-objet d'une loupe montée ou d'un microscope, et on la délaye avec une dissolution de potasse
caustique à 1 1/2 ou 2 % (1^{gr} 75 de potasse dans 100^{gr} d'eau
distillée) ; les grains de farine de blé n'éprouvent que peu ou
point de changement, tandis que les globules de fécule s'éten-

dent en grandes plaques minces et transparentes. On rend le phénomène plus sensible encore, en ajoutant préalablement au mélange desséché avec précaution, quelques gouttes d'eau iodée : la couleur bleue que prend alors la fécule permet d'en saisir plus facilement les contours et d'en apprécier plus sûrement le volume qui atteint jusqu'à 10 et 15 fois celui des grains d'amidon.

Le procédé de M. *Donny* permet de distinguer dans la farine une quantité infiniment petite de fécule.

Dans ces derniers temps, M. *Lecanu* a proposé d'apporter les modifications suivantes au mode opératoire de M. *Boland:* on forme avec la farine suspecte et 40 % de son poids d'eau, une pâte bien liée, bien homogène ; on en sépare le gluten par les moyens ordinaires, on recueille les eaux de lavage et on les agite de manière à remettre en suspension la totalité des particules déposées ; on passe le liquide trouble au travers d'un tamis de soie, afin de retenir les débris de gluten et de son entraînés, et on décante dans un vase conique aussitôt qu'un notable dépôt se sera formé ; sans attendre que l'eau surnageante soit éclaircie, on le décantera et on le mettra en réserve pour l'examiner au besoin; puis on délayera le dépôt dans de nouvelle eau; on laissera reposer une seconde fois, pendant le temps nécessaire pour qu'une portion des particules remises en suspension ait pu se précipiter ; on répétera cinq à six fois ces opérations successives sur le dépôt de moins en moins considérable. Le dépôt le plus lent à se former ne contiendra, pour ainsi dire, que de petits globules d'amidon. Les dépôts intermédiaires contiendront de gros globules d'amidon et de petits globules de fécule. Le dépôt le plus prompt à se former, après avoir d'abord contenu une forte proportion de gros globules de fécule, une faible proportion de petits globules de fécule et de gros globules d'amidon, finira par ne plus contenir que de gros globules de fécule. A la loupe, il présentera l'éclat, le brillant, le grenu des plus belles cassonades de betteraves ; avec l'eau de potasse à $1^{gr},25$ pour 100 d'eau, ils montreront pour la plupart, sur un point quelconque de leurs surfaces, une ouverture circulaire, d'un très-petit diamètre, parfois remplacée par une petite croix. Dé—

layés avec environ 30 fois leur poids d'eau de potasse à (1^{gr}., 75 pour 100), ils donneront naissance à une gelée homogène, transparente, qui étendue en couches minces, sur une plaque de verre, puis légèrement imprégnée d'eau iodée, aiguisée d'acide chlorhydrique, présentera des vessies colorées en bleu, d'un diamètre égal à 5 ou 6 fois au moins celui des globules primitifs.

Suivant M. *Lecanu*, on peut de cette manière retrouver dans les farines de blé $\frac{1}{100}$ de leur poids de fécule de pommes de terre.

Quelquefois la farine de blé est mélangée avec celle d'autres graminées, tels que le riz, l'orge, le maïs, l'avoine, le seigle (1). M. *Rodriguez* a proposé la distillation sèche, comme moyen d'essai. Suivant ce chimiste, la farine pure donne à la distillation une liqueur neutre au papier de tournesol, et acide lorsqu'elle est mélangée de riz, de seigle. Mais ce procédé n'est pas exact ; nous avons répété plusieurs fois les expériences de M. *Rodriguez*, et nous pensons qu'il n'y a rien à conclure de leur application, car les farines de blé pures donnent constamment un produit distillé acide et point neutre.

La farine de riz qui n'est ajoutée à celle de blé que dans des circonstances exceptionnelles, peut s'en distinguer, suivant M. *Donny*, par l'inspection microscopique. Si on prive d'abord de son gluten la farine suspecte, par le procédé mécanique ordinaire, et qu'on examine à la loupe ou au microscope l'amidon recueilli à part, on remarquera, si la farine contient du riz ou du maïs, des fragments anguleux, à demi translucides, provenant de la juxtaposition et de la configuration polyédrique des grains de fécule dans le périsperme corné de ces graminées (2).

---

(1) Les farines d'orge, de seigle, riches en albumine et sans gluten, sont employées par les boulangers pour la *tourne de la pâte*.

(2) Le procédé de M. *Donny*, mis en pratique par MM. *Lassaigne* et *Chevallier* d'une part, et par M. *Poggiale*, de l'autre, a permis de reconnaître la farine de riz dans de la farine de blé destinée à la fabrication du pain pour les hôpitaux militaires. Le fournisseur a fini par avouer que ces deux farines avaient été, en effet, mélangées.

Le maïs étant plus fréquemment employé pour frauder la farine, sa présence est par cela même plus importante à constater. M. *Mauviel-Lagrange* a reconnu qu'en mettant une farine de blé, mélangée de farine de maïs, en contact avec l'acide nitrique étendu d'eau, puis avec une solution aqueuse de sous-carbonate de potasse, il se forme des flocons jaunâtres qui, après le dégagement d'acide carbonique, sont entourés de points jaunes orangés. De cette manière, il est possible de découvrir 4 à 5 % de maïs dans une farine de blé.

Une autre réaction, observée séparément par MM. *Filhol*, *Lassaigne*, *Letulle* et *Chevallier*, peut servir à distinguer la présence du maïs dans la farine. Nous voulons parler de la teinte jaune qu'une solution très-étendue de potasse caustique, en petite quantité, communique à la farine de maïs. Si, d'après M. *Letulle*, on emploie une solution de potasse à 12 ou 14 %, le maïs prend une coloration jaune verdâtre clair, qui permet de reconnaître une addition de 5 à 10 % de cette farine.

Concurremment avec le procédé de M. *Donny*, on n'aurait, d'après les observations de M. *Louyet*, qu'à incinérer une quantité déterminée de farine suspecte, 5 gr. par exemple ; la proportion de cendres que l'on obtiendra pourra mettre sur la voie d'une fraude (1).

---

(1) M. *Louyet* a conclu de ses recherches que toutes les fois que 5 gr. d'une farine de froment blutée, préalablement séchée à 100°c donneront plus de 0 gr., 045 de cendres, il y aura presque certitude absolue de falsification.

Il a trouvé que :

5gr. de farine d'orge desséchée	à 100°c donnent	0gr.	119	de cendres.
5	d'avoine tamisée	id.	0	100
5	de seigle	id.	0	050 à 0gr. 055
5	de riz mondé	id.	0	021
5	de maïs de France	id.	0	068
5	de fécule de pommes de terre	id.	0	070

La farine de méteil (seigle et froment) ne donne pas plus de cendres que la farine de froment pur ; mais les cendres possèdent une légère réaction alcaline.

M. *Louyet* a constaté, en outre, que l'usure des meules ne peut augmenter le contenu des farines en matières fixes, que d'une manière réellement imperceptible.

Enfin, M. *Villain* a indiqué, comme moyen auxiliaire, l'examen comparatif des caractères et surtout de la couleur que présentent le gluten de froment pur et le gluten d'un mélange de farine de blé avec celle de seigle, d'orge, de riz ou de maïs.

Voici ces caractères comparatifs :

Le gluten de froment pur est homogène, s'étale en plaques sur les soucoupes; sa couleur, d'un blond jaunâtre, est analogue à celle de la colle-forte.

Le gluten d'un mélange (1) de blé et de seigle est très-visqueux, noirâtre, sans homogénéité. Il se désagrége, adhère en partie aux doigts, et s'étale sur les soucoupes beaucoup plus que le gluten de blé.

Le gluten d'un mélange de blé et d'orge est désagrégé, sec et non visqueux ; il paraît formé de filaments vermiculés, entremêlés et tordus sur eux-mêmes. Sa couleur est le brun rougeâtre sale.

Le gluten d'un mélange de blé et d'avoine est jaune noirâtre, on voit à sa surface un grand nombre de petits points blancs.

Le gluten d'un mélange de blé et de maïs est jaunâtre, non visqueux, mais ferme, ne s'étalant pas sur les soucoupes.

L'examen attentif de ces caractères peut, d'après M. *Villain*, faire présumer s'il y a ou non fraude, quand même il n'y aurait que 5 % de farine étrangère à celle de blé.

Les falsifications les plus fréquentes que l'on fait subir à la farine, consistent à la mélanger avec des farines de légumineuses, particulièrement avec celle de féveroles (2).

---

(1) Tous ces mélanges ont été faits à *parties égales.*

(2) L'addition aux farines de blé, des farines de lentilles ou de vesces, en raison de la couleur brune de ces dernières, ne peut guère avoir lieu que pour les farines de blé de qualité inférieure.

Au contraire, les farines de haricots, de pois, dont la teinte vert d'eau se perd aisément au sein d'une masse considérable de matière blanche, les farines de féveroles que l'on emploie pour la *tourne de la pâte,* en même temps que plus tard elles donnent à la croûte du pain une teinte dorée agréable à l'œil ; ces farines, disons-nous, s'associent bien avec toute espèce de farine de blé tant que leur proportion est inférieure à 5 % ; au delà de ce terme, la blancheur, l'odeur, la saveur dee

Dès 1801, *Galvany*, qui le premier s'occupa de ce genre de fraude, observa que les farines de légumineuses faisaient perdre au gluten des céréales son liant, son élasticité, au point de le rendre susceptible de passer à travers un tamis, comme le fait la fécule. Plus tard, MM. *Orfila* et *Barruel* répétèrent ces expériences et reconnurent que le gluten, dans ce cas, se trouvait simplement dans un grand état de division. *Galvany* vit, en outre, que pour faire disparaître totalement le gluten, il fallait ajouter à 20 gr. de farine pure, 7 gr. de haricots et 8 gr. de vesces. Mais cette disparition du gluten ou de ses propriétés ne peut donner des résultats assez tranchés pour faire conclure à une fraude : c'est seulement un moyen auxiliaire.

La distillation sèche d'une portion de farine suspecte, indiquée par M. *Rodriguez*, est un procédé qui ne permet pas d'asseoir un jugement définitif sur ses résultats. Les farines de légumineuses donnent bien, ainsi que l'a annoncé M. *Rodriguez*, un liquide alcalin au papier de tournesol rougi, par suite de la prédominance du principe azoté. Nous avons, ainsi que d'autres chimistes, répété plusieurs fois ses expériences et nous avons observé que les farines de légumineuses mêlées avec parties égales de farine de blé normale donnent un produit acide et non point alcalin. D'ailleurs une farine de blé pure, remarquablement riche en gluten, pourrait fournir des produits alcalins, tandis que telle autre, additionnée d'une petite quantité de légumineuses, mais pauvre en gluten, fournirait des produits neutres.

farines est altérée. Celles-ci perdent la faculté de se pelotonner par la pression de la main, fournissent des pâtes grasses, douces au toucher, et comme savonneuses ; parfois même, comme avec la farine de haricots, elles deviennent impropres à une panification régulière ; c'est pourquoi on ne peut mélanger celle-ci avec la farine de blé, que dans une faible proportion.

M. *Dubuc* père avait indiqué, pour reconnaître ces falsifications, de frotter la farine suspecte entre les mains, ou mieux, d'en délayer une cuillerée dans un peu d'eau bouillante. L'odeur particulière qui émane de la farine de haricots ou de pois signale leur existence dans la farine de blé.

La farine de pois, en forte proportion, se mélange mal avec la farine de blé ; un œil un peu exercé reconnaît aisément la nuance verdâtre que présente, par places, la farine mélangée.

Le procédé de M. *Cavalié,* qui repose sur la propriété dont jouit la légumine contenue dans les farines de légumineuses, de faire mousser les liquides avec lesquels on l'agite, ne pourrait aussi servir que de moyen auxiliaire. Suivant M. *Cavalié,* la farine pure agitée, pendant quelques minutes, avec l'acide sulfurique étendu, donne une écume qui disparaît bientôt par le repos de la liqueur. La même expérience faite avec une farine de légumineuses, donne lieu à une écume considérable qui persiste pendant plusieurs heures. M. *Cavalié* a cherché à indiquer la quantité de légumineuse introduite dans une farine de blé par la hauteur de l'écume, le long d'une échelle offrant dix degrés, dont chacun égale quatre millimètres.

Le procédé de M. *Robine* consiste à triturer, pendant cinq minutes, dans un mortier en biscuit de porcelaine, un mélange de 16 gr. de la farine à essayer et de 16 gr. de grès en poudre ; on ajoute successivement, et par petites portions, 1/16 de litre d'eau, puis on filtre. L'eau qui provient d'une farine mélangée de féveroles passe moins vite et reste constamment louche. On y ajoute 1/32 de litre d'eau iodée : l'eau provenant de la farine pure est colorée en rose tirant sur le rouge, coloration d'autant plus intense que les blés ou farines auront été récoltés par un temps plus sec ; l'eau provenant de la farine mêlée de féveroles, prend une couleur de chair plus ou moins prononcée, et qui disparaît d'autant plus vite qu'il y a plus de farine de féveroles dans le mélange ; la farine de féveroles pure donne une coloration ardoisée.

On peut simplement délayer dans un verre à pied 8 gr. de farine suspecte avec 1/32 de litre d'eau, jusqu'à ce qu'il n'y ait plus de grumeaux, et y verser 1/32 de litre d'eau iodée.

Le procédé de M. *Martens* consiste à constater la présence d'une légumineuse dans une farine de blé par la recherche de la légumine (1) et la manifestation de ses caractères. On délaye la farine suspecte avec deux fois son volume d'eau distillée, et on laisse macérer à 20 ou 30°ᶜ, pendant une ou deux heures, en ayant soin d'agiter de temps en temps. On filtre et on lave avec un peu d'eau : si le liquide filtré se

____

(1) Espèce de caséine végétale, particulière aux plantes légumineuses.

trouble et devient lactescent par l'addition de quelques gouttes d'acide acétique ou d'acide phosphorique trihydraté, c'est qu'il contient de la légumine. Suivant M. *Martens,* on peut ainsi reconnaître 5 à 10 °/₀ de légumineuses dans une farine de blé.

Mais il faut ajouter que ce moyen ne peut être que d'une utilité secondaire dans un essai de farines ; car il n'est pas parfaitement prouvé que, par suite de réactions quelque-fois difficiles à prévoir, le gluten ou les autres matières azo-tées, propres aux céréales, ne puissent pas devenir solubles dans l'eau et précipitables, en partie, par l'acide acétique. Il arrive aussi que les dissolutions de légumine, lorsqu'elles sont étendues, cessent de précipiter par l'acide acétique, et que des matières amylacées, autres que les semences de légu-mineuses, telles que le maïs et le sarrasin, communiquent à l'eau la faculté de précipiter par cet acide (1). D'un autre côté, M. *Filhol* a observé que certaines farines de froment cèdent à l'eau une grande quantité de caséine soluble, précipitée par

(1) Dans son Mémoire sur la falsification des céréales publié, en 1847, dans le tome XIV du *Bulletin de l'Académie royale de Belgique,* M. *Louyet* conclut de ses nombreuses recherches, que les caractères in-diqués par M. *Martens* ne suffisent pas pour déceler une fraude. Il a observé, en effet, que les acides acétique et phosphorique trihydraté précipitent aussi les infusions aqueuses faites avec : 1° Les farines de blé, de seigle, blutées, additionnées de chlorure de potassium ou de so-dium ; 2° la farine de sarrasin blutée ; 3° la farine de faines de hêtre ; 4° le tourteau de colza du commerce, les graines de colza concassées ; 5° la farine d'orge germée ou non germée. Si l'on fait bouillir une solution de légumine, mêlée à une infusion de tourteau de colza, la légumine est entraînée par l'albumine coagulée du colza, et la liqueur filtrée reste limpide après l'addition d'acide acé-tique. En outre, si on fait sécher sur un filtre de papier, la légumine précipitée par l'acide acétique, elle s'étend sous forme d'une couche mince, luisante et transparente, à peine visible ; et par une exposition du filtre à l'action successive des vapeurs nitriques et ammoniacales, la couche de légumine prend une teinte d'un beau jaune-serin. Les farines de pois et de haricots, soumises à ces mêmes vapeurs, se colorent aussi en jaune foncé. Cette réaction est due, sans doute, à la légumine ; et si on ne la remarque pas dans les farines de féveroles ou de vesces, c'est probablement parce que ces dernières renferment un principe particu-lier dont la réaction propre masque la coloration de la légumine.

l'acide acétique et non précipitée par l'acide phosphorique trihydraté. Il a, en outre, constaté que cette caséine soluble existe dans le germe de tous les blés, en proportion beaucoup plus considérable que dans le grain lui-même (1).

Depuis, M. *J. Lemènant des Chênais* a proposé de modifier le procédé de M. *Martens* de la manière suivante : on fait avec la farine suspecte et un peu d'eau tiède une pâte que l'on malaxe, sous un filet d'eau, au-dessus d'un tamis de crin, afin d'extraire le gluten. La liqueur obtenue est traitée par l'ammoniaque qui est un bon dissolvant de la légumine (2) ; on laisse reposer pour séparer la fécule, puis on filtre. Dans le liquide filtré, on verse un acide minéral très-étendu (3), pour précipiter la légumine, s'il y a de la farine de légumineuses.

Cette légumine recueillie sur un filtre pesé d'avance est séchée et pesée ; le poids du filtre étant déduit, on connaît celui de la légumine. D'après M. *Lemènant des Chênais*, $0^{gr},90$ de cette substance sur 100 gr. de farine, représentent exactement un mélange de 5% de farine de légumineuses. Si l'on veut seulement constater la fraude, on peut essayer le précipité de légumine en le faisant bouillir dans un creuset ou même dans une cuiller d'argent. La liqueur prend une teinte jaune verdâtre, à moins que la légumine n'ait été privée par l'alcool bouillant de la chlorophylle qu'elle contient ; il se forme ensuite un précipité de même couleur qui, en se décomposant par la chaleur, altère l'argent et le colore en noir, à cause du soufre renfermé dans la légumine.

Le procédé général indiqué par M. *Donny* pour reconnaître les farines de légumineuses dans la farine de blé, est fondé sur ce que celles-ci renferment toujours des fragments de tissu cellulaire visibles à la loupe ou au microscope. Pour cela, on étend une très-petite quantité de la farine suspecte sur le

_____

(1) M. *Filhol* a eu à sa disposition une variété de blé dont la farine contenait autant de légumine qu'une infusion de pois ou de haricots.

(2) Cette méthode a également été indiquée par M. *Lecanu.*

(3) M. *Lemènant des Chênais* pense que les acides minéraux très-étendus d'eau, sont préférables aux acides végétaux pour précipiter la légumine en toute circonstance. Ceux-ci ne la précipitent qu'en cas de neutralité parfaite.

porte-objet d'une loupe montée, et on la délaye très-légèrement (1) avec quelques gouttes d'une solution de potasse caustique, contenant 10 à 12 % d'alcali, qui dissout la fécule sans
toucher au tissu lui-même ; la loupe fait bientôt reconnaître
distinctement le tissu cellulaire réticulé, à mailles hexagonales, propre aux légumineuses.

Pour découvrir les farines de féveroles et de vesces, M. *Donny*
a donné, en outre, un procédé spécial (2) qui consiste à exposer successivement la farine suspecte à l'action des vapeurs
de l'acide nitrique, puis à celles de l'ammoniaque ; la farine
de féveroles ou de vesces prend alors une couleur *pourpre*,
tandis que les autres farines prennent une teinte *jaunâtre*.
Ainsi, dans un mélange de ces farines, on obtient des taches
ou grains d'un rouge foncé toujours très-nettement visibles à
la loupe ou au microscope, disséminés dans une masse blanche ou légèrement jaune, et dont le nombre varie en raison
directe de la fraude. Pour bien réussir, on doit opérer de la
manière suivante : avec 1 ou 2 gr. de la farine à essayer, on
enduit les parois d'une petite capsule de porcelaine de $0^m,06$
à $0^m,08$ de diamètre, qu'on humecte, à cet effet, avec un peu
d'eau ou de salive. On évite de mettre la farine dans le
fond de la capsule, et dans cette portion vide, on verse un
peu d'acide nitrique, de manière à ce qu'il ne soit pas en contact immédiat avec la farine. On recouvre la capsule avec un
petit disque en verre, puis on la chauffe légèrement au moyen
d'une lampe à alcool, sans porter l'acide à l'ébullition. Ce
dernier se vaporise et agit sur la farine, qui prend une teinte
jaune, plus foncée à la partie qui avoisine l'acide, et se dé-
gradant à mesure qu'on se rapproche du bord supérieur. On
arrête l'opération lorsque le bord supérieur est encore blanc
et qu'il ne paraît pas avoir éprouvé une altération sensible de
la part de l'acide nitrique ; alors on remplace ce dernier, au

---

(1) Il faut avoir soin de ne pas trop agiter le mélange de la farine
avec la solution de potasse sur le porte-objet, autrement on briserait
les fragments du tissu cellulaire, ce qui rendrait les recherches beaucoup plus difficiles.

(2) M. *Letulle* a reconnu que le procédé de M. *Donny* pouvait également s'appliquer à la farine de fèves.

fond de la capsule, par l'ammoniaque, et on l'abandonne à l'air.
On voit, sous l'influence des vapeurs ammoniacales, se développer une belle couleur rouge dans la zone moyenne de la
capsule, c'est-à-dire là où l'action de la vapeur nitrique n'a
été ni trop forte, ni trop faible (1). On peut, par ce procédé,
reconnaître facilement 4 °/₀, et même moins, de farine de
féveroles ou de vesces dans une farine de blé.

M. *Martens* a proposé de modifier ainsi le procédé de
M. *Donny* : on prépare un extrait alcoolique de la farine suspecte, on l'étend en couches minces à la surface d'une petite
capsule de porcelaine; cet extrait étant ensuite chauffé à 100°,
puis exposé pendant 1 à 2 minutes à l'action successive des
vapeurs d'acide nitrique et d'ammoniaque concentrée, devra
se colorer en rouge vermeil si la farine de féveroles ou de
vesces fait partie du mélange.

D'un autre côté, il résulte des expériences de M. *Depaire*,
que le principe particulier qui se trouve dans la farine de féveroles ou de vesces exige, pour être transformé en matière
rouge-amarante, l'action de l'oxygène de l'air, de l'acide nitrique et de l'ammoniaque, et qu'on peut l'extraire de ces farines au moyen de l'alcool bouillant. La liqueur évaporée à
sec donne un résidu jaune sirupeux qui, traité par l'éther,
cède à ce véhicule une matière grasse brunâtre; il se sépare
en même temps un sirop grisâtre, insoluble, qui constitue la
véritable matière particulière que les vapeurs d'acide nitrique et d'ammoniaque colorent en rouge-amarante au contact
de l'air. M. *Depaire* pense que le procédé de M. *Donny*, ainsi
modifié, donnera une réaction plus nette, mieux tranchée.

M. *Lassaigne* a trouvé, pour reconnaître la farine de féveroles ajoutée à la farine d'une céréale, un procédé très-simple, fondé sur la présence d'une petite proportion de tannin
dans l'enveloppe des fèves et féveroles, et sur l'absence de ce
même principe immédiat dans les farines de céréales et de

(1) On peut varier le mode opératoire; par exemple, on humecte
l'extrémité d'une grosse baguette de verre avec un peu d'eau, puis on
la plonge dans la farine à examiner ; on expose l'extrémité de la baguette,
ainsi chargée de farine, à l'action successive des vapeurs d'acide nitrique bouillant et d'ammoniaque.

maïs. On place sur une assiette ou soucoupe de porcelaine 3 ou 4 gouttes d'un solutum de protosulfate de fer ou mieux d'un mélange de sel à base de protoxyde et de sesquioxyde de fer ; on y délaye, avec une baguette de verre, une petite quantité de la farine à essayer, de manière à faire une bouillie épaisse, qu'on rend moins consistante par une goutte d'eau distillée, et l'on examine la teinte produite qui apparaît bien sur le fond blanc mat de la porcelaine. Les farines de blé ne prennent qu'une faible teinte *jaune-paille ;* la farine de haricots se colore en *jaune-orange pâle*, et la farine de féveroles prend une faible teinte *vert-bouteille.* Cette dernière coloration est encore sensible, à l'intensité près, avec un mélange contenant de 16 à 10 °/₀ de féveroles. Pour mieux réussir dans ces observations, on place en regard les teintes développées avec des farines pures, prises pour types, ou avec celles d'autres mélanges en différentes proportions (1).

D'après M. *Louyet*, la farine blutée du froment, séchée à 100°ᶜ, donne au maximum 0, 8 °/₀ de cendres ; les farines de féveroles et de pois, blutées et séchées à 100°ᶜ, 3 °/₀ ; d'où il résulte que l'addition d'une certaine quantité de farine de féveroles ou de pois aux farines de blé doit augmenter d'une manière notable la quantité de cendres laissée par la combustion d'un poids donné de farine. M. *Louyet* a constaté, en effet, que l'addition de 10 °/₀ de farine de féveroles à la farine de froment pur, suffit pour doubler la proportion de cendres. En outre, les farines de légumineuses mêlées aux céréales modifient la nature des cendres. M. *Frésénius* a reconnu que les cendres de céréales, de lin, de chanvre, renferment des phosphates *bibasiques*, dont la solution donne avec le nitrate d'argent un précipité *blanc* qui n'éprouve aucun change-

(1) En 1836, M. *Cavalié* avait indiqué l'emploi d'une solution de sulfate de fer (sulfate 1, eau 25) pour distinguer les farines de haricots et de pois de celles de féveroles et de lentilles. Le son, resté sur le tamis de soie à travers lequel on passe la farine, prend une couleur noirâtre, ou ne manifeste aucune coloration suivant que l'on opère sur la farine de féveroles, de lentilles, ou sur la farine de haricots, de pois. Cette coloration noirâtre est due au tannin que les féveroles et les lentilles contiennent dans leurs enveloppes.

ment par une exposition de plusieurs jours à la lumière;
les cendres de légumineuses, de crucifères, de conifères,
contiennent un chlorure alcalin et des phosphates *triba-*
siques, dont la solution précipite en *jaune* le même réactif; ce précipité est un mélange de phosphate tribasique
et de chlorure d'argent. C'est sans doute à cause de la
présence de ce dernier sel, qu'il finit par se colorer en violet à la lumière; de plus, la liqueur surnageante prend une
teinte vineuse. Quand les céréales sont mêlées à une proportion notable de légumineuses, la farine incinérée donne par le
lavage une liqueur qui précipite le nitrate d'argent en *jaune*
pâle. La présence de phosphates tribasiques dans la cendre
des légumineuses la rend très-déliquescente et alcaline, et ce
caractère qu'elle communique à la cendre de froment suffit
pour déceler la sophistication. La cendre du froment blutée
est sèche et frittée, et n'éprouve pas de changement à l'air.
Traitée par un peu d'eau distillée, elle donne une liqueur faiblement alcaline au papier de tournesol, et sans action sur le
papier de curcuma. L'addition de 12 °/₀ de féveroles au froment suffit pour changer les caractères principaux de la cendre qui devient déliquescente et donne avec l'eau une liqueur
alcaline aux papiers réactifs.

Ces caractères qui seuls seraient insuffisants pour faire conclure à une fraude, peuvent être employés concurremment
avec les autres procédés, tels que ceux de M. *Donny.*

M. *Villain* a aussi étudié comparativement les caractères
du gluten d'un mélange de la farine de blé avec une légumineuse. Voici l'énumération de ses recherches :

Avec un mélange (1) de farine de blé et de farine de pois,
le gluten est facile à obtenir; la pâte qui le fournit a une couleur verdâtre, une odeur et une saveur prononcées; l'eau de
lavage a le goût des légumineuses. Humide, le gluten est verdâtre, même à 3 °/₀; à 50 °/₀, il est tout à fait vert; sec, il est
vert foncé.

Avec un mélange de farine de blé et de farine de haricots,
le gluten s'extrait très-difficilement, il diminue à tel point qu'à

____

(1). Tous ces mélanges ont été fait à *parties égales.*

50 % il a disparu en totalité ; la pâte qui le donne, glisse entre les mains, se désagrége beaucoup. Humide, ce gluten s'aplatit moins que celui de blé ; sec, il est blond jaunâtre.

Le mélange de farine de blé et de farine de lentilles fournit une pâte qui laisse sur le tamis un son brun jaunâtre. Le gluten humide s'étale légèrement ; sec, il est jaune brun.

Avec le mélange de farine de blé et de farine de vesces, la pâte a une couleur grise, une odeur spéciale de légumineuses, rappelant celle des amandes amères ; elle laisse sur le tamis un son brun grisâtre. La couleur du gluten sec est le noir verdâtre.

La pâte du mélange de farine de blé et de farine de féveroles a aussi une couleur grise ; elle abandonne un son d'un brun rosâtre. Le gluten sec a une teinte rosée.

M. *Villain* range les légumineuses dans l'ordre suivant, d'après leur action sur le gluten de la farine de blé : haricots, féveroles, lentilles, pois, vesces.

Enfin, M. *Lecanu* a indiqué une marche expérimentale qui paraît conduire à des résultats très-exacts, et permettre de retrouver une très-minime quantité de farine de légumineuses dans les farines de blé. La farine est formée en pâte, enveloppée d'un linge et malaxée sous un filet d'eau. On tient compte de l'odeur des légumineuses, de l'aspect gras que cette pâte pourrait présenter, de l'état savonneux qu'offriraient ses eaux de lavage, du peu d'éclat, de ténacité, de plasticité du résidu glutineux. Les eaux de lavage sont recueillies et agitées pour remettre en suspension les molécules qui se seraient déposées ; on les passe au travers d'un tamis de soie afin de retenir les débris de gluten, et on les partage en deux portions : l'une est abandonnée à elle-même à 18 ou 20°c, pour essayer de lui faire éprouver la fermentation putride qu'éprouvent, dans ces conditions, les eaux de lavage des légumineuses ; tandis que celles des farines privées de gluten, n'éprouvant que la fermentation lactique, ne dégagent que l'odeur du lait aigri. L'autre partie est étendue d'eau pour faciliter sa filtration et la précipitation des particules en suspension, puis abandonnée au repos. On décante ensuite afin d'obtenir séparément d'une part, un liquide A ; d'autre part, un dépôt B. Le liquide A est filtré et concentré avec précaution jusqu'au moment où l'on verra se former à sa surface une pellicule jaunâtre, translucide ; on laisse refroidir et on filtre de nouveau pour séparer les quelques flocons d'albumine coagulée que donnent toutes les farines, puis on y verse goutte à goutte un très-léger excès d'acide acétique. Pour peu qu'il y ait de légumine, il se forme au sein du liquide un dépôt blanc, floconneux, lequel, recueilli et lavé, présentera les caractères suivants : au microscope, il apparaît sous forme de lamelles à bords échancrés ; il est incolore, insipide, inodore ; par la dessiccation, il acquiert la dureté et la translucidité de la corne ; l'eau iodée ne le colore pas ; il est insoluble dans l'alcool, dans l'eau froide ou bouillante, qui ne lui communiquent pas l'état gélatineux ; l'eau de potasse, l'ammoniaque le dissolvent, au contraire, très-aisément, et ces dissolutions sont précipitées par les acides chlorhydrique, nitrique, acétique, oxalique et citrique ; par une ébullition prolongée avec l'eau, cette matière perd sa solubilité dans l'ammoniaque.

Le dépôt B est également partagé en deux portions très-inégales ; dans la moins considérable, on recherche au microscope le tissu réticulé des légumineuses, après l'avoir délayée avec précaution sur des lames de verre : avec de l'eau ordinaire ; avec de l'eau iodée qui, colorant en bleu les globules d'amidon, laissera incolore le tissu qui les enveloppe à la manière d'un réseau ; avec une solution de potasse au $\frac{1}{10}$; avec de l'acide chlorhydrique étendu de son volume d'eau, qui le débarrassera de l'amidon. La portion la plus considérable du dépôt sera, à plusieurs reprises, mise en suspension dans l'eau, puis abandonnée au repos le temps nécessaire pour que les globules d'amidon les plus volumineux se soient précipités ; la portion la plus rapide à se déposer, par conséquent la plus riche en gros globules, sera soumise à l'examen microscopique. Il sera facile d'y reconnaître les globules de légumineuses ; leur forme et leur volume les rapprochent des globules de fécule, et lorsqu'ils sont imprégnés d'eau, ils laissent, pour la plupart, apercevoir tantôt une simple fente longitudinale dirigée dans le sens de leur grand axe, tantôt une double fente se croisant de manière à produire une sorte d'étoile, dans l'un et l'autre cas susceptible de se fermer et de disparaître par la dessiccation, pour se rouvrir et reparaître par l'humectation, sans que d'ailleurs le contact de l'eau iodée, de l'acide chlorhydrique étendu, de l'eau de potasse faible, mette obstacle à la manifestation de ce phénomène. Les particules qui restent le plus longtemps suspendues dans l'eau sont principalement des débris de tissu cellulaire ; en sorte que c'est là surtout que l'on a chance de rencontrer celui qui proviendrait des légumineuses.

Si dans une farine suspecte on a constaté la présence du tissu cellulaire réticulé à mailles hexagonales, des globules à cicatrice linéaire ou cruciale, et de la légumine, on pourra conclure à l'existence d'une ou de plusieurs légumineuses. De plus, on pourra reconnaître si la fraude s'est faite soit au moyen des haricots ou des pois, soit au moyen des lentilles, des féveroles ou des vesces, en appliquant à la farine le procédé de M. *Donny* pour découvrir ces dernières ; et en recherchant, comme M. *Lecanu* l'a observé, si le résidu cellulaire du traitement au bain-marie par l'acide chlorhydrique étendu de trois ou quatre fois son volume d'eau, est incolore ou fortement coloré en rouge lie de vin. Le premier cas se présente avec les farines de blé, de haricots ou de pois ; le second, avec les farines de féveroles, de vesces ou de lentilles.

La sophistication des farines de blé par la farine de sarrasin peut se découvrir d'abord aux caractères extérieurs de la farine falsifiée qui est moins veloutée, moins douce au toucher, plus sèche, moins adhérente aux doigts ; d'une saveur moins agréable, plus âcre. On y voit çà et là des particules noirâtres dues, sans doute, à des fragments du périsperme du sarrasin ; son ensemble offre à l'œil une couleur d'un blanc terne, sale. Elle passe plus facilement à travers le tamis que la farine de blé pure, puisqu'elle ne se pelote pas autant. Si on extrait le gluten de la farine suspecte, et qu'on examine à la loupe ou au microscope l'amidon qui s'est déposé le premier, on apercevra, s'il y a du sarrasin, des agglomérats de fécule, à formes polyédriques, et analogues à ceux du maïs. Tel est le procédé indiqué par M. *Donny*. Suivant M. *Louyet*, 5 gr. de farine de sarrasin tamisée, desséchée à 100°c, donnent 0gr.,120 de cendres. D'après M. *Villain*, le gluten d'un mélange, à parties égales, de farine de blé et de farine de sarrasin, s'obtient aussi facilement que celui du blé seul ; il est très-homogène. Humide, il a un aspect gris noirâtre ; sec, il a une couleur noire, assez foncée.

En résumé, les essais que nous regardons comme les plus convenables pour rechercher les falsifications de la farine de blé par la fécule de pommes de terre, les farines d'autres graminées et de légumineuses, consistent dans l'application des procédés de MM. *Boland, Donny* et *Lecanu*, avec l'emploi auxiliaire des moyens proposés par MM. *Martens, Louyet, Lassaigne* et *Villain*.

On a trouvé de la farine d'ivraie (*lolium temulentum*) dans quelques farines de blé ; cette introduction peut compromettre gravement la santé publique. A l'occasion d'un pain qui avait produit, chez plusieurs femmes, de la somnolence, un tremblement convulsif universel et un froid marqué vers les extrémités, M. *Giovanni Ruspini* se livra à des recherches desquelles il est résulté que l'alcool peut servir à déceler ce dangereux mélange. On fait digérer la farine suspecte dans l'alcool à 35° ; plus la farine est pure, plus l'alcool restera limpide ; il ne prendra qu'une couleur paille plus ou moins foncée, selon que la farine contiendra plus ou moins de péricarpe du blé échappé du blutoir. Il dissoudra en même temps une résine particulière renfermée dans ce dernier. La saveur de l'alcool ainsi coloré ne sera pas désagréable. Si, au contraire, on fait digérer l'alcool avec de la farine mêlée à de la semence d'ivraie, il prendra aussitôt une teinte verdâtre qui se foncera peu à peu ; la saveur de cette teinture alcoolique sera astringente, désagréable, nauséabonde. Évaporée à siccité sur une assiette de porcelaine, elle donnera pour produit une résine d'un jaune verdâtre, offrant les mêmes caractères que la teinture, mais d'une manière plus prononcée.

L'autre genre de fraude qui consiste à ajouter à la farine de blé des substances minérales terreuses, peut donner lieu à des accidents plus ou moins graves. Heureusement, ces sortes de falsifications sont facilement dévoilées, et pour cette raison moins souvent mises en pratique.

On commence par séparer le gluten de la farine suspecte, la liqueur laiteuse qui en provient est versée dans un vase conique; la matière terreuse, se précipitant la première, vient occuper le fond du vase. Après quelques heures de repos, on décante le liquide, on enlève avec soin le dépôt conique, et on le dessèche. La partie supérieure de ce cône, mise à part, est incinérée. Si les cendres traitées par l'acide chlorhydrique ou nitrique font effervescence et fournissent une solution donnant un précipité blanc avec l'ammoniaque, l'oxalate d'ammoniaque, ce sera un indice de la présence du phosphate et du carbonate de chaux, d'os moulus. Le précipité blanc fourni par l'oxalate d'ammoniaque décomposé dans un creuset, à une chaleur rouge, donnera de la chaux vive qui rougira le papier de curcuma.

Si en délayant la farine dans l'eau, une matière grenue, croquant sous la dent, insoluble dans les acides, se précipite de suite au fond du vase, c'est qu'on aura affaire à du sable. Le liquide fera effervescence au contact des acides, si la farine contient du carbonate de chaux (craie), du carbonate de potasse (1) ou de soude, des cendres, ou du carbonate de magnésie. La solution acide donnera avec l'oxalate d'ammoniaque un précipité blanc d'oxalate de chaux, soluble dans l'acide nitrique, si la base est la chaux; elle donnera un précipité jaune-serin avec le chlorure de platine, si la base est la potasse; et un précipité grenu avec le phosphate de soude ammoniacal, si la base est la magnésie. En outre, la liqueur aqueuse avant le contact de l'acide, verdira le sirop de violette, si le carbonate ajouté est à base de potasse, ou si on a affaire à des cendres, qui fournissent avec l'eau froide une dissolution contenant beaucoup de carbonate de potasse.

La chaux libre ajoutée parfois aux farines, se découvre d'abord par la forte réaction alcaline que présentent la pâte

(1) Le carbonate de potasse ou les cendres, les carbonates de soude et de magnésie, sont ajoutés aux farines dans le dessein de favoriser l'élévation de la pâte et la cuisson du pain.

faite avec les farines ainsi frelatées, et son eau de lavage ; tandis que les eaux de lavage des pâtes de froment ou d'autres céréales rougissent très-faiblement le papier de tournesol ; ensuite par la forte proportion de cendres que ces farines fournissent. D'ailleurs, ces eaux de lavage alcalines, concentrées par évaporation et filtrées, donneront avec un carbonate alcalin un précipité blanc de carbonate de chaux, décomposable à la température rouge, en chaux vive qui rougira le papier de curcuma.

Pour rechercher le sulfate de chaux ou le plâtre, on fait bouillir dans l'eau distillée ou l'eau acidulée une petite quantité de farine suspecte : le liquide filtré fournira avec l'eau de baryte un précipité blanc, insoluble dans l'acide nitrique, et avec l'oxalate d'ammoniaque un précipité blanc, soluble dans l'acide nitrique, et donnant de la chaux vive lorsqu'on le décompose dans un creuset à une chaleur rouge ; ou bien on calcinera la farine dans un creuset, pour la décomposer et la transformer en charbon ; celui-ci fera passer le sulfate de chaux à l'état de sulfure que l'on reconnaîtra au dégagement d'hydrogène sulfuré produit par quelques gouttes d'acide chlorhydrique ou nitrique ; le liquide résultant étant filtré, donnera un précipité d'oxalate de chaux par l'addition de l'oxalate d'ammoniaque.

L'alun ajouté quelquefois aux farines pour les rendre plus blanches (1) se reconnaît de la manière suivante : on triture, dans un mortier, la farine avec de l'eau distillée et on filtre. La liqueur filtrée a une saveur légèrement astringente : elle donne avec le chlorure de baryum, un précipité blanc, insoluble dans l'acide nitrique ; avec l'ammoniaque, un précipité blanc floconneux, soluble dans la potasse en excès.

Telles sont les fraudes nombreuses que l'on fait subir aux farines de blé. Elles sont d'autant plus fréquentes que les céréales sont à des prix plus élevés, comme cela est arrivé en 1847 ; et tout ce que nous venons de dire sur cet important sujet prouve surabondamment que l'administration, dans le but d'éviter les fraudes, devrait chercher à établir un règle-

____

(1) La quantité ajoutée, ordinairement dans ce but, paraît être de 1 p. d'alun pour 150 p. de farine.

ment sur des bases fixes, déterminées par une commission spéciale.

Les farines pourraient être classées d'après leur richesse en gluten, comme l'a proposé M. J. *Barse.* Les farines employées ordinairement à la panification, renfermant de 24 à 34 % de gluten humide, M. *Barse* distingue trois classes de farines : la première comprend celles qui contiennent 30 % et au-dessus de gluten humide ; la deuxième, celles qui en contiennent 27 % et au-dessus ; la troisième, 24 % et au-dessus.

Toute farine, avant d'être livrée au commerce, pourrait être *titrée* d'après cette division, et toute espèce de pain devrait porter le titre de la farine qui a servi à le fabriquer.

FARINE DE LIN.

Cette farine s'obtient par la mouture de la semence du lin (*linum usitatissimum*), plante de la famille des linées. Elle est jaune verdâtre, et renferme quelques parties rougeâtres dues aux téguments de la graine, elle est douce et grasse au toucher, et se prend en masse quand on la comprime entre les doigts ; elle tache le papier par la pression. La décoction de farine de lin pure ne donne pas de coloration avec l'iode.

La graine de lin contient, d'après M. *Meyer* : *mucus végétal contenant de l'acide acétique libre et quelques sels, extractif mêlé de quelques sels, amidon, cire, résine molle, matière colorante jaune, gomme, albumine végétale, huile grasse.*

Selon M. *Dublanc,* le mucus végétal est de la bassorine, et la graine de lin a la composition suivante :

Huile fixe 35 ; *écorce* 25 ; *gomme soluble* 20 ; *bassorine* 10 ; *parenchyme périspermatique* 10.

M. *Becquerel* a reconnu, en outre, dans la graine de lin, la présence d'une petite quantité de *sucre.*

Il résulte des expériences de M. *Dublanc,* ainsi que de celles que nous avons faites avec M. *Guibourt,* que l'on retire par l'éther, en moyenne, 33 à 35 % d'huile, de la farine de lin.

Voici, au reste, d'après les essais faits par M. *Gaultier*

de Claubry, un tableau indiquant le rendement en huile des principales farines de lin (1).

			Huile pour 100 p. de farine.
Farine de graine de lin, de France, très-belle.........			37,75
—	—	— moins belle........	33,45
—	—	— moins belle encore	29,38
—	—	de Sicile..	33
—	—	de Russie..................	32,50
—	—	—,	29,50
—	—	—	30,25
—	—	—	34,79
—	—	—	33,15

Moyenne : 32, 64 %.

Divers essais que nous avons faits nous ont fourni, pour des farines d'autres provenances, les résultats suivants :

		Huile.
Farine de lin de Russie....................		35 %
—	de Flandre...................	39
—	de Bretagne	31
—	de Picardie....	31
—	de Saint-Pétersbourg..........	29
—	de Hambourg................	30

Moyenne : 32, 50 %.

La densité de la farine de lin est environ de 0,470 (ou 1 litre pèse 470 gr.). Il faut 1 p. de farine de lin de bonne qualité et 3 p. d'eau pour faire un bon cataplasme.

La farine de lin doit être choisie fraîchement préparée, car l'huile qu'elle contient est susceptible de se rancir, et par suite lui communique de l'âcreté.

La farine de lin donne, par l'incinération, 5 à 6 % de cendres (2).

(1) M. *Gaultier de Claubry* a préparé] lui-même ces farines pour éviter toute cause d'erreur.

(2) D'après M. *Leuchtweiss*, ces cendres ont la composition suivante :

Potasse.......................	25,85
Soude	0,71
Chaux.	25,27
Magnésie......................	0,22
Peroxyde de fer...............	3,67
Acide phosphorique............	40,11
Sulfate de chaux	1,70
Chlorure de sodium............	1,55
Silice........................	0,92
	100,00

Usages. — La farine de lin est la plus employée, comme émolliente, sous forme de cataplasmes ; elle fait l'objet d'un commerce assez considérable. Pour Paris seulement, la vente de cette farine s'élève annuellement de 80 à 90,000 kilog.

Falsifications. — Dans le commerce, la farine de lin est souvent falsifiée. On la mélange de *tourteau de lin* (1), de *son* ou de *recoupettes* (2), de *sciure de bois, d'ocre jaune,* de *farines d'orge et de maïs,* de *marne,* de *carbonate de chaux.*

Ces substances, qu'on serait tenté au premier abord, de regarder comme inertes, peuvent changer cependant la nature de la farine de lin, et lui donner la propriété de déterminer une irritation des plaies sur lesquelles on applique les cataplasmes préparés avec cette farine. Il peut alors y avoir aggravation de la maladie et danger pour le malade ; il est donc très-important de savoir découvrir les sophistications auxquelles on soumet cette farine émolliente.

La farine mélangée ou préparée avec les tourteaux obtenus dans l'extraction de l'huile, est rougeâtre, sèche, dure, et exige 4 p. d'eau au lieu de 3 pour faire un cataplasme de consistance convenable. Pour déceler cette fraude, on épuise la farine par l'éther, qui s'empare de l'huile et l'abandonne par évaporation. La quantité d'huile indiquera si la farine est ou non mélangée. C'est, au reste, la meilleure des épreuves, pour reconnaître son degré de pureté.

Le son est la matière qu'on y ajoute le plus communément ; alors la farine délayée dans l'eau devient bleue par l'addition de la teinture d'iode ; mais il faut une coloration bien évidente, parce que le lin contient lui-même un peu d'amidon et qu'il est souvent mélangé de semences étran-

----

(1) En 1843, nous avons eu à examiner des farines de lin saisies qui contenaient 10 à 12 % de tourteau.

(2) En 1841, le tribunal correctionnel (8ᵉ chambre) a condamné les sieurs M..., F... M. et L., chacun à 100 fr. d'amende et aux dépens, et à la confiscation des marchandises saisies, pour avoir livré au commerce et débité des farines de lin allongées de recoupes, dans les proportions de 25 et 33 %.

gères (1) qui se pulvérisent avec lui, et y introduisent cette fécule.

On peut aussi reconnaître la présence du son, à l'aide du microscope, ou de la densité moindre de la farine mélangée, d'après la densité connue de la farine pure et celle du son qui est 0,170 (ou 1 litre pèse 170 gr.)

La sciure de bois (2), convenablement préparée, et préalablement rendue grasse avec des *fèces* d'huile, a été aussi introduite frauduleusement dans la farine de lin. Sa présence pourra être reconnue, soit à l'aide du microscope, soit par l'absence de coloration par l'iode, ou par un rendement moins fort en huile.

Non content de la sciure de bois ordinaire, on a employé la *sciure de bois de gayac*, produit presque sans valeur, mais dont la présence sera facile à constater au moyen de la réaction suivante : on mouille une partie de la farine de lin suspectée, on l'étend sur un canevas que l'on expose aux vapeurs nitreuses ; si la farine contient du bois de gayac, elle se colore d'une teinte verdâtre ; si elle n'en contient pas, cette coloration ne se manifeste pas. On peut aussi faire macérer, pendant une heure, la farine avec l'alcool, puis tremper dans ce liquide des bandes de papier non collé que l'on expose ensuite aux vapeurs nitreuses : la coloration ou non-coloration de ce papier en vert bleuâtre, indiquera la présence ou l'absence de bois de gayac dans la farine soumise à l'essai.

Si la farine de lin est mélangée avec celles d'orge ou de maïs, son décoctum aqueux bleuira au contact de l'eau iodée.

Quant au mélange avec l'ocre jaune, il sera décelé par la quantité de cendres que la farine fournira à l'incinération,

(1) Ces semences sont celles du *spergula arvensis*, du *sisymbrium sphelix*, d'un *gallium* de la famille des rubiacées; enfin du *lolium perenne*, de la famille des graminées. Cette dernière semence contient de la fécule amylacée susceptible de se colorer en bleu par l'iode, et c'est à elle qu'on doit rapporter la couleur violacée que prennent les farines de lin traitées par l'eau iodée.

(2) En 1842, un pharmacien-droguiste, de Paris, fut condamné, par le tribunal correctionnel, à 500 fr. d'amende, pour vente de médicaments falsifiés; parmi ces derniers, on trouva une assez grande quantité de sciure de bois, destinée à être vendue comme farine de lin.

par la couleur rouge et la nature chimique de ces cendres.

La marne ou le carbonate de chaux se reconnaîtront à l'effervescence produite par la farine au contact de l'acide acétique ou chlorhydrique. On délayera une certaine quantité de farine de lin avec de l'eau et de l'acide nitrique; la liqueur filtrée donnera avec l'oxalate d'ammoniaque un précipité blanc d'oxalate de chaux qui se changera, par la calcination, en chaux caustique, rougissant le papier de curcuma.

Il serait à désirer que les pharmaciens préparassent toujours eux-mêmes leur farine de lin, soit en pilant la graine dans un mortier, ou mieux en ayant recours au moulin, qui doit remplir dans sa construction la condition d'inciser ou de déchirer la graine, plutôt que de l'écraser ; autrement l'huile est exprimée, la farine est moins belle, et elle rancit plus vite.

FARINE DE MAÏS.

Cette farine est fournie par le maïs, vulgairement appelé *blé de Turquie (zea maïs)*, plante de la famille des graminées. Elle a une teinte jaune-paille claire ; la pâte qu'elle forme avec l'eau a moins de liant que celle qui est faite avec la farine de blé ; elle laisse par la malaxation un son jaunâtre assez abondant et ne renferme pas de gluten.

D'après les analyses de **M.** *Payen,* elle contient : *amidon* 28,4; *matière azotée* 5 ; *matière grasse* 33,6 ; *matière colorante* 0,2 ; *cellulose* 20 ; *dextrine* 2 ; *sels divers* 7,2.

M. Gorham y a trouvé une substance particulière visqueuse, d'un jaune de cire, à laquelle il a donné le nom de *zéine.*

Le maïs renferme 4 % d'une huile jaune qu'on peut en extraire par l'éther. Suivant d'autres chimistes, cette proportion est de 8 % environ. La farine de maïs doit être préparée au moment de s'en servir ; autrement elle rancit, par suite de l'altération de l'huile qu'elle contient.

D'après M. *Génin,* la densité de la farine de maïs est 1,023. Avec la teinture d'iode en petite quantité, le décoctum aqueux donne un précipité couleur lie de vin. Après douze heures de repos à l'obscurité, le précipité est d'un blanc sale, et l'eau surnageante devient laiteuse.

Avec l'eau iodée en excès, le précipité est rose ; après douze heures de repos à la lumière, le précipité est décoloré.

Avec l'eau bouillante, on a, après deux heures de repos, un précipité occupant le tiers du volume total ; l'eau surnageante est laiteuse. Le liquide filtré donne, avec la teinture d'iode, un précipité rose violacé.

1 gr. de farine de maïs délayé dans 30 gr. d'eau alcalisée par la soude caustique donne une coloration citrine avec consistance de sirop. La liqueur, étendue d'eau, fournit avec l'acétate de plomb un précipité blanc abondant qui occupe, au bout d'une heure, environ les 9/10 du volume total.

D'après *M. Louyet*, la farine de maïs donne 1,50 °/₀ de cendres (1).

Usages. — La farine de maïs constitue un aliment agréable, d'une digestion facile.

Falsifications. — La farine de maïs a été falsifiée par la *fécule de pommes de terre*. *M. Génin* a examiné comparativement la farine pure avec la farine mélangée de fécule, et a trouvé que cette dernière était d'un jaune moins foncé que la farine pure, ou d'un blanc sale ; qu'elle faisait entendre un craquement plus ou moins fort lorsqu'on la comprimait entre les doigts. Par la teinture d'iode en petite quantité, elle donne un précipité prenant des teintes intermédiaires entre la couleur lie de vin et la couleur bleue. Après douze heures de repos à l'obscurité, le précipité est d'un blanc sale et l'eau surnageante est plus ou moins louche. Avec l'eau iodée en excès, elle donne un précipité bleu, qui est plus ou moins décoloré après douze heures de repos à la lumière.

Avec l'eau bouillante, elle fournit un précipité plus volumineux que celui qui provient de la farine de maïs pure, et dont le volume varie avec la quantité de fécule ajoutée.

(1) Composition des cendres de maïs, d'après M. *Letellier :*

Potasse.......................... ⎫	
Soude............................ ⎬	30,8
Chaux...........................	1,3
Magnésie........................	17
Acide phosphorique	50,1
Silice...........................	0,8

L'eau surnageante est louche, le volume du liquide filtré est plus ou moins considérable ; plus il y a de fécule, plus il est petit. Ce liquide donne, avec la teinture d'iode, un précipité violet plus ou moins bleuâtre.

1 gr. de farine mélangée, délayé dans 30 gr. d'eau alcalisée par la soude caustique, donne une coloration plus ou moins citrine, et une consistance plus ou moins sirupeuse. La liqueur étendue d'eau fournit avec l'acétate de plomb un précipité blanc abondant et qui, au bout d'une heure, occupe un volume plus ou moins grand, suivant que la farine de maïs contient moins ou plus de fécule.

On pourra, d'ailleurs, à l'aide du microscope, distinguer le maïs de la fécule par la forme de leurs grains, que M. *Donny* a décrite (*V.* article *Farine de blé*).

FARINE DE MOUTARDE.

La farine de moutarde s'obtient par la pulvérisation de la graine de moutarde noire (*sinapis nigra*), de la famille des crucifères. Elle est jaunâtre, d'une saveur âcre et piquante.

La semence de moutarde noire est composée de : *huile fixe douce, albumine végétale, myrosine, myronate de potasse, sucre, matière gommeuse, matière colorante, matière nacrée, acide libre, sinapisine, matière verte particulière.*

La farine de moutarde traitée par l'éther fournit en moyenne 28 % d'huile grasse. Elle ne donne aucune coloration avec l'iode. Délayée dans l'eau, elle développe presque instantanément une très-forte odeur d'huile âcre et volatile.

Dans le commerce il y a de nombreuses variétés de moutardes ; on connaît les moutardes noires, blanches, grises et jaunes, qui contiennent des quantités variables d'huile. On connaît aussi les moutardes d'*Alsace*, de *Flandre*, *anglaise*. La moutarde d'Alsace donne une poudre beaucoup plus jaune que celle de Flandre ; la moutarde anglaise est jaune et très-âcre (1).

(1) Composition des cendres de graines de moutarde, d'après M. *James* :

	Moutarde blanche.	Moutarde noire.
Potasse..............	10,02	12,66
Soude	9,61	4,89

Usages. — La farine de moutarde est très-employée en médecine comme stimulante et épispastique. Elle forme la base de cataplasmes appelés, pour cette raison, sinapismes. La farine de moutarde est l'objet d'une vente importante. Celle-ci, dans le département de la Seine, s'élève annuellement de 300 à 350,000 kilog., plus 10,000 kilog. consommés par les hôpitaux. A l'époque du choléra (1832), cette consommation a été de près des deux tiers plus considérable.

Falsifications. — La farine de moutarde est falsifiée avec les *tourteaux* de *colza*, de *lin*, de *navette ;* les *farines* d'*orge*, de *féveroles* et de *maïs ;* la *fécule de pommes de terre*, l'*ocre jaune*, le *gypse*, le *curcuma*, la *graine* de *sinapis arvensis* (1). Le mélange avec la poudre de tourteaux provenant des fabriques où l'on extrait les huiles de lin, de navette et de colza, peut être apprécié par l'âcreté moindre que présente la farine falsifiée.

Le mélange avec la fécule de pommes de terre, avec les farines d'orge, de féveroles et de maïs, se reconnaît en traitant par la teinture d'iode le décoctum aqueux de la farine suspectée ; celui-ci est coloré en bleu ou en violet, ce qui n'arrive pas avec la farine pure. La présence de l'ocre jaune, du gypse, sera décelée par l'incinération d'une portion de la farine ; la couleur rouge du résidu et son examen chimique qui fera retrouver l'oxyde de fer, l'alumine et la silice, le sulfate de chaux ou gypse, indiqueront suffisamment qu'il y a eu mélange frauduleux.

Chaux	21,28	17,34
Magnésie	11,25	14,38
Peroxyde de fer	1,45	1,12
Acide phosphorique	37,41	37,39
Acide sulfurique	5,41	7,17
Chlorure de sodium	»	2,27
Chlore	0,20	»
Silice	3,36	2,78
	100,00	100,00

(1) En 1841, le tribunal correctionnel (8e chambre) a condamné à 100 fr. d'amende et aux dépens, et à la confiscation des farines saisies, les sieurs M..., F... M. et L. pour avoir débité et livré au commerce des farines de moutarde mêlées de 25 % environ de sinapis arvensis, ou allongées avec de la poudre de tourteaux.

L'addition de curcuma, dans la proportion de 2 %, afin de donner à la farine une teinte brillante, se découvrira en traitant cette farine par l'eau bouillante ou l'alcool bouillant; ces liquides seront colorés en jaune. Du reste, ce mélange n'est pas nuisible.

Nous n'en dirons pas autant des autres falsifications que l'on fait subir à la farine de moutarde, et qui peuvent être telles qu'une révulsion qui devrait être produite par un sinapisme, n'ayant pas lieu avec la farine allongée, le malade peut succomber; dès lors le falsificateur devrait être considéré comme l'auteur d'un homicide volontaire.

La farine de moutarde étant un de ces médicaments sur l'énergie desquels le médecin doit pouvoir compter, et la vie du malade dépendant souvent de la rapidité de son action, nous ne saurions trop recommander aux pharmaciens de préparer eux-mêmes cette farine.

FARINE D'ORGE.

La farine d'orge s'obtient de l'*hordeum vulgare*. Macérée dans l'eau, elle communique à ce liquide une réaction acide au papier de tournesol. La farine d'orge renferme, suivant *Einhof* :

Amidon 60 ; *sucre* 5 ; *gluten sec* 3,5 ; *albumine* 1 ; *enveloppe* 19,3 ; *eau* 11,2.

Suivant *Proust*, elle contient :

Amidon 52 ; *extrait gommeux et sucré* 9 ; *gluten sec* 3 ; *hordéine* 55 ; *résine jaune soluble dans l'alcool* 1.

Ce qu'on appelle gluten dans la farine d'orge n'en est pas, à proprement parler ; il n'en possède nullement les propriétés physiques ; c'est plutôt du son en fragments plats, de couleur blanche.

D'après **M.** *Louyet*, la farine d'orge pure donne 2,38 % de cendres (1).

(1) Composition des cendres d'orge :

D'après M. *Bichon.*		D'après M. *Erdmann.*	
Potasse............	3,91	Potasse..............	20,91
Soude	16,97	Alumine......	0,83

Usages. — La farine d'orge est employée comme émolliente, sous forme de boisson, de décoction aqueuse.

Falsification. — La farine d'orge a été quelquefois mélangée de *carbonate de chaux* (1).

Une semblable farine est plus pesante, sous le même volume, que la farine pure. Elle fait une vive effervescence au contact des acides et fournit, par l'incinération, une forte proportion de cendres renfermant le carbonate de chaux en partie décomposé et converti en chaux vive ramenant au bleu le papier de tournesol rougi, et rougissant le papier jaune de curcuma.

FARINE DE SEIGLE.

La farine de seigle se prépare avec la semence du *secale cereale*, de la famille des graminées. Elle est un peu grise ; elle donne du gluten, mais en petite quantité. Ce gluten a été examiné par M. *Heldt ;* à l'état humide, il a une odeur analogue à celle du pain ; il est jaune, flexible, et se laisse pétrir. Séché, il est brun, corné ; il a une cassure vitreuse, et ne se laisse que difficilement réduire en poudre ; il est insoluble dans l'eau froide, peu soluble dans l'eau bouillante, soluble dans l'alcool bouillant. Il se comporte comme le gluten de froment, à l'égard des acides et des alcalis.

Suivant *Einhof,* la farine de seigle est composée de : *amidon* 61,09 ; *gluten humide* 9,48 ; *albumine* 3,27 ; *glucose* 3,27 ; *mucilage* 11,09 ; *fibre végétale* 6,38 ; perte et *matière grasse, phosphates terreux et magnésien* 5,42.

Suivant M. *Lecanu,* les globules d'amidon de seigle présentent des cicatrices linéaires ou cruciales comme les globules d'amidon des légumineuses.

Chaux	3,36	Chaux	1,67
Magnésie	10,05	Magnésie	6,91
Peroxyde de fer	1,93	Peroxyde de fer	2,10
Acide phosphorique	40,63	Acide phosphorique	16,71
Acide sulfurique	0,26	Acide sulfurique	21,77
Silice	23,75	Silice	29,10

(1) En 1846, nous avons eu à examiner une farine d'orge qui contenait 30 à 32 % de carbonate de chaux.

D'après M. *Louyet*, la farine de seigle donne 1 % de cendres (1).

Usages. — La farine de seigle est regardée comme émolliente. On l'unit à celle du blé pour faire le pain *bis* ou de *méteil*.

Falsification. — Il paraît que la farine de seigle a été falsifiée, en Belgique, par la *farine de lin*.

M. *Martens* a indiqué de faire macérer dans l'eau froide, pendant quelques heures, la farine falsifiée ; on décante ensuite la liqueur et on y verse quelques gouttes d'une solution concentrée d'acétate de plomb basique : il se produit un précipité très-abondant de gomme ou de mucilage. Mais ce mode d'opérer est insuffisant, car la farine de seigle pure contient beaucoup de gomme ou mucilage, et donne aussi un précipité assez abondant avec le même réactif.

Le procédé de M. *Donny* pour déceler cette fraude consiste à délayer un peu de farine suspecte dans quelques gouttes d'une solution de potasse caustique, à 14 % (c'est-à-dire 14 p. de potasse dans 86 p. d'eau), sur le porte-objet d'un microscope ou d'une loupe montée. Si la farine est mélangée, on aperçoit au sein de la masse de petits fragments généralement carrés, d'une couleur rouge, d'un volume presque uniforme et très-petits (ils sont plus petits que les grains d'amidon). Ces petits fragments proviennent de l'enveloppe de la graine. On peut de cette manière retrouver, d'après M. *Donny*, 1 % de farine de lin dans la farine de seigle.

On peut opérer autrement, et, comme l'a indiqué M. *Mareska*, laisser tremper, pendant 2 à 3 heures, 50 gr. envi-

---

(1) Composition des cendres de seigle, de Giessen (Hesse-Darmstadt), d'après MM. *Will* et *Frésénius* ; et de seigle, de Clèves, d'après M. *Bichon* :

	Seigle de Giessen.	Seigle de Clèves.
Potasse	32,76	11,43
Soude...............	4,45	18,89
Chaux	2,92	7,05
Magnésie............	10,13	10,57
Peroxyde de fer.......	0,82	1,90
Acide phosphorique...	47,29	51,81
Acide sulfurique	1,46	0,51
Silice	0,01	0,69

ron de farine suspecte dans de l'éther, puis décanter, filtrer, et évaporer à siccité. Le résidu de l'évaporation est traité par une dissolution de nitrate de protoxyde de mercure (obtenu en dissolvant à froid le mercure dans un excès d'acide nitrique), contenant encore de l'acide nitreux en dissolution. Sous l'influence de l'acide hyponitrique, l'huile de seigle se prend en une masse solide d'un beau rouge. On enlève le nitrate de mercure à l'aide d'un lavage, et on traite le résidu par un peu d'alcool à 36° bouillant; ce liquide décanté à chaud, et évaporé, laisse pour résidu l'huile de lin provenant de la farine de lin ajoutée.

M. *Dizé* a signalé aussi le mélange de la farine de seigle avec la *farine mélampyrée ;* le moyen de le découvrir est le même que celui que nous avons indiqué à l'article *Farine de blé.*

FAUX EN ÉCRITURE PUBLIQUE ET PRIVÉE.

Les faux ou falsifications des actes et des écritures ont pour objet de substituer à une écriture dans un acte ou pièce quelconque, une autre écriture que l'on a intérêt à y placer.

Suivant que cette substitution est totale ou partielle, on dit que le faux est *général* ou *partiel.*

Les faux généraux tels que le lavage ou le blanchiment frauduleux du papier timbré, des passeports, etc., sont le plus souvent sans intérêt. Cependant le lavage du papier timbré cause au trésor une perte annuelle considérable.

Les faux partiels consistant à enlever un ou plusieurs mots, une ou plusieurs lignes dans une pièce quelconque, sont ceux qui se présentent le plus souvent, car on a plus d'intérêt à les commettre.

Les faux sont dits en *écriture publique* ou *privée,* suivant qu'ils portent sur des *actes publics* (passeports, diplômes, registres de baptême et de sépulture, titres ecclésiastiques, actes mortuaires, actes de naissance, billets de banque, faux timbres (1), etc., etc.) ou sur des *actes privés* (bons de toute na-

----

(1) Dernièrement, nous avons eu à examiner avec M. *Delarue,* un timbre apposé sur un acte de naissance ; nous sommes parvenus à effacer en partie ce timbre qui était matériellement faux et tracé en

ture, valeurs industrielles et commerciales, lettres de voiture, lettres de change, actions de chemins de fer, actes notariés, pièces judiciaires, testaments, etc., etc.).

Si l'on consulte les annales judiciaires, on voit que la falsification des écritures, à l'aide d'agents chimiques, était déjà pratiquée au seizième siècle : on trouve, dans des ouvrages de cette époque, des notions sur l'emploi des acides et des alcalis pour faire disparaître l'encre. Mais la découverte du chlore, la propagation des procédés chimiques dans toutes les classes de la société, la multiplicité des actes, fruit de l'essor qu'a pris l'industrie, ont présenté un concours de circonstances favorables au développement de l'art du faussaire (1).

La cupidité a, en effet, porté quelques hommes à faire de la falsification des écritures une sorte de science, par les connaissances profondes dont ils ont fait preuve dans leur manière d'opérer, et qui ont souvent mis les chimistes en défaut.

L'importance du crime de faux, les désordres qu'il est susceptible d'amener dans les transactions publiques et privées, ont engagé depuis longtemps un grand nombre de chimistes à s'occuper des moyens de le reconnaître. Parmi ces chimistes, nous citerons : *Eschembach, Palmer, Zechini, Remer, Tarry, Maldot, Deyeux, Dulong, d'Arcet, Chaptal, Sérullas;* MM. *Gay-Lussac, Thénard, Chevreul, Dumas, Regnault, Pelouze, Chevallier, Lassaigne, Coulier, Prevel.*

Les moyens auxquels les falsificateurs d'écritures ont généralement recours, sont : le *grattage*, dissimulé par la poudre de résine sandaraque, l'alun, ou un collage partiel; le *lavage*, à l'aide d'agents chimiques (chlore, eau de javelle; acides chlorhydrique, citrique, oxalique, etc.). Il s'ensuit

entier au crayon de mine de plomb, probablement au moyen d'un poncis ou d'un calque au carreau ; ce timbre ne portait aucune trace d'encre ordinaire d'impression.

(1) De 1825 à 1831, il y a eu en France, 2,471 individus mis en jugement pour crime de faux ; sur ce nombre, 1,396 ont été condamnés. En Angleterre, de 1820 à 1831, il y a eu 477 faussaires déclarés coupables et condamnés à mort, 64 ont été exécutés. En Ecosse, sur 64 individus condamnés pour le même crime, 31 ont été exécutés. En Irlande, il y a eu 39 exécutions sur 144 condamnations.

que les pièces arguées de faux doivent être soumises à deux sortes d'examen : l'*examen physique* et l'*examen chimique.*

EXAMEN PHYSIQUE. — On place l'acte suspect entre l'œil et une lumière vive; on l'examine, soit à l'œil nu, soit à la loupe, dans le but de reconnaître si le papier n'a pas été gratté, et si, à l'aide de ce grattage, des écritures n'ont pas été enlevées. L'amincissement du papier dans les points grattés offre une semi-transparence, parfois des espèces de marbrures (1). Le papier peut aussi présenter des parties déchirées, égratignées, une différence de couleur en divers endroits ; la couleur de l'encre, son intensité, peuvent n'être pas les mêmes pour tout le corps d'écriture, cette différence pourrait être attribuée à l'époque à laquelle l'encre aurait été apposée sur le papier, ou à la réaction des agents chimiques employés par le faussaire sur les parties composantes de l'encre, réaction qui ne se manifeste souvent qu'au bout d'un certain temps. On doit examiner si l'écriture est également pleine dans toutes les parties de l'acte, et si les traits se sont élargis (*ont bavoché*), comme ils le font sur le papier non collé : cet élargissement indiquerait, soit un lavage, soit un affaiblissement ou un mauvais collage du papier (2). Enfin, on

(1) Quelquefois le faussaire, pour cacher la semi-transparence provenant du grattage du papier, colle sur cette partie de l'acte, une bande paraissant devoir être destinée à donner de la force au papier, qui serait prêt à céder par suite de sa vétusté.

En 1834, nous avons eu entre les mains un *congé* sur lequel on avait gratté une ligne entière. La partie grattée avait été doublée, sur le verso, par une bande de papier; et pour que celle-ci ne parût point suspecte, on avait placé une autre bande en croix. L'enlèvement de ces bandes fit reconnaître que le papier n'avait jamais été rompu, mais que le faussaire avait eu l'intention de dissimuler son travail.

(2) Tout papier destiné à recevoir l'écriture est *collé*, c'est-à-dire qu'il contient des substances qui le rendent difficilement pénétrable aux liquides et, par conséquent, l'empêchent de *boire*. Le collage du papier dit *à la forme* ou *à la main*, se fait *à la gélatine ;* les feuilles sont plongées dans une dissolution de colle de peau très-claire, contenant une certaine quantité d'*alun.*

Le collage du papier *continu* ou *à la mécanique* se fait à la *fécule*. On le pratique dans la cuve même en ajoutant à la pâte un mélange convenable de *fécule*, d'*alun* et de *savon d'huile*, de *résine* ou de *cire.*

Il résulte de ces différences dans le collage, que le lavage enlève plus regarde si la couleur de ce dernier est bien uniforme, si l'on n'y remarque pas des taches qui puissent, à tort ou à raison, être attribuées à de la vétusté, à des restes de lettres et de lignes.

Les pleins de l'écriture plus larges ou plus resserrés indiquent un travail opéré sur le papier. Des papiers collés partiellement donnent souvent lieu à une écriture dont les pleins sont plus *nourris*. L'effet contraire se produit lorsqu'on frotte le papier de résine : l'encre coulant difficilement, les traits sont plus resserrés et plus minces.

Si le papier présente des taches, leur examen peut encore donner quelques indices ; car il y a une différence entre le papier lavé ou sali à dessein, et le papier vieux et enfumé (1). En général, les taches provenant d'un lavage, ont l'aspect d'auréoles plus ou moins élargies et présentant des cercles plus ou moins colorés. Enfin, dans le cas où l'acte suspect est fait sur papier timbré, il est important de s'assurer si ce dernier a les dimensions voulues par la loi, et s'il n'a pas été rogné ou ébarbé.

On a recours ensuite à l'emploi de la chaleur, d'après la méthode suivante due à M. *Coulier :* la pièce suspecte est placée dans une feuille de papier Joseph ; puis on passe dessus un fer à repasser, modérément chauffé (2), qu'on laisse séjourner dans

facilement celui du papier à la forme que celui du papier continu ; on peut rétablir le premier, tandis que cela n'est pas possible pour le second. En conséquence, avec le papier à la mécanique, on reconnaîtra beaucoup plus facilement les altérations, soit parce que les taches résulteront de la superposition de l'encollage à la résine, soit parce que si l'on avait tenté de coller à la gélatine les points lavés, la différence de nature de la matière employée serait reconnue par la différence de coloration au contact de l'iode : la gélatine se colore en jaune et la fécule en bleu. Le papier prendrait donc une teinte jaunâtre là où se trouverait la gélatine, et une teinte plus ou moins violette ou bleue, dans les points où un collage à la cuve aurait été pratiqué.

(1) Les taches brunes, plus ou moins foncées, produites par la fumée ou par le liquide brun (*bistre*) qui s'écoule des tuyaux de poêles, sont indélébiles, même par l'action du chlore. L'acide acétique qu'elles renferment attaque fortement le papier, qui devient souvent friable comme celui qui a été profondément altéré par l'humidité.

(2) Ce fer à repasser est chauffé à peu près au degré de température à laquelle on l'emploie pour repasser le linge.

les parties de l'acte où l'on aperçoit des taches. Cette opération
des plus simples, ainsi que celle indiquée par M. *Warmé*,
qui consiste à chauffer plus fortement le fer à repasser et à
mouiller avec de l'alcool le papier suspecté, peut faire ressortir en jaune roux tous les traits de plume qui n'auraient pas
été parfaitement enlevés par les agents que les faussaires
mettent en usage. Cet emploi de la chaleur peut aussi déterminer l'apparition des auréoles et des cercles sur les parties
lavées ; on rendra plus intense la coloration qu'un collage
partiel communique au papier. Par ce moyen, des papiers,
blancs en apparence, et sur lesquels on ne remarquait aucune
trace d'écriture, ont offert, après l'application du fer chaud,
une teinte jaune signalant des lettres qu'on pouvait ensuite
traiter par l'acide gallique ou une infusion de noix de galle ;
ce réactif leur donnait une couleur assez intense pour qu'on
pût les reconnaître et constater d'une manière évidente la falsification.

Nous avons trouvé avec M. *Lassaigne* un moyen, que nous
croyons plus efficace, de faire reparaître les anciennes écritures à l'aide de la chaleur. On présente le papier que l'on
veut examiner au feu d'un fourneau, en ayant soin de se placer convenablement pour ne pas brûler le papier, mais pour
lui faire prendre une teinte *jaune chamois tendre*. Si le papier
a supporté jadis une écriture enlevée par le lavage, celle-ci
reparaît aussitôt (1).

EXAMEN CHIMIQUE. — On a recours successivement à l'eau
distillée, à l'alcool, aux papiers réactifs, au nitrate d'argent
et autres réactifs.

Emploi de l'eau distillée. — L'eau distillée est très-utile
dans beaucoup de cas pour reconnaître si le papier a été gratté
et collé partiellement ou enduit de résine. S'il a été altéré par
des moyens chimiques, ce collage partiel et la matière rési-

(1) En procédant ainsi, nous avons pu faire reparaître sur des papiers
timbrés lavés, d'anciennes mentions, assez visiblement pour permettre
de lire le texte.

Cette manière d'opérer demande des précautions pour que l'acte ne
puisse être détruit. On pourrait, dans des cas graves, demander qu'un
fac-simile de l'acte fût établi avant de soumettre ce dernier à l'action
de la chaleur.

neuse employée donnent au papier une physionomie particulière. Le collage enlève de la blancheur au papier ; celui-ci, aminci par le grattage ou par le lavage, absorbe l'eau en beaucoup moins de temps, même lorsque le papier a été collé partiellement.

Voici comment on doit opérer : on place l'acte argué de faux sur une feuille de papier blanc, ou mieux sur une plaque de verre ; puis on mouille peu à peu, et à l'aide d'un pinceau, toutes les parties de l'acte, en examinant la manière dont le liquide se comporte, lorsqu'il est en contact avec le papier (1).

Au moyen de l'eau, on peut aussi reconnaître quelles sont les matières acides, alcalines ou salines qui peuvent exister sur les parties du papier présentant des auréoles ou des taches blanches. A l'aide d'une pipette, on recouvre les taches avec de l'eau qu'on y laisse séjourner pendant 10 ou 15 minutes, puis on enlève le liquide avec la pipette, et on examine les produits qu'il tient en solution. On fait ensuite une expérience comparative sur une autre partie du papier qui n'est point tachée ni blanchie.

Si le texte primitif d'un acte a été écrit avec une encre très-acide sur un papier contenant un carbonate, tel que le carbonate de chaux, l'encre, en attaquant le sel calcaire, amincit le papier, de façon que si le faussaire a enlevé les sels ferru-

---

(1) Il nous est arrivé, dans l'examen d'un acte de décès, de faire reparaître des lettres qui, en ayant absorbé l'eau, étaient devenues semi-transparentes, de façon qu'on pouvait lire les mots en entier. Dans un autre acte, nous avons reconnu de la même manière, un mot qui avait été substitué à un autre, et on pouvait constater que ce mot avait été écrit avec une plume très-fendue, dont le bec s'était divisé en deux parties par la pression que la main qui l'avait écrit lui avait fait subir.

Dans un autre cas, nous pûmes, au moyen de l'eau appliquée avec soin à l'aide du pinceau, lire en entier une lettre écrite par un prisonnier qui, de la Conciergerie, expliquait à l'un de ses complices du dehors, les moyens de modifier les chiffres d'une lettre de change. Le papier était très-blanc en apparence, et on n'avait pu, par aucun réactif, faire ressortir une seule lettre. Le mouillage fit acquérir à la partie écrite une semi-transparence qui permit de la lire ; cette lettre avait été écrite avec un bâton taillé en pointe, et l'eau fit distinguer toutes les parties où ce dernier avait en quelque sorte brisé la texture du papier.

gineux, cet enlèvement sera dénoté par la semi-transparence que l'eau communiquera au papier.

Pour bien étudier l'action de l'eau, il est convenable d'y revenir à plusieurs reprises; ainsi, après avoir mouillé le papier une première fois, on laisse sécher et on recommence l'opération.

Emploi de l'alcool. — Ainsi que M. *Tarry* l'a indiqué, on a recours à l'alcool pour reconnaître si le papier a été gratté dans quelques-unes de ses parties, puis recouvert d'une matière résineuse destinée à empêcher l'écriture de s'étendre (de *bavocher*). On pose l'acte sur une feuille de papier blanc, et, à l'aide d'un pinceau imprégné d'alcool à 0,86 ou 0,87, on imbibe la partie où l'on suppose que le travail a eu lieu, et que l'on reconnaîtra en ce que l'écriture s'élargit et pénètre dans le papier, lorsque l'alcool a dissous la résine (1). On peut aussi placer le papier mouillé avec l'alcool entre l'œil et la lumière : l'amincissement du papier signale le travail du faussaire.

Quelques individus plus habiles mettent en usage à la fois la colle et la résine pour masquer leurs opérations; dans ce cas, il faut avoir recours à l'eau tiède, puis à l'alcool : l'eau délayant la colle, l'alcool dissolvant la résine, il en résulte que l'encre ajoutée sur les places grattées, s'étend, et laisse apercevoir la falsification.

Emploi des papiers réactifs. — Les papiers réactifs (papiers de tournesol, de mauve, de dahlia) peuvent servir à reconnaître si un papier a été lavé, soit à l'aide d'agents chimiques acides incomplétement enlevés, ou dont l'excès aura été saturé par un alcali, soit à l'aide de substances alcalines. Le virement au rouge de la couleur de ces papiers indiquera si la substance est acide; si elle est alcaline, le papier de tournesol rougi vi-

____

(1) Il ne faudrait pas conclure de ce que l'alcool a dissous une matière résineuse, précipitable par l'eau, que le papier a été gratté : car, avec les papiers à la mécanique, collés au savon de résine et à la fécule, l'alcool fournira toujours un solutum résineux; lors même qu'il n'y a point de fraude. Mais alors toutes les parties du papier, même celles où rien ne peut faire soupçonner qu'elles aient été falsifiées, se comporteront avec l'alcool, comme les parties suspectées.

rera au bleu, le papier de mauve (1) et le papier de dahlia vireront au vert.

On prend une feuille du papier réactif de même dimension que l'acte à examiner, on la mouille et on la couvre d'une feuille de papier Joseph (2); ces deux feuilles réunies (le papier Joseph en dessous) sont ensuite appliquées sur l'acte mouillé d'avance; le tout est mis entre deux mains de papier qu'on recouvre d'une planche et de poids, et on laisse en contact pendant une heure environ; au bout de ce temps, on examine si la couleur du papier réactif a été modifiée en tout ou partie. Cet examen une fois fait, si l'on veut connaître la nature de l'acide ou de l'alcali qui se trouve sur le papier, on remet ce dernier en contact avec de l'eau distillée, que l'on enlève ensuite avec une pipette, et que l'on essaye par les réactifs appropriés.

A défaut de papiers, on peut employer les teintures de tournesol (3), de mauve ou de dahlia.

Emploi du nitrate d'argent. — Le nitrate d'argent sert à reconnaître si un papier a été lavé au chlore pour enlever l'écriture. Un papier soumis à un semblable lavage, devient acide; le chlore passe à l'état d'acide chlorhydrique; celui-ci se dissout dans l'eau dont on mouille l'acte suspect, etc., et, au contact du nitrate d'argent, il donne lieu à des gouttelettes blanches de chlorure d'argent.

Emploi de divers réactifs.—Certains réactifs, tels que l'*acide gallique*, ou l'*infusion de noix de galle* récemment préparée (4), le *cyanure jaune*, les *sulfures alcalins* et l'*hydrogène sulfuré*, peuvent être employés avec avantage pour faire revivre les écritures enlevées à l'aide d'un lavage (5). On place l'acte sur

(1) Le papier de mauve est verdi par une solution contenant *cinq millionièmes* de potasse.

(2) L'intermédiaire de la feuille de papier Joseph a pour but d'empêcher l'acte de se colorer par le contact direct du papier réactif.

(3) Par suite de son mode de fabrication, le papier est assez souvent acide, et fait virer la teinture de tournesol au violâtre, teinte facile à distinguer de la couleur rouge que prend la même teinture au contact d'un papier lavé à l'aide d'acides ou de substances acidifiées.

(4) On la fait, par exemple, avec 1 gr. de noix de galle concassée, pour 60 gr. d'eau.

(5) L'encre à écrire ordinaire est une préparation métallique qui a

une feuille de papier blanc, et on mouille toute la surface de
l'acte à l'aide d'un pinceau imprégné du réactif, en ayant soin
de ne pas appuyer fortement ni de frotter ; lorsque la surface
est bien imbibée, on laisse agir pendant une heure, et au bout
de ce temps on examine l'acte; on le mouille une seconde fois
à l'aide du pinceau, pour examiner le lendemain les résultats
de ce mouillage que l'on répète plusieurs fois, s'il est nécessaire : car souvent les traces d'écritures ne reparaissent qu'a-
près un laps de temps plus ou moins considérable.

Mais s'il est utile de savoir reconnaître les falsifications des
écritures, il serait bien préférable de pouvoir les prévenir (1).

pour base l'*acide tannique* et l'*oxyde de fer*. C'est un *tanno-gallate de
fer* auquel on ajoute parfois du *mucilage*, de la *gomme*, de l'*indigo* et
du *sucre*, pour lui donner du brillant; parfois, du *bois de campêche,* du
sulfate de cuivre. Lorsqu'on la dépose sur le papier, elle a une teinte
pâle; si elle est bien préparée, elle doit contenir essentiellement du *tannate de protoxyde de fer,* et ne renfermer du *tannate de peroxyde* (seul
coloré) que pour guider la main de celui qui écrit, car le tannate de
protoxyde pénètre seul le papier. A la longue, ce tannate passe au maximum d'oxydation et prend la couleur noire foncée qui fait le mérite de
l'encre. Mais aussi, avec le temps, les acides tannique et gallique subis-
sent des modifications destructives; l'oxyde de fer libre apparaît avec sa
couleur jaune de rouille, et communique cette coloration aux écritures.
Cette altération, assez commune, est plus ou moins rapide selon la
bonne ou mauvaise qualité de l'encre et de la substance sur laquelle elle
est déposée.

L'acide chlorhydrique étendu d'eau, l'acide citrique (jus de citron),
ou l'acide oxalique, le chlore et le chlorure de soude sont les agents chimiques employés le plus habituellement pour altérer les écritures. L'a-
cide chlorhydrique décompose l'encre en convertissant en chlorure
l'oxyde de fer qu'elle contient; tandis que le chlorure de soude décolore
les matières organiques de l'encre, dont les éléments décomposés sont
ensuite enlevés, pour la majeure partie, par le lavage. Mais il reste presque toujours sur le papier des traces d'oxyde de fer, invisibles dans les
circonstances ordinaires, et que certains agents chimiques peuvent déceler en formant avec cet oxyde des composés colorés. Ainsi une solution étendue de cyanure jaune peut faire reparaitre en bleu l'écriture
enlevée et lavée, comme nous venons de l'indiquer.

(1) A ce propos, on ne saurait trop regretter qu'il y ait des personnes
assez imprudentes pour annoncer hautement, par voie de réclame, la
vente de substances propres à enlever sur-le-champ les taches d'encre,
sans qu'il en reste traces. Si ces substances peuvent être utiles dans
quelques cas, dans une foule d'autres, elles peuvent aider à commettre

Dès 1825, le ministre de la justice consulta l'Académie des Sciences sur les moyens que l'administration pourrait employer en vue de prévenir les nombreux désordres résultant de la falsification des écritures publiques ou privées, et de préserver le trésor public du dommage que lui causait le blanchiment frauduleux du papier timbré. La commission chargée d'examiner cette question, proposa deux moyens : l'emploi d'*encres indélébiles* et celui de *papiers* dits *de sûreté*, susceptibles de signaler le travail des faussaires.

A. ENCRES INDÉLÉBILES. — On donne ce nom aux encres inaltérables par les agents chimiques tels que le chlore, les acides, les alcalis, et qui ne disparaissent pas par un lavage à l'eau prolongé, pourvu qu'elles aient convenablement pénétré le papier. On fait des encres indélébiles avec l'encre de Chine (1) ou le noir de fumée délayé dans l'eau gommée additionnée d'un peu d'acide chlorhydrique. On a proposé un grand nombre d'encres indélébiles (2). En 1831, la commission de l'Institut donna les deux recettes suivantes d'encre indélébile :

1° Encre de Chine délayée dans du vinaigre ou dans de l'acide chlorhydrique à 1°,5 Baumé (densité 1,010); pour les papiers minces ou peu collés, on doit employer de l'acide chlorhydrique à 1° Baumé (densité 1,007).

2° Encre de Chine délayée dans de l'acétate de manganèse marquant 10° Baumé (densité 1,074), auquel on ajoute 1/9 de son volume d'acide acétique. Lorsque l'écriture est tracée

des faux; dès lors l'avantage retiré d'une pareille découverte, se trouve plus que compensé par l'inconvénient qu'elle présente de seconder le faussaire dans ses criminelles manœuvres.

(1) Quelques auteurs pensent que l'encre de Chine se fait à l'aide de a liqueur des *sèches* des mers de Chine, desséchée et gommée. Selon d'autres, elle est composée de *noir de fumée*, d'une qualité supérieure, bien broyé, et de *glu* ou d'une *colle préparée* (gélatine bouillie, précipitée par la noix de galle, le précipité redissous par l'ammoniaque); on y mêle ensuite du *musc* ou un autre aromate.

(2) Parmi les encres indélébiles présentées à la commission de l'Institut, on remarqua les encres liquides de MM. *Bosc, Dizé, Pallu, Da Olmi;* les encres solides de MM. *Dizé, de Lasteyrie, Tarry.* Nous citerons aussi les encres indélébiles de MM. *Derheims, Dumoulin, Delunel, Baudrimont, J. Levrault.*

avec cette encre, on doit, pour la fixer sur le papier et pour lui donner toute l'indélébilité désirable, l'exposer au-dessus d'un vase contenant du carbonate d'ammoniaque, ou de l'ammoniaque liquide, et placé dans un tiroir ou dans une armoire (1).

Cette seconde encre est d'une application moins facile que la première à laquelle on a reproché d'altérer les plumes métalliques (si usitées aujourd'hui) et de ne pas pénétrer complétement le papier à la mécanique, collé avec la fécule et un savon de résine. Dès lors les caractères qu'elle fournit peuvent être effacés par le lavage ou par des agents mécaniques, tout en demeurant toujours inaltérables par les réactifs chimiques ; tandis qu'elle pénètre, au contraire, profondément et trace des caractères vraiment indélébiles sur le papier fait à la main et collé à la gélatine, le seul que l'on trouvait dans le commerce, en 1831. La commission de l'Institut proposa de remplacer la liqueur acide par une liqueur alcaline composée de 1 p. de lessive des savonniers et de 25 à 40 p. d'eau ; et, pour faciliter la pénétration de l'encre, elle conseilla de mouiller très-légèrement la feuille de papier sur laquelle on veut écrire, puis de la faire sécher, lorsqu'elle est revêtue de l'écriture indélébile. Mais l'emploi de ces deux encres tenté dans les bureaux de l'administration des finances, ne tarda pas à prouver qu'on ne pouvait leur accorder une confiance supérieure à celle que mérite l'encre ordinaire elle-même.

Par le fait du changement opéré dans la fabrication du papier et à cause de la difficulté de faire adopter par la généralité des personnes qui ont à se servir du papier timbré, l'emploi d'une encre déterminée, on a été conduit à renoncer à l'usage de l'encre indélébile (2).

B. papiers de sureté. — Les papiers de sûreté sont fabriqués

(1) Les vapeurs ammoniacales précipitent le manganèse de sa dissolution acétique et s'emparent de l'acide; le manganèse oxydé sert à consolider la teinte noire de l'encre de Chine.

(2) On a aussi présenté une encre grasse dite *Chimico-spécimut*, pour imprégner des vignettes de billets de commerce. Cette encre peut changer de couleur, lorsqu'on essaye de toucher avec un agent chimique la partie qui supporte la somme, dans le but de lui faire subir un chan-

de telle manière qu'on ne puisse enlever l'écriture, sans que cela paraisse aussitôt par suite d'un changement opéré dans la couleur du papier. Un grand nombre de personnes (1) ont proposé de ces sortes de papiers : papiers revêtus d'une gravure fine et compliquée, produite par l'impression, à l'aide de l'encre d'imprimerie ou d'une encre très-délébile, d'une planche d'acier damassé passé à l'eau-forte ; papiers à pâte colorée par le tournesol, le curcuma, l'indigo soluble, le bleu de Prusse, etc., etc. (2) ; papiers à la pâte desquels on ajoutait des filaments de laine, de coton et de chanvre, teints en diverses couleurs, altérables les uns par les acides, les autres par les alcalis (3). Tous ces papiers furent jugés insuffisants par la commission de l'Institut de 1831, qui pensa que l'administration parviendrait à empêcher le blanchiment frauduleux des vieux papiers timbrés :

1° En faisant imprimer aux cylindres sur tous les papiers soumis au timbre, une vignette gravée au tour à guillocher,

gement. Des essais très-intéressants se font en ce moment à l'Imprimerie nationale.

Dans ces derniers temps, M. le professeur *Traill*, d'Édimbourg, a fait connaître un procédé pour préparer une encre indélébile, consistant en une dissolution de 3 p. de gluten pur dans 20 p. d'acide pyroligneux ; 2 à 3 gr. de beau noir de fumée sont mêlés avec 150 gr. de cette dissolution. Cette encre exclusivement adoptée aujourd'hui dans plusieurs grandes maisons de banque et de commerce, notamment à la banque nationale d'Écosse, est, dit-on, inaltérable par l'eau, les alcalis, les acides (même l'acide pyroligneux) et le chlore.

(1) *Palmer, Mulard ;* MM. de *Haldat, Levrier, Delisle* et *Guillot, Coulier, Mérimée, Chevallier, Peytal.*

(2) Depuis longtemps, *Palmer* avait proposé de teindre le papier destiné pour les billets de banque, avec un mélange de matières colorantes prises dans une roue de fortune. Dans ce cas, la proportion de couleur n'étant connue de personne, l'imitation eût été plus difficile.

(3) MM. *Debraine* et *Kersselaers* ont aussi fabriqué un papier dit *sensitif,* devenant bleu, si l'on cherche à enlever l'écriture au moyen des acides ; brun, si on fait usage du chlore et des chlorures ; marron, par l'action des alcalis. Ils avaient incorporé à la pâte du papier un sel de fer insoluble (borate, tartrate, arséniate), un sel de manganèse insoluble (carbonate, sulfate, borate, arséniate, antimoniate), un cyanure insoluble et incolore (cyanure de zinc ou de plomb), du carbonate de chaux (ou tout autre carbonate insoluble) et du sulfate d'indigo.

qui serait placée à droite du timbre, au milieu et sur toute
la longueur de chaque feuille (1) ;

2° En employant pour cette impression une couleur qui
aurait pour base le précipité noir qui se forme dans les chaudières à teinture des chapeliers, ou l'encre elle-même, convenablement épaissie, à la manière des fabriques de toiles
peintes ;

3° En donnant aux papiers timbrés une date légale que
l'on obtiendrait soit en l'imprimant dans la pâte, soit en la
gravant sur la vignette ou sur les timbres, et plus simplement,
en faisant tourner, chaque année, sur lui-même le timbre sec
dont toutes les feuilles de papier timbré doivent porter l'empreinte.

On présenta ensuite des papiers dont la pâte contenait des
réactifs invisibles, mais sensibles aux agents qui décolorent
l'encre et capables de se teindre énergiquement sous leur influence. La plupart de ces papiers renferment des cyanoferrures, ils sont sensibles aux réactifs ordinairement employés
pour le blanchiment et les falsifications d'écritures ; mais la
commission de l'Institut de 1837 conclut au rejet de ces papiers
par les motifs suivants :

« Lorsque les cyanoferrures sont insolubles, il n'est pas
« impossible de trouver des agents qui effacent l'encre sans
« modifier la couleur de la substance chimique cachée dans
« le papier. Lorsque les cyanoferrures sont solubles, on par-
« vient toujours à enlever la matière sensible avant d'effacer
« l'écriture et à l'introduire de nouveau dans la pâte du pa-
« pier, après avoir pratiqué le lavage ou le faux. En outre, les
« cyanoferrures augmentent tous, même à faibles doses, la
« combustibilité du papier, au point qu'en l'allumant à une
« extrémité, la combustion se propage à la manière de l'a-
« madou ? »

L'un de ces papiers, dit *papier Mozard*, contenait dans sa
pâte du cyanoferrure de manganèse. Suivant le rapport de
la même commission, il empêche bien les faux généraux,

_____

(1) Un procédé analogue a été proposé, en 1830, à l'Académie des
sciences, par MM. *Chevallier* et *Peytal.*

mais il n'exclut pas les faux partiels, et on reconnut que des faussaires habiles pourraient enlever quelques lignes d'écriture, sans que cette altération fût trahie par le changement de couleur du papier (?).

Selon l'inventeur, lorsque l'écriture était enlevée à l'aide d'agents chimiques, la couleur de ce papier changeait instantanément ; avec l'acide chlorhydrique, il devenait bleu par suite de la formation du bleu de Prusse; avec les alcalis, il se colorait en jaune ocracé; avec le chlore ou les chlorures d'oxydes, il devenait brun par suite de la formation de sesquioxyde de manganèse. Mais, plus tard, on vit que ces diverses colorations pouvaient disparaître au contact de l'ammoniaque et de l'acide oxalique affaiblis (1), sans que pour cela l'écriture fût altérée. De plus, ce papier présentait l'inconvénient grave de se colorer également en brun au contact de liquides usuels, tels que le *café*, le *vinaigre*, etc., ou de liqueurs animales, comme l'*urine*.

Une étude plus attentive fit reconnaître que le papier coloré avec une liqueur composée d'une décoction de bois de campêche et une solution de cyanure jaune, résistait à toute altération par suite du changement frappant qui s'opère dans sa couleur (2).

En 1837, une commission nommée par le ministre des finances, conclut à l'adoption d'un nouveau papier timbré sur lequel on devrait imprimer, au moyen de deux encres, l'une délébile comme l'encre usuelle, l'autre indélébile comme l'encre typographique, une vignette composée en partie d'un dessin représentant une figure susceptible de donner au papier un caractère public et légal, et en partie de figures microscopiques (telles que de petits hexagones) formées de lignes se coupant sous des angles déterminés, parfaitement identiques entre elles. Ces deux sortes de dessins devaient être unis, et, pour ainsi dire, mariés ensemble par un procédé mécanique, de manière à offrir des points de vérification

____

(1) L'acide sulfureux, l'acide tartrique, produisent le même effet.

(2) Ce papier est employé dans beaucoup de maisons de banque d'Angleterre. Dans quelques-unes, on se borne à colorer la partie de la lettre de change sur laquelle on écrit les *valeurs*.

aussi certains que faciles à reconnaître. Le papier devait, en outre, porter dans l'intérieur de la pâte, un filigrane très-délié, indestructible, propre à le faire distinguer; mais les papiers produits à un concours ouvert à ce sujet par le ministre des finances, furent jugés par la commission incapables de résoudre le problème.

Des compagnies, des maisons de commerce, adoptèrent un papier à vignettes intérieures, fabriqué en feuilles très-minces et faiblement collées, pour être mieux pénétré par l'encre, et formé de deux feuilles superposées, munies d'une vignette délébile cachée dans leur épaisseur.

Dans une note lue à l'Institut, en 1848, M. *A. Séguier* émit l'opinion qu'on ferait un billet de banque ou papier-monnaie, impossible à contrefaire, si l'on mettait en pratique l'idée suivante due à M. *Em. Grimpé :* «Si on confectionne deux types « d'acier, portant l'un un dessin microscopique régulier composé de figures à angles égaux, symétriquement espacées; « l'autre, un dessin artistique, direct ou produit par un type « que l'on pourrait altérer au hasard; Si à l'aide de ces deux « types, on en confectionne un troisième sur lequel on opére-« rait la réunion des deux dessins, et que, pendant l'opération, « on vînt, au hasard, par un frottement accidentel, non calculé « ni dans sa durée ni dans son intensité, à faire éprouver au type « artistique un retard dans l'application de sa surface sur le « troisième déjà empreint du dessin du premier, il résultera « de ce retard une déformation du dessin artistique qui chan-« gera son rapport de position avec le dessin régulier, symé-« triquement espacé, formant le canevas sur lequel le premier « serait jeté : dès lors, le type produit par la superposition des « deux autres, se trouverait dans les conditions d'un canevas « de tapisserie sur lequel on aurait placé au hasard une dé-« coupure ; à chaque superposition nouvelle, ses contours chan-« geraient de rapport avec les mailles du canevas ; et pour dis-« tinguer l'imitation de l'original, il suffirait de rechercher si « l'un des points quelconques du dessin artistique de l'un et « de l'autre, est précisément en même rapport de position « avec la figure symétriquement répétée du canevas. »

La même année, et peu de temps après, M. *Dumas* déclara,

au nom de la commission des papiers et encres de sûreté, que les papiers présentés par M. *Grimpé* étaient éminemment propres à prévenir le lavage du papier timbré, les faux généraux en écriture publique ou privée, et les faux partiels eux-mêmes, dans *l'immense majorité des cas*. Le système de M. *Grimpé* consiste à couvrir le recto et le verso d'une feuille de papier d'une vignette générale, composée de linéaments trop déliés pour être reproduits à la main, imprimée au moyen d'un cylindre avec l'encre délébile ordinaire, susceptible d'être attaquée par tous les agents qui altèrent l'écriture, de manière à ne pouvoir être restaurée, ni par la main la plus habile, ni par aucun procédé d'impression.

Les cylindres sont en cuivre et recouverts d'étoiles microscopiques (1), absolument identiques, gravées en relief; ce qui permet d'employer pour l'impression l'encre ordinaire. Ces étoiles sont le produit d'un poinçon d'acier unique qui n'en porte qu'une seule, gravée avec la plus grande exactitude. Ce poinçon, trempé dur, est enfoncé successivement sur les divers points de la circonférence d'un cylindre d'acier non trempé, et y répète sa propre image. Ce premier cylindre, trempé dur à son tour, et comprimé fortement contre de nouveaux cylindres d'acier non trempé, reproduit, aussi souvent qu'on le veut, les dessins qu'il a reçus, et en recouvre toute leur surface. Ces derniers, trempés également et pressés contre les cylindres de cuivre, y multiplient à l'infini l'image du poinçon primitif, et les couvrent d'étoiles identiques d'une comparaison facile et sûre. M. *Grimpé* est parvenu à imprimer ainsi le papier du timbre (2), tout aussi bien que le papier à la mécanique.

D'un autre côté, la commission de l'Institut a approuvé les vignettes de M. *Lemercier*, imprimées avec l'encre à écrire

(1) C'est la figure qui a présenté à la reproduction manuelle les plus insurmontables difficultés.

(2) Le papier du timbre est fabriqué à la main, feuille à feuille, collé à la gélatine et toujours un peu inégal à cause des vergeures et du manque de division de la pâte.

En ce qui concerne la fabrication de ce papier, la commission de l'Institut, adoptant le système de M. *Grimpé*, a proposé : 1° d'introduire dans ce papier un filigrane caractéristique répété assez souvent dans

ordinaire, à l'aide de pierres lithographiques gravées en relief sur le papier des effets de commerce, des actions au por-
teur, etc., comme susceptibles d'offrir à très-bas prix de très-
grands avantages, dont le commerce et les compagnies pourront tirer parti pour prévenir les contrefaçons ou les falsifications d'écritures.

ENCRES DE SYMPATHIE. — On donne le nom d'*encres de sympathie* ou d'*encres sympathiques* à des liquides employés à tracer sur le papier des écritures incolores, susceptibles d'être
rendues lisibles, et de laisser des traces (délébiles ou indélébiles) sous l'influence de la chaleur ou d'agents chimiques
convenablement choisis.

On emploie les encres de sympathie pour entretenir des
correspondances secrètes, soit sur papier blanc, soit entre
les lignes d'un écrit ou d'un imprimé quelconque.

Les substances employées pour faire des encres de sympathie sont très-nombreuses, car on peut dire que l'on a aujourd'hui plusieurs centaines de ces encres. Nous citerons les
solutions aqueuses étendues de *chlorure de cobalt* (1), d'*acétate* ou de *nitrate de cobalt*, mêlées de 1/4 de *sel marin* ; elles
donnent une encre sympathique avec laquelle l'écriture, invi-

toute l'étendue de la feuille, pour qu'il soit impossible, en effaçant les
vignettes, de convertir un fragment de papier timbré en papier ordinaire ;

2° De recouvrir les deux surfaces de ce papier d'une vignette microscopique mariée par une combinaison fortuite et non susceptible d'être
réalisée de nouveau, avec une vignette artistique très-apparente et propre
à caractériser le papier timbré ;

3° De tirer au besoin, par le procédé des fondus, sur chaque marge, à
gauche de la feuille, un liseré en encre indélébile, tout le reste de la
feuille étant tiré en encre délébile.

Au moyen de ces précautions, le papier timbré caractérisé par son
filigrane ne peut plus être confondu avec le papier ordinaire ; il échappe
aux contrefaçons au moyen du mariage de la vignette géométrique et
de la vignette artistique ; il garantit des faux partiels au moyen de la
vignette géométrique ; il évite le transport et les faux généraux par
l'impossibilité de raccorder ou de reproduire le liseré en encre indélébile.

(1) Ce fut la première encre sympathique connue ; elle a près de 150
ans de date. (Voir le mémoire de *Hellot* ; Mémoires de l'Académie royale
des sciences ; 1787.)

sible sur le papier, apparaît en bleu par une légère application de la chaleur, puis disparaît ensuite par degrés, à mesure que le chlorure de cobalt reprend de l'eau, et reparaît de nouveau par la chaleur.

Avec une solution de chlorure de cobalt mêlée de *chlorure de fer*, les caractères, au lieu de paraître bleus, par la chaleur, ont une couleur verte.

Les *sels de nickel* donnent aussi une encre sympathique dont les caractères apparaissent verts par la chaleur.

Avec une dissolution d'*acétate de plomb* ou de *nitrate de bismuth*, on trace des caractères invisibles, qui noircissent au contact de l'hydrogène sulfuré ou des sulfures alcalins.

Avec une solution étendue de *sulfate de fer*, l'écriture a une couleur bleue ou noire, suivant qu'on emploie pour la faire reparaître, le cyanure jaune ou une infusion de noix de galle. Inversement, on peut tracer une écriture sans teinte sensible, qui, au contact d'une dissolution de sel de fer au maximum, apparaît noire ou bleue, suivant qu'on a employé, comme encre, une *décoction faible de noix de galle*, d'*écorce de chêne*, de *sumac*, ou une solution étendue de *cyanure jaune*.

Les caractères tracés avec le *sulfate de cuivre* paraîtront avec une belle couleur bleue, au contact des vapeurs ammoniacales.

Avec l'*acide sulfurique très-étendu*, les caractères tracés sur le papier deviennent noirs et ineffaçables, par l'application de la chaleur : l'eau s'évapore, et l'acide, en se concentrant, charbonne le papier.

Avec les sucs végétaux, tels que ceux d'*oignon*, de *navet*, on peut tracer des écritures invisibles; mais en présentant le papier au-dessus de charbons rouges, il arrive que la matière végétale se détruit avant ou après le papier. Si elle se décompose d'abord, les caractères sont noirs ou jaune bruns; si le papier se décompose le premier, les caractères sont blancs sur fond noir.

En général, on peut dire que tout composé incolore, se colorant par l'action d'un réactif, peut servir d'encre de sympathie.

Ces sortes d'encres pouvant être employées, dans certains cas, pour atteindre un but coupable, il devient important de savoir reconnaître si un papier considéré comme blanc, ou si un papier écrit ne contiendrait pas, soit sur la feuille blanche, soit sur la feuille écrite, mais dans les interlignes, une écriture tracée avec une encre de sympathie.

Les essais pratiqués dans ce but étant souvent très-nombreux, nous signalerons les principaux.

On examine d'abord si dans certaines parties du papier, il y a eu un tracé quelconque qui se signale quelquefois par un aspect terne ou luisant.

On humecte avec soin le papier placé sur une lame de verre, on le recouvre avec une autre lame, et on l'examine par transmission de la lumière ; de cette manière , on parvient quelquefois à lire avec assez de facilité tous les caractères qui auraient été tracés avec une poudre incolore, délayée dans l'eau seule, ou additionnée d'une petite quantité de substance gommeuse ou mucilagineuse ; car ce tracé , en augmentant l'épaisseur du papier , laisse moins facilement passer la lumière , et produit une ombre occasionnée par l'assemblage des lettres.

L'application de la chaleur donne lieu, comme nous l'avons dit plus haut, à l'apparition d'un grand nombre de tracés incolores. On présente avec précaution, au-dessus d'un brasier, la pièce à examiner , ou bien on la place dans un double de papier Joseph, et on applique dessus un fer chaud qui détermine l'apparition de l'écriture. On a recours aussi à l'emploi de poudres de charbon, de noir d'ivoire, de cinabre, et d'autres poudres colorées, très-fines, dans le cas où on soupçonnerait que des substances glutineuses , hygrométriques, auraient été mises en usage pour tracer un corps d'écriture. On place sur une table la feuille de papier suspecte ; et, à l'aide d'un tamis de soie très-fin, on y répand la poudre colorée ; on recouvre d'une feuille et on presse ; on secoue ensuite la feuille : la poudre reste ordinairement sur les tracés qu'elle colore, et permet de les apercevoir et de lire ce qui a été écrit. Lorsqu'on a lieu de supposer que le produit employé comme encre sympathique, est susceptible de se ramollir par la chaleur, on place le papier couvert de poudre dans un double de papier Joseph, et on promène à sa surface un fer à repasser chauffé convenablement.

L'hydrogène sulfuré, le gaz ammoniac, le chlore, peuvent quelquefois être employés pour faire paraître des écritures, d'abord invisibles. On introduit la feuille à explorer, dans un grand flacon contenant l'un de ces gaz, avec lequel on la laisse en contact. Si elle était chargée d'écriture tracée avec l'encre ordinaire, et qu'on n'eût à examiner que les interlignes, on exposerait partiellement ceux-ci à l'action du chlore, en se servant d'un tube fermé par un bout, dans lequel on aurait mis un mélange destiné à la production de ce gaz.

Enfin, pour reconnaître les tracés invisibles, on peut employer séparément diverses solutions (*acide sulfhydrique, sulfate de fer, sulfate de cuivre, teinture d'iode, chromate de potasse, cyanure jaune, ammoniaque, infusion de noix de galle, bichlorure de mercure*). On en prend un peu à l'aide d'un pinceau, et on trace avec celui-ci une ligne sur les parties que l'on soupçonne avoir été écrites avec une encre sympathique.

Dans le cas où l'on ne réussit pas avec une solution, on change de pinceau, ou bien on lave avec beaucoup de soin celui qui a été employé, et on fait le même essai avec une autre solution. Mais il faut avoir la précaution de ne pas passer sur les lignes tracées une solution qui pourrait donner un précipité ou une coloration avec le liquide que l'on aurait d'abord employé.

FÉCULE DE POMMES DE TERRE.

Cette fécule, retirée des tubercules du *solanum tuberosum*, de la famille des solanées, se distingue des autres fécules par son apparence nacrée, par le cri qu'elle fait entendre lorsqu'on la presse entre les mains. Examinés au microscope, ses grains sont beaucoup plus gros et d'un volume plus constant que ceux de l'amidon de blé (*V.* la note p. 316); ils sont ovoïdes, étranglés, gibbeux, obscurément triangulaires. On y aperçoit très-manifestement *le hile* ou trou par lequel s'introduit la matière féculente servant à l'accroissement du grain de fécule ; celui-ci se trouve composé de couches concentriques qui le font ressembler assez à une écaille d'huître. On observe sur les grains vieux ou très-volumineux qui se rencontrent surtout dans les tubercules arrivés à leur maximum de développement, des déchirures anguleuses qui partent généralement du hile.

Les grains de fécule les plus gros ont été observés jusqu'ici dans la variété de pomme de terre, dite de *Rohan*; ils ont $0^{\text{millim.}},155$ de diamètre.

La fécule de pommes de terre est blanche, insipide, insoluble dans l'alcool et l'éther, inaltérable à l'air. Elle a une odeur peu agréable qui s'exalte par la cuisson; elle bleuit au contact de l'eau iodée; sa densité est environ 1,5 à $+ 19°^{\text{c}}$. L'eau, à la température ordinaire, n'a pas d'action sur la fécule. Chauffée avec un peu d'eau, elle prend une consistance gélatiniforme, connue sous le nom d'*empois;* la fécule se gonfle, s'hydrate. Le phénomène analogue se passe à froid avec les alcalis.

La fécule est convertie en dextrine, puis en sucre ou glucose, sous l'influence de la diastase ou des acides.

Chauffée peu à peu de 160 à $200°^{\text{c}}$, la fécule se transforme en une matière jaunâtre, soluble dans l'eau, qu'on appelait autrefois *amidon grillé, amidon torréfié,* et aujourd'hui *léiocome :* c'est de la fécule désagrégée. En portant brusquement la fécule à la même température, on la convertit en dextrine.

La fécule absorbe des quantités d'eau très-variables, suivant les circonstances dans lesquelles on la place. La fécule commerciale ou *fécule sèche* contient 18 % d'eau. La fécule dite *verte* contient 45 %, d'eau ou 2/3 de son poids de fécule sèche : 150 de fécule verte représentent donc 100 de fécule sèche.

D'après M. *Louyet*, la fécule de pommes de terre pure donne par l'incinération, 1, 4 % de cendres très-fines, denses, mobiles et sèches.

La fécule de pommes de terre se distingue de l'amidon de blé, par le procédé suivant : l'amidon de blé broyé avec l'eau, donne un liquide qui, après avoir été filtré, se colore en jaune ou en rouge pâle par l'addition de quelques gouttes de teinture d'iode ; le liquide provenant de la trituration avec la fécule de pommes de terre prend une couleur bleue.

Usages. — En médecine, la fécule de pommes de terre est employée à l'intérieur comme analeptique ; on en fait aussi des gelées, des tisanes ou des cataplasmes mucilagineux. Dans les arts, elle a reçu un très-grand nombre d'applications : elle sert à la fabrication de la dextrine, de la gommeline, du léiocome, des sirops et sucres de fécule, de l'acide oxalique ; elle sert à confectionner les produits alimentaires connus sous les noms de semoule, tapioka factice, etc. ; on l'emploie pour l'encollage des toiles, le collage du papier, l'épaississement des mordants, etc.

Falsifications.— On a falsifié la fécule de pommes de terre avec la *craie* ou *carbonate de chaux*, le *plâtre*, la *poudre* ou *sciure d'albâtre gypseux* (1), une *argile blanchâtre* (terre de pipe ?).

Plusieurs moyens peuvent être employés pour reconnaître ces fraudes, signalées en premier lieu par M. *Payen*. On peut chauffer, pendant une demi-heure environ, à la température de **72** à **75**°c au bain-marie, 25 gr. de la fécule à essayer, dans une solution de diastase brute ; elle se convertit en dextrine sans résidu bien sensible si elle est pure ; dans le cas contraire, on a une partie insoluble qui, recueillie sur un filtre, lavée, séchée et pesée, donne approximativement la proportion des corps étrangers introduits. Ce résidu est ensuite examiné à part afin d'en connaître la nature. Traité par l'acide chlorhydrique ou nitrique étendu d'eau , il formera une vive effervescence s'il contient de la craie , et laissera un résidu terreux indissous. La solution acide évaporée à siccité et reprise par l'eau chaude , donnera une solution qui précipitera en blanc par

(1) En 1844, le tribunal correctionnel (8e chambre) condamna à six jours de prison et à 50 fr. d'amende le sieur B..., marchand d'amidon et de fécule, à Paris, accusé d'avoir vendu de la fécule mêlée de poudre d'albâtre. Sur un appel *à minimâ*, interjeté par le ministère public, la peine fut élevée à quatre mois de prison.

Cette poudre d'albâtre provenait du travail de pendules, vases, et de divers objets d'art. On en a mêlé 6 à 7 °/o à de la fécule de pommes de terre, qui était mise dans de petits sacs étiquetés : *Fécule de pommes de terre dépurée pour l'usage alimentaire et pour les enfants.*

l'oxalate d'ammoniaque. Le résidu insoluble, séché et chauffé au rouge dans un creuset, donnera une masse fortement agglomérée, qui ne se délayera pas dans l'eau et ne fera pas effervescence au contact des acides.

De plus, la fécule contenant de la craie fait une vive effervescence avec les acides. Celle qui contient du sulfate de chaux, chauffée au rouge dans un creuset, donnera une masse charbonneuse qui, délayée dans l'eau et additionnée de quelques gouttes d'acide, dégagera une forte odeur d'œufs pourris (hydrogène sulfuré). L'examen microscopique, l'incinération peuvent aussi servir à découvrir ces fraudes. Une petite pincée de fécule suspecte, placée en couche très-mince sur une lame de verre, et vue au microscope, n'offrira que des grains arrondis, diaphanes, blancs, si elle est exempte de mélange; dans le cas contraire, on verra distinctement interposés entre ses grains, des corps opaques, bruns ou nuageux, anguleux, irréguliers.

La proportion de cendres fournie par l'incinération de 5 gr. de fécule, et l'examen chimique de ces cendres pourront également servir à constater s'il y a eu ou non adultération de la fécule. Ces cendres seront composées de chaux, de sulfate de chaux ou d'argile.

D'un autre côté, en délayant dans beaucoup d'eau une petite quantité de fécule suspecte, les substances minérales ajoutées, étant beaucoup plus denses, se précipiteront les premières, et pourront être examinées séparément.

La fécule de pommes de terre a été quelquefois mélangée à d'autres fécules exotiques. M. *Gobley* a indiqué, comme moyen de reconnaître ces fraudes, les colorations diverses qu'éprouvent quelques fécules pures ou mélangées lorsqu'on les expose à la vapeur d'iode.

On met les fécules dans des verres de montre sous une cloche, qui renferme de l'iode, et on les y laisse exposées pendant 24 heures (1).

Voici les colorations que l'on obtient :

(1) L'expérience prouve que les fécules ne sont colorées par l'iode qu'autant qu'elles sont humides.

Amidon, couleur violacée.

Fécule de pommes de terre, gris-tourterelle.

Arrow-root vrai, café au lait clair.

Arrow-root avec 1/4 d'*amidon*, lilas-gris.

Arrow-root factice, gris-tourterelle.

Tapioka vrai entier, tous les grains jaunâtres.

Tapioka vrai pulvérisé, couleur chamois.

Tapioka vrai pulvérisé et mêlé avec 1/4 d'*amidon*, couleur violacée.

Tapioka factice entier, quelques grains gris violacé, les autres jaunâtres.

Tapioka factice pulvérisé, couleur chamois.

Tapioka factice pulvérisé et mêlé avec 1/4 d'*amidon*, couleur violacée.

Sagou blanc entier, quelques grains gris violacé, les autres jaunâtres.

Sagou blanc pulvérisé, couleur chamois.

Sagou blanc pulvérisé et mêlé avec 1/4 d'*amidon*, couleur violacée.

Sagou factice entier, quelques grains gris violacé, les autres jaunâtres.

Sagou factice pulvérisé, couleur chamois.

Sagou factice pulvérisé et mêlé avec 1/4 d'*amidon*, couleur violacée.

Dextrine, pas de coloration.

Suivant M. *Mayet*, on peut distinguer la fécule de pommes de terre, l'arrow-root et l'amidon de blé, par la consistance et la transparence de la gelée qu'ils forment avec une solution au 1/4 de potasse à la chaux (25 p. de potasse et 75 p. d'eau), et reconnaître 1/10 de fécule ajouté à l'amidon ou à l'arrow-root ; on prend 5 gr. de la fécule à essayer, 60 gr. d'eau et 5 gr. de solution alcaline au quart.

Voici les résultats que M. *Mayet* a obtenus : avec la fécule de pommes de terre, gelée très-épaisse, d'une transparence opaline, solide au bout d'une demi-minute.

Avec l'amidon de blé, le mélange n'est pas solide au bout d'une demi-heure ; de plus, il est laiteux, complétement opaque, mais il ne laisse pas déposer l'amidon.

Avec l'arrow-root, le mélange est totalement liquide et laisse déposer cette fécule malgré plusieurs agitations. Le liquide surnageant est d'une transparence parfaite.

Avec la fécule de bryone, le mélange se prend en gelée transparente immédiatement, mais cette gelée est très-liquide et d'une teinte légèrement citrine.

Avec la farine de haricots (prise comme type des farines de légumineuses), mucilage peu épais, jaune verdâtre, non transparent.

Avec la farine de manioc, mucilage un peu plus épais que le précédent, non complétement opaque, laissant voir un grand nombre de grumeaux gonflés, mais non dissous.

FER (LIMAILLE DE).

La limaille de fer est employée en médecine, comme tonique et fortifiante; on la recommande dans les cas de débilité, et surtout contre la chlorose, la leucorrhée, le rachitisime, le scorbut, etc. Suivant qu'elle est à l'état de poudre grossière ou de poudre très-fine, elle porte le nom de *limaille de fer préparée*, ou de *limaille de fer porphyrisée*.

ALTÉRATIONS. — La limaille de fer contient souvent du *cuivre*, de l'*acier*, du *zinc*, des *terres*, de la *sciure de bois*, du *sable*, de l'*oxyde de fer*. Il est important de s'assurer de la pureté de la limaille, surtout lorsqu'elle est destinée aux usages internes (1). A cet effet, le meilleur moyen est la séparation mécanique à l'aide du barreau aimanté; la limaille est répandue en couches minces, et l'opération répétée plusieurs fois de suite; le résidu de chaque opération renferme les impuretés (cuivre, sciure de bois, etc.); mais la séparation complète est très-difficile: le cuivre, le sable, le bois, l'oxyde de fer, peuvent être entraînés mécaniquement par le fer. Ainsi M. *Gobley* a observé que, même après cinq opérations successives,

____

(1) Dans des expériences faites sur des limailles de fer prises dans onze maisons de droguerie ou de produits chimiques et dans vingt-cinq pharmacies, M. *Gobley* en a trouvé trois seulement exemptes de cuivre; dans les autres, la quantité de cuivre était très-variable, et s'élevait, depuis quelques parcelles, jusqu'à 2 % ; la quantité de substances étrangères variait aussi depuis 0,56 % jusqu'à 13 %.

la limaille de fer contenait encore quelques parcelles de ce métal. De plus, si l'on a affaire à des brasures, *Henckel* a établi qu'un alliage de 66 cuivre et 33 fer était encore attirable à l'aimant. La séparation devient même impossible si on opère sur de la limaille de fer porphyrisée.

On constate la présence du cuivre, en traitant la limaille par l'ammoniaque. Celle-ci, au bout de quelque temps, se colore en bleu, et cette couleur sera d'autant plus foncée que la limaille contiendra une plus grande quantité de cuivre. On peut aussi employer l'acide chlorhydrique pur et bouillant, ou mieux l'eau régale, pour dissoudre la limaille ; une lame de fer bien décapée plongée dans la dissolution acide se recouvrira d'une couche légère de cuivre métallique. Si l'on sursature la dissolution par l'ammoniaque, il s'y forme un précipité rougeâtre de peroxyde de fer hydraté, complétement insoluble dans l'ammoniaque, et ne la colorant pas, au cas où la limaille est pure ; un précipité de couleur sale, mélangé de peroxyde de fer et d'hydrate de bioxyde de cuivre verdâtre, au cas où la limaille contient du cuivre. L'addition d'un excès d'ammoniaque, en redissolvant le bioxyde de cuivre, à l'exclusion de l'oxyde de fer, produit une solution bleue d'ammoniure de cuivre.

La limaille d'acier se reconnaîtra, d'après le procédé de M. *Berthier*, en traitant la limaille par l'iode et l'eau ; le fer disparaît sans résidu à l'état d'iodure incolore, tandis que la limaille d'acier laisse pour résidu le carbone et le silicium. Après qu'on aura lavé la matière avec de l'eau de potasse, pour enlever l'excès d'iode, on pourra également suivre le procédé de M. *Boussingault,* traiter la limaille par l'acide sulfurique étendu de 6 fois son poids d'eau ; le fer se dissout, l'acier laisse indissous le carbone et le silicium. Il faut rejeter la limaille atteinte de la rouille, on s'en apercevra facilement à sa couleur ocreuse.

Le barreau aimanté n'est aussi qu'un moyen de séparation incomplet, lorsque la limaille de fer est salie par de la limaille de zinc, surtout si la limaille provient de travaux à la lime exécutés sur du fer *zingué* ou *galvanisé*.

La présence du zinc dans la limaille de fer se reconnaît en

la traitant par l'acide sulfurique; le sulfate est soumis à l'action d'un courant d'hydrogène sulfuré qui précipite le zinc à
l'état de sulfure, et ne précipite pas le fer si la liqueur n'est
pas acide. On doit aussi verser dans le sulfate un peu de chlore
pour amener le fer au maximum, puis un excès d'ammoniaque
qui précipite l'oxyde de fer et redissout l'oxyde de zinc, qui se
précipite ensuite lorsqu'on fait bouillir le liquide pour chasser
l'excès d'ammoniaque.

Dans tous les cas, il est préférable que les pharmaciens préparent chez eux la limaille destinée à servir comme médicament. Il suffit de soumettre à l'action d'une grosse lime un
barreau de fer doux solidement fixé. On peut obtenir ainsi
62 gr. de limaille par heure; tandis qu'on consacre plus de
temps à passer cinq fois à l'aimant une égale quantité de limaille.

FEUILLES DE NOYER.

Les feuilles du noyer (*juglans regia*), arbre de la famille des
juglandées, sont employées, en médecine, contre les affections
scrofuleuses. A l'extérieur, elles servent pour faire des injections; à l'intérieur, on les emploie sous forme de tisane,
d'extrait, de sirop. Elles ont été aussi considérées par quelques personnes comme un spécifique contre l'ictère.

Les feuilles de noyer sont ovales, presque sessiles, plus ou
moins dentées en scie. Bien séchées, elles possèdent une
odeur particulière, et font voir sur leur face postérieure, dans
les angles formés par les nervures primaires avec le nerf, des
corps glanduleux ou petites verrues. L'infusion de feuilles de
noyer présente une couleur brun verdâtre, comme le vert de
vessie, et colore le papier en brun jaunâtre; traitée par une
solution de sulfate de peroxyde de fer, elle se colore en brun
noirâtre foncé.

Falsifications. — M. *Vrydag-Zynen*, de la Haye, a signalé une falsification des feuilles de noyer par des *feuilles
étrangères* dont il n'a pas fait connaître le nom.

Ces feuilles sont oblongues, acuminées, la plupart pétiolées, irrégulièrement incisées et dentées en scie. Bien séchées,
elles n'exhalent aucune odeur, même quand on les frotte dans

les mains. Leur infusion est jaune sale et colore le papier en jaune de soufre ; traitée par une solution de sulfate de peroxyde de fer, elle prend une couleur plus sombre.

FÈVE PICHURIM ou PICHURINE.

Les fèves pichurim ou pichurines sont le fruit d'une espèce de laurier (*ocotea pichurim*) qui croît au Brésil. Ce fruit a aussi été désigné, dans le commerce, sous les noms de *pichonin*, *pichola*, et *pichora*, *noix de sassafras*, *fève muscade*.

Il a été employé pour remplacer la muscade.

Dans le commerce, on distingue deux sortes de fèves pichurines : la première sorte ou *noix de sassafras de l'Orénoque, de Para, semence pichurine vraie*, est la plus estimée ; elle se compose de lobes conformés comme ceux des semences du laurier ordinaire, mais beaucoup plus gros, isolés et entièrement nus. Ils ont 0^m, 027 à 0^m, 045 de long, et 0^m, 013 à 0^m, 020 de large. Leur forme est elliptique, oblongue, convexe d'un côté, concave de l'autre, avec un sillon longitudinal ; ils sont brunâtres, unis ou légèrement rugueux à l'extérieur, d'une couleur de chair et marbrés à l'intérieur, à peu près comme dans la noix muscade. Leur odeur et leur saveur sont analogues à celles de cette dernière et du sassafras, ce qui probablement a fait croire qu'ils en étaient le fruit. On aperçoit presque toujours à leur surface une efflorescence blanche, qui se répand même sur les parois des vases où on les tient renfermées ; ce principe cristallin est dû à une huile volatile concrète (*camphre des pichurines*). La seconde sorte dite *fève pichurim bâtarde* est toujours plus courte que la précédente ; elle est oblongue, arrondie, quelquefois ronde, d'une longueur variable de 0^m, 020 à 0^m, 034 et d'une largeur de 0^m, 013 à 0^m, 020. Elle est souvent entière et recouverte d'un épiderme rugueux d'un gris rougeâtre. Au-dessous de cet épiderme, la surface est presque noire.

Son odeur est à peine sensible à moins qu'on ne la râpe ; elle ne présente pas de cristaux soit à sa superficie, soit sur les parois des vases où on la conserve.

Les fèves pichurines renferment, suivant M. *Bonastre*, une *huile essentielle particulière*, de la *résine*, de la *gomme*, de la *fécule*, du *sucre*, une *graisse butyreuse*, et une *matière grasse concrète* qui, d'après les recherches de M. *Sthamer*, est identique avec la graisse solide ou *laurostéarine* trouvée par M. *Marsson* dans les baies de laurier.

Dans le commerce, la deuxième sorte est quelquefois donnée pour la première. Quelques auteurs prétendent, en outre, qu'on lui substitue une certaine *fève*, provenant d'Amérique, moitié plus grosse que la véritable fève pichurim, plus ridée et plus pâle extérieurement, tandis qu'à l'intérieur elle est plus amère et moins aromatique que la deuxième sorte de fève pichurine.

FIGUES.

La figue ou fruit du *figuier* (*ficus carica*), de la famille des artocarpées, est formée de petits fruits secs réunis en grand nombre sur un réceptacle charnu et succulent. La figue est sucrée et mucilagineuse.

Les figues sont employées comme aliment ; en médecine, elles servent comme béchiques et adoucissantes. On en prépare des tisanes contre les rhumes, des gargarismes, des conserves. On les associe ordinairement avec d'autres fruits béchiques, tels que les dattes, les jujubes et les raisins secs.

La figue desséchée et préparée est un objet de commerce assez important pour l'Espagne, l'Italie et les départements méridionaux de la France.

La culture a fait naître un très-grand nombre de variétés de figues. Mais le commerce en distingue trois sortes : les *figues blanches* ou *marseillaises* ou *figues du Midi* ; les *figues grosses* ou *jaunâtres* ; les *figues violettes*. La première sorte est destinée particulièrement à être servie sur nos tables ; les deux autres sortes sont employées dans la pharmacie.

Les figues *blanches* sont divisées en figues *fines*, *demi-fines*, *ordinaires* ou *communes*, *pelloises*, et *grosses*.

Les figues fines qui viennent principalement de la Provence, doivent être rondes, plates, assez régulières, de la grosseur d'une grosse prune de reine-Claude, à chair jaunâtre. Leur peau est fine, recouverte d'une efflorescence blanchâtre ; leur goût est doux, sucré et délicat.

Les figues demi-fines et communes sont plus irrégulières; elles ont une peau plus dure et une saveur moins agréable.

Les figues pelloises ne sont ni rondes, ni plates; elles ont conservé une partie de la forme naturelle du fruit.

Les figues grosses viennent d'Espagne et de Provence; elles sont grosses, molles, sucrées; leur peau est quelquefois assez fine, mais sans consistance.

Les figues *violettes* diffèrent des blanches par la couleur et le goût. Elles sont globuleuses, assez grosses, striées, d'un violet foncé à l'extérieur, et d'un rouge vineux à l'intérieur.

Les figues vieilles, rances, ou piquées des vers, souvent très-amères, doivent être rejetées. On ne doit choisir que les figues récentes, un peu molles, visqueuses, et d'un goût agréable.

FLEURS DE BENJOIN. — V. Acide benzoïque.

FLEURS DE SOUFRE. — V. Soufre.

FOIE D'ANTIMOINE.

Le foie d'antimoine ou *foie de soufre antimonié, oxyde d'antimoine sulfuré demi-vitreux, sulfure d'antimoine et de potasse,* est employé dans l'art vétérinaire. On le vend ordinairement en poudre; et, comme la plupart des substances livrées dans cet état au commerce, il est sujet à être falsifié avec la *terre d'ombre,* ou avec la *brique pilée* et tamisée.

Cette fraude se reconnaîtra de la manière suivante: on mêlera la poudre avec un peu de nitrate et de tartrate de potasse, puis on la calcinera. Si elle est pure, la surface du culot restant après le refroidissement de la matière, ne sera recouvert que de scories et d'un peu de cendres; dans le cas contraire, la matière étrangère ajoutée restera à la surface avec la couleur rouge plus ou moins pâle qu'elle avait primitivement.

Un autre moyen consiste à traiter le foie d'antimoine par l'acide chlorhydrique: si le produit est pur, il se dissoudra sans résidu; s'il est impur, la poudre étrangère restera sans se dissoudre.

FOUGÈRE MALE.

La fougère mâle (*aspidium filix mas*) a un rhizome souter-

rain ou souche de la grosseur du poing, noueuse, brune verdâtre à l'extérieur, et blanche jaunâtre à l'intérieur, lorsqu'elle est fraîche. Sa saveur est astringente et un peu amère,
elle a une odeur particulière désagréable. La racine de fougère mâle est recouverte extérieurement d'écailles foliacées,
sa poudre est jaune verdâtre. La racine de fougère mâle,
vieille, est sèche, brune ou noire rougeâtre, au dehors, et
jaune brunâtre au dedans.

Elle contient, d'après les analyses de M. *Morin : huile volatile ; matière grasse ; acides gallique et acétique ; sucre incristallisable ; tannin ; amidon ; matière gélatiniforme , insoluble
dans l'eau et l'alcool ; ligneux.*

La racine de fougère mâle est facilement attaquée par les
insectes. Il faut avoir soin de la tenir à l'abri de l'air et de
l'humidité, dans des vases parfaitement bouchés.

Usages. — La racine de fougère mâle a des propriétés vermifuges qui semblent être dues surtout à l'huile grasse, chargée d'huile essentielle, qu'elle renferme ; on l'emploie contre
le ténia. On l'administre en décoction, en poudre, sous forme
d'extrait alcoolique et éthéré.

Falsifications. — La racine de fougère mâle a été fraudée
avec la *racine de fougère femelle (aspidium filix femina)*. Celle-
ci est plus grosse, noire, à écailles minces, et manque à l'intérieur de cette matière charnue, qui distingue la racine de
fougère mâle. Elle a aussi une saveur plus amère.

Cette substitution doit engager les pharmaciens à préparer
eux-mêmes la poudre de fougère mâle.

FOURRAGES (1).

Les fourrages *(foin, paille, avoine)* sont aussi le sujet de
fraudes scandaleuses dont les détails ont été révélés plusieurs
fois devant les tribunaux. C'est ainsi que sur une livraison de
265 bottes de paille, il a été constaté qu'il en manquait environ une centaine ; de plus, les bottes en livraison pesaient
moins que le poids voulu.

---

(1) Le commerce des fourrages a beaucoup d'importance. A Paris, on
vend annuellement plus de 8 millions de bottes de foin, près de 13 millions de bottes de paille, et environ 1,100,000 hectolitres d'avoine.

Dans un procès jugé en 1846, par le tribunal correctionnel de Versailles, et intenté aux sieurs P..., H... et T..., fournisseurs de fourrages à la cavalerie, aux sieurs L..., agent comptable, et V..., chef ouvrier, il a été acquis aux débats que les fourrages avaient été soumis à des manipulations frauduleuses pour assurer aux entrepreneurs des *bonis illicites* (1).

Ainsi pour la paille, on trompait sur le poids, on faisait des bottes de 4 kilog. et demi alors qu'elles devaient en peser cinq, ou de 3 kilog. et demi lorsque le poids devait être de quatre kilog.

Le foin était mouillé abondamment. On arrosait de la graine de foin ou de la poussière qu'on répandait tout humide sur la fanée. On obtenait ainsi un rendement en poids plus considérable, au détriment de la qualité du foin. On faisait aussi des tanées de 200 bottes de 5 kilog. chacun ; on y introduisait 40 bottes de bon foin, 60 de qualité inférieure ; le reste se composait de foin de mauvaise qualité, de graines, de criblures, de poussière, de déchets, de balayures de magasins, et ce mélange était arrosé d'une quantité d'eau plus ou moins considérable, suivant que le temps était plus ou moins humide (2).

L'avoine était mouillée dans la proportion de 25 ou 30 seaux d'eau par 100 quintaux métriques (10,000 kilog.), et on ne la criblait jamais.

Ces fraudes pratiquées dans le bottelage, et au moyen du mouillage, furent regardées comme une des causes principales de la mortalité croissante des chevaux de troupe, et éveillèrent à juste titre la sollicitude de l'administration de la guerre. Car la bonne qualité des fourrages est une condition indispen-

----

(1) A la suite d'une longue instruction et de débats animés, le tribunal condamna les trois fournisseurs, savoir : D... à cinq ans d'emprisonnement, H... et T... à deux années de la même peine. Quant à leurs employés, ils furent condamnés : L... à deux ans et V... à un an de prison. Ils interjetèrent tous appel de ce jugement, qui a été confirmé, le 25 avril 1846, par la cour royale de Paris, chambre des appels de police correctionnelle.

(2) Suivant M. *Payen*, le foin contient, en moyenne, 13 % d'eau, et donne 8 % de cendres. La paille renferme 10 % d'eau, et fournit près de 4 % de cendres.

sable de l'amélioration si désirable des chevaux de notre cavalerie.

FROMAGE.

Quoique cet aliment (1) soit ordinairement préparé par les
habitants de la campagne, généralement moins habitués aux
ruses commerciales que ceux de la ville, on l'a trouvé néanmoins mélangé avec des *pommes de terre* mondées de leur
pellicule, et même avec de la *fécule*.

Cette sophistication sera décelée en faisant bouillir dans l'eau
une certaine quantité de fromage, et traitant la solution par
la teinture d'iode. La présence ou l'absence de coloration bleue
indiquera si le fromage soumis à l'essai contenait ou non de
la pomme de terre ou de la fécule. On peut aussi, pour plus
de simplicité, triturer dans un mortier un mélange de fromage, d'eau et d'iode: suivant que le fromage sera ou non
additionné de fécule, il prendra avec l'iode une couleur bleue
ou une couleur de tabac d'Espagne.

On a aussi mêlé au fromage de la *mie de pain*, dans le but
d'y faire naître des moisissures qui donnent à ce comestible
une couleur marbrée.

Certains auteurs ont prétendu que quelques marchands de
fromage à Paris arrosaient le fromage de Brie avec de l'*urine*
pour lui faire acquérir plus promptement une saveur ammoniacale et lui donner l'aspect de *fromage avancé*. Jusqu'à plus
ample informé, nous nous plairons à douter de cette dégoû-
tante et honteuse manipulation.

(1) Les fromages font l'objet d'un commerce assez important. A Paris,
on consomme annuellement près de 1,500,000 kilog. de fromages secs.

Voici, d'après M. *Payen*, les quantités d'eau et de cendres fournies par
divers fromages :

	Eau pour 100.	Cendres pour 100.
Fromage de Brie.	53,99	5,63
— de Neufchâtel. .	61,87	4,25
— de Marolles. . .	40,07	5,93
— de Roquefort. .	26,53	4,45
— de Hollande. .	41,41	6,21
— de Gruyères . .	32,05	4,79
— de Chester. . .	30,39	4,78
— Parmesan . . .	30,31	7,09

On a aussi lavé des fromages avec une *eau arsénieuse* afin de les soustraire aux attaques des insectes, et notamment des mouches. Le décoctum aqueux d'un semblable fromage ou mieux du charbon résultant de son traitement par l'acide sulfurique, introduit dans un appareil de Marsh fonctionnant à blanc, donnera un anneau ou des taches sur lesquelles on constatera les propriétés physiques et chimiques qui caractérisent l'arsenic.

FULMINATE DE MERCURE.

Le fulminate de mercure, *fulminate mercureux* (vulgairement appelé *poudre fulminante*), fut découvert en 1799, par *Howard* ; de là le nom de *mercure fulminant de Howard*, sous lequel il a été longtemps connu. C'est une poudre très-détonante, d'un gris jaunâtre ; chauffée à 186°c ou soumise à une forte percussion, elle produit une explosion très-violente. L'étincelle électrique, les étincelles d'un briquet d'acier, le simple contact des acides sulfurique et nitrique, la font également détoner.

Le fulminate de mercure est soluble dans l'eau bouillante et peut cristalliser sous forme de petits cristaux dendritiques, blancs, à éclat soyeux et doux au toucher. Ce fulminate cristallisé détone plus aisément par la friction que le fulminate pulvérulent.

Humecté avec 5 % d'eau, le fulminate perd beaucoup de son inflammabilité par le frottement ; avec 10 % d'eau, il s'enflamme plus difficilement encore ; avec 30 %, il ne donne plus que des détonations très-rares.

Ce fulminate résultant de l'action du nitrate de mercure sur l'alcool, est composé de : *carbone, azote, oxygène* et *mercure*. Il sert de base aux amorces fulminantes dont la fabrication, en France, date de 1816. Les amorces les plus ordinaires sont celles qui sont connues sous le nom d'*amorces à capsules*; depuis 1819 elles sont contenues dans des capsules en cuivre rouge. Cette fabrication, maintenant, se pratique sur une très-grande échelle. Déjà, pendant l'année 1837, les fabricants livrèrent 800 millions de capsules, dont 300 millions furent exportés à l'étranger. Cette industrie, depuis cette époque, n'a pu que s'accroître.

Le fulminate est employé tantôt pur, tantôt mêlé de *poussier de poudre* ou *pulvérin*, tantôt mêlé simplement de *nitrate*, et même de *chlorate de potasse* (1). En Allemagne on ajoute à 7 p. de fulminate, 9 p. d'un mélange de nitrate de potasse (117 p.) et de soufre (23 p.).

Ces additions ont pour objet d'affaiblir l'explosion et de rendre ainsi l'amorce propre à propager l'inflammation. L'addition de nitrate de potasse a aussi pour but de brûler le charbon laissé pour résidu dans la détonation du fulminate pur. Ces mélanges, au reste, sont tellement en usage que les fabricants vendent à des prix différents quatre qualités de fulminate mélangé de chlorate ou de nitrate de potasse (2).

Néanmoins, comme l'addition de ces sels pourrait être faite dans une proportion trop forte (3), il est bon de connaître les moyens propres à déceler leur présence et à les doser.

On traite le fulminate par l'eau froide, qui ne le dissout pas et dissout le nitrate et le chlorate de potasse ; le liquide filtré et concentré par évaporation précipitera en jaune-serin par le chlorure de platine, en blanc par l'acide tartrique. Une portion traitée par le cuivre en limaille et l'acide sulfurique concentré donnera des vapeurs rutilantes dues à la séparation de l'acide nitrique du nitrate ; cet acide se combinant avec le cuivre formera du nitrate de cuivre qui

---

(1) Nous avons eu à examiner du fulminate destiné à être mis au fond des cartouches dont on se sert avec les fusils du système *Lefaucheux*. Ce fulminate était mêlé de nitrate et de chlorate de potasse ; il y avait, en outre, une quantité très-minime d'une matière organique qui semblait être de la gélatine.

(2) Avec le fulminate mêlé de chlorate, qualité la plus ordinaire, les capsules se vendent .... 0 fr. 90 c. à 1 fr. . le mille

   —   qualité au-dessus 1   20
   —   qualité au-dessus 1   40
   —   qualité supérieure 1   60

(3) On a colporté, en Allemagne, des poudres de fulminate de mercure qui contenaient de 40 à 60 % de nitre.

Nous avons entendu demander des capsules dont la composition était laissée au bon plaisir du fabricant, pourvu qu'elles fussent livrées à bon marché.

colorera la liqueur en bleu. S'il y a du chlorate mêlé au nitrate, l'acide sulfurique s'emparera de la potasse, décomposera l'acide chlorique et se colorera en rouge par suite de la formation d'acide hypochlorique. D'ailleurs en traitant séparément une autre portion de liqueur par l'acide chlorhydrique concentré, celui-ci décomposera le chlorate, et le liquide sera coloré en jaune.

On pourra apprécier la quantité de potasse contenue dans le liquide, au moyen d'une solution titrée de chlorure de platine, contenant par litre 36 ^{gr}, 003 de ce sel. Chaque centimètre cube de la liqueur correspondra à 0 ^{gr}, 01 de potasse.

On pourra aussi prendre le liquide provenant du traitement du fulminate par l'eau, le décomposer par l'hydrogène sulfuré pour séparer le mercure à l'état de sulfure ; le liquide filtré et évaporé à siccité donnera un résidu qui sera composé du nitrate et du chlorate de potasse ajoutés au fulminate ; le poids de ce résidu indiquera celui du mélange. Si ensuite on le chauffe fortement avec du charbon, et qu'on traite la solution aqueuse du résidu par l'azotate d'argent, on aura un précipité de chlorure et de carbonate d'argent qui, traité par l'acide nitrique afin de dissoudre ce dernier sel, recueilli sur un filtre, lavé, séché et pesé, donnera le poids du chlorure d'argent et par suite celui du chlorure de potassium ou du chlorate de potasse contenu dans le mélange. Le nitrate de potasse sera connu par la quantité de potasse restant après que l'on aura défalqué la proportion d'alcali nécessaire pour former le chlorate ; sachant que le chlorate de potasse renferme 38 % de potasse et le nitrate 46,6 %.

G.

GALANGA.

Il y a plusieurs sortes de galanga. Le *galanga* officinal ou *petit galanga* (*galanga minor*) de la Chine, produit par le *maranta galanga*, de la famille des amomées, est en racines petites, ramifiées, rougeâtres ou plus souvent d'un brun noirâtre terne à la surface, et marquées de nombreuses franges circulaires. Sa texture est fibreuse, compacte, uniforme, d'un fauve rougeâtre ; son odeur est forte et aromatique, agréable ; sa saveur, piquante, très-âcre, brûlante et aromatique ; sa poudre est rougeâtre, elle donne avec l'eau et l'alcool, une teinture de même couleur.

Le grand galanga *(galanga major)* ne diffère du petit galanga que par ce qu'il est en morceaux longs de 0^m,05 à 0^m,08 et de 0^m,013 à 0^m,054 de diamètre, cylindriques, souvent bifurqués. Son odeur est moins forte, son aspect extérieur le fait ressembler à la racine d'*acorus calamus.*

La racine de galanga contient, d'après M. *Morin : huile volatile, résine âcre, amidon, gomme, matière colorante brune, matière extractive, ligneux, soufre, oxalate de chaux, acétate de potasse.*

Usages. — La racine de galanga est excitante et stomachique. On l'emploie dans l'économie rurale pour exciter les vaches à aller au taureau.

Falsifications. — La racine de galanga est quelquefois mêlée avec celle du *souchet long (cyperus longus)*, plante indigène des marais de l'Europe, et avec la racine du *faux galanga.* La racine du souchet long se distingue par sa couleur noire, l'absence de franges circulaires blanches, et par sa saveur amère, astringente et peu aromatique.

Le faux galanga, désigné par M. *Guibourt* sous le nom de *galanga léger*, est de grosseur moyenne, marqué d'anneaux circulaires blanchâtres ; son écorce est luisante et jaunâtre ; sa texture intérieure est très-lâche ; son odeur nulle. Cette racine est d'une densité moitié moindre que celle du vrai galanga.

GALBANUM.

Le galbanum est une gomme-résine fournie par le *bubon galbanum*, arbrisseau de la famille des ombellifères, qui croît dans la partie orientale de l'Afrique.

On distingue, dans le commerce, trois sortes de galbanum : le galbanum en *larmes*, en *masses*, en *sorte.*

Le galbanum en larmes est en petits morceaux arrondis, d'un jaune luisant, demi-transparents, se ramollissant facilement par la pression des doigts, d'une cassure grenue, d'un aspect huileux. Son odeur est forte, particulière ; sa saveur, âcre et amère. C'est le plus estimé.

Le galbanum en masses se compose de larmes agglutinées entre elles par l'huile volatile qu'elles contiennent ; mais elles sont encore visibles et donnent à la masse un aspect amygdaloïde. Ce galbanum est plus ou moins souillé de matières étrangères.

Le galbanum en sorte ne contient pas de larmes, et n'est souvent qu'un mélange de diverses gommes-résines, de sable et d'impuretés.

Le galbanum mis en contact avec un corps en combustion, prend feu et brûle avec flamme. Sa densité est 1,212.

D'après les analyses de *Pelletier* et de *Meissner*, le galbanum renferme : *résine, gomme, mucilage végétal* ou *adragantine, huile volatile, malate acide de chaux, eau, débris ligneux* et *impuretés*.

Le galbanum doit être choisi bien sec et contenant beaucoup de larmes.

Usages. — Le galbanum est employé, en pharmacie, comme stimulant et tonique ; il fait partie du diachylon gommé, du baume de Fioraventi, du diascordium, de la thériaque, etc., etc.

Falsifications. — On mêle quelquefois le galbanum mou et en masses avec d'autres *substances résineuses* d'un prix inférieur. Ce mélange ne peut être reconnu que par l'habitude et par un examen comparatif avec un échantillon de galbanum de bonne qualité.

Souvent on y ajoute des *substances terreuses* dans le but d'en augmenter le poids. Ces substances resteront en résidu lorsqu'on aura traité le galbanum par l'eau et l'alcool. L'incinération servira aussi à constater leur présence.

GARANCE.

La racine de garance ou *alizari* (*rubia tinctoria* ou *tinctorum*), de la famille des rubiacées, est cultivée à Chypre, en Barbarie, à Smyrne, à Andrinople, en Hollande, en Saxe, en

Silésie, dans la Provence (aux environs d'Avignon), en Alsace, et depuis quelques années, en Auvergne. (1).

L'alizari du commerce est la racine de la garance séchée, battue, dépouillée de terre et d'impuretés ; c'est la garance dite *entière* ou *en branches*. On distingue plusieurs sortes commerciales d'alizaris : les *alizaris* de *Chypre*, de *Smyrne*, de *Barbarie*, d'*Andrinople*, d'*Avignon*, puis les *alizaris* de *Hollande*, de *Silésie*, de *Saxe* et d'*Alsace*.

La racine de garance est cylindrique, striée, de la grosseur d'une plume ou de celle du petit doigt ; son odeur est faible, particulière ; sa saveur est amère et styptique. Elle se compose de trois parties bien distinctes : d'une partie ligneuse centrale jaunâtre, d'une partie corticale rouge, d'une pellicule légère et rougeâtre. La partie corticale est la seule qui fournisse de la matière colorante.

La garance proprement dite est l'alizari ou racine de garance entière *moulue* et *réduite en poudre*. Celle-ci a une couleur qui varie du rouge jaunâtre au rouge foncé.

La garance moulue se divise en trois sortes :

1° La *garance de Hollande*, grasse au toucher, d'une odeur forte et nauséabonde, d'une saveur sucrée mélangée d'amertume, d'une couleur qui varie du rouge brun au rouge orangé. Elle attire l'humidité de l'air. Sa couleur passe du rouge orangé au rouge vif lorsqu'on l'expose pendant quelque temps à l'air humide d'une cave. La garance de Hollande est dite *robée* ou *non robée*, suivant qu'elle a été privée ou non de sa pellicule corticale, au moyen du blutoir.

2° La *garance d'Alsace* a une odeur plus pénétrante que la précédente, une saveur amère mais moins sucrée ; une couleur qui varie du jaune vif jusqu'au brun. Elle absorbe assez facilement l'humidité de l'air, et acquiert une couleur rouge foncé, quand on l'expose à l'air humide d'une cave. La garance d'Alsace a remplacé dans nos fabriques la garance de Hollande ; on la prépare principalement à Strasbourg, Haguenau et Geisselbrunn.

3° La *garance d'Avignon* est en poudre très-fine, sèche au toucher ; son odeur est agréable et peu pénétrante ; sa sa-

(1) L'introduction de la culture de la garance en Auvergne date de 1839.

veur légèrement sucrée et amère ; sa couleur varie du rose au rouge clair et même au rouge brun. Elle absorbe plus difficilement l'humidité de l'air que les deux précédentes.

D'après les analyses de MM. *Bucholz, John et Kuhlmann,* la racine de garance renferme : *matières colorantes rouge (alizarine de Robiquet et Colin) et rose (purpurine); matière colorante jaune (xanthine de* **M**. *Kuhlmann); ligneux; matières mucilagineuses ; gomme; sucre de raisin; pectine; acide pectique; acide malique ; acide tartrique ; matières extractives amères; résine odorante ; résine rouge; matière brune soluble dans la potasse ; matières albuminoïdes végétales; carbonate, sulfate, phosphate et tartrate de potasse ; chlorure de potassium; carbonate, phosphate et tartrate de chaux; phosphate de magnésie ; silice.*

Le docteur *Runge* admet dans la garance cinq matières colorantes qu'il nomme le *pourpre,* le *rouge,* l'*orange,* le *jaune,* et le *brun de garance,* et de plus, un acide particulier, incolore, qui bleuit sous l'influence de l'acide chlorhydrique et qu'il appelle *acide rubiacéique.*

D'après MM. *Girardin* et *Labillardière,* la garance pure, bien desséchée à 100°c, dépouillée de matière terreuse et de son épiderme, donne en moyenne 5 % de cendres ; l'alizari de Provence, pourvu de sa pellicule, en fournit 8, 80 %.

Suivant **M** *Henri Schlumberger,* l'alizari d'Alsace, lavé à l'eau distillée et séché à 100°c, donne 7,02 % de cendres, tandis que l'alizari d'Avignon, préparé de la même manière, en fournit 8,766 % (1).

(1) Composition des cendres de Garance:

	d'Alsace, d'après M. *H. Kœchlin.*	de Séclande, d'après M. *May.*
Potasse	29,35	3,42
Soude	15,89	25,76
Chaux	34.54	16,29
Magnésie	3,72	3,17
Peroxyde de fer.....	1,18	2,67
Chlorure de sodium.	»	12,56
Acide phosphorique.	5,26	16,84
Chlore	4,71	»
Acide sulfurique.....	3.68	2,86
Silice	1,64	16,41
	99,97	99,98

D'après M. *Chevreul*, l'alizari du Levant, séché à 100°c, donne 9,80 % de cendres.

. Usages. — La garance est une matière colorante très-employée dans la teinture, dans la fabrication des indiennes et celle de laques pour la peinture.

Falsifications. — La garance est falsifiée par l'addition de substances *minérales* (*brique pilée, ocre rouge* ou *jaune, sable jaunâtre, argile jaunâtre*) ou *végétales* (*sciure de bois, coques d'amandes, son, écorce de pin, bois d'acajou, bois de campêche, bois de santal, bois de sapan, garance déjà épuisée par la teinture*) (1).

La garance contenant des substances terreuses, croque sous la dent quand on la mâche. La sophistication par les substances minérales se reconnaîtra soit en délayant la poudre de garance avec 100 ou 150 fois son poids d'eau, la garance reste suspendue dans le liquide, tandis que les substances terreuses se déposent ; soit par l'incinération. La quantité de cendres fournie, comparativement à celle que donnent les garances naturelles, ainsi que nous l'avons indiqué ci-dessus, fera reconnaître si la garance soumise à l'essai a été additionnée ou non de substances minérales. Toutefois on pourra admettre une tolérance de 0,03 à 0,04 sur le poids des cendres que l'on aura trouvé.

La fraude de la garance par les substances organiques, plus préjudiciable au teinturier que la première, est très-difficile à reconnaître, du moins quant à la nature des substances qui ont servi à falsifier ; le plus souvent on ne peut que reconnaître qu'il y a mélange ; aussi faut-il toujours déterminer la valeur tinctoriale de la garance. Trois moyens

---

(1) En 1844, le tribunal de police correctionnelle de Rouen condamna le sieur D***, moulinier, à trois mois de prison pour *abus de confiance*, *en altérant, par un mélange de matières étrangères, les alizaris qui lui avaient été confiés pour être triturés*. Il fut constaté par les essais analytiques de M. *Girardin*, par l'instruction et les débats, que le sieur D*** vendait en cachette des alizaris et recevait dans ses ateliers des résidus de teinture et surtout des alizaris épuisés. Le sieur D*** ayant appelé de ce jugement devant la cour royale, celle-ci non-seulement confirma le jugement du tribunal de première instance, mais, de plus, éleva la peine à six mois de prison.

ou essais principaux sont employés à cet effet par M. *Girardin* :

Le premier essai consiste à déterminer le pouvoir colorant à l'aide du colorimètre de *Houton-Labillardière* (1); le second, à reconnaître la faculté tinctoriale, par une opération de teinture; le troisième a pour but de trouver la quantité absolue du principe colorant.

Ces différents essais se font toujours comparativement, en

(1) Cet appareil se compose de deux tubes de verre bien cylindriques, de 0^m,014 à 0^m,015 de diamètre, de 0^m,33 de longueur environ, bouchés à une extrémité, égaux en diamètre et en épaisseur de verre, divisés dans les 5/6 de leur longueur, à partir de l'extrémité bouchée, en deux parties égales en capacité; la seconde moitié porte une échelle ascendante divisée en 100 parties. Ces deux tubes se placent dans la partie supérieure d'une petite boîte de bois, où ils passent par deux ouvertures pratiquées l'une à côté de l'autre, et près d'une des extrémités sur laquelle se trouvent deux ouvertures carrées, d'une largeur égale au diamètre des tubes, pratiquées en regard de la partie inférieure de ces derniers; l'autre extrémité correspond à des trous par lesquels on peut voir la couleur des tubes, en plaçant la boîte entre l'œil et la lumière. Par cette disposition, on juge très-facilement de la différence ou de l'identité de nuance des deux liquides colorés introduits dans les tubes. L'appréciation, au moyen du colorimètre, de la qualité relative des matières tinctoriales, est fondée sur ce que deux dissolutions faites comparativement, avec des quantités égales de la même matière colorante, dans des quantités égales d'un dissolvant, paraissent d'une nuance identique, dans des tubes de même longueur. Les dissolutions faites avec des proportions différentes, présentent des nuances dont l'intensité est proportionnelle aux quantités de matière colorante employée. Ainsi on introduit les deux décoctions de garance dans les tubes colorimétriques, jusqu'au 0^n de l'échelle, ce qui équivaut à 100 p. de l'échelle supérieure; on compare la nuance, et si on trouve une différence, on ajoute de l'eau au liquide le plus foncé, et on agite ensuite le tube après avoir bouché l'extrémité avec le doigt; on continue l'addition d'eau jusqu'à ce que les tubes paraissent de la même nuance. On lit ensuite le nombre de parties de liqueur sur le tube dans lequel on a ajouté l'eau; ce nombre comparé au volume de la liqueur contenue dans l'autre tube, qui est égal à 100, indique le rapport entre le pouvoir colorant ou la qualité des deux matières tinctoriales. Si, par exemple, il a fallu ajouter au liquide le plus intense 20 parties d'eau pour l'amener à la même nuance que l'autre, le rapport 120 : 100 représentera la richesse tinctoriale de la garance soumise à l'essai.

prenant comme type une garance préparée avec soin et ayant les mêmes marques commerciales que celle qu'il s'agit d'expérimenter. Il est indispensable, pour arriver à des résultats satisfaisants, de contrôler un essai par un autre.

1ᵉʳ *essai*. — On fait sécher à 100° la garance type et la garance à examiner, et on tient compte des proportions respectives d'eau hygrométrique qu'elles renferment. On prend ensuite 25ᵍʳ de chaque échantillon dont on évalue les proportions de matières solubles, sucrées et mucilagineuses, au moyen de deux lavages préliminaires faits chacun avec 250 ᵍʳ d'eau à 20°, qu'on laisse en macération pendant trois heures. On compare ensuite au colorimètre les liquides provenant de trois décoctions de 5ᵍʳ de chacune des deux garances avec 40 p. d'eau et 6 p. d'alun qu'on fait bouillir pendant 1/4 d'heure. Après chaque décoction, on a soin de laver le marc avec 2 p. d'eau chaude.

2ᵉ *essai*. — On prend pour type une garance de qualité supérieure avec laquelle on teint à l'avance des écheveaux ou des calicots mordancés, en agissant sur des proportions déterminées de poudre, de tissu et d'eau. On choisit des calicots imprimés en mordant de rouge et de noir, bien dégorgés dans un bain de bouse. On les divise en morceaux de 5 centim. carrés chacun, et on les teint avec des portions successivement croissantes de garance depuis 1ᵍʳ jusqu'à 10ᵍʳ, de manière à avoir une gamme de dix nuances, dont les gradations représentent chacune un poids connu de garance. On procède ensuite au garançage ; on partage chaque coupon teint, par moitié : l'une est conservée telle quelle, l'autre est soumise à l'action des avivages qui sont surtout nécessaires pour faire connaître la solidité et la vivacité des nuances obtenues, attendu que les couleurs fournies par les substances étrangères (tinctoriales ou inertes) ne peuvent résister, comme la matière colorante rouge de la garance, à l'action des avivages ; elles *lâchent*, comme on dit, dans les bains de savon et de sel d'étain, et il ne reste, en définitive, sur les tissus que la couleur due à la garance. Ayant ainsi préparé une série de nuances à deux états différents, c'est-à-dire une teinture sans et avec avivage, on peut facilement trouver la valeur comparative d'une garance donnée. En effet, on en prend 10ᵍʳ au sortir d'une barrique, on fait toutes les opérations précédentes sur 5 centim. carrés de calicot mordancé convenablement, et on compare la teinture obtenue avant et après l'avivage, aux dix nuances de la garance. Si cette teinture équivaut à la nuance n° 5, on en conclut que la garance essayée est inférieure de moitié à la garance type.

5ᵉ *essai*. — On délaye 50ᵍʳ de garance avec 50ᵍʳ d'acide sulfurique concentré ; on laisse en contact pendant quelques heures, en évitant que la température ne s'élève trop ; le charbon obtenu est délayé avec l'eau, jeté sur un filtre, lavé jusqu'à parfaite insipidité de l'eau de lavage, puis séché à 100°. Ce charbon est ensuite réduit en poudre fine, et mis en macération pendant deux heures avec de l'alcool froid un peu éthéré, pour le dépouiller d'une matière grasse qu'il retient. On fait bouillir à trois reprises différentes dans l'alcool à 36° Baumé, en employant chaque fois 250ᵍʳ de ce liquide. Quand il ne se colore plus par son ébullition avec la poudre de charbon, on réunit les liqueurs alcooliques, on les distille et on achève d'évaporer en consistance d'extrait sec dans une capsule tarée d'avance. Le poids de l'extrait sec représente, avec une approximation suffisante, la proportion de matière rouge tinctoriale renfermée dans la garance.

GAYAC.

Le bois de gayac (*guaiacum officinale*) provient d'un grand arbre de la famille des zygophyllées, qui croît dans les Antilles et principalement à Saint Domingue et à la Jamaïque. Ce bois se trouve, dans le commerce, en bûches assez droites, recouvertes d'une écorce grise, épaisse. Il est très-dur, difficilement pénétrable par l'eau, très pesant et résineux ; sa saveur est âcre et amère. Il a le cœur brun verdâtre et l'aubier jaune. La poudre de bois de gayac est jaune et passe au vert par l'effet de la lumière.

Le bois de gayac colore l'alcool en brun rougeâtre ; cette teinture devient d'un blanc laiteux par l'addition de l'eau ; et en ajoutant au liquide quelques gouttes d'une solution de gomme arabique, il passe au bleu clair.

Le bois de gayac est composé de :

Gayacine, résine particulière, acide gayacique, matière d'odeur de vanille, matière extractive, extractif muqueux, gomme, albumine.

USAGES. — La râpure de bois de gayac est employée en pharmacie, comme stimulant, contre la syphilis, les scrofules, quelques maladies de la peau, la goutte, les rhumatismes chroniques. On l'administre sous forme de tisane, d'extrait, de sirop, de teinture alcoolique. Le bois de gayac est employé dans l'ébénisterie et dans la confection de galets pour les lits, de pilons de mortier pour les pharmaciens, etc.

FALSIFICATIONS. — La râpure de bois de gayac est salie par de la *poussière*, des *matières étrangères* (1) ; elle est mélangée quelquefois à la râpure de plusieurs bois, tel que le *buis*. Mais la poudre de buis ne change pas de couleur à la lumière, elle est insipide et ne présente pas les autres caractères propres au bois de gayac. L'examen à la loupe et l'essai comparatif de la substance suspecte et de la râpure de gayac permettront de reconnaître s'il y a fraude.

GAYAC. — V. RÉSINE DE GAYAC.

GENIÈVRE. — V. ALCOOLS.

GENTIANE.

La racine de gentiane est fournie par le *gentiana lutea*, plante de la famille des gentianées, qui croît en grande abondance, en France, dans le Jura, les Vosges, les Cévennes, les Alpes, les Pyrénées, dans les montagnes de l'Auvergne et de la Bourgogne.

Cette racine est sèche, longue, ramifiée, d'une grosseur médiocre, très-rugueuse ou ridée transversalement, jaune

____

(1) Les pharmaciens doivent s'assurer que la poudre de gayac qui leur est fournie par ceux qui travaillent ce bois, a été recueillie dans des poches placées devant l'ouvrier et qu'elle n'est point tombée sur le sol de l'atelier, où elle se trouve en contact avec des matières étrangères de *nature très-diverse.*

intérieurement, d'une texture spongieuse ; d'une odeur non aromatique, et d'une saveur excessivement amère.

Il faut choisir celle qui est de grosseur moyenne et qui n'est point cariée par les larves des insectes ; accident auquel elle est très-sujette.

La racine de gentiane contient, d'après les observations de MM. *Henry*, *Caventou*, *Leconte* : *principe odorant fugace, principe amer (gentianin), glu, huile volatile, matière huileuse verdâtre, sucre incristallisable, gomme, acide pectique, matière colorante jaune (gentisin), ligneux.*

Usages. — La racine de gentiane est très-employée, en pharmacie, comme un tonique excitant, comme fébrifuge et anthelmintique. On l'administre sous forme de poudre, de tisane, d'extrait, de sirop, etc.

Falsifications.— La racine de gentiane est souvent mêlée avec les racines d'*aconit*, de *belladone*, d'*ellébore blanc*, de *patience*.

La simple vue suffit pour déceler ces mélanges.

La racine d'aconit est napiforme ; celle de belladone est d'un brun noir ; celle d'ellébore blanc, en forme de cône tronqué, est noire à l'extérieur, ridée, blanche intérieurement. La racine de patience a une couleur jaune sale, et est dépourvue de saveur amère.

La poudre de gentiane a été falsifiée par l'*ocre jaune*. M. *Peltier*, de Doué, en a trouvé qui contenait 25 à 50 % d'ocre jaune, et M. *Davallon*, de Lyon, 50 %.

Par l'incinération, le poids et la nature chimique des cendres, on pourra aisément reconnaître cette fraude. Ainsi, ces cendres traitées par l'acide chlorhydrique donneront une dissolution qui formera avec le cyanure jaune un précipité de bleu de Prusse, très-abondant.

GINSENG.

Le ginseng est la racine du *panax quinquefolium*, de la famille des araliacées, qui croît en Chine et au Canada. Cette racine est longue et grosse comme le petit doigt, fusiforme ou cylindrique ; elle est renflée à la partie supérieure, marquée de ce côté de nombreuses impressions circulaires ; souvent elle se bifurque à la partie inférieure. L'extérieur est jaunâtre, l'intérieur blanc et farineux ou jaune et corné. En masse, elle est un peu odorante. Sa saveur est amère, âcre et sucrée à la fois.

Cette racine contient beaucoup d'*amidon* et de *gomme*.

USAGES. — Elle est employée comme tonique, analeptique et aphrodisiaque. On en fait des pastilles.

FALSIFICATIONS. — La racine de ginseng est souvent remplacée par celle de *ninsin*. Mais celle-ci s'en distingue par sa forme, qui est moins régulière ; son odeur qui est molle, et sa saveur moins prononcée.

GIROFLE.

Le girofle, ou *gérofle*, ou *clou de girofle*, est la fleur non épanouie du giroflier des Moluques (*caryophyllus aromaticus*), arbre de la famille des myrtacées.

D'après *Trommsdorff*, il contient : *huile volatile*; *tannin particulier*; *gomme*; *résine*; *extractif*; *caryophylline*.

Dans le commerce, on connaît plusieurs sortes de girofle :

Le *girofle anglais*, le plus estimé, est gros, court, d'une couleur brune, quelquefois un peu grisâtre, d'une odeur forte, d'une saveur âcre et très-aromatique.

Le *girofle de Cayenne*, long, assez gros, de couleur brune, d'une odeur moins forte que le précédent.

Le *girofle de Bourbon* et de l'*Ile de France*, petit, court, d'une couleur moins foncée, et d'une odeur moins forte que le girofle de Cayenne. Comme ce dernier, il est mêlé assez souvent avec des pédoncules brisés de girofle, connus sous le nom de *griffes de girofle*, sous forme de petites branches menues et grisâtres, d'une saveur et d'une odeur assez marquées, mais contenant beaucoup moins d'huile volatile que les clous de girofle.

Le *girofle de Hollande* est d'un brun foncé, a un aspect huileux, une odeur forte, une saveur âcre et aromatique.

Le *girofle de Batavia* est très-sec, d'une couleur grise, et paraît avoir été robé dans du plâtre ou de la chaux (peut-être dans du *talc* ?).

Le *girofle de Sainte-Lucie* est d'une couleur jaune blan-châtre, et ressemble au girofle de Cayenne, dans lequel on l'introduit assez souvent.

Le girofle doit être choisi d'un brun foncé, huileux, pesant, d'une odeur très-aromatique, d'une saveur âcre et brûlante.

Usages. — Le girofle est employé comme condiment dans l'économie domestique. C'est un excitant très-actif que l'on administre en médecine, sous forme de poudre ou de teinture, et qui entre dans la composition de plusieurs prépara-tions, telles que le laudanum de Sydenham. On l'emploie aussi dans la parfumerie.

Falsifications. — Le girofle est l'objet d'une falsification, pratiquée d'abord en Hollande, et qui consiste à le mêler de girofle *épuisé* de son huile essentielle par la distillation. Ce dernier est ridé, peu huileux, se moisit avec facilité; sa sa-veur et son odeur sont presque nulles ; il ne laisse plus exsu-der de l'huile par la compression de l'ongle, comme le fait le girofle de bonne qualité. L'aspect huileux du girofle de Hol-lande paraît provenir d'un robage dans une huile grasse con-tenant de l'essence de girofle, opération qui a pour but de masquer le mélange frauduleux de girofle épuisé de son huile volatile.

GOMME ADRAGANTE.

La gomme adragante découle de l'*astragalus gummifer*, *astragalus verus*, *astragalus tragacantha*, arbrisseau de la fa-mille des légumineuses, qui croît en Égypte, dans l'Arabie, dans l'île de Crète.

Elle est jaune, rouge ou blanche, en morceaux d'une forme indéterminée, ou en larges plaques, en rubans, en filets al-longés et contournés comme le vermicelle ; elle est dite alors gomme *vermiculée*. Sa densité est 1,384.

Elle a une sorte d'élasticité qui la rend peu friable ; aussi sa pulvérisation est-elle longue et difficile. Chauffée entre 40 et 50°, elle se réduit plus facilement en poudre qu'à la tem-pérature ordinaire.

D'après M. *Bucholz*, la gomme adragante est composée de deux espèces de principes gommeux. L'un, soluble dans

l'eau froide, a tous les caractères de la gomme arabique : c'est
l'*arabine*; l'autre, l'*adragantine*, est insoluble dans l'eau,
mais il l'absorbe et s'y gonfle beaucoup. Il y a, en outre,
un peu de *matière extractive*, quelquefois des traces d'*amidon*
(qui donnent à la gomme adragante la propriété de se colorer en violet par l'iode), et des *matières fixes*.

Suivant M. *Guérin-Varry*. la gomme adragante contient
de la *bassorine* qui forme un mucilage très-épais avec l'eau,
et de la *cérasine*, insoluble dans l'eau froide, soluble dans
l'eau bouillante, et se transformant à la longue en arabine.
La gomme adragante fournit environ 4 °/₀ de cendres.

Usages. — On l'emploie en pharmacie (1) et dans l'art
du confiseur, dans la fabrication des papiers marbrés. La
gomme en plaques entre dans la composition des apprêts
pour étoffes.

Falsifications. — La gomme adragante est quelquefois
mélangée avec la *gomme de Bassora*, la *gomme de Sassa*, dite
pseudo-adragante.

La gomme de Bassora, outre ses caractères extérieurs, diffère de la gomme adragante, en ce qu'elle ne se colore pas
en violet, comme cette dernière, par l'eau iodée.

La gomme de Sassa est jaunâtre, et souvent mêlée de substances étrangères. Elle donne avec l'iode une coloration bleue,
très-foncée, presque comme la fécule.

On a vendu à Marseille une gomme adragante vermiculée,
fabriquée de toutes pièces, avec de la *fécule cuite* additionnée
de *farine*, et passée avec force à travers les mailles d'un tissu
ou les trous d'un cylindre. Cette fausse gomme mise en contact
avec l'eau, se réduit en pâte, et se colore fortement en bleu
par l'eau iodée.

La poudre de gomme adragante est quelquefois mélangée
avec celle de *gomme arabique*, avec la *fécule*.

Pour s'assurer de la fraude par la gomme arabique, on dissout dans l'eau une petite quantité de poudre: on a un mucilage
d'une consistance moindre ; de plus, selon *Planche*, l'addition de quelques gouttes de teinture de résine de gayac com-

____

(1) Les pharmaciens emploient de préférence la gomme vermiculée.

munique à ce mucilage une teinte bleuâtre, s'il renferme de la gomme arabique; il reste incolore dans le cas contraire (1).

L'alcool à 33 degrés B^é, versé dans une solution de gomme adragante pure, ne donne que quelques flocons blancs qui nagent au sein de la liqueur sans altérer sa transparence. Si elle contient de la gomme arabique, elle prend une teinte opaline, et il s'y produit une masse blanchâtre filamenteuse qui s'attache aux parois du vase où se fait la précipitation.

On conçoit qu'en mettant ce procédé en usage, on pourra séparer la gomme adragante de la gomme arabique qui y aura été mêlée, puisqu'il suffit de traiter par l'eau, de filtrer la liqueur, et de précipiter par l'alcool la gomme arabique qui est seule soluble dans l'eau.

La gomme adragante mêlée de fécule, traitée par l'eau, puis, par l'eau iodée, manifestera une belle coloration bleue.

GOMME ARABIQUE.

La gomme arabique, ou *gomme d'Arabie*, est le suc gommeux qui découle de différentes espèces d'acacias (*acacia vera, arabica, Senegal*, etc.), de la famille des légumineuses.

Elle est formée presque en totalité d'une gomme soluble (*arabine*), de faibles quantités de débris de tissus, d'un *acide* et de *phosphate de chaux*. Sa surface est souvent souillée par une matière amère qui ne pénètre pas dans son intérieur et que l'on peut enlever par un lavage superficiel. Elle laisse environ 3 % de cendres.

Elle vient d'Égypte, de l'Arabie, du Sénégal, et porte des noms particuliers suivant ces différentes provenances; on distingue : la gomme *blanche* ou *arabique*; la gomme *rousse* ou *gomme du Sénégal*; la gomme *rouge* dite de l'*Inde*.

D'après M. *Herberger*, la gomme du Sénégal contient un peu plus d'eau hygrométrique (27 %), au lieu de 21 %; sa densité est un peu plus forte (1,56 à 1,65, au lieu de 1,46 à 1,52). L'eau en dissout un peu moins; à quantité égale, la gomme du Sénégal donne une liqueur plus dense, les sels de

---

(1) Nous devons dire que l'opération ne réussit pas toujours.

peroxyde de fer forment instantanément un précipité ocracé
dans une solution au 1/20 de gomme du Sénégal ; la solution
de gomme arabique, au même degré, prend seulement une
couleur rouge et donne un peu plus tard quelques flocons.

La gomme du Sénégal est ordinairement en morceaux
longs ou oblongs, rarement vermiculés ; mais souvent irréguliers, peu volumineux, secs, durs, transparents à l'intérieur. La
surface de ces morceaux est couverte de sillons plus ou moins
profonds, et présente souvent des gerçures. La plus estimée
est dite gomme du *bas-fleuve*.

La gomme arabique est en morceaux irréguliers, secs, d'un
aspect brillant, transparents ; mais vus en masse, ils paraissent
opaques. Sa cassure est nette, luisante et glacée à la surface.

Ces gommes sont entièrement solubles dans l'eau, précipitables par l'alcool, et ont une saveur et une odeur presque
nulles.

Elle ne donne aucune coloration avec l'eau iodée, comme
la fécule qui se colore en bleu et la dextrine en rouge vineux.

Usages. — La gomme arabique est employée en pharmacie, comme adoucissant, sous forme de sirop, de tablettes, etc.
On s'en sert pour préparer des émulsions artificielles ; comme
intermédiaire pour administrer des substances insolubles
dans l'eau, telles que les huiles fixes, les huiles volatiles, le
camphre, les résines, etc. Elle forme la base des pâtes médicamenteuses (pâtes de jujubes, de dattes, de guimauve, de réglisse). Suivant M. *Herberger*, on doit employer de préférence
la gomme du Sénégal pour la préparation des émulsions artificielles et des pâtes.

La gomme arabique entre aussi dans la composition des
apprêts sur étoffes ; on s'en sert dans l'art du confiseur.

Falsifications. — La gomme arabique est souvent fraudée
par un mélange avec d'autres gommes d'un prix inférieur,
telles que la *gomme de Barbarie*, la *gomme djedda*, la *gomme
de Bassora*, la *gomme du pays* ; on la mêle aussi avec le
bdellium.

La gomme de Barbarie est produite par l'*acacia gummifera*
qui croît à Mogador, sur les côtes du Maroc. Elle contient
des morceaux bruns ou rouges, demi-transparents, d'un as-

pect vitreux ; elle est insoluble dans l'eau et ne peut donc remplacer la gomme du Sénégal, dans les usages auxquels on destine cette dernière.

La gomme djedda vient, comme la gomme arabique, de l'Égypte et de l'Arabie. Elle est en morceaux durs, un peu tenaces, brillant de diverses couleurs, d'un aspect vitreux. Elle se gonfle dans l'eau, forme une espèce de mucilage, comme la gomme adragante, sans se diviser.

La gomme de Bassora est en morceaux grossièrement contournés, sans forme distincte, d'une couleur brune ou jaune sale, d'une transparence moyenne ; elle est presque insoluble dans l'eau avec laquelle elle forme un mucilage peu épais qui se sépare ensuite sous forme de petits grumeaux ne pouvant adhérer les uns avec les autres. Sa densité est 1,359.

La gomme du pays, produite par presque tous les arbres à noyau (*cerisiers*, *abricotiers*, *amandiers*, etc.), est en morceaux très-irréguliers, très-colorés, peu friables ; elle est en partie insoluble dans l'eau, avec laquelle elle forme une espèce de mucilage. Sa densité varie de 1,421 à 1,530. Elle donne environ 3 °/₀ de cendres.

Le bdellium est gris verdâtre, d'une saveur âcre et amère ; il est onctueux au toucher, cassant ; sa cassure est terne et cireuse ; il adhère aux dents pendant la mastication. Il est presque insoluble dans l'eau.

La gomme arabique en poudre offre plus de prise à la fraude ; on la trouve mélangée avec de la *fécule de pommes de terre* ou de l'*amidon* (1), avec des matières féculentes telles que la *farine*, la *semoule* (2), avec de la *craie* ou *carbonate de chaux*.

En traitant par l'eau bouillante une certaine quantité de gomme arabique, et filtrant la liqueur, on aura un résidu blanc si elle contient de la craie. Ce résidu fera effervescence avec les acides et donnera une dissolution précipitant en blanc par

---

(1) *Julia Fontenelle* a trouvé des gommes arabiques en poudre, prises chez divers épiciers, contenant 25 à 30 0/0 de fécule de pommes de terre.

(2) En 1846, nous avons trouvé 80 %₀ de semoule dans une gomme saisie chez un épicier.

l'oxalate d'ammoniaque. La liqueur gommeuse filtrée, traitée par l'eau iodée, se colorera fortement en bleu si elle
contient de la fécule ou de l'amidon ; par l'eau froide et l'agitation, on pourra aussi reconnaître cette dernière falsification ;
la gomme seule se dissoudra et laissera précipiter la farine ou
la fécule.

La gomme mélangée de semoule ne se dissout que partiellement dans l'eau ; la partie non dissoute a une apparence
granuleuse ; en contact avec l'eau iodée, elle se colore en
bleu. Séparée du liquide, lavée et séchée, elle présente tous
les caractères extérieurs de la semoule.

GOMME-GUTTE.

La gomme-gutte est le suc gommo-résineux du *garcinia
morella*, arbre de la famille des guttifères, qui croît dans l'île
de Ceylan, sur les côtes du Malabar et dans la presqu'île de
Camboge.

Elle se présente sous forme de magdaléons cylindriques,
d'un brun jaunâtre extérieurement, jaune rougeâtre à l'intérieur ; à cassure nette et brillante, mais opaque ; elle est
friable, facile à réduire en poudre : celle-ci est d'un jaune
pur. Elle est inodore, peu soluble ; l'eau la dissout en un liquide laiteux, jaune doré ; l'alcool, en un liquide rouge
transparent ; l'éther, en un liquide transparent, d'un beau
jaune d'or. La potasse la dissout avec une couleur rouge
intense.

D'après M. *Braconnot*, elle se compose de : *résine jaune* 80 ;
gomme 19,5 ; *matières étrangères insolubles* 0,5.

Suivant M. *Christison*, elle renferme : *résine, gomme, fécule,
fibrine végétale, eau.*

Usages. — La gomme-gutte est employée en peinture ; en
pharmacie, on s'en sert comme purgatif drastique et anthelmintique. On l'administre ordinairement en pilules, en
teinture alcoolique, etc.

Falsifications. — La gomme-gutte est quelquefois mêlée
de *petits cailloux*, de *débris végétaux*, pour en augmenter le
poids. On aperçoit aisément ce mélange, à la cassure des
morceaux.

On fabrique aussi de la gomme-gutte avec des *résines* et de la *poudre de curcuma*.

On la mêle aussi avec de l'*amidon*. Si l'on traite par l'eau bouillante la gomme ainsi fraudée, et que l'on filtre la liqueur, elle bleuit au contact de la teinture d'iode ; ou mieux, on la traite par l'alcool ou l'éther qui ne dissolvent que la gomme-gutte.

Suivant M. *Christison*, on a mélangé la gomme-gutte avec les sucs gommo-résineux du *garcinia cambogia* et du *xantochymus pictorius*. Le premier est si mou qu'il devient plastique par la chaleur de la main, il est jaune pâle et non émulsif ; le second est jaune verdâtre, légèrement translucide et non émulsif.

GOMME KINO.

Le kino, improprement appelé gomme kino n'est ni une gomme, ni une résine : c'est le suc épaissi, extrait de plantes fort différentes. Il est formé principalement de *tannin* (*acide coccotannique* de *Berzélius*) et il paraît ressembler beaucoup au rouge cinchonique du quinquina. Il est incomplétement soluble dans l'eau avec laquelle il donne une liqueur rouge.

Dans le commerce, on distingue deux classes de kinos : ceux d'*Afrique* et d'*Asie*, et ceux d'*Amérique*.

Parmi les premiers, les principales sortes, décrites par M. *Guibourt*, sont les suivantes : le *kino de l'Inde orientale* qui a porté pendant longtemps le nom de *kino d'Amboine*, il est originaire de la côte du Malabar, et provient du *pterocarpus marsupium*. Il est en très-petits fragments d'un noir brillant, opaques lorsqu'ils sont entiers ; transparents et d'un rouge de rubis lorsqu'ils sont réduits en lames minces. Il est très-friable et se divise facilement sous la pression des doigts. Il est inodore, se ramollit dans la bouche, s'attache aux dents, colore la salive en rouge foncé et possède une saveur astringente très-marquée ; il est aisément soluble à froid dans l'eau et dans l'alcool, et leur communique une couleur rouge de sang. Sa poudre a la couleur du colcothar.

Il paraît avoir été séché en couche mince dans des vases à surface cannelée, car il offre presque toujours, sur une de ses faces, des cannelures parallèles et régulières. Ce kino de l'Inde a été analysé par *Vauquelin*; il donne 0,036 °/₀ de cendres formées de carbonate de chaux, de silice, d'alumine et de peroxyde de fer.

Le *kino de l'île Maurice* est noir et opaque vu en masse, mais les éclats très-minces sont transparents et d'un rouge de rubis. Il est moins fragile que le kino de l'Inde; il possède une saveur très-astringente et une faible odeur animalisée, un peu analogue à celle de la colle de peau. Il est, comme le kino de l'Inde, moins complétement soluble dans l'eau que dans l'alcool.

Le *kino de Botany-Bay* ou *résine de Botany-Bay*, nommé par *Murray*, *gomme astringente de Gambie*, est assez rare dans le commerce. Il paraît provenir de l'*eucalyptus resinifera*. Il est en masses qui ont la forme d'un pain rond, plat en dessus, convexe en dessous, épais de 0ᵐ,04 à 0ᵐ,06 au milieu et aminci à la circonférence; il présente à sa surface inférieure une couche de bandes de feuilles de palmier. Sa cassure est opaque, inégale et rude au toucher; sa poussière est d'un rouge brun. La surface des morceaux est souvent recouverte d'une sorte d'efflorescence qui lui donne la couleur grise un peu violacée du lack-dye. Sa fracture récente est brillante et d'un brun noir. Il est inodore, se broie facilement sous la dent, a une saveur astringente médiocre. Il se dissout complétement dans l'eau et forme une liqueur rouge très-foncée, mucilagineuse et se troublant par l'alcool.

Parmi les kinos d'Amérique on distingue :

Le *kino de la Jamaïque*, extrait du *coccoloba uvifera*, grand et bel arbre de la famille des polygonées, qui croît aux Antilles. Il y a deux extraits astringents venant de la Jamaïque. Le premier est en fragments de 4 à 12ᵍʳ, d'un brun foncé, devenant rougeâtres par la poussière qui les recouvre; sa cassure est noire, brillante, un peu inégale, et offre çà et là quelques petites cavités. Sa poudre est d'une couleur de bistre ou de chocolat. Il est inodore; lorsqu'on le pulvérise ou qu'on le traite par l'eau bouillante, il exhale une légère odeur bitumineuse. Il se pulvérise facilement sous la dent, colore légèrement la salive, et présente une saveur astringente un peu amère. Il est peu soluble à froid dans l'eau et dans l'alcool; il se dissout presque en entier dans les mêmes véhicules bouillants. Il ne se ramollit pas par la chaleur.

La seconde espèce de kino de la Jamaïque est très-rare; elle a une cassure tout à fait vitreuse, et ses lames minces sont entièrement transparentes et d'un rouge foncé. Réduit en poudre, ce kino ressemble à l'extrait sec de ratanhia.

Le *kino brun terne* est en pains cubiques de 0^m,035 à 0^m,040 de côté, d'un brun terne tirant un peu sur la couleur du foie et d'une opacité complète. Il a une saveur astringente désagréable et accompagnée d'un goût de fumée.

Le *kino brun violacé* est en masses, d'un brun noirâtre, opaques; à cassure brillante, mais inégale, friable et donnant une poudre d'un rouge brun violacé très-foncé. Il a une odeur d'aigre et une saveur astringente d'abord, puis douceâtre et tenant un peu de celle de la réglisse, enfin devenant d'une âcreté marquée.

Le *kino de la Colombie* provenant des incisions faites à l'écorce des mangliers ou palétuviers (*Rhizophora mangle*), est sous la forme de pains aplatis du poids de 1000 à 1500^{gr}, gardant à l'extérieur l'empreinte d'une feuille de palmier ou de canne d'Inde, et recouverts d'une poussière rougeâtre qui leur donne l'aspect du sang-dragon. Il se divise facilement en fragments irréguliers, à cassure brune, brillante et inégale. Sa saveur est très-astringente et amère; sa poudre, d'un rouge orangé; son odeur, faible. Il est presque entièrement soluble dans l'eau bouillante et dans l'alcool; ces solutions sont d'une belle couleur rouge.

Le *kino de la Vera-Cruz* est, suivant M. *Guibourt*, un produit d'exsudation naturelle. Il est en fragments plus petits que la semence de psyllium, presque transparents, d'un rouge hyacinthe, et paraissant avoir fait partie de petites larmes arrondies ou stalactiformes. Il possède une saveur très-astringente et une odeur très-marquée d'iris ou de campêche. Il ne se dissout qu'en partie dans l'eau froide, à laquelle il communique une couleur rouge.

Usages. — La gomme kino est administrée, en médecine, comme un bon tonique et astringent, dans quelques diarrhées et leucorrhées, dans les fièvres intermittentes. On l'emploie le plus habituellement sous forme de poudre, de sirop, de teinture alcoolique.

Falsifications. — La gomme kino a été falsifiée avec le *sang-dragon*, le *bitume* ou l'*asphalte*, le *cachou*, l'*extrait de ratanhia*.

Le sang-dragon est reconnaissable à son insolubilité dans l'eau ; le bitume, à son insolubilité dans l'eau et l'alcool, et à sa fusibilité.

D'après M. *Wahlberg*, on distingue facilement la gomme kino de l'extrait de ratanhia, en humectant avec de la salive le morceau à essayer ; si la couleur reste d'un rouge brun, on a affaire à du kino. L'extrait de ratanhia, au contraire, prend une belle teinte bronze, qui persiste tant que la surface reste humide.

On pourra aussi reconnaître ces fraudes en examinant comparativement les réactions fournies par les kinos, le cachou, l'extrait de ratanhia.

Voici le tableau de ces réactions, d'après M. *Guibourt :*

	CACHOU.	KINO DE LA JAMAÏQUE.	KINO BRUN TERNE.	KINO DE LA COLOMBIE.	KINO DE LA VERA-CRUZ.	EXTRAIT DE RATANHIA.
Couleur............	rouge jaunâtre.	rouge brun.	rouge foncé.	rouge jaunâtre.	rouge hyacinthe.	rouge de sang.
Tournesol.........	»	»	»	»	»	rougit.
Alcool............	précipité floconneux.	précipité très-abondant.	»	»	»	»
Eau de chaux......	précipité jaunâtre.	précipité brunâtre.	précipité brunâtre très-abondant.	précipité couleur de chair.	précipité lie de vin.	précipité rougeâtre très-abondant.
Acide nitrique.. ...	louche.	précipité abondant.	précipité abondant.	précipité abondant orangé rouge.	précipité abondant orangé rouge.	précipité abondant.
Gélatine..........	précipité gélatineux rougeâtre.	précipité rouge cendré.	précipité violacé.	précipité rougeâtre.	précipité abondant rougeâtre.	précipité couleur de chair.
Sulfate de fer.....	précipité vert noirâtre.	précipité gris noirâtre.	magma gélatineux vert foncé.	précipité vert noir.	précipité vert noirâtre, passant au bleu noir par l'eau aérée.	précipité gris noirâtre.
Émétique..........	»	»	précipité rougeâtre.	précipité rougeâtre.	»	précipité rougeâtre se déposant lent'.
Acétate de plomb...	précipité gris jaunâtre.	précipité gris fauve.	précipité gris fauve un peu violacé.	précipité rose très-abondant.	précipité gris rosé très-abondant.	précipité rouge rosé.
Oxalate d'ammoniaq.	précipité.	précipité.	»	trouble assez fort.	précipité rougeâtre abondant.	précipité.
Nitrate de baryte..	louche léger.	précipité.	précipité coloré très-abondant.	»	précipité rougeâtre.	précipité coloré très-abondant.

GRAISSES ANIMALES.

Les graisses animales ou *suifs* sont extraites par la fonte des tissus adipeux des animaux (*bœufs, vaches, veaux, moutons, boucs, chèvres,* etc.). Elles sont solides à la température ordinaire, blanches, odorantes, saponifiables, fusibles. Elles sont composées généralement de *stéarine,* de *margarine* et d'*oléine.*

Usages. — Elles servent d'abord dans l'économie domestique ; pour la préparation des savons, des acides gras pour les bougies stéariques ; pour lubrifier les organes des machines ; elles entrent dans la confection des cosmétiques, dans la préparation des tissus imperméables ; elles servent à assouplir les cuirs hongroyés ; enfin on consomme beaucoup de graisses dans la fabrication des chandelles (1). On les emploie, en pharmacie, à la préparation de pommades, d'onguents, d'emplâtres.

Altérations. — La graisse est susceptible d'altérations qu'il est important de prévenir quand elle est destinée à l'alimentation.

Lorsqu'elle est colorée en brun, qu'elle a une odeur repoussante et une saveur désagréable, elle a éprouvé de la rancidité et doit être rejetée sans hésitation ; cette graisse altérée pourrait exposer aux plus graves dangers les personnes qui en feraient usage.

Traitée par l'alcool bouillant, elle laisse, après l'évaporation, une matière brune, mollasse, acide, d'une odeur peu désagréable, d'une saveur piquante, nauséeuse, irritant très-violemment l'arrière-bouche et y laissant un sentiment de sécheresse.

Ce produit brun, retiré de certaines graisses altérées, a fait périr des animaux auxquels on l'avait fait avaler.

Falsifications. — Les falsifications des graisses paraissent

---

(1) Les bouchers de Paris livrent par semaine environ 400,000 kil. de suif à la fonte. Cette substance est presque entièrement convertie en bougies stéariques, et surtout en chandelles.

A Paris, on consomme annuellement plus de 1,100,000 kil. de suif en pain et de chandelles.

moins fréquentes en France qu'en Angleterre et en Amérique.
On y incorpore des *pommes de terre cuites* et *broyées*, ou de
la *fécule*, afin d'en augmenter le poids. On y mêle des matières blanches pulvérulentes, telles que le *kaolin*, le *marbre
pulvérisé* (1).

Ces fraudes seront décelées en faisant bouillir la graisse
suspectée dans dix fois son poids d'eau, on laisse refroidir :
les matières étrangères se précipitent, la graisse surnage, on
la recueille, on en chasse l'eau par la chaleur et on pèse ;
la perte de poids fait connaître la fraude. Quant à l'amidon,
il s'est converti en empois et se décèle par sa coloration bleue
au contact de l'eau iodée.

On peut aussi constater ces falsifications par l'éther qui
ne dissout que le suif et laisse les matières étrangères sans les
dissoudre.

On mélange les suifs avec des *graisses inférieures* et du
flambart. Ils sont alors moins durs que les autres, d'une
couleur jaunâtre plus ou moins foncée, d'une odeur empyreumatique, et plus fusibles que les suifs purs.

La graisse d'os ou *petit suif* ou graisse extraite des os avant
de les faire servir à la fabrication du noir animal, de la gélatine, etc., contient une certaine quantité d'eau, ce qui rend
cette matière très-propre à être pénétrée d'alcali, aussi l'emploie-t-on dans la fabrication des savons. Mais cette propriété
a été mise à profit pour la rendre plus pesante et pour y in-
corporer jusqu'à 30 % d'eau chargée de *carbonate de soude.*

Pour reconnaître ce mélange, il suffira de traiter un certain
poids de graisse par un acide faible qui saturera le carbonate
de soude : on séparera la graisse par la chaleur, puis elle devra être recueillie, séchée et pesée ; la perte de poids décèlera
la fraude.

GRAISSE DE PORC. — V. AXONGE.

GUANO.

Le guano (ou *huanu* qui signifie excrément) est la substance

---

(1) M. *Laurent*, de Marseille, a trouvé jusqu'à 10 % de marbre en
poudre dans une livraison de 33 barriques de suif, faite par une maison
de commerce de Naples à un négociant de Marseille.

azotée qui forme des couches de 15 à 20^m d'épaisseur, dans certaines îles de la mer du Sud, près de la côte de l'Amérique méridionale et sur quelques points des côtes d'Afrique. On lui donne pour origine la fiente de nombreux oiseaux de mer, accumulée depuis des siècles; mais vu la puissance de ces masses de déjections animales, MM. *Girardin* et *Bidard* pensent que le guano n'appartient pas à l'époque actuelle et que c'est un *coprolite* ou excrément fossile d'animaux antédiluviens. On a constaté dans le guano africain la présence de débris de cétacés (1).

Le guano a une couleur jaune fauve, une saveur presque nulle et une forte odeur ammoniacale qui provoque l'éternuement. Certains guanos ont une couleur brune et une odeur qui tient à la fois de celles du castoréum et de la valériane; d'autres ont une couleur grisâtre et une odeur infecte, une teinte briquetée et une odeur fétide masquant l'odeur musquée de certains oiseaux sauvages. Le guano noircit au feu, en exhalant une fumée blanche et l'odeur de l'ammoniaque.

La composition du guano est très-complexe. Voici les substances dont la présence peut être admise d'après les analyses de *Fourcroy* et *Vauquelin*, de MM. *Boussingault* et *Payen*, *Wœhler*, *Girardin* et *Bidard*, *Teschemacher*, *W. Francis*, *Ure*, *Denham Smith*, *Kersten* :

Acide urique libre; *urate d'ammoniaque*; *urate de chaux*; *oxalate d'ammoniaque*; *chlorhydrate, carbonate* et *phosphate d'ammoniaque*; *phosphate ammoniaco-magnésien*; *sulfate* et *ulmate d'ammoniaque*; *matière organique azotée*; *humus*; *oxalate* et *phosphate de chaux*; *oxalates de potasse, de soude*; *chlorure de potassium*; *chlorure de sodium*; *phosphates de potasse, de soude* et *de magnésie*; *sulfates de potasse* et *de soude*; *carbonates de chaux* et *de magnésie*; *matière grasse*; *matière colorante jaune*; *silice* et *traces d'oxyde de fer et d'alumine* (2). **M.** *Unger*

______

(1) Le navire *l'Octavia* a apporté du Pérou un chargement de guano au milieu duquel an a trouvé les cadavres momifiés d'un homme, d'une femme et d'un enfant.

Nous avons constaté la propriété que possède le guano de momifier les animaux. Des cadavres d'oiseaux, enfouis dans le guano, se sont momifiés.

(2) D'après **M.** *Woelckel*, les excréments de l'aigle contiennent les

y a trouvé, en outre, une base organique nouvelle, la *guanine*.

Le guano est donc un mélange de sels ammoniacaux ; aussi a-t-on proposé de l'appeler *ammoniaque uratée*. Il contient environ de 5 à 10 % d'ammoniaque libre ou de 16 à 32 % de sels ammoniacaux (1).

Suivant M. *Bensch*, on peut en retirer environ 2 % d'acide urique blanc.

Le guano renferme aussi de l'eau hygroscopique en proportions très-variables. Ainsi, dans le guano d'Afrique, M. *Ure* a trouvé 28, 5 % d'eau ; M. *W. Francis*, 27, 13 % ; M. *Teschemacher*, 30 % ; M. *Kersten*, 25 % ; M. *Poinsot*, 28 %. Dans le guano d'Amérique, venant d'Angleterre, M. *Denham Smith* a trouvé de 8 à 22 % d'eau ; M. *Kersten*, 25 et 26 % ; M. *Poinsot*, 19 %. Ce dernier chimiste n'a trouvé que 11 %, dans un guano d'Amérique tiré directement, par ordre du ministre des affaires étrangères. Enfin, d'après M. *Langlois*, la proportion d'eau dans le guano varie de 10 à 20 %.

Le moyen le meilleur et le plus rapide d'apprécier la pureté et la valeur d'un guano est de savoir la quantité de matière active (sels ammoniacaux, ou azote) qu'il renferme. D'après MM. *Boussingault* et *Payen*, le guano normal contient 13,9 % d'azote et le guano importé par Londres 5,4 %. MM. *Girardin* et *Bidard* ont évalué l'azote du guano d'après la proportion d'acide urique et d'ammoniaque, et portent la quantité d'azote à 16,86 %. Ainsi pour essayer un échantillon de guano, on dosera l'azote en volume par la méthode ordinaire, ou en poids par les méthodes de MM. *Varrentrapp* et *Will*, de M. *Bineau* ou de M. *Peligot* (1). On pourra aussi évaluer l'azote en do-

---

mêmes substances et presque en même quantité que le guano. Ce chimiste a trouvé dans les excréments de cet oiseau 45 % d'acide urique combiné en partie avec l'ammoniaque.

(1) Il n'est donc pas possible, jusqu'ici du moins, d'exprimer dans une vente de guano, comme on l'a fait en 1845, la condition que celui-ci devra contenir au moins 30 % d'ammoniaque à l'état libre ou combiné, sous forme de sel ou d'acide urique ; car le guano ne renferme que 2 à 4 % de sel ammoniac et 9 à 15 % d'urate d'ammoniaque.

(1) Pour doser l'azote *en volume*, on introduit dans un tube à com-

sant l'ammoniaque, d'après le procédé de M. *Denham Smith*,
qui consiste à faire bouillir le guano avec une solution de car-

bustion en verre vert peu fusible, de 1^m,10 de long, et de 10 à 15 millim.
de diamètre, dont l'extrémité est fermée et arrondie à la lampe, une
certaine quantité de bicarbonate de soude (ou de carbonate de plomb
ou de carbonate de cuivre) que l'on recouvre d'une couche de bioxyde de
cuivre pur; on introduit ensuite un mélange intime de la substance à
analyser avec du bioxyde de cuivre, et on le recouvre d'une couche de
ce même oxyde et de tournure de cuivre préalablement grillée puis
réduite par l'hydrogène. On chauffe le tube au rouge en commençant
l'application de la chaleur par la partie antérieure du tube à combustion, et de proche en proche, on place des charbons incandescents
autour de ce tube, en avançant vers l'extrémité fermée où se trouve le
bicarbonate de soude. Par la réduction de l'oxyde de cuivre, le charbon
de la substance à analyser est converti en acide carbonique, l'hydrogène
en eau, et l'azote se dégage ; les gaz restant dans le tube sont chassés
par l'acide carbonique du bicarbonate, que l'on chauffe, en dernier lieu,
après la combustion de la substance. L'azote dégagé est recueilli dans
une cloche graduée renversée sur le mercure et faisant fonction de
gazomètre ; l'acide carbonique est absorbé par de la potasse ; et, du volume de l'azote restant, correction faite de la température extérieure et
de la pression barométrique, on déduit son poids ; sachant qu'un litre
d'air pèse 1^g,299, d'après MM. *Biot* et *Arago*, ou 1^g,293 d'après les
dernières recherches de M. *Regnault*, et qu'un litre d'azote pèse
1^g,267, si on prend la densité 0,976, suivant *Berzélius* et *Dulong*, ou
1^g,256 si on prend la densité 0,971, déterminée par M. *Regnault*.

On peut opérer autrement et faire suivre le tube à combustion d'un tube
à trois branches, dont l'une, perpendiculaire aux deux autres, est adaptée
à un tube de 0^m,80 de long, qui a son extrémité inférieure recourbée et
plongée dans une cuve à mercure ; la seconde branche communique
avec une petite pompe pneumatique avec laquelle on fait le vide dans
l'appareil avant la combustion, et jusqu'à ce que le mercure monte dans
le tube latéral (de 0^{m}80), à une hauteur presque égale à la hauteur barométrique ; alors on chauffe la partie du tube à combustion qui contient
le carbonate ; lorsque l'acide carbonique commence à sortir de l'appareil,
on fait de nouveau le vide, puis on dégage un peu d'acide carbonique et
on répète ces opérations jusqu'à ce que le gaz dégagé soit complétement
absorbable par la potasse ; l'appareil étant alors bien purgé d'air, on fond
à la lampe la portion du tube à trois branches qui communique avec la
pompe et on commence la combustion, comme il a été dit plus haut.

Le dosage de l'azote *en poids*, d'après la méthode de MM. *Varrentrapp*
et *Will*, consiste à transformer par la chaleur en gaz ammoniac l'azote
de la matière à analyser, qui est mélangée, à cet effet, avec de la *chaux
sodée* (mélange de 2 p. de chaux caustique et 1 p. d'hydrate de soude).
Le gaz ammoniac est reçu au sortir du tube à combustion (long de 0^m,40

bonate alcalin. Il se forme du carbonate d'ammoniaque que l'on condense et que l'on traite ensuite par le nitrate de baryte, puis par un excès d'acide carbonique ; le carbonate de baryte précipité correspond exactement, équivalent pour équivalent, à la proportion d'ammoniaque contenue dans le guano soumis à l'essai.

Du dosage de l'azote, on pourra déduire l'*équivalent*, c'est-à-dire la quantité nécessaire pour fumer la superficie d'un hectare ; en prenant pour terme de comparaison le fumier de ferme d'une composition moyenne déterminée, et représentant par 10,000 la quantité de ce fumier nécessaire pour fumer un hectare. Ces deux opérations constitueront le *titrage* du guano.

Voici, d'après M. *Payen,* un tableau synoptique des dosages d'azote et des équivalents de plusieurs engrais dont la valeur se rapproche de celle du guano :

à 0,45) dans un tube à trois boules, contenant de l'acide chlorhydrique pur, d'une densité de 1,13 environ. La combustion terminée, on verse dans le liquide du tube à boule, un léger excès de chlorure de platine très-pur, et on évapore à siccité au bain-marie; il se forme un précipité jaune, de chlorure double de platine et d'ammoniaque, qui est lavé à l'alcool éthéré, recueilli sur un filtre, séché et pesé. Le poids du sel double fait connaître celui de l'azote, sachant que 100 p. de ce sel équivalent en poids à 6^{gr},349 d'azote en poids. Cette évaluation peut être contrôlée par le poids du résidu de platine métallique provenant de la calcination du sel double, puisque 100 de platine métallique équivalent, en poids, à 14,355 d'azote.

Le gaz ammoniac peut être aussi recueilli, comme l'a proposé M. *Bineau,* dans une quantité déterminée d'acide sulfurique ou chlorhydrique titré, correspondant à un certain poids d'azote. L'abaissement du titre de l'acide, après la combustion, est évalué à l'aide d'une solution titrée de potasse ou de soude caustique; par suite, on connaît la proportion d'azote. Ou bien on peut, en se servant de l'acide sulfurique titré, le saturer après la combustion, avec une solution alcaline titrée de saccharate de chaux (dissolution de *chaux* dans l'*eau sucrée*). Ce dernier procédé est dû à M. *Peligot.*

ENGRAIS.	AZOTE POUR 1,000		ÉQUIVALENT OU QUANTITÉ à l'état normal pour un hectare.
	de l'engrais normal.	de l'engrais sec.	
Fumier de ferme (1).	4	19,5	10,000 (2)
Guano importé par Londres (et tamisé).	54	70,5	740
Guano tiré directement. . .	139	157,3	285
Extrait d'urine rapproché à l'étuve (3).	168,5	175,6	233
Colombine (fiente de pigeons).	83	90	500
Sang desséché (après coagulation).	148	170	275

GUIMAUVE.

La racine de guimauve (*Althœa officinalis*), de la famille des malvacées, est blanche, dépouillée de son épiderme, de la grosseur du pouce, longue, d'une odeur forte et d'une saveur très-mucilagineuse.

D'après les recherches de *Link*, *Bacon*, de MM. *Wittstock*, *Henry* et *Plisson*, *Larocque*, la racine de guimauve contient : *Gomme*; *amidon*; *matière azotée*; *matière colorante jaune*; *albumine* ; *asparagine* ; *sucre cristallisable* ; *huile fixe* ; *sulfate* et *phosphate de potasse*; *chlorure de potassium*. On lui substitue quelquefois la racine *d'althœa alcea* qui jouit des mêmes propriétés.

La racine de guimauve doit être choisie saine, bien sèche, à cassure nette, et sans poussière ; il faut la conserver dans un endroit sec, car elle se moisit facilement.

(1) Le fumier de ferme est moins fort que le fumier d'auberge et que le fumier des écuries de Paris.

(2) 10,000 kil. de ce fumier représentent donc 40 kil. d'azote.

(3) Ce résidu provenant d'urines humaines, prises comme échantillon commun, dans le réservoir d'un pissoir public, a une composition qui représente une puissance au moins égale à celle du meilleur guano.

Usages. — Cette racine s'emploie en médecine, sous forme de poudre, de tablettes, de tisane, de sirop, contre les inflammations et contre le rhume.

Falsifications. — M. *Blondeau* a, le premier, signalé la fraude commerciale qui consiste à blanchir la racine de guimauve à l'aide de la *chaux* (1). Pour la reconnaître il suffit de faire macérer la racine dans de l'acide acétique pur affaibli ; en versant dans la liqueur claire de l'oxalate d'ammoniaque, il se formera un précipité blanc d'oxalate de chaux qui, par la calcination, sera converti en chaux vive rougissant le papier de curcuma et bleuissant le papier de tournesol rougi.

H.

HARICOTS TREMPÉS.

On a fait à Paris, en automne, un commerce frauduleux consistant dans la vente de *haricots trempés*.

Les haricots vieux, *restes de magasins,* ou les haricots séchés, de la dernière récolte, sont mis dans un baquet d'eau tiède, puis laissés 12 heures en contact avec ce liquide ; les haricots augmentent de volume et donnent un rendement de 100 %, c'est-à-dire qu'un litre en rend deux.

Ces haricots sont *ridés*. Pour leur donner un aspect *lisse*, dû à la tension de la pellicule, on les jette dans de l'eau bouillante contenue dans une cuve que l'on recouvre avec une ou plusieurs couvertures de laine ; on les laisse tremper, puis on les retire de l'eau avant qu'elle ne soit refroidie, et on les jette dans de l'eau fraîche, on les place ensuite dans des couvertures de laine pour les ressuyer. On donne ainsi aux vieux haricots un lustre et une fraîcheur factices.

---

(1) Il est à présumer que c'est plutôt du *carbonate de chaux* qui a servi à pratiquer cette adultération, car la chaux fait prendre à la racine de guimauve une couleur jaune qui signalerait la fraude.

M. *Peltier*, de Doué, a, en effet, trouvé jusqu'à 30 % de *carbonate de chaux* dans de la poudre de guimauve. Celle-ci avait été traitée par l'acide chlorhydrique étendu, jusqu'à cessation d'effervescence ; le résidu lavé et séché éprouva une perte de poids équivalant à 30 %, et la liqueur filtrée présenta avec les réactifs tous les caractères du chlorure de calcium.

Les personnes qui se livraient à cette manipulation frauduleuse, avaient soin de vendre, le jour même, la préparation
faite pendant la nuit. Car ces haricots trempés éprouvent,
du jour au lendemain, un commencement de fermentation
putride qui se décèle par une odeur fétide.

Le trempage des vieux haricots s'est pratiqué sur une
grande échelle dans quelques rues avoisinant les halles. Une
seule maison a préparé, dit-on, par semaine, 100 sacs de ces
haricots trempés, dont la vente procurait un assez beau bénéfice; car 1 litre de vieux haricots à 0 fr. 18 c. fournissait,
par le trempage, 2 litres de haricots trempés, vendus de
35 à 40, et même 45 centimes le litre.

HOUILLE. — V. CHARBON DE TERRE.

HUILE CONCRÈTE DE CACAO. — V. BEURRE DE CACAO.

**HUILE CONCRÈTE DE MUSCADE. — V. BAUME DE
MUSCADE.**

HUILES ESSENTIELLES ou VOLATILES. — V. ESSENCES.

HUILES FIXES ou GRASSES.

Les huiles fixes ou *huiles grasses* sont des produits naturels
qui se rencontrent le plus ordinairement dans les cellules des
semences et des fruits d'un grand nombre de végétaux, d'où
on les extrait par expression; et dans quelques parties de certains poissons, d'où on la retire aussi par expression et par
liquéfaction.

Les huiles sont liquides ou solides, composées, en général,
d'*oléine*, et de *stéarine* ou de *margarine*. Leur odeur est généralement nulle; leur saveur, douce; leur couleur, très-variable.
Elles sont plus légères que l'eau, leur densité varie de 0,900
(*huile de suif* ou *acide oléique du commerce*) à 0,961 (*huile de
ricin*). A une basse température, elles se solidifient plus ou
moins complétement. Elles sont fixes à une température assez
élevée, et n'entrent en ébullition qu'à 300 ou 320°c; à cette
dernière température, elles commencent à se décomposer, et
donnent des produits liquides et gazeux facilement inflammables.

Les huiles sont insolubles dans l'eau, fort peu solubles dans l'alcool (excepté les huiles de ricin et de croton tiglium), très-soluble dans l'éther. Elles tachent le papier et le rendent translucide; la tache persiste par l'application de la chaleur. Elles sont sans action sur le papier de tournesol.

Les huiles sont très-dilatables par la chaleur; et dans la vente de ces liquides à la mesure, il est important de remarquer qu'en été, la mesure d'huile qui devrait contenir 500 gr. n'en renferme réellement que 428 gr.

Exposées à l'air, les huiles absorbent son oxygène et rancissent. Cette absorption, lente d'abord, se fait ensuite avec une grande rapidité; et si l'huile est en grande quantité et qu'elle présente une grande surface, il peut arriver que la chaleur produite soit assez considérable pour déterminer l'inflammation de l'huile (1).

On divise les huiles fixes en deux grandes classes : 1° les *huiles grasses siccatives* ou qui sèchent à l'air, qui s'épaississent en se recouvrant d'une couche transparente, jaune, flexible, et finissent par se solidifier entièrement comme le feraient certains vernis, telles que les huiles de *lin*, d'*œillette*, de *chènevis*, de *ricin*, etc. ; 2° les *huiles grasses non siccatives* ou qui ne sèchent pas à l'air, qui deviennent moins combustibles, et enfin rancissent sans se solidifier, telles que les huiles d'*olives*, de *colza*, d'*amandes douces*, de *navette*, etc.

Les huiles grasses se mêlent généralement en toutes proportions avec les essences; elles dissolvent les matières résineuses, le camphre, le phosphore, le soufre.

Usages. — Les huiles ont des applications nombreuses et variées dans l'économie domestique, les arts et la phar-

(1) On sait, en effet, que des incendies ont été causés par l'inflammation spontanée de chanvres, de cotons, de laines, de toiles à prélat, imprégnés d'huile ; de draps non dégraissés. En 1783, un pharmacien de Lille, *Carette*, signala, le premier, l'inflammation spontanée d'un marc de fleurs de millepertuis cuites dans l'huile. Le même fait a été observé, depuis, par MM. *Boissenot*, de Châlons-sur-Saône, *Lepage*, de Gisors, *Boulongue*, d'Orléans, C. *Menière*, sur le résidu provenant de la préparation du baume tranquille ou de l'onguent populéum. Les pharmaciens ne sauraient donc trop se prémunir contre le danger qu'il y aurait à abandonner dans leurs laboratoires des masses de résidus semblables.

macie (1). Les unes servent pour la table, l'éclairage, la fabrication du savon ; d'autres (huiles siccatives) pour la peinture ; en pharmacie, quelques-unes servent à préparer certaines huiles médicinales, des émulsions, etc., ou sont
employées comme purgatifs (2). Les huiles animales servent
au corroyage des cuirs.

ALTÉRATIONS. — Nous avons dit que les huiles s'altéraient
à l'air ; on doit les conserver dans des vases en poterie, dans
des dames-jeannes, des jarres ou des réservoirs en pierre,
placés dans un lieu frais et surtout à l'abri du contact de l'air.

Les huiles peuvent être altérées par la présence de substances métalliques telles que le *cuivre*, le *plomb*, provenant
des vases où elles auraient séjourné. Pour en reconnaître la
présence, on agite pendant quelque temps l'huile avec deux
fois son poids d'acide nitrique, on sépare ensuite l'acide, et
on verse de l'ammoniaque : s'il y a du cuivre, il se développera une belle couleur bleue ; la liqueur acide neutralisée par
la potasse, donnera, si elle renferme du plomb, un précipité
blanc avec la potasse, le sulfate de soude ; un précipité brun
noirâtre avec l'hydrogène sulfuré ; un précipité jaune avec
l'iodure de potassium, le chromate de potasse.

FALSIFICATIONS. — Les huiles sont souvent l'objet de falsifications nombreuses qui consistent à les mêler, soit avec
d'autres *huiles inférieures en qualité* et *en prix*, soit avec des
graisses ou des *huiles animales*.

Pour reconnaître ces sophistications, il y a divers procédés
que nous allons successivement passer en revue.

L'odeur exhalée par une huile lorsqu'on l'expose dans une
petite capsule, à la flamme d'une lampe à alcool, peut servir de
guide pour des expériences ultérieures ; on agit comparativement avec la même espèce d'huile reconnue pure. L'acide
oléique du commerce ou l'huile de suif serait décelé par la
propriété qu'il possède de rougir le papier de tournesol, sur
lequel les autres huiles n'ont pas d'action : on met ensuite à

____

(1) A Paris seulement, on consomme annuellement environ plus de
cent mille hectolitres d'huiles de toute espèce.

(2) Les huiles rancies doivent être rejetées de l'emploi médical.

profit les diverses colorations et le temps plus ou moins long que certaines huiles mettent à se solidifier sous l'influence de l'acide hyponitrique, ainsi que M. *Félix Boudet* l'a montré en 1832. Le tableau suivant indique ces diverses colorations et les temps nécessaires à la solidification de plusieurs huiles (1).

HUILES.	COLORATION Qu'elles prennent immédiatement après leur mélange avec le réactif.	NOMBRE De minutes écoulées avant leur solidification.	RAPPORT Des nombres de minutes, celui de l'huile d'olives étant pris pour 10.
Huile d'olives........	Vert bleuâtre.	73'	10,0
— d'am. douces..	Blanc sale.	160'	22,2
— d'am. amères.	Vert foncé.	160'	22,2
— de noisettes...	Vert bleuâtre.	103'	14,0
— de noix d'acajou.........	Jaune-soufre.	43'	6,0
— de ricin.......	Jaune doré.	603'	82,6
— de colza......	Jaune brun.	2400'	328,0
— d'œillette.....	Légèrem. jaune.	»	»
— de faîne......	Rose.	»	»
— de noix.......	Rose.	»	»

Il résulte de ces expériences que, sous l'influence de l'acide hyponitrique, les huiles non siccatives sont solidifiables (2).

M. *Fauré* a proposé l'action de l'ammoniaque; suivant ce chimiste, les couleurs et les consistances variables que cet alcali donne aux huiles peuvent servir à reconnaître des mélanges. Voici un tableau indiquant les expériences comparatives que M. *Fauré* a faites sur différentes huiles, avec l'ammoniaque et l'acide hyponitrique.

(1) Les expériences ont été faites à 17oc sur 5 gr. de chaque huile, et avec 0gr.,06 d'un mélange d'acide nitrique à 35° Bé (3 p.) et d'acide hyponitrique (1 p.).

(2) Cette solidification des huiles par l'acide hyponitrique est une transformation en un nouveau corps gras, l'*élaïdine*, et c'est sur l'oléine des huiles que se porte l'action. Ainsi l'oléine des huiles siccatives n'est pas transformée en élaïdine ; l'huile de ricin seule, parmi les huiles siccatives, peut être solidifiée.

HUILES.	AMMONIAQUE LIQUIDE (1).		ACIDE HYPONITRIQUE (2).	
	COULEUR.	CONSISTANCE et ASPECT.	COULEUR.	TEMPS nécessaire à la solidification.
Huile de ricin exotique.	Blanc de lait.	Peu épais, très-unis.	Jaune.	10 h. 15 m.
— de ricin indigène..	Blanc de lait.	Id.	Jaune.	9 — 45'
— d'amandes douces..	Blanche.	Épais, très-unis.	Vert pâle.	2 — 48'
— d'amandes amères .	Blanche.	Id.	Vert pâle.	2 — 50'
— de noisettes	Blanche.	Id.	Vert pâle.	2 — 52'
— d'olives surfine....	Jaunâtre.	Épais, unis.	Blanc verdâtre.	» — 56 m.
— d'olives ordinaire..	Jaune.	Id.	Id.	1 — 4 —
— d'œillette.........	Jaune pâle.	Peu épais, très-grenus.	Jaune clair.	» »
— de lin...........	Jaune-foncé.	Épais, unis.	Rose pâle.	» »
— de noix	Blanc-gris.	Épais, grenus.	Jaune clair.	» »
— de chènevis.......	Jaune.	Id.	Jaune.	11 — 36'
— de colza.........	Blanche.	Id.	Jaune pâle.	5 — 54'
— de navette........	Blanche.	Id.	Jaune pâle.	6 — 15'
— de caméline.......	Jaune.	Peu épais, grenus.	Jaune.	» »
— de moutarde......	Jaune.	Épais, unis.	Jaune foncé.	7 — 20'
— de baleine........	Jaune.	Id.	Jaune.	5 — 18'
— de morue.........	Jaune foncé.	Épais, grenus.	Orange.	» »
— de sardines	Orange.	Id.	Orange foncé.	» »

M. *Fauré* a également proposé le chlore pour distinguer les huiles végétales des huiles animales. Celles-ci sont colorées en brun noirâtre par le chlore, qui ne fait que décolorer légèrement les huiles végétales; de plus, les huiles mélangées d'huiles animales ne se dissolvent pas complétement dans l'éther comme lorsqu'elles sont pures; elles forment une espèce de solution laiteuse.

Pour reconnaître le mélange des huiles, on peut encore recourir, comme l'a conseillé M. *Penot*, à l'emploi d'une solution saturée à froid de bichromate de potasse dans l'acide sulfurique, sous l'influence de laquelle les huiles prennent diverses couleurs.

En 1841, M. *Heidenreich* a fait connaître, pour distinguer les huiles, l'emploi de l'acide sulfurique. Lorsqu'on ajoute une goutte d'acide sulfurique à 66° Bé à 10 ou 15 gouttes d'huile déposées sur un verre blanc, reposant sur une feuille

(1) On a employé 1 p. d'ammoniaque pour 10 p. d'huile en poids.

(2) Les proportions employées sont 100 p. d'huile et 3 p. d'acide hyponitrique préparé en mêlant 3 p. d'acide nitrique à 35° Bé avec 1 p. d'acide hyponitrique.

de papier blanc, on voit presque aussitôt apparaître une co-loration, qui varie suivant l'espèce d'huile employée et suivant qu'on laisse l'acide sulfurique réagir tranquillement sur l'huile ou qu'on remue les deux liquides avec une baguette de verre. On pourra ensuite, par un examen comparatif avec une huile pure de même espèce, reconnaître si l'huile à essayer est pure ou mélangée.

Le tableau suivant indique les colorations diverses observées dans les deux cas par M. *Heidenreich* :

HUILES.	COLORATION avec L'ACIDE SULFURIQUE à 66o sans agitation.	COLORATION avec L'ACIDE SULFURIQUE à 66o, après agitation.
Huile de colza............	Auréole bleu-verdâtre, avec quelques stries brunes jaunâtres claires au centre.	Bleu verdâtre (2).
— de navette		
— de moutarde noire......	Bleu verdâtre (1).	Id.
— de caméline	Jaune passant à l'orangé vif.	Gris jaunâtre (3).
— de coton	Jaune avec des strics brunes au centre.	»
— d'olives..............	Jaune-pâle, puis jaune verdâtre.	Jaune plus ou moins sale ou grisâtre.
— d'œillettes...........	Jaune serin, puis jaune terne.	
— d'amandes douces......		
— de chènevis...........	Vert émeraude.	»
— de lin...............	Rouge-brun foncé, puis brun-noir.	Brun-noir (4).
— de sésame...........	Rouge vif.	»
— de suif..............	Brun.	Brun foncé sale.
— de baleine ou de morue.	Rouge vif passant au violet.	Rouge-brun très vif passant au brun foncé et au violet.

Quand on a reconnu, par l'intervention de l'acide sulfurique, l'espèce d'huile ajoutée à celle que l'on examine, on

(1) Il faut doubler la quantité d'huile, et en employer 25 à 30 gouttes.

(2) Si, au lieu d'une goutte d'acide, on en met 5 ou 6, toute la masse prend une couleur *brune rougeâtre*, peu intense, et reste seulement *verte* sur les bords.

(3) Si, au lieu de 10 gouttes, on en met une trentaine, il y a une légère coloration en *vert bleuâtre*, qu'une goutte d'acide de plus change aussitôt en *gris*; 5 ou 6 gouttes d'acide colorent cette huile en *orangé très-vif*.

(4) Avec 5 ou 6 gouttes d'acide, cette huile forme une *masse résineuse noire consistante*.

peut, pour compléter l'essai, déterminer la densité de l'huile, comme l'a proposé M. *Heidenreich*, à l'aide de l'alcoomètre de M. *Gay-Lussac*, en prenant l'eau pour unité, et partant de l'huile la plus légère (l'huile de suif) dont la densité est 0,900, ce qui correspond sur cet instrument au 66me degré, puis descendant jusqu'au 34e degré, correspondant à 0,961, densité de l'huile la plus lourde (l'huile de ricin) ; en se servant de la table suivante de densités des huiles, dressée par M. *Schübler*.

HUILES.	DENSITÉ à + 15oc, celle de l'eau étant prise pour unité.	DEGRÉS de l'alcoomètre centésimal qui y correspondent.
Huile de suif..........................	0,9003	66°
— des noyaux de prune (*prunus domestica*).	0,9127	60 ,60
— de navette (*brassica napus oleifera*)....	0,9128	60 ,60
— de colza (*brassica campestris oleifera*) .	0,9136	60 ,20
— de *brassica præcox* (de *Decandolle*).....	0,9139	60
— de chou-navet (*brassica napo-brassica*).	0,9141	60
— de moutarde blanche (*sinapis alba*)....	0,9142	60
— de rabioule ou turneps (*brassica rapa*)..	0,9167	58 ,80
— de moutarde noire (*sinapis nigra*)......	0,9170	58 ,67
— d'olives (*olea europæa*)..............	0,9176	58 ,40
— d'amandes douces (*amygdalus communis*)........................	0,9180	58 ,25
— de raifort cultivé (*raphanus sativus*)...	0,9187	58
— de raisin (*vitis vinifera*)..............	0,9202	57 ,20
— de faîne (*fagus sylvatica*)	0,9225	56
— de baleine filtrée......................	0,9231	55 ,80
— de citrouille (*cucurbita pepo*)..........	0,9231	55 ,80
— de tabac (*nicotiana tabacum*)..........	0,9232	55 ,75
— de cresson alenois (*lepidium sativum*) .	0,9240	55 ,33
— de noisette (*corylus avellana*).........	0,9242	55 ,25
— de pavot ou d'œillette (*papaver somniferum*).....................	0,9243	55 ,25
— de belladone (*atropa belladona*).......	0,9250	55
— de cameline (*myagrum sativum*)......	0,9252	54 ,75
— de sapin commun (*pinus picea*)	0,9258	54 ,50
— de noix (*juglans regia*)	0,9260	54 ,40
— de tournesol (*helianthus annuus*)......	0,9262	54 ,33
— de chènevis (*cannabis sativa*)........	0,9276	53 ,67
— de julienne des jardins (*hesperis matronalis*).......................	0,9282	53 ,33 53 ,33
— de pin sauvage (*pinus sylvestris*)......	0,9312	51 ,50
— de lin (*linum usitatissimum*)..........	0,9347	50
— de gaude (*reseda luteola*)...........	0,9358	49 ,50
— de fusain (*evonymus europæus*)........	0,9360	49 ,33
— de ricin (*ricinus communis*)...........	0,9611	33 ,75

On pourrait d'ailleurs construire un pèse-huile, sur lequel le point le plus bas serait 0,970 ou un peu plus que la densité de l'huile de ricin, et le point le plus haut serait 0,900 ou la densité de l'huile de suif; on diviserait ensuite cet espace en 70 degrés de manière que chaque degré correspondrait à un millième de densité.

La densité des huiles du commerce peut aussi être évaluée au moyen d'un aréomètre particulier, imaginé par M. *Lefebvre*, et auquel il a donné le nom d'*oléomètre à froid*. Cet instrument a la forme d'un aréomètre ordinaire, seulement le réservoir cylindrique est très-grand et la tige très-longue. Celle-ci porte une échelle graduée partant du degré 9,000 qui est marqué seulement 00 (le premier et le dernier chiffre étant sous-entendus à cause de la difficulté de les écrire sur l'échelle), et se terminant au degré 9,400 marqué 40. 9,000 et 9,400 sont les limites entre lesquelles sont renfermées les densités des diverses huiles commerciales, comparées à la température de $+15^{oc}$, à celle de l'eau distillée prise pour unité et représentée par 10,000. A la gauche de l'échelle et en face de la densité, se trouvent les noms des huiles, plus une couleur à peu près semblable à celle que prend chaque espèce sous l'influence de l'acide sulfurique concentré, d'après les observations de M. *Heidenreich*. L'oléomètre à froid a été gradué à $+15^{oc}$; les essais doivent donc être faits à la même température, pour éviter les corrections, car la densité des huiles varie avec la température. Aussi M. *Lefebvre* a-t-il dressé des tables qui donnent les poids des différentes huiles à l'hectolitre pour des températures comprises entre $+30^{oc}$ et -6^{oc}. Lorsqu'on opère avec l'oléomètre à une température supérieure à $+15^{oc}$, la différence dans la densité est de 0,001 en plus ou en moins pour $1^{oc},5$ au-dessous ou au-dessus de $+15^{oc}$, et, par conséquent, de 0,002 pour 3^{oc}. Ainsi à $+18^{oc}$, il faut augmenter de 2 millièmes la densité trouvée, et diminuer de 2 millièmes la densité trouvée à $+12^{oc}$.

Voici le tableau de la densité des huiles déterminée par M. *Lefebvre*, au moyen de l'oléomètre (1).

____

(1) Ces densités s'appliquent à des huiles récemment obtenues, et

	Densité à + 15ºc, celle de l'eau étant 10,000.	Poids de l'hectolitre.	Poids du litre.
		kil.	gr.
Huile du corps du cachalot.	8,840	88,40	884
— de suif ou oléine....	9,003	90,03	900,3
— de colza d'hiver.....	9,150	91,50	915
— de navette d'hiver...	9,154	91,54	915,4
— de navette d'été.....	9,157	91,57	915,7
— de pieds de bœuf....	9,160	91,60	916
— de colza d'été.......	9,167	91,67	916,7
— d'arachide..........	9,170	91,70	917
— d'olives	9,170	91,70	917
— d'amandes douces...	9,180	91,80	918
— de faîne...........	9,207	92,07	920,7
— de raisin	9,210	92,10	921
— de sésame.	9,235	92,35	923,5
— de baleine filtrée....	9,240	92,40	924
— d'œillette..........	9,253	92,53	925,3
— de chènevis	9,270	92,70	927
— de foie de morue....	9,270	92,70	927
— de foie de raie......	9,270	92,70	927
— de caméline	9,282	92,82	928,2
— de coton	9,306	93,06	930,6
— de lin............	9,350	93,50	935

Il est à remarquer que beaucoup de mélanges d'huile ne
peuvent durer que très-peu de jours, lorsque ces liquides sont
laissés en repos. M. *Lefebvre* a reconnu que les huiles les
plus lourdes ne tardent pas à se déposer presque complète-
ment. Ainsi un mélange d'acide oléique avec toute autre huile
de graines ne tiendra pas deux jours, parce que l'huile pesante ira occuper le fond du vase, et l'huile légère restera à
la partie supérieure (1).

En faisant concourir simultanément les divers moyens de
distinguer les huiles que nous venons de mentionner, on pourra

que M. *Lefebvre* a extraites lui-même, afin de les avoir dans un grand
état de pureté. Il faut observer que, lorsque les huiles vieillissent, leur
densité augmente toujours sensiblement ; l'augmentation ne porte toutefois que sur les deux dernières décimales.

(1) Cette séparation explique la différence que l'on remarque dans des
huiles destinées à l'éclairage et qui sont prises dans le même baril ; en
effet, les unes brûlent bien, les autres brûlent mal.

reconnaître tous les mélanges et caractériser chaque espèce d'huile en particulier.

HUILE D'AMANDES DOUCES.

Cette huile s'extrait par expression des amandes douces mondées et des amandes amères (*amygdalus communis*) non mondées. Elle est très-fluide, d'un blanc verdâtre, inodore, d'une saveur douce, agréable. Elle se congèle entre — 10 et — 12°c, et donne, d'après M. *Braconnot*, 0,24 de *stéarine*, fusible à 6°, et 0,76 d'*oléine*.

Elle rancit avec facilité, surtout l'huile provenant des amandes douces mondées, et augmente alors de densité. L'huile d'amandes de bonne qualité ne doit avoir ni odeur rance, ni odeur prussique ; cette dernière se développe, sous l'influence de l'humidité, dans l'huile grasse extraite des amandes amères ; celle-ci contient alors de l'huile essentielle.

Elle est facilement soluble dans l'éther ; l'alcool n'en prend que 1/24 de son poids.

Usages. — L'huile d'amandes douces est employée en médecine pour l'usage interne, comme adoucissant dans certaines maladies inflammatoires du canal intestinal. Elle fait partie d'émulsions, de potions huileuses, du savon médicinal, du liniment volatil ou savon ammoniacal, etc. On l'emploie aussi en parfumerie.

Falsifications. — On trouve l'huile d'amandes douces falsifiée avec l'*huile d'œillette* (1). Cette fraude se reconnaît à la saveur particulière assez prononcée, laissant à la gorge un sentiment d'âcreté, que cette dernière communique à l'huile d'amandes, et parce qu'un tel mélange, fortement agité dans une fiole donne lieu à des bulles d'air qui se fixent aux parois du vase, les unes à côté des autres, en formant ce qu'on appelle le *chapelet*, phénomène qui ne se manifeste pas avec l'huile pure d'amandes. De plus, l'huile d'œillette se fige entre 4 et 6°. L'acide hyponitrique solidifie l'huile d'amandes falsifiée, au bout d'un temps beaucoup plus long que l'huile pure.

(1) Elle en contient quelquefois plus de la moitié de son poids, d'après M. *Leroy*, de Bruxelles.

D'après les expériences de M. *Fauré*, 3 p. d'acide hyponitrique préparé (V. art. *Huiles*) mêlées par agitation avec 100 p. d'huile d'amandes, la solidifient en moins de 3 heures (2 heures 55 minutes) lorsqu'elle est pure. La présence de 1/20 d'huile d'œillette retarde cette solidification de 10 minutes ; celle de 1/10, de 67 minutes ; celle de 1/5, de 6 heures 12 minutes ; celle de moitié d'huile d'œillette, de 10 heures 40 minutes.

L'ammoniaque mêlée avec 9 p. d'huile d'amandes forme une pâte molle, *très-unie*, et homogène si l'huile est pure ; *grumelée*, au contraire, si elle contient plus de 1/5 d'huile d'œillette.

Le chlorure de chaux peut aussi, d'après M. *Lipowitz*, servir à déceler cette fraude. Si 1 p. de chlorure de chaux et 1 p. d'eau sont mêlées et agitées avec 8 p. d'huile d'amandes pure, celle-ci se sépare en 2 couches : l'une d'huile claire et blanchie par le chlorure ; l'autre est un mélange opaque de chlorure et d'huile. L'huile d'amandes contenant seulement 1/8 d'huile d'œillette, et soumise au même traitement, donne savon qui reste attaché aux parois du vase dans lequel se fait l'expérience.

La falsification de l'huile d'amandes douces par l'huile d'œillette pourra aussi se reconnaître à l'aide de l'élaïomètre de M. *Gobley* (V. *Huile d'olives*). L'huile d'amandes douces récente marque entre 38° et 38°,5 à l'élaïomètre, à la température de 12°c,5 ou de 10° Réaumur. Si l'huile était ancienne, rance, elle marquerait au-dessous de 38°. Voici un tableau indiquant les degrés marqués à l'élaïomètre, à diverses températures, par l'huile d'amandes douces pure ou mélangée d'huile d'œillette ; sachant que l'huile d'amandes douces, comme l'huile d'œillette, se dilate de 3°c,6 pour chaque degré de l'échelle centigrade :

TABLEAU.

HUILES.	TEMPÉRATURE.							
	12oc,5	13oc.	14oc.	15oc.	16oc.	17oc.	18oc.	18oc,75
Huile d'amandes douces pures......	38°	39,8	43,4	47	50,6	54,2	57,8	60,5
Huile d'amandes douces contenant 25 % en poids d'huile d'œillette.......	28°,5	30,3	33,9	37,5	41,1	44,7	48,3	51
Huile d'amandes douces contenant 50 % en poids d'huile d'œillette........	19°	20,8	24,4	28	31,6	35,2	38,8	41,5

HUILE DE BELLADONE.

L'huile de belladone, employée en pharmacie, se prépare avec l'huile d'olives et les feuilles fraîches de belladone. On lui substitue quelquefois de l'*huile d'olives* ou d'*œillette* simplement colorée avec de la *poudre de curcuma*.

Suivant **M.** *Lepage*, l'ammoniaque donne à l'huile de belladone véritable, un aspect blanc verdâtre opaque, tandis qu'elle communique à l'huile fraudée, une teinte brune qui décèle la présence du curcuma.

HUILE DE CHÈNEVIS.

Cette huile s'extrait du chènevis ou graine du chanvre ordinaire (*cannabis sativa*). Récente, elle est jaune verdâtre, mais avec le temps elle devient jaune; son odeur est désagréable, sa saveur fade ; elle s'épaissit à 15°c et se congèle à —27°c,5 ; elle est siccative, et presque insoluble dans l'alcool.

Usages. — L'huile de chènevis s'emploie pour la peinture et surtout pour la fabrication du savon vert, des vernis; on s'en sert peu dans l'éclairage, parce qu'elle forme vernis sur le bord des lampes.

Falsifications.— L'huile de chènevis est fraudée avec l'*huile de lin*, qui est presque toujours à un prix moins élevé. On a vendu des huiles de chènevis, contenant 80 % d'huile de lin ; la couleur verte du chènevis était donnée par le mélange des tourteaux ou par l'*indigo*.

Cette sophistication sera décelée par l'acide sulfurique, l'ammoniaque, l'oléomètre de M. *Lefebvre* (*V.* art. *Huiles*).

HUILE DE CIGUË.

L'huile de ciguë se prépare avec l'huile d'olives et la ciguë contusée. On la fraude quelquefois par l'*huile d'olives* ou d'*œillette*, colorée avec une poudre composée de *curcuma* et d'*indigo*.

Cette fausse huile de ciguë, agitée vivement avec l'ammoniaque, affecte une teinte brunâtre, par suite de l'action exercée sur le curcuma, tandis que l'huile véritable prend un aspect blanc opaque.

HUILE DE COLZA.

L'huile de colza s'extrait du *brassica campestris*, elle est d'une couleur jaune pâle ; se congèle à — 6°ᶜ. Elle s'obtient principalement dans le nord de la France.

Usages. — L'huile de colza, la plus estimée des huiles à brûler, sert à l'éclairage, à la fabrication des savons verts, dans le foulage des étoffes de laine et la préparation des cuirs.

Falsifications. — On introduit souvent dans l'huile de colza, des huiles d'*œillette*, de *cameline,* de *lin*, de *ravison*, et particulièrement de l'*huile de baleine*.

Ces différents mélanges pourront se reconnaître à l'aide des colorations diverses produites par l'acide sulfurique concentré ; au moyen de l'ammoniaque, du chlore, de l'acide hyponitrique préparé ; au moyen de l'oléomètre de M. *Lefebvre* (*V.* art. *Huiles*).

Si, par exemple, l'huile de colza a été additionnée de 1/4 d'huile de lin, comme il y a 20 millièmes de différence entre la densité de ces deux huiles, l'oléomètre plongé dans ce mélange s'arrêtera à 9,200 ; s'il n'y a qu'un 1/10 d'huile de lin, l'oléomètre indiquera 9,170, et ainsi de suite.

M. *Lefebvre* a remarqué, en outre, que l'huile de baleine, mélangée aux huiles de colza, même aux colzas épurés, se dépose en huit jours. Ainsi, lorsqu'un épicier met un baril au détail, et y place un robinet, en supposant que le baril soit un mois à être débité, il aura vendu dans la première quinzaine toute l'huile de baleine, moins celle placée au-dessous du robinet, et, dans la seconde quinzaine, l'huile de colza à peu près pure.

D'après les expériences de M. *Fauré*, 3 p. d'acide hyponitrique préparé, mêlées par agitation avec 100 p. d'huile de colza pure, la solidifient en 5 heures 45 minutes ; la présence de 1/20 d'huile de cameline retarde cette solidification de 39 minutes ; celle de 1/10, de 2 heures 27 minutes ; celle de 1/5, de 3 heures 52 minutes ; celle de moitié d'huile de cameline, de 5 heures 47 minutes.

Dans le but de reconnaître si une huile de colza est pure ou additionnée d'autres huiles, M. *Laurot* a imaginé un instrument appelé *oléomètre*, et fondé sur l'observation que les huiles, à 100°c, n'ont pas la même densité, et présentent des différences très-appréciables.

L'oléomètre de M. *Laurot* se compose d'une burette en fer-blanc, faisant fonction de bain-marie. On y place un cylindre creux, en fer-blanc, dans lequel on introduit l'huile à essayer; on chauffe l'appareil, et quand l'eau du bain-marie est entrée en ébullition et que l'huile a pris la température de 100° (ce qu'indique un thermomètre qu'on a soin d'y plonger), on y immerge un petit aréomètre, à tige extrêmement fine et permettant d'apprécier les plus légères différences dans le poids spécifique de l'huile. Le *zéro* sur cette tige est le point auquel il s'enfonce dans l'huile de colza pure, portée à 100°c. Il y a 200 p. égales au-dessous du zéro, et 20 à 25 au-dessus.

Dans l'huile de lin, à 100°c, l'aréomètre de M. *Laurot* s'arrête à 210°
— l'huile d'œillette. 124
— — de poisson. 83
— — de chènevis. 136

Dès que l'on ajoute dans l'huile de colza une huile étrangère plus dense, l'instrument remonte et indique la fraude.

M. *Laurot* a dressé une table indiquant les degrés que doit marquer son aréomètre, quand l'huile de colza contient 5, 10, 15, 20 %, etc., d'huile de poisson, ou d'une autre huile.

Il faut remarquer seulement que l'*huile de suif* ou *acide oléique* du commerce (1) est plus légère que l'huile de colza, et que la tige de l'aréomètre s'y arrête à 25° au-dessus du zéro ; or, cette huile peut permettre l'introduction dans l'huile de colza d'une certaine quantité d'huiles communes plus denses, et la fabrication d'un mélange dans lequel l'aréomètre marquerait 0° ; l'instrument, dans ce cas seul, est en défaut. Mais l'acide oléique dans une huile se reconnaît toujours facilement par l'odeur repoussante qu'il lui communique, et sa propriété exclusive, par rapport aux autres huiles, de rougir le papier bleu de tournesol humide. De plus, l'huile mélangée d'acide oléique, mêlée avec de l'alcool à 36° Bé, le cède presque entièrement à ce dernier ; et, par l'évaporation de l'alcool, l'acide oléique apparaît avec tous ses caractères distinctifs. La seule précaution à prendre, avant de se servir de l'oléomètre de M. *Laurot*, est donc de s'assurer que l'huile soumise à l'examen ne renferme pas d'huile de suif.

HUILE DE FOIE DE MORUE.

Cette huile se retire du foie de la morue (*gadus callarias, gadus virens, gadus merlucius*, etc.; en Hollande et dans le Nord, à Anvers, on emploie le foie de la *raja pastinaca*. Cette huile est colorée en jaune ou en brun ; son odeur forte rappelle celle de l'anchois préparé, sa saveur est fade et laisse dans la bouche un goût désagréable de poisson ; sa densité est 0,930 environ.

D'après l'analyse de M. *de Jongh*, l'huile de foie de morue contient : *oléine, margarine, acides butyrique* et *acétique,* une partie des *produits de la bile, matière colorante (gaduine), iode, brôme, phosphore, chlore.*

L'iode dont la présence a été constatée par les analyses de M. *L. Gmelin* peut s'obtenir sous forme d'iodure de potas-

______
(1) Résidu de la fabrication des bougies stéariques.

sium, én saponifiant l'huile avec de la potasse caustique et évaporant à siccité ; la masse est calcinée, on en retire l'iodure au moyen de l'alcool.

L'acide sulfurique concentré donne, avec l'huile de foie de morue, une coloration violette ; mais, comme l'a observé M. *Matthew Husband*, la même réaction se produit avec l'huile de merluche (*merlucius vulgaris*).

Usages. — L'huile de foie de morue est employée contre le rachitisme, les scrofules ; on l'administre sous forme de sirop, de pommade, de pilules, etc.

Falsifications. — L'huile de foie de morue est quelquefois mélangée d'*huile de poisson ;* cette adultération peut se reconnaître, suivant M. *Boudard*, au moyen de l'acide nitrique pur et fumant. L'huile pure, au contact de cet acide, prend une belle coloration rose, qui ne se manifeste pas avec l'huile mélangée. Cette coloration provient, suivant *Berzélius*, de l'action de l'acide nitrique sur la matière colorante de la bile que M. *de Jongh* a signalée dans cette huile.

HUILE DE LAURIER.

L'huile de laurier s'extrait par expression des baies de laurier (*laurus nobilis*), de la famille des laurinées, qui en fournissent à peine le 1/5 de leur poids ; elle est verte, d'une consistance butyreuse et légèrement grenue, analogue à celle de l'huile d'olives demi-figée; elle contient en mélange une huile volatile qui lui donne une odeur particulière, désagréable ; elle entre en fusion à la chaleur de la main ; l'alcool en extrait l'huile volatile et la couleur verte, et laisse une huile incolore semblable au suif; la partie solide de cette huile a reçu le nom de *laurine*.

Cette huile se fabrique principalement en Hollande et en Suisse. Cette dernière est moins estimée.

Usages. — Elle est surtout en usage dans la médecine vétérinaire.

Falsifications. — L'huile de laurier est rarement pure dans le commerce; on lui substitue, soit un mélange d'*axonge*, de *curcuma*, d'*indigo*, auquel on ajoute un peu d'huile de laurier, afin de lui communiquer l'odeur aromatique propre à cette huile ; soit de la *graisse* colorée avec un *sel de cuivre* ; soit de l'*axonge* ou du *beurre* que l'on a fait macérer pendant longtemps, au bain-marie, avec des *baies* et des *feuilles* de *laurier* pilées, ou des *feuilles de sabine*.

Le premier mélange donnera à l'eau une teinte bleue verdâtre due à la présence du curcuma et de l'indigo ; le second mélange, brûlé dans un creuset ou dans une cuiller de fer, laissera un charbon, dans lequel il sera facile de retrouver le cuivre, à l'aide d'un traitement à chaud par l'acide nitrique ; le troisième mélange a une faible odeur et une couleur peu intense ; il n'a pas une consistance grenue comme l'huile véritable, et son poids est peu diminué par un traitement avec 5 à 6 fois son poids d'alcool froid.

HUILE DE NAPHTE. — V. NAPHTE.
HUILE DE NAVETTE.

L'huile de navette s'extrait des semences des *brassica rapa* et *napus*, qui en fournissent 30 à 36 % de leur poids. Elle est jaune, visqueuse, d'une saveur agréable et douce ; d'une odeur particulière, analogue à celle des crucifères. Elle se congèle à — 3°c,75 et se prend en une masse jaunâtre.

On l'obtient dans le nord de la France.

Usages. — Elle est principalement employée pour l'éclairage et la fabrication des savons verts, dans le foulage des étoffes de laine et la préparation des cuirs. Elle entre aussi pour une faible quantité dans la composition du savon ordinaire.

Falsifications. — L'huile de navette est falsifiée avec des huiles de graines d'un prix inférieur, telles que les *huiles de cameline*, de *moutarde*, d'*œillette*, de *lin* ; et par l'*huile de baleine*, l'*huile de suif* (acide oléique).

Ces fraudes seront découvertes par l'ammoniaque, l'acide hyponitrique préparé, le chlore gazeux, l'acide sulfurique, l'*oléomètre* de M. *Lefebvre* (*V.* art. *Huiles*).

L'ammoniaque forme un savon mou, blanc jaunâtre avec l'huile de navette impure, et blanc de lait avec l'huile pure.

L'acide hyponitrique la concrète après huit heures de contact ; la présence d'huiles étrangères retarde beaucoup cette solidification.

Le chlore gazeux n'altère pas sensiblement sa couleur, lorsqu'elle est pure, et la colore promptement en brun noirâtre, si elle contient une huile animale.

L'huile de suif sera décelée par son odeur, sa réaction acide au papier de tournesol, la différence de coloration par l'acide sulfurique, et la densité à l'oléomètre.

HUILE D'OLIVES.

L'huile d'olives s'extrait en Provence, dans le Languedoc, en Corse, en Italie, en Espagne, en Grèce, sur la côte d'Afrique, des fruits de l'olivier (*olea europæa*), qui en fournissent environ de 20 à 24 % de leur poids. Elle est colorée en jaune ou jaune verdâtre, très-fluide, onctueuse, transparente, légèrement odorante et d'une saveur douce et agréable ; elle commence à se congeler à quelques degrés au-dessus de zéro. C'est une des huiles les moins altérables ; elle est néanmoins susceptible de rancir et d'acquérir une odeur désagréable et une saveur repoussante. A—6°, l'huile d'olives dépose 0,28 de stéarine fusible à 20° et laisse 0,72 d'oléine (1). L'huile d'olives est insoluble dans l'eau, miscible à l'eau de gomme ; sa solubilité dans l'alcool froid et dans l'éther, est la même que celle de l'huile d'amandes.

Dans le commerce, on distingue plusieurs variétés d'huiles d'olives qui diffèrent par le mode d'extraction :

1° L'huile *vierge* ou *surfine* ou *de première expression* avec ou sans goût de fruit (2) ; on l'extrait à froid ; elle est verdâtre, a une saveur et une odeur agréables ; on la prépare surtout aux environs d'Aix, en Provence.

2° L'huile *ordinaire* ou *de deuxième expression*; on l'extrait à chaud; elle est d'une couleur jaune, plus disposée à rancir

(1) L'huile d'olives vierge est plus chargée d'oléine que l'huile ordinaire.

(2) Le goût de fruit est donné par la qualité de l'olive et non par le système de fabrication.

que l'huile vierge. Cette huile et la précédente sont souvent mêlées et donnent des sortes différentes.

3° L'huile d'*enfer*, ou *lampante* ou de *recense*, extraite des tourteaux ou *grignons* de marc d'olives, dans des ateliers appelés *recenses*.

4° L'huile *fermentée* ou huile *tournante*, extraite des olives qui ont fermenté. Elle a une couleur verdâtre et contient une grande quantité de mucilage.

Usages. — L'huile d'olives a des applications nombreuses et variées. Les meilleures qualités sont d'abord employées sur nos tables (1) ; en pharmacie, on s'en sert pour préparer les huiles médicinales. L'huile de recense sert uniquement à la préparation des savons. L'huile lampante sert à l'éclairage. L'huile tournante sert à la fabrication des savons ; on l'emploie principalement pour faire les bains blancs dans les ateliers de teinture du coton en rouge d'Andrinople. L'huile d'olives sert aussi au graissage des laines ; pour lubrifier les parties frottantes des machines.

Falsifications. — L'huile d'olives, étant d'un prix assez élevé, comparativement aux autres huiles, est souvent mélangée avec des huiles de graines d'un prix inférieur, telles que l'huile d'*œillette* (connue aussi sous les noms d'*huile blanche*, d'*huile de pavot*), les huiles de *navette*, de *colza* (2), de *sésame*, d'*arachide*, de *noix*, de *faine*; on l'a fraudée aussi avec le *miel*. Enfin, on l'a mélangée avec la *graisse de volaille*, afin de lui donner l'aspect de l'huile d'olives pure qui se fige plus facilement.

La falsification par l'huile d'œillette est la plus fréquente, tant à cause du bon marché de cette huile, que par sa saveur douce et son odeur peu prononcée, qui accusent moins sa présence dans un mélange frauduleux.

L'importance des applications de l'huile d'olives et, par suite, celle de pouvoir reconnaître les fréquentes adultérations qu'on lui fait subir, ont porté beaucoup de chimistes à s'occuper

(1) A Paris, on consomme annuellement plus de 5,000 hectolitres d'huile d'olives.

(2) La falsification de l'huile d'olives par celle de colza a rarement lieu, parce que l'oduer nauséeuse de colza se ferait aussitôt reconnaître.

des moyens de les déceler ; aussi a-t-on proposé successivement un grand nombre de procédés pour s'assurer de la
pureté d'une huile d'olives ; nous allons les passer en revue.

D'abord, un moyen empirique fondé sur la viscosité différente des huiles d'olives et d'œillette, consiste à introduire
par une agitation brusque, des bulles d'air dans l'huile d'olives ; lorsqu'elle est pure, ces bulles ne sont pas persistantes ;
si, au contraire, elle est mélangée d'huile d'œillette, les
bulles se maintiennent pendant un temps plus ou moins long
et forment le chapelet.

La congélation, à l'aide d'un mélange réfrigérant, offre
également un moyen d'essai : l'huile d'olives pure se congèle
entre +7 et +8°, l'huile d'œillette de —8 à —12°; l'huile
d'œillette rend aussi l'huile d'olives plus visqueuse.

Mais ces résultats ne sont plus toujours aussi tranchés,
lorsque la proportion d'huile d'œillette ajoutée est faible ; ils
ne peuvent servir qu'à confirmer les indications fournies par
d'autres procédés ; il est donc nécessaire d'avoir recours à
des moyens d'investigation plus précis.

M. *Rousseau* a proposé un instrument nommé *diagomètre*
(du grec διάγω, je conduis et μέτρον, mesure, mesureur de
la conductibilité), fondé sur la propriété dont jouissent les
huiles grasses, à l'exception de l'huile d'olives, de conduire
facilement l'électricité. Le diagomètre se compose d'une pile
sèche, destinée à développer de l'électricité, d'une aiguille très-
faiblement aimantée, portant à l'une de ses extrémités un petit
disque de clinquant, et pouvant se mouvoir sur un pivot métallique fixé au milieu d'un plateau mobile de résine, surmonté
d'une cloche en cristal, afin de préserver l'aiguille des courants d'air qui pourraient modifier sa marche. Une tige métallique horizontale fait communiquer le support de l'aiguille avec
une petite capsule de métal contenant l'huile à essayer, et
communiquant avec la pile sèche au moyen d'un fil de platine. Sur le trajet de cette tige, s'élève une tige verticale terminée, à la hauteur de l'aiguille, par un autre disque en
clinquant.

On tourne le plateau de résine jusqu'à ce que, l'aiguille étant
dans le méridien magnétique, le petit disque qu'elle porte

vienne toucher le disque de la tige verticale ; puis on établit la communication avec la pile. Si l'huile d'olives est pure, on n'aperçoit aucun mouvement dans l'aiguille ; mais si elle est mélangée d'huile d'œillette ou de toute autre huile de graines, l'aiguille est déviée par le passage de l'électricité, qui détermine une répulsion entre les deux disques et les tient à une certaine distance l'un de l'autre. La conductibilité de l'huile est mesurée par l'arc parcouru sur le cercle divisé qui entoure la cloche, et par le temps que l'aiguille emploie pour atteindre son plus haut degré de déviation. Moins l'huile conduit l'électricité, plus la déviation est lente. D'après M. *Rousseau*, l'huile d'olives conduit l'électricité 675 fois moins bien que toute autre huile grasse végétale. Mais la difficulté que la pratique de cet instrument présente aux personnes peu habituées aux recherches délicates, et de plus la multiplicité des causes qui peuvent faire varier ses résultats ont fait renoncer à son emploi.

M. *Poutet*, de Marseille, a indiqué un procédé généralement préféré aujourd'hui et qui consiste à battre l'huile avec 1/12 de son poids de nitrate acide de mercure (1). Le mélange est agité de dix minutes en dix minutes pendant deux heures. On porte à la cave, et 24 heures après, on observe la consistance de la matière. Si on opère comparativement sur de l'huile d'olives pure, sur de l'huile d'œillette et sur de l'huile d'olives mêlée d'huile d'œillette ou d'une autre huile de graines, on observe que la première se solidifie complétement, la seconde reste liquide, la troisième laisse venir à sa surface un volume d'huile liquide d'autant plus considérable, qu'il y avait plus d'huile d'œillette dans le mélange.

Le procédé de M. *Poutet* permet de constater jusqu'à la présence de 1/10 d'huile d'œillette ; au-dessous de cette proportion, il n'offre plus assez de certitude. L'inconvénient de

_____

(1) On prépare ce sel en faisant dissoudre, à la température ordinaire, 6 p. de mercure dans 7,5 p. d'acide nitrique à 38° Beaumé ou d'une densité 1,35. Elle est ainsi formée d'un excès d'acide nitrique, d'un peu d'acide hyponitrique, de protonitrate, de deutonitrate, et probablement de nitrite de mercure. — On emploie par exemple, 96 gr. d'huile et 8 gr. de réactif.

ce moyen d'essai est d'exiger que la dissolution mercurielle ait été *récemment* préparée: faute d'observer cette précaution, la constitution du réactif change, sans même qu'il y ait cristallisation ; dès lors, les résultats qu'il donne sont incertains. Toutefois, cet inconvénient n'est pas assez grave pour faire renoncer au procédé.

D'après MM. *Soubeiran* et *Blondeau*, on peut apprécier la consistance que le réactif de M. *Poutet* donne à l'huile, par le son qu'elle rend lorsqu'on frappe avec une tige de verre sa surface solidifiée. L'huile pure est *ferme sonore* ; l'huile moins pure est *ferme*, assez *ferme* ; l'huile contenant 1/20 d'huile d'œillette ou de graines prend une *consistance variable* entre celle du *suif* et celle de l'*axonge* ; l'huile au 1/10 a la *consistance d'huile figée*.

Dans les recherches qu'il fit, en 1832, sur les corps gras, M. *Félix Boudet*, ayant observé que l'agent spécial du réactif de M. *Poutet* était l'acide hyponitrique, proposa l'emploi de ce dernier, additionné de trois fois son poids d'acide nitrique à 35° Baumé, comme réactif propre à reconnaître la falsification de l'huile d'olives par l'huile de graines.

Un demi-centième d'acide hyponitrique suffit pour solidifier l'huile d'olives, ainsi que l'indique le tableau suivant. Le phénomène se produit plus lentement qu'avec une dose plus forte, mais la consistance devient à peu près la même et elle diminue à mesure que la quantité d'huile étrangère augmente.

Huile d'olives (100 grains ou 5gr.,30) et acide hyponitrique.	Temps nécessaire à la solidification.
1/33	70 minutes.
1/50	78 —
1/75	84 —
1/100	130 — ou 2 h. 10 min.
1/200	435 — ou 7 h. 1/4.
1/400	Action nulle.

M. *Boudet* a pensé que la présence d'une proportion constante d'huile d'œillette retarderait aussi d'une manière constante la solidification de l'huile, et il a pris pour base de l'essai le temps nécessaire à cette solidification (V. art. *Huiles*).

Mais il résulte d'expériences ultérieures de **MM.** *Soubeiran* et *Blondeau*, que le temps change avec chaque variété d'huile, et que souvent des huiles pures se sont solidifiées avant certaines huiles mélangées. Ainsi les huiles pures se solidifient entre 43 et 59 minutes ; les huiles mêlées à 1/10 se solidifient entre 48 et 97 minutes ; les huiles au 1/20, entre 45 et 59 minutes. L'emploi de l'acide hypoazotique n'offre donc pas autant de certitude que celui du réactif de **M.** *Poutet*, qui mérite la préférence, pourvu qu'il ait été préparé au moment d'en faire usage ; l'essai doit être répété à deux reprises pour ne laisser planer aucun doute sur les résultats.

L'acide nitrique pur solidifie aussi l'huile d'olives, au bout d'un temps plus ou moins long.

M. *Diesel* a indiqué les colorations diverses produites par l'acide nitrique ordinaire sur l'huile d'olives et sur les huiles de graines, comme un moyen de reconnaître quand celles-ci ont été mélangées avec l'huile d'olives. Suivant ce chimiste, l'huile d'olives agitée avec l'acide nitrique ordinaire se colore en vert et finit par devenir brune au bout de 12 heures ; la même huile mélangée avec 3/10, ou plus, d'huile de navette se colore en gris jaunâtre, puis en brun ; l'huile d'œillette, en blanc jaunâtre sans passer plus tard à la couleur brune.

En 1846, M. *E. Barbot* a proposé un autre réactif dont l'emploi est basé sur les mêmes principes ; c'est de l'acide nitrique saturé de bioxyde d'azote ; il a une teinte vert foncé et répand à l'air des vapeurs rutilantes. M. *Barbot* a agité, pendant 2 minutes, 20 gr. de différentes huiles avec 2 gr. de cet acide, et a obtenu des résultats qui sont consignés dans le tableau suivant :

HUILES.	COULEUR avant LE MÉLANGE.	COULEUR après LE MÉLANGE.	TEMPS nécessaire à la solidification.	COULEUR à la fin de la solidification.
Huile d'olives épurée.	Jaune-vert-olive.	Jaune-citron.	30 minutes.	Très-blanche.
Huile d'olives pour la fabricat. des draps.	Id.	Id.	40 —	Bleu jaunâtre.
Huile d'arachide.....	Jaune-citron.	Jaune-orange.	60 —	Jaune très pâle.
— de colza........	Jaune pâle.	Id.	4 heures.	Jaune-citron.
— de lin..........	"	"	Ne se solidifie pas.	"
— d'œillette.......	"	"	Id.	"

M. *Barbot* a traité de la même manière l'huile d'olives falsifiée avec d'autres huiles, dans certaines proportions, et a obtenu les résultats suivants :

HUILE D'OLIVES (pour la fabrication des draps) CONTENANT :	TEMPS NÉCESSAIRE à la SOLIDIFICATION.
Parties égales d'huile d'arachide. . . .	50 minutes.
25 % — —	44 —
Parties égales d'huile de colza. . . .	2 h. 20 minutes.
25 % — —	1 heure.
Parties égales d'huile de lin.	3 heures.
25 % — —	1 h. 15 minutes.
Parties égales d'huile d'œillette	3 h. 30 minutes.
25 % — —	1 h. 17 minutes.

M. *Fauré* a fait des expériences sur le temps nécessaire à la solidification de 3 gr. d'acide hyponitrique préparé de **M.** *Boudet*, de 100 gr. d'huiles d'olives pure, et mélangée, en diverses proportions, d'huile d'œillette ou d'huile de noix ; voici ses résultats :

Huiles.				Temps nécessaire à la solidification.
Huile d'olives pure.				» 56 minutes.
Id.	contenant	5 %	d'huile d'œillette.	1 heure 30 minutes.
Id.	id.	10 %	id.	2 heures 25 minutes.
Id.	id.	20 %	id.	4 heures 5 minutes.
Id.	id.	30 %	id.	11 heures 20 minutes.
Id.	id.	50 %	id.	26 heures 36 minutes.
Id.	id.	5 %	d'huile de noix.	1 heure 25 minutes.
Id.	id.	10 %	id.	1 heure 48 minutes.
Id.	id.	20 %	id.	2 heures 27 minutes.
Id.	id.	30 %	id.	5 heures 10 minutes.
Id.	id.	50 %	id.	7 heures 15 minutes.

M. *Lipowitz* a proposé le chlorure de chaux pour reconnaître la falsification de l'huile d'olives par l'huile d'œillette. Si
on ajoute 1 p. de chlorure de chaux (qui ne doit être ni altéré
ni trop sec) à 8 p. d'huile d'olives, celle-ci se séparera complétement en 2 couches, au bout de 4 ou 5 heures, à la température de 17 à 18°c; si elle est mélangée seulement de 1/8 d'huile
d'œillette, la séparation sera incomplète et ne se fera qu'avec
une extrême lenteur.

L'acide sulfurique pourra aussi servir, comme nous l'avons
déjà indiqué (V. art. *Huiles*), à reconnaître la pureté de l'huile
d'olives.

Mais ces divers procédés d'essai, quels qu'en soient les avantages dans certains cas, ne peuvent indiquer la présence de petites quantités d'huile d'œillette dans l'huile d'olives, ni permettre d'apprécier dans quelle proportion les deux huiles ont été
mélangées. L'oléomètre de M. *Lefebvre* pourra être alors d'un
emploi avantageux. Cet instrument marque 17°, c'est-à-dire
917° dans l'huile pure; et un degré compris entre 17° (9170)
et 25° (9250), si elle est mélangée d'huile d'œillette; la différence entre les deux nombres étant 8°, un degré au-dessus
de 17 équivaudra à 1/8 de mélange; 2 degrés représenteront
1/4 de mélange; 4 degrés, 1/2, etc. Il en sera de même pour une
autre huile étrangère; si c'est, par exemple, l'huile de sésame,
la différence entre 17° (9170) et 23° (9230) marqué par l'huile
de sésame, étant 6°, un degré en plus de 17 représentera 1/6 de
mélange; 2 degrés, 1/3; 4 degrés, 2/3, etc. (1).

(1) M. *Lefebvre* a observé que si on abandonne au repos, dans un

M. *Gobley* a imaginé, dans le même but, un petit instrument auquel il a donné le nom d'*Élaïomètre*. C'est un aréomètre à boule assez volumineuse, surmontée d'une tige très-fine, dont la construction est fondée sur la différence de densité qui existe entre l'huile d'olives et l'huile d'œillette, de telle manière qu'à 12°c5, température ordinaire des caves à huiles, son point d'affleurement dans l'huile d'œillette est marqué 0 en bas, et son point d'affleurement dans l'huile d'olives, 50° en haut.

L'intervalle entre 0 et 50 a été divisé en 50 parties égales. La pratique de cet instrument est, du reste, analogue à celle des autres espèces d'aréomètre ; ainsi il faut que la tige soit mouillée d'huile, c'est pourquoi lorsqu'on introduit l'élaïomètre dans cette dernière, il faut avoir soin de le plonger jusqu'au bas de la tige, de le retirer et de le plonger de nouveau ; alors on le laisse s'enfoncer de lui-même, et on veille à ce qu'il occupe le centre et qu'il ne touche pas les parois de l'éprouvette à pied dans laquelle on fait l'essai. En outre, pour vaincre la résistance de l'huile, il est bon, lorsque l'instrument a cessé de descendre, de le faire plonger d'un degré seulement, en appuyant légèrement avec le doigt sur l'extrémité de la tige ; s'il reste à ce degré, sans remonter, on le fait plonger d'un second degré, alors il remonte. Quand l'aréomètre est bien fixé à son point d'affleurement, il faut lire le degré au-dessous de celui qui se trouve au sommet de la courbe que forme l'huile contre la paroi de l'instrument.

Le degré obtenu est doublé ; la différence, pour arriver à 100°, indique la quantité d'huile d'œillette contenue dans l'huile d'olives soumise à l'essai. Si on a trouvé, par exemple, 40°, le double 80° représentera 20 % d'huile d'œillette, et ainsi de suite (1). Le tableau suivant donne quelques-unes de ces indications :

vase, un mélange d'huile d'olives et d'huile d'œillette, celle-ci, étant plus lourde, tombera au fond, en moins de huit jours.

(1) **M.** *Gobley* a adopté ce mode d'évaluation, parce qu'en divisant en 100 parties la distance comprise entre 0 et 50°, on aurait eu des intervalles trop petits pour être d'une facile appréciation.

Degrés à l'élaïomètre.

Huile d'olives pure.			50⁰
Huile d'olives contenant	6 %	d'huile d'œillette.	47⁰
Id.	10 %	id.	45⁰
Id.	12 %	id.	44⁰
Id.	18 %	id.	41⁰
Id.	20 %	id.	40⁰
Id.	30 %	id.	35⁰
Id.	40 %	id.	30⁰
Id.	50 %	id.	25⁰

On devra toujours opérer, autant que possible, à la température de $12^{oc},5$ (ou 10° Réaumur); dans le cas où la température serait supérieure à ce degré, on pourra ramener l'opération à $12^{o},5$, sachant, d'après les observations de M. *Gobley*, que les huiles d'olives et d'œillette se dilatent de $2^{o},6$ de l'instrument pour chaque degré du thermomètre centigrade : ainsi l'huile d'olives marquant 40° à l'élaïomètre, à la température de 14^{oc}, son véritable degré à $12^{oc},5$ sera $40 - (3,6 \times 1,5) = 34^{o}, 6$. En d'autres termes, il faudra déduire du degré que l'on aura trouvé à l'élaïomètre, le nombre 3,6 autant de fois qu'il y aura de degrés compris entre $12^{oc},5$ et la température supérieure à laquelle on aura opéré. Si cette dernière est inférieure à $12^{oc},5$, il faudra, au contraire, ajouter au degré trouvé, autant de fois 3,6 qu'il y a de degrés de température en moins.

Afin de se prémunir contre deux causes d'erreur, il faut avoir soin de goûter l'huile d'olives avant de l'essayer à l'élaïomètre, et la rejeter si elle présente un arrière-goût de moisi, d'huile chauffée, ou si elle laisse à la gorge un sentiment d'àcreté; car les huiles d'olives obtenues par fermentation marquent de 54 à 56° à l'élaïomètre, ainsi que M. *Gobley* l'a observé, et on pourra leur ajouter de l'huile d'œillette de manière à amener leur densité à celle des huiles d'olives de bonne qualité. En outre, la rancidité augmente la densité de l'huile d'olives, et l'huile rance serait considérée par l'essai à l'élaïomètre, comme renfermant de l'huile blanche.

L'huile d'arachide ayant la même densité que l'huile d'olives, il n'est pas possible de déceler son mélange avec cette dernière, au moyen de l'oléomètre de M. *Lefebvre*. L'acide sulfurique, la saveur, la congélation, pourront être employés pour distinguer la fraude. L'huile d'arachide a une saveur particulière de haricot crû.

L'huile d'olives mélangée d'huile d'arachide laisse déposer à $+8^{oc}$ des grumeaux, ayant l'aspect du sable, qui gagnent le fond du vase, en laissant le liquide supérieur parfaitement clair, tandis que l'huile d'olives pure se concrète à $+4^o$ et les grumeaux restent suspendus dans le liquide.

La falsification de l'huile d'olives par le miel se pratique particulièrement en Provence. Pour la dénoter, on traite l'huile suspecte par l'eau, on évapore et on sépare la partie aqueuse de la partie oléagineuse. La première a une saveur sucrée que ne possède jamais l'eau qui a été en contact avec l'huile d'olives pure ou mélangée d'autres huiles.

HUILE D'ŒUFS.

Cette huile, extraite des jaunes d'œufs, est semi-solide et semi-liquide à la température ordinaire, d'une belle couleur jaune foncé. Elle a une odeur agréable, une saveur douce et très-prononcée de jaune d'œufs. Elle commence à se figer entre $+8$ et $+10^o$. Elle rancit facilement et se décolore au bout d'un temps plus ou moins long.

Usages. — L'huile d'œufs est employée en médecine pour panser les gerçures aux seins; on l'applique aussi sur les boutons de petite vérole.

Falsifications. — On substitue quelquefois à l'huile d'œufs une huile grasse colorée par la *racine de curcuma*. La fraude est manifeste, lorsque l'huile reste fluide jusqu'à $+8^o$, et qu'étant mise en contact avec une solution de potasse ou de soude, elle prend une belle couleur rouge provenant de l'action de l'alcali sur la matière colorante du curcuma, et donne un savon sans consistance : l'huile d'œufs pure donne, au contraire, un savon solide.

HUILE DE PALME.

Cette huile, appelée aussi *beurre de palme*, s'extrait du fruit des palmiers (*Cocos nucifera*, *Cocos butyracea*, *Elais Guianensis*, etc.). Elle est butyreuse, d'un jaune orangé, et répand une odeur de violette. Elle rancit facilement et prend en vieillissant une couleur blanchâtre. Elle est plus légère que l'eau. Elle est un peu soluble à froid dans l'alcool à 36° Baumé, soluble en toutes proportions dans l'éther, l'éther acétique. Elle donne des savons colorés; son point de fusion varie de 27 à 37°c.

L'huile de palme est composée, d'après M. *Fremy* : d'*acide palmitique*, de *palmitine*, d'*acide oléique*, de *glycérine*, d'une *matière colorante*, d'une *matière aromatique*.

Usages. — Elle est employée à la préparation des savons, surtout en Angleterre, où elle fait partie des savons de résine jaune, dits *anglais*. Elle est l'objet d'un commerce important sur les côtes de l'Afrique. En 1836, l'Angleterre en reçut 17,500,000 kilog. En France, la consommation de cette huile est bien moins considérable; en 1839, elle ne s'est pas élevée à 200,000 kilog.

Falsifications. — L'huile de palme a été mêlée ou faite de toutes pièces avec de la *cire jaune*, de l'*axonge*, et du *suif de mouton* coloré avec du *curcuma* et aromatisé par la *poudre d'iris*, afin de lui donner l'odeur balsamique de l'huile véritable.

En traitant l'huile suspecte par l'éther acétique, les substances étrangères seules ne seront pas dissoutes. Par la saponification, elle ne changera pas de couleur si elle est pure, tandis que l'huile mélangée ou fausse prendra une teinte rougeâtre, due à l'action de l'alcali sur le curcuma.

On a, dit-on, mêlé aussi à l'huile de palme une certaine quantité de *résine en poudre*. Cette fraude se reconnaît, en traitant l'huile suspectée par l'alcool qui dissout la résine et laisse l'huile sans la dissoudre.

Récemment, *M. Braconnot*, de Nancy, a soumis à l'analyse une matière, du poids de 1000 kil., expédiée de Paris sous le nom d'*huile de palme, première qualité*. Cette matière était d'un jaune beaucoup plus pâle et d'une consistance plus ferme que l'huile de palme naturelle; son odeur était analogue à cette dernière, mais à un degré moins prononcé. Ce produit sophistiqué se laissait délayer dans l'eau en un liquide crémeux, et ramenait au bleu le tournesol rougi. Il a présenté la composition suivante : *Eau* 65,92 ; *matière grasse analogue au suif* 13,12 ; *huile de palme naturelle* et *acide stéarique* 19,68 ; *soude* 0,84 ; *magnésie* 0,44.

HUILE DE RICIN.

L'huile de ricin s'obtient, par expression, des semences du *ricinus communis* (euphorbiacées). Elle est peu fluide, visqueuse, jaunâtre ou incolore. Elle est inodore, d'une saveur douce et fade, sans âcreté. Elle se congèle à — 18° en une masse jaune transparente. Sa densité, d'après *de Saussure*, est 0,969 à 12°c. Elle est soluble en toutes proportions dans l'alcool et l'éther.

Exposée à l'air, elle rancit, devient plus visqueuse et plus épaisse, et finit par se dessécher ; elle acquiert en même temps une saveur très-âcre. Suivant M. *Buchner*, l'huile de ricin rancie peut être privée de son goût et de son odeur désagréables en la faisant bouillir, pendant un quart d'heure, dans de l'eau avec un peu de magnésie calcinée.

Usages. — L'huile de ricin est employée en médecine comme purgatif. On doit proscrire l'huile altérée qui présente une excessive âcreté.

Falsifications. — L'huile de ricin a été mélangée avec d'autres *huiles*, notamment l'*huile d'œillette*. Cette fraude se reconnaîtrait facilement au moyen de l'alcool à 0,95. Une certaine quantité d'huile, agitée vivement avec ce liquide, sera dissoute et laissera pour résidu la majeure partie de l'huile étrangère.

HUILE DE VITRIOL. — V. Acide sulfurique.
HUITRES VERTES.

Il faut ordinairement un mois pour verdir les huîtres dans de petits parcs où l'on fait entrer de l'eau de mer que l'on ne change pas : ce qui produit des myriades de vibrions verts dans la *barbe*.

Suivant quelques auteurs qui ont écrit sur les falsifications (1), il paraîtrait que les huîtres vertes, dites d'*Ostende*,

---

(1) Jobard, *Nouvelle Economie sociale*, 1844, p. 418.

sont *colorées d'une manière factice*, surtout en Hollande. Le docteur *Sentillius* a traité plusieurs accidents résultant de cette fraude, et cite l'exemple d'une famille qui a failli en devenir victime.

HYDROCHLORATES. — V. CHLORURES.
HYDROLATS. — V. EAUX DISTILLÉES.
HYPOCHLORITES.

Sous le nom d'*hypochlorites* ou de *chlorures d'oxyde, chlorures désinfectants et décolorants*, on désigne trois sortes de composés dont la médecine et surtout l'industrie font une consommation considérable.

1º Le *chlorure de chaux* ou *oxymuriate, sous-chlorure, chlorite, hypochlorite de chaux, chlorure d'oxyde de calcium*; il est à l'état solide ou liquide.

Le chlorure de chaux sec ou *solide*, appelé aussi *poudre de Tennant* ou de *Knox, chaux à blanchir, poudre de blanchiment*, est blanc, pulvérulent, d'une saveur âcre et piquante, possédant une faible odeur de chlore; il est en partie soluble dans l'eau : c'est un mélange d'hydrate, d'hypochlorite et de chlorure de calcium.

Le chorure de chaux *liquide* est incolore et répand une faible odeur de chlore.

2º Le *chlorure de potasse* ou *eau de javelle* (V. eau de javelle).

3º Le *chlorure de soude* ou *oxymuriate, sous-chlorure, chlorite, hypochlorite de soude, liqueur de Labarraque*, liquide, incolore, ayant une odeur et une saveur très-prononcées de chlore.

Les hypochlorites blanchissent et détruisent les couleurs végétales, par l'action double du chlore et de l'oxygène.

Ils sont décomposés par tous les acides, même par l'acide carbonique.

USAGES. — Les hypochlorites servent dans le blanchiment des toiles écrues, de la pâte de papier, du vieux linge destiné à faire de la charpie ; on les emploie pour les enlevages dans les fabriques d'indiennes ; pour les essais d'indigo. Ils sont employés soit pour assainir les hôpitaux, les salles de spectacle, les casernes, les prisons, les amphithéâtres, les boyauderies, les salles de dissection, et généralement tous les lieux où l'air est vicié par la réunion d'un grand nombre d'individus, dans lesquels des matières animales plus ou moins disposées à la putréfaction, sont travaillées ou conservées ; soit comme désinfectants, dans une foule d'opérations où il y a un grand dégagement de gaz délétère émané de matières organiques quelconques en putréfaction.

Les hypochlorites servent aussi à désinfecter les plaies ulcéreuses ou cancéreuses, à empêcher le développement de la gangrène. Le chlorure de soude, le plus employé de tous, en médecine, comme désinfectant, sert en injections, lotions, compresses, gargarismes. Le chlorure de soude s'emploie aussi, dans l'industrie, à blanchir le poivre noir en grains.

Les hypochlorites servent à prévenir les asphyxies dues aux émanations méphitiques qui se produisent dans la vidange des fosses, dans le curage des égouts, ou à atténuer les effets des épidémies et des contagions. On les emploie encore pour assainir les écuries, les étables, les bergeries, porcheries, magnaneries, etc.; dans la médecine vétérinaire, on s'en sert contre les tumeurs charbonneuses, le farcin, la morve, etc.

On trouve quelquefois, dans le commerce, des hypochlorites (particulièrement celui de chaux), qui n'ont pas un degré de force suffisant, soit que le chlorure ait été mal préparé, soit que par le temps et une conservation vicieuse ou que par suite d'une sophistication, il ait subi une décomposition partielle. Comme le chlore est le seul principe actif contenu dans un hypochlorite sous forme d'acide hypochloreux, il est important de connaître la quantité de chlore que renferme un poids donné d'hypochlorite. Pour atteindre ce but, on a proposé un grand nombre de procédés ou méthodes d'analyse dont l'ensemble forme la *chlorométrie*. Les divers appareils servant à mettre ces méthodes en pratique constituent l'instrument nommé *chloromètre*.

Chlorométrie. — Parmi les moyens proposés pour reconnaître la force d'un hypochlorite, nous nous bornerons à décrire le procédé chlorométrique de M. *Gay-Lussac*, qui est le plus employé dans l'industrie. et celui qui a été ultérieurement présenté par M. *Lassaigne*.

Descroizilles imagina, le premier, d'employer l'*indigo*, comme agent chlorométrique. Ce procédé qui a été perfectionné par M. *Gay-Lussac* est fondé sur ce fait, qu'un volume de chlore (1 litre, par exemple), décolore des quantités égales de solution d'indigo, soit qu'on le fasse réagir à l'état de gaz, soit qu'on l'emploie dissous dans l'eau ou combiné à l'état d'hypochlorite de chaux, de potasse ou de soude.

On prépare donc une dissolution sulfurique d'indigo avec 1 p. de bon indigo pulvérisé et 9 p. d'acide sulfurique à 66°; on détermine, par un essai préalable, la quantité d'eau qu'il faut ajouter à cette solution (dite *teinture* ou *liqueur d'épreuve*, *liqueur d'essai*), pour que 1 vol. de chlore gazeux pur et sec à 0° et à $0^m,76$ de pression, puisse en décolorer exactement 10 volumes. Mais comme les résultats obtenus par ce procédé peuvent varier par suite de la facile altérabilité de la liqueur d'épreuve, surtout au contact de la lumière, et suivant qu'on verse le chlorure dans la solution d'indigo, ou celle-ci dans le chlorure, M. *Gay-Lussac* a remplacé l'indigo par d'autres agents chlorométriques (*acide arsénieux, cyanure jaune, nitrate de protoxyde de mercure*), non susceptibles d'altération.

Le procédé chlorométrique par l'acide arsénieux, auquel on donne généralement la préférence, est fondé sur ce que le chlore transforme l'acide arsénieux, en présence de l'eau, en acides arsénique et chlorhydrique.

Cette suroxydation de l'acide arsénieux par le chlore s'opère avec une rapidité telle, que si la réaction se fait au contact de matières colorantes organiques facilement destructibles par l'action du chlore, celles-ci ne sont complétement décolorées que lorsque tout l'acide arsénieux a réagi : la décoloration, qui est instantanée, indique le terme de l'opération.

On prépare la liqueur d'épreuve ou *liqueur normale* d'acide arsénieux, de manière à ce qu'un litre de chlore à 0° et à $0^m,76$ de pression, dissous dans un litre d'eau, transforme complétement en acide arsénique tout l'acide arsénieux d'un litre de solution arsenicale ; l'expérience a appris qu'on arrivait à ce résultat en dissolvant $4^{gr.}$,439 d'acide arsénieux dans 32 gr. d'acide chlorhydrique pur, puis étendant d'eau distillée, afin que la dissolution occupe un litre.

On prend 10 gr. d'un échantillon de chlorure de chaux, par exemple, on les broie avec un peu d'eau dans un mortier de verre, puis on délaye le mélange dans une plus grande quantité de liquide, de manière à obtenir un litre de solution, le dépôt de chaux hydratée compris.

On introduit dans un vase à précipiter $10^{centim.\ cub.}$ de solution arsénieuse faiblement colorée par quelques gouttes d'une dissolution sulfurique d'indigo, puis avec la main droite on verse goutte à goutte la solution d'hypochlorite, contenue dans une burette graduée, en ayant soin d'imprimer avec la main gauche un mouvement giratoire au vase à précipiter, que l'on place sur une feuille de papier blanc, étendue sur une table, afin de mieux apprécier la décoloration. On ajoute de temps à autre une goutte de solution d'indigo lorsque la teinte paraît trop faible et l'on observe le moment de la décoloration; arrivé à ce point, on note la proportion de solution d'hypochlorite que l'on a employée : moins elle est considérable, plus la solution renferme de chlore.

Si, par exemple, il a fallu 50 p. de chlorure, on posera la proportion suivante (en considérant que 100 p. de chlorure font passer 100 p. d'acide arsénieux à l'état d'acide arsénique).

$$100 : 50 :: x : 100,\ \text{d'où le titre cherché } x = \frac{100 \times 100}{50} = 200\ (1);$$

S'il en a fallu 200, le titre sera $\dfrac{100 \times 100}{200} = 50$.

Ainsi, pour obtenir le titre d'un chlorure, il suffira de diviser 10000, par le nombre de volumes du chlorure employés pour arriver à la décoloration de la liqueur arsénieuse normale (2).

---

(1) D'après le Codex, les chlorures liquides de soude ou de chaux, doivent marquer 200° chlorométriques; et le chlorure de chaux solide, 90° chlorométriques.

(2) Il faut avoir soin de faire cet essai chlorométrique à l'abri des rayons directs du soleil. M. *Vautier* et M. *Caron* ont observé, en effet,

La table suivante, construite par M. *Gay-Lussac*, indique le titre correspondant à chaque volume d'hypochlorite employé pour détruire la mesure constante de dissolution arsénieuse.

CHLORURE EMPLOYÉ.	TITRE CORRESPONDANT.	CHLORURE EMPLOYÉ.	TITRE CORRESPONDANT.	CHLORURE EMPLOYÉ.	TITRE CORRESPONDANT.	CHLORURE EMPLOYÉ.	TITRE CORRESPONDANT.	CHLORURE EMPLOYÉ.	TITRE CORRESPONDANT.	CHLORURE EMPLOYÉ.	TITRE CORRESPONDANT.	CHLORURE EMPLOYÉ.	TITRE CORRESPONDANT.
10	1000	45	222	80	125	115	86,9	149	67,1	183	54,6	217	46,1
11	909	46	217	81	123	116	86,1	150	66 7	184	54,3	218	45,9
12	833	47	213	82	122	117	85,5	151	66,2	185	54,1	219	45,7
13	769	48	208	83	120	118	84,7	152	65,8	186	53,8	220	45,5
14	714	49	204	84	119	1'9	84,0	153	65,4	187	53,5	221	45,2
15	667	50	200	85	118	120	83,5	154	64,9	188	53 2	222	45,0
16	625	51	196	86	116	121	82,6	155	64,5	189	52,9	223	44,8
17	588	52	192	87	115	122	82,0	156	64,1	190	52,6	224	44,6
18	555	53	189	88	114	123	81,3	157	63,7	191	52,4	225	44,4
19	526	54	185	89	112	124	80,6	158	63,5	192	52,1	226	44,2
20	500	55	182	90	111	125	80,0	159	62,9	193	51,8	227	44,0
21	476	56	179	91	110	126	79,4	160	62,5	194	51,5	228	43,8
22	454	57	175	92	109	127	78,7	161	62,1	195	51,3	229	43,6
23	435	58	172	93	107	128	78,1	162	61,7	196	51,0	230	43,5
24	417	59	169	94	106	129	77,5	163	61,4	197	50,6	231	43,3
25	400	60	167	95	105	130	76,9	164	61 0	198	50,5	232	43,1
26	385	61	164	96	104	131	76,3	165	60 6	199	50,3	233	42,9
27	370	62	161	97	103	132	75,7	166	60,2	200	50,0	234	42,7
28	357	63	159	98	102	133	75 2	167	59,9	201	49 7	235	42,5
29	345	64	156	99	101	134	74,6	168	59,5	202	49,5	236	42,4
30	333	65	154	100	100	135	74,1	169	59,1	203	49,3	237	42,2
31	323	66	151	101	99	136	73,5	170	58,8	204	49,0	238	42,0
32	312	67	149	102	98	137	73,0	171	58,5	205	48,8	239	41,8
33	303	68	147	103	97,1	138	72,5	172	58,1	206	48,5	240	41,7
34	294	69	145	104	96,1	139	71,9	173	57 8	207	48,3	241	41,5
35	286	70	143	105	95,2	140	71,4	174	57,5	208	48,1	242	41,3
36	278	71	141	106	94,3	141	70,9	175	57,1	209	47,8	243	41,1
37	271	72	139	107	93,4	142	70,4	176	56,8	210	47,6	244	41,0
38	263	73	137	108	92,6	143	69,9	177	56,5	211	47,4	245	40,8
39	256	74	135	109	91,7	144	69,4	178	56,2	212	47,1	246	40,6
40	250	75	133	110	90 9	145	69,0	179	55,9	213	46,9	247	40,5
41	244	76	131	111	90,1	146	68,5	180	55,5	214	46,7	248	40,3
42	238	77	130	112	89,3	147	68,0	181	55,3	215	46,5	249	40,2
43	233	78	128	113	88,5	148	67,6	182	54,9	216	46,3	250	40,0
44	227	79	127	114	87,7								

que lorsqu'on laissait la solution de chlorure exposée quelque temps à la lumière directe du soleil, le titre de ce chlorure s'élevait rapidement à 200, 300º, et jusqu'à l'infini. Ils ont reconnu que la solution aqueuse de chlorure éprouvait, dans ce cas, une transformation qui lui ôtait la propriété de convertir l'acide arsénieux en acide arsénique; d'où il résultait que la première goutte d'une solution ainsi altérée n'agissait plus que sur l'indigo ajouté à la liqueur d'épreuve et la décolorait immédiatement, ou bien qu'il ne fallait qu'une très-petite quantité de cette

Le procédé chlorométrique de M. *Lassaigne* repose sur la connaissance exacte de la proportion de chlore gazeux sec qui peut décomposer un poids déterminé d'*iodure de potassium*, pour le transformer entièrement en chlorure de potassium et en perchlorure d'iode, dont la solution aqueuse est incolore.

D'après la théorie, 1 litre de chlore gazeux, à 0^{oc} et à 0^m, 76 de pression, pesant 3^{gr},208, décompose 2^{gr},482 d'iodure de potassium. Cette quantité d'iodure est dissoute dans un litre d'eau distillée et constitue la solution titrée. Un volume connu de cette dernière, introduit dans le vase à précipitation du chloromètre de M. *Gay-Lussac*, est additionné d'une petite quantité de solution de fécule (1), puis l'on y verse goutte à

liqueur pour arriver au même résultat. Dans les journées les plus chaudes de l'été, un quart d'heure d'exposition au soleil suffit pour amener cette transformation à être complète. M. *Gay-Lussac* s'est assuré que l'hypochlorite se change alors en *hypochlorate*, qui peut réagir sur les matières colorantes, en raison de l'oxygène de son acide, mais qui n'est plus sensible à l'action immédiate de l'acide arsénieux.

Les substances, capables d'absorber le chlore, qu'on peut substituer à l'acide arsénieux, dans la chlorométrie, sont le *cyanure jaune*, l'*azotate de protoxyde de mercure*, le *sulfate de protoxyde de fer*, le *protochlorure de manganèse*, proposé par M. *Morin;* l'*ammoniaque liquide* ou un *sel ammoniacal*, par *Ure*, puis par MM. *Henry* fils et *Plisson ;* le *sulfure de baryum*, par M. *Penot ;* la *poudre d'argent* obtenue par précipitation, par M. *Marcellin Pouillet ;* le *protochlorure de fer*, par M. *Runge ;* l'*alizarine*, en solution alcoolique, par M. *Zenneck ;* le *sulfocyanure de fer*, par M. *Duflos ;* le *protochlorure d'étain*, par M. *Cottereau* fils.

Le cyanure jaune passe à l'état de cyanure rouge ; on reconnaît le terme de la saturation, quand la solution primitivement jaune, et qu'on a rendue verte par quelques gouttes d'indigo, redevient subitement jaune.

L'azotate de protoxyde de mercure indiqué par M. *Balland*, de Toul, donne par l'action du chlorure décolorant un précipité insoluble de protochlorure de mercure qui, par une addition suffisante de solution de chlorure, se transforme en bichlorure de mercure, et se dissout complétement. Ce procédé chlorométrique a été modifié par MM. *Gay-Lussac* et *Marozeau*.

Le sulfate de protoxyde de fer, proposé d'abord par *Dalton*, est transformé par le chlore en sulfate de peroxyde; ce procédé a été perfectionné par M. *Otto*.

(1) Cette solution se prépare en dissolvant à chaud 1 gr. de fécule dans 100 gr. d'eau distillée, laissant refroidir et filtrant.

On peut aussi la former en broyant à sec la fécule, dans un mortier goutte, à l'aide d'une burette graduée, la solution de chlore ou d'hypochlorite dont on veut déterminer le titre. Dès que la première goutte tombe, il se produit de l'iodure d'amidon bleu, dont l'intensité augmente peu à peu, par suite de l'iode mis en liberté ; mais bientôt l'iodure est à son tour décomposé, et la liqueur se colore successivement en bleu, violet, vert, rouge et jaune, tant qu'il reste la plus petite proportion d'iode libre. Dès que la décomposition est terminée, la liqueur d'épreuve décolorée reprend la transparence et la limpidité de l'eau distillée (1).

Les quantités de solution de chlorure employées dans l'opération, pour arriver à cette décoloration complète, sont en raison inverse des proportions de chlore qu'elles contiennent.

S'il a fallu, par exemple, une demi-mesure de solution de chlorure pour détruire un volume de solution d'iodure de potassium, on posera la proportion :

$$1 : 0,5 :: x : 1; \text{ d'où } x = \frac{1 \times 1}{0,5} = 2$$

S'il a fallu 2 mesures, on posera :

$$1 : 2 :: x : 1; \text{ d'où } x = \frac{1}{2} = 0,5.$$

On prendra, du reste, dans la pratique de ce procédé, les mêmes précautions que celles qui ont déjà été indiquées pour le chloromètre de M. *Gay-Lussac*.

I.

ICHTHYOCOLLE. — V. COLLE DE POISSON.
INDIGO.

L'indigo est une matière colorante bleue que l'on extrait, par fermentation, des feuilles de diverses plantes des genres *indigofera*, *isatis* et *nerium* ; on le trouve aussi dans les

d'agate, pour déchirer les téguments, et traitant par la même quantité d'eau distillée froide.

(1) La coloration jaune orangée que prend la solution d'iodure de potassium, et sa décoloration au moment où l'opération est terminée, peuvent servir de guide et dispenser d'employer la solution de fécule.

feuilles du *polygonum tinctorium*, plante de la famille des polygonées.

L'indigo est en pains cubiques ou en morceaux irréguliers d'un bleu plus ou moins beau et violet, secs, fermes, faciles à rompre, d'une cassure nette, sans brillant; inodores, à moins qu'ils n'aient subi une altération par l'humidité et la chaleur. Ils prennent un aspect cuivré par le frottement de l'ongle ou d'un corps dur et poli.

Le bel indigo jouit de la propriété de flotter à la surface de l'eau. Sa cassure fraîche a une couleur qui varie du bleu foncé et velouté au bleu noirâtre, en passant par le bleu violet, le bleu clair, le bleu cuivré et les nuances intermédiaires.

La pâte est fine et homogène dans les qualités supérieures; grossière dans les qualités inférieures, et pouvant contenir des grains de sable, des matières terreuses.

Dans le commerce, on distingue différentes sortes d'indigos d'après le pays où ils ont été préparés; ces sortes sont ensuite classées d'après la couleur, la consistance de la pâte, sa porosité, son homogénéité, et les accidents particuliers de la fabrication (1).

Les indigos se divisent d'abord en trois grandes classes : les *indigos de l'Inde, ceux d'Amérique* et *ceux d'Afrique*.

1° Les indigos de l'Inde sont : les *indigos du Bengale*, d'*Oude* ou de *Coromandel*, de *Madras*, de *Manille*, de *Java* (2).

L'indigo Bengale présente beaucoup de variétés, on en distingue quatre : le *bleu pur*, le *violet*, le *rouge* et le *cuivré*; ces nuances sont ensuite soumises à de nombreuses subdivisions. La qualité supérieure est le *surfin bleu* ou *bleu flottant, bleu léger*; il est en parallélipipèdes ou en cubes légers, d'une belle couleur bleue, friables, doux au toucher, se cassant facilement, adhérant à la langue, très-spongieux; prenant une

_____

(1) Nous ne pouvons indiquer ici que les principales classifications.

(2) Calcutta est l'entrepôt général des indigos de l'Inde ; ils y arrivent des diverses factoreries où on les fabrique; les pierres ou carreaux d'indigo, à l'état encore humide, sont revêtus d'une marque ou estampille portant les initiales des noms des planteurs ou des propriétaires de factoreries, et souvent aussi le nom de la province ou du district dans lequel est situé l'établissement.

belle teinte cuivrée par le frottement d'un corps dur. Sa pâte
est très-homogène.

L'indigo de Coromandel, inférieur en qualité à celui du
Bengale, est le plus difficile à casser de tous les indigos du
commerce; ce qui paraît dû à la quantité considérable de
chaux qu'il contient. On le classe en *violet, cuivré, ordinaire.*

L'indigo de Madras est en carreaux cubiques, à cassure
grenue, rugueuse. On en distingue trois sortes : le *fin bleu*, le
bleu violet mélangé, l'*ordinaire*. La première sorte se rapproche le plus de l'indigo Bengale, elle a de la légèreté, mais
moins que le bleu flottant du Bengale.

L'indigo de Manille est en pierres cubiques, en carreaux
plats et allongés, un peu poreux et légers. Les premières sortes
sont le *fin bleu* et le *fin violet*, mais elles sont inférieures à
celles de l'indigo Bengale.

L'indigo de Java, le premier qui ait été importé en Europe,
est en carreaux plats, quelquefois en trochisques. Il ne donne
pas de reflet cuivré par le frottement de l'ongle.

2° Les indigos d'Amérique sont : les *indigos de Guatimala,*
de *Caraque*, du *Mexique*, du *Brésil*, de la *Caroline*, de la
Louisiane, des *Antilles*.

Les diverses sortes d'indigo de Guatimala sont évaluées
d'après le rang des couches précipitées au fond des cuves.
Les couches supérieures donnent l'indigo *flor*; les suivantes,
l'indigo *sobre*, et les couches inférieures l'indigo *corte*. Ces
sortes se subdivisent elles-mêmes en plusieurs nuances : *flor
supérieur, flor ordinaire, petit flor; sobre supérieur, sobre bon,
sobre ordinaire; corte supérieur, corte bon, corte ordinaire,
corte bas.* L'indigo flor est en pierres régulières, d'une très-
belle couleur bleue; la pâte est fine et légère, donne un beau
reflet violet et une nuance dorée par le frottement de l'ongle.

L'indigo Caraque, rangé après celui de Guatimala, est en
morceaux irréguliers, tantôt d'un beau bleu, tantôt d'un bleu
violet; la pâte est parsemée de petits trous.

L'indigo du Mexique est intermédiaire aux indigos de Guatimala et de Caraque.

L'indigo du Brésil est en petits parallélipipèdes rectangulaires ou en petits morceaux irréguliers, d'un gris verdâtre

à l'extérieur, d'une pâte ferme à cassure nette, d'un rouge cuivré plus ou moins vif.

L'indigo de la Caroline est en petits carreaux, d'un cuivré violacé. Les qualités communes sont rarement cuivrées et presque toujours d'un bleu verdâtre.

L'indigo de la Louisiane est en carreaux très-cuivrés.

3° Les indigos d'Afrique sont ceux d'*Égypte*, du *Sénégal*, de l'*île de France*.

L'indigo d'Égypte est en carreaux plus plats que ceux du Bengale ; leur pâte est assez légère et pas très-fine ; les qualités supérieures sont des *surfins* et *fins violets bleus*. Souvent cet indigo contient du sable.

L'indigo du Sénégal contient plus de matières terreuses que les autres indigos du commerce.

L'indigo de l'île de France est en petits carreaux allongés, d'un bleu sombre à la surface, d'un rouge fortement cuivré à l'intérieur. Il est d'assez mauvaise qualité.

Les indigos les plus estimés dans le commerce sont l'*indigo Bengale bleu flottant*, et l'*indigo Guatimala flor*.

D'après M. *Chevreul*, l'indigo Guatimala renferme : *indigotine*, 45 ; *ammoniaque, matière verte, extractif et gommes*, 12 ; *résine rouge*, 36 ; *carbonate de chaux*, 2 ; *oxyde rouge de fer et alumine*, 2 ; *silice*, 3.

Suivant *Berzélius*, l'indigo du commerce contient, outre l'indigotine, trois matières distinctes, à savoir : une matière particulière, dite *gluten d'indigo* ; une matière brune ou *brun d'indigo* ; une matière rouge dite *rouge d'indigo* ou *résine rouge de l'indigo*.

D'après MM. *Girardin et Preisser*, l'indigo Bengale cuivré bon ordinaire, renferme : *eau*, 5,7 ; *gluten* ou *matière azotée*, 1,5 ; *brun d'indigo*, 4,6 ; *résine rouge*, 7,2 ; *matières minérales*, 19,6 ; *indigotine*, 61,4 (1).

Une petite quantité d'indigo en poudre projetée sur des

(1) Les proportions d'indigotine varient beaucoup dans les différentes sortes d'indigos.

Comparativement à l'indigo Bengale, MM. *Girardin et Preisser* ont analysé l'indigo extrait du polygonum tinctorium, par leur procédé, et lui ont trouvé la composition suivante : *eau*, 6,8 ; *gluten*, 1,8 ; *matière* charbons ardents, ou chauffée en couche mince dans un têt, émet une grande quantité de vapeurs pourpres analogues à celles de l'iode, et dégage, en même temps, une odeur particulière désagréable ; il reste un charbon très-volumineux. Ces vapeurs se condensent à la surface de la couche d'indigo en petits prismes droits rectangulaires aplatis, d'une teinte pourpre foncé, et constituent l'indigo bleu pur ou *indigotine.*

L'indigotine est volatile sans résidu, non altérée par l'air et l'oxygène, entièrement insoluble dans l'eau, dans l'éther et les corps gras. L'alcool bouillant en dissout quelques traces et se colore en bleu.

L'indigotine est décolorée par le chlore ; l'acide nitrique concentré donne naissance avec elle aux acides indigotique et picrique. Elle est soluble dans l'acide sulfurique concentré et dans l'acide fumant de Nordhausen.

L'indigo bleu est réduit et transformé en *indigo blanc* ou *indigo désoxygéné* (*indigogène*) en présence d'une matière alcaline, telle que la potasse, l'ammoniaque, la chaux, et d'une substance avide d'oxygène, telle que le sulfate de protoxyde de fer, le protochlorure d'étain, le sulfure d'arsenic.

Les indigos du commerce séchés à 100°° perdent, en général, 3 °/₀ à 5,5 °/₀ ; ils donnent ordinairement, d'après M. *Chevreul,* 7 à 9,5 °/₀ de cendres : les proportions *minima* et *maxima,* qui ne se présentent que rarement, sont 3,92 °/₀ à 5 °/₀, et 18 à 21 °/₀.

Usages. — L'indigo est une des matières tinctoriales les plus employées.

Altérations. — Les indigos présentent quelquefois des défauts plus ou moins graves provenant d'accidents divers pendant leur préparation ou de causes qui ont agi sur les indigos déjà préparés. Ces défauts sont caractérisés, dans le commerce, par les expressions suivantes :

Grand cassé, mauvais pierrage ; carreaux d'indigo réduits, par accident, en morceaux plus ou moins gros.

Demi-pierré ; carreaux accidentellement cassés en deux.

---

colorante rouge, soluble dans l'eau, 3,4 ; brun d'indigo, 8,5 ; résine rouge, 15,6 ; matières minérales, 14,8 ; indigotine, 49, 1.

Grabeaux ; carreaux réduits en fragments irréguliers, et assez petits pour être passés au crible.

Écartelés ; carreaux réguliers, mais présentant des crevasses qui pénètrent presque jusqu'au centre.

Éventés, venteux ; carreaux présentant dans l'intérieur de la cassure, une espèce de moisissure blanche.

Piquetés ; intérieur parsemé de points blancs ou de petites cavités blanches donnant aux pierres d'indigo l'apparence du granit. Lorsque ces points blancs sont fréquents, l'indigo est dit *sableux.*

Rubanés ; couches superposées de diverses nuances de bleu dans les mêmes carreaux.

Crasseux ; pierres présentant à leur surface une croûte noirâtre ou verdâtre et ridée.

Brûlés ; carreaux présentant dans leur cassure des places noirâtres ou d'une mauvaise couleur.

Pierrés ou *sablés ;* carreaux dans l'intérieur desquels on aperçoit des parcelles brillantes de sable ou des pierres.

Enfin l'indigo est dit *sombre* lorsqu'il a un aspect peu brillant ; *dur, serré,* lorsque sa pâte est fine, serrée et difficile à rompre ; *sec,* lorsqu'il se sépare en petits fragments ou se réduit en poussière.

Falsifications. — L'indigo a été quelquefois falsifié avec l'*amidon,* la *crasse de plomb (sous-oxyde),* la *laque de campêche,* l'*argile calcaire,* l'*iodure d'amidon* (1), le *bleu de Prusse.*

L'indigo *allongé* d'amidon est un peu pâle, n'a pas la densité, la cassure de l'indigo véritable, dont il se distingue par l'espèce de colle qu'il forme avec l'eau bouillante.

Pour retrouver la crasse de plomb mêlée à l'indigo, on le broiera avec de l'eau, on lavera, on décantera à plusieurs reprises, afin d'obtenir le résidu pesant, pulvérulent, fusible et susceptible d'acquérir l'éclat métallique par le frottement. Ou bien on calcinera dans un creuset 10 grammes d'indigo. Après l'opération, on trouvera un culot de plomb métallique au fond du creuset.

(1) Cette falsification a été signalée par MM. *Magonty, Boucherie, Fauré* et *Guimard.*

L'indigo altéré par la laque de campêche et l'argile calcaire a une couleur violacée, terne, sans reflet cuivré; traité pa l'acide sulfurique, il donne un liquide brun ou rosé, et il reste en solution du sulfate acide d'alumine, dont l'ammoniaque en excès précipitera l'alumine.

Par la calcination dans un creuset de platine, on aura un résidu volumineux formé de silice et de chaux.

Pour reconnaître l'iodure d'amidon dans l'indigo, on traite la poudre d'indigo par une solution de potasse caustique étendue; on filtre; le liquide filtré doit contenir l'iode, s'il y en a dans l'indigo, et il donnera toutes les réactions caractéristiques de l'iodure de potassium.

Le bleu de Prusse qui, par ses caractères physiques, ressemble assez à l'indigo, au premier abord, s'en distingue facilement par ses propriétés chimiques. Le chlore décolore l'indigo et n'attaque pas le bleu de Prusse; l'acide sulfurique dissout l'indigo et ne dissout pas le bleu de Prusse; seulement ce dernier devient blanc, puis passe au bleu par une addition d'eau.

Calciné dans un têt, l'indigo donne des vapeurs pourpres, un sublimé en aiguilles rouge pourpre, et un résidu charbonneux; le bleu de Prusse, dans les mêmes conditions, émet une odeur assez désagréable et laisse un résidu rougeâtre de peroxyde de fer.

Les indigos peuvent s'essayer au colorimètre de *Houton-Labillardière* (*V.* art. *Garance*). On forme trois litres d'une dissolution faite en chauffant, pendant une heure, à 40 ou 50^{cc}, 20^{gr} d'acide sulfurique de Nordhausen et 1^{gr} de l'indigo à essayer, réduit en poudre fine et passé au tamis de soie. On prend 1 litre de la liqueur; on l'introduit dans le tube colorimétrique jusqu'au 0 de l'échelle, et on compare la nuance avec une autre dissolution prise comme type. Le volume de liquide contenu dans le tube où il aura fallu ajouter de l'eau pour avoir la même nuance, comparé au volume (égal à 100) du liquide renfermé dans l'autre tube, donnera le rapport entre le pouvoir colorant, ou la qualité relative des deux indigos. Ainsi 30 p. d'eau ajoutée à la liqueur la plus intense, indiqueront que le volume des deux liquides, et, par suite, que la qualité relative des deux indigos est représentée par le rapport 130 : 100.

M. *Chevreul* a donné, pour l'essai des indigos, un procédé qui se compose de quatre épreuves :

Première épreuve. On calcine dans une petite capsule de platine 1^{gr} d'indigo, préalablement séché à 100^{oc}, afin de déterminer la proportion de matières inorganiques.

2e *épreuve.* On chauffe, pendant 2 heures, au bain-marie, 5 ^{gr} d'indigo avec 45 ^{gr} d'acide sulfurique concentré ; on laisse refroidir et on ajoute 200 ^{gr} d'eau. On détermine ensuite la quantité de chlorure de chaux nécessaire pour décolorer 1 centim. cube de cette dissolution, additionnée de 31 centim. cubes d'eau.

3e *épreuve.* On tient plongés, pendant 10 heures, 1^{gr} de soie et 1^{gr} de laine dans un centim. cube de la dissolution précédente, étendue de 30 centim. cub. d'eau; on répète l'expérience avec 1^{gr} de nouvelle soie et 1^{gr} de nouvelle laine, et ainsi de suite, jusqu'à l'épuisement complet de la matière colorante. Le meilleur indigo sera celui qui pourra teindre le plus d'étoffe et qui donnera la couleur la plus haute et la plus brillante.

4e *épreuve.* On désoxygène l'indigo par le sulfate de fer, sous l'influence de la potasse, et on y teint ensuite de la soie et de la laine, comme dans la troisième épreuve.

IODE.

L'iode est un corps simple qui se présente sous la forme de paillettes ou d'écailles d'un noir bleuâtre, et pourvues d'une espèce d'éclat métallique. Il cristallise en octaèdres allongés ou en lames rhomboïdales; son aspect est un peu gras. il est friable, sa cassure est lamelleuse, son odeur forte rappelle celle du chlore, sa saveur est âcre et désagréable. Il tache la peau en jaune, la tache disparaît à l'air par l'évaporation de l'iode. Il fond à 107^{oc}, bout et se volatilise entre 179 et 180°, sa vapeur est violette ; de là le nom qu'il porte (du grec ἰώδης, violet). Sa densité est 4,948 d'après M. *Gay-Lussac* ; la densité de sa vapeur est très-considérable, elle est de 8,716 d'après M. *Dumas*.

L'iode est très-peu soluble dans l'eau à laquelle il communique une couleur rousse ; il est très-soluble dans l'alcool et l'éther qu'il colore en brun noirâtre ; 30 ^{gr} d'alcool à 32° Bé dissolvent complétement, en quelques secondes, 1 ^{gr} d'iode pur trituré avec ce véhicule. La solution alcoolique d'iode qu'on appelle ordinairement *teinture d'iode*, détruit les matières colorantes à la manière du chlore et du brôme, mais à un plus faible degré.

L'iode est très-soluble dans l'eau alcaline, dans l'eau de potasse faible, au contact de laquelle il se convertit en iodure de potassium et en iodate de potasse.

Il colore l'amidon ou la fécule de pommes de terre en violet ou en bleu.

Usages. — L'iode est un puissant emménagogue. Il fait la base d'un grand nombre de préparations pharmaceutiques administrées contre les goîtres, et appliquées au traitement des maladies scrofuleuses et des affections tuberculeuses. On l'emploie beaucoup maintenant dans la Daguerréotypie.

Altérations. — Quelquefois l'iode a une forte odeur de *chlore*, et contient des *chlorures* dont la présence altère l'iodure de potassium préparé avec ce corps. On le purifie par la sublimation.

M. F. Meyer a examiné un échantillon d'iode altéré par la présence d'*iodure de cyanogène* qui peut prendre naissance pendant l'action de l'acide sulfurique sur le cyanure de potassium des eaux-mères. Cet iode était sous la forme de petites paillettes brillantes, parmi lesquelles on distinguait à la loupe des cristaux blancs, isolés, aciculaires. Il fut mis en contact avec l'acide sulfurique pur et concentré dans un petit matras muni d'un tube recourbé, dont l'extrémité plongeait dans un vase contenant environ 12 ^{gr} d'eau, et chauffé graduellement jusqu'à cessation de dégagement de gaz et sublimation de l'iode ; l'eau rougissait le papier de tournesol, avait une odeur manifeste d'acide prussique, et donna avec le nitrate d'argent un précipité de cyanure d'argent ; et avec la potasse, l'acide chlorhydrique et un sel de fer au maximum, un précipité de bleu de Prusse.

Falsifications. — Le prix élevé de l'iode, surtout dans ces

dernières années, a porté les falsificateurs à le mélanger avec plusieurs substances, telles que le *charbon en poudre fine*, la *houille*, l'*ardoise pilée*, le *peroxyde de manganèse*, le *sulfure de plomb*, la *plombagine* ou *graphite* (1), les *battitures de fer*, l'*iodure de soufre*, le *chlorure de calcium*, l'*eau* (2).

Toutes ces substances, sauf l'eau, seront reconnues dans l'iode au moyen de la chaleur, de l'alcool bouillant ou de l'éther, d'une dissolution faible de potasse caustique.

« L'iode pur, exposé à la chaleur, se sublime entièrement ; l'iode mélangé laissera pour résidu, après sa sublimation, toutes les substances précédentes, qui sont fixes et indécomposables par la chaleur. Si l'iode, avant l'opération, a été pesé avec soin, le poids du résidu fera connaître la proportion du mélange frauduleux.

L'alcool bouillant ou une solution de potasse faible dissoudra entièrement l'iode et laissera pour résidu les substances étrangères. La solution alcaline que l'on emploie doit être étendue, car autrement l'iodate de potasse, peu soluble, se dépose sous forme de poudre blanche.

Suivant M. *Acar*, on peut remplacer avantageusement l'alcool par l'éther ; l'iode est dissous en très-peu de temps ; on ajoute un peu d'eau à la solution, aussitôt l'éther vient à la partie supérieure du liquide, tandis que l'eau qui occupe le fond, étant incolore, permet d'observer s'il existe quelque dépôt, mieux qu'avec l'alcool dont la teinte foncée, lorsqu'il a dissous l'iode, rend l'observation plus difficile et plus douteuse.

(1) M. *Herberger* a trouvé jusqu'à 51 $^{0}/_{0}$ de plombagine dans un échantillon d'iode qu'il eut à examiner.

(2) On a aussi prétendu que l'iode avait été falsifié avec le *sulfure d'antimoine*. Mais cette fraude n'est guère praticable, car, d'après les expériences de M. *O. Henry* et *Garrot*, l'iode et le sulfure d'antimoine réagissent l'un sur l'autre, même à la température ordinaire, et produisent une combinaison triple (*sulfo-iodure d'antimoine*), de couleur rouge, qui communiquerait au mélange frauduleux une teinte différente de celle que présente chacun de ses composants. On ne pourrait expliquer cette falsification que par l'ignorance du fraudeur, quelquefois poussée à tel point, que l'on a eu l'exemple d'un *vendeur* de produits chimiques qui faillit s'asphyxier, en essayant de mêler de la *limaille de fer* à de l'iode.

On peut encore employer, suivant les indications de
M. *Lepage*, une dissolution concentrée d'acide sulfureux qui,
dissolvant l'iode en donnant naissance à de l'acide sulfurique
et à de l'acide iodhydrique, laissera pour résidu les substances étrangères telles que la plombagine, l'ardoise pilée,
le charbon en poudre, le sulfure de plomb.

La falsification de l'iode par le chlorure de calcium, signalée par M. *Giovanni Righini* (1) se découvrirait en dissolvant
la substance suspecte dans l'alcool ; la solution alcoolique
donnera avec le nitrate d'argent un précipité blanc de chlorure d'argent qui, fondu dans un creuset de porcelaine avec
un peu de potasse à l'alcool, fournira un petit globule d'argent métallique ; une autre partie du soluté alcoolique donnera un précipité blanc avec l'oxalate d'ammoniaque.

Souvent on livre au commerce de l'iode à l'état humide,
contenant 10 à 12 % d'eau et même plus (2). On pèse une
certaine quantité d'iode, et on la comprime fortement entre
des feuilles de papier non collé, préalablement séché. Le
poids de l'iode, après la dessiccation, fera connaître la quantité d'eau contenue primitivement.

Un autre moyen consiste à triturer l'iode avec deux fois son
poids de chlorure de calcium fondu ; le mélange introduit
dans une petite cornue de verre tubulée est chauffé à 180° environ. L'iode se volatilise, le chlorure retient l'eau, et lorsque
le résidu dans la cornue est entièrement décoloré, on arrête
l'opération et on pèse le chlorure : son augmentation de poids
équivaut à la quantité d'eau abandonnée par l'iode. Il ne faut
pas trop chauffer, car alors on dégagerait tout ou partie de
l'eau d'abord absorbée par le chlorure. Avant de procéder à

(1) Ce chimiste a trouvé 25 o/o de chlorure de calcium dans de l'iode
de provenance anglaise, qu'il avait fait acheter à Milan. La substance
qui lui fut expédiée sous ce nom, n'avait que la couleur et l'odeur de
l'iode, encore était-ce à un degré imparfait. Frappée d'un coup sec au
moyen d'un corps dur, elle se brisait en morceaux qui attiraient l'humidité de l'air.

(2) *Robiquet* a signalé la présence de 15 à 20 % d'eau dans de l'iode
venu d'Angleterre.

M. *Leroy*, de Bruxelles, a trouvé, dans un échantillon, jusqu'à 25 %
d'eau.

la pesée du chlorure, il est bon de renouveler l'air dans l'intérieur de la cornue, au moyen d'un soufflet dont la douille est introduite par la tubulure de la cornue.

IODURES DE MERCURE.

Il existe deux combinaisons d'iode et de mercure : le proto-iodure et le bi-iodure de mercure.

Le proto-iodure est jaune verdâtre, il est volatil, rougit quand on le sublime et devient jaune par le refroidissement; il est insoluble dans l'eau et l'alcool.

Le bi-iodure est d'une belle couleur rouge-coquelicot; au feu, il devient jaune, puis il fond, se sublime et se condense en belles lames rhomboïdales d'un jaune d'or, qui deviennent d'un rouge éclatant par le refroidissement. Il est insipide, insoluble dans l'eau; soluble dans l'alcool, plus à chaud qu'à froid.

Usages. — Les iodures de mercure sont employés, en médecine, tant à l'intérieur qu'à l'extérieur, contre les maladies vénériennes et scrofuleuses.

En raison de sa belle couleur, le bi-iodure commence à être employé comme matière tinctoriale, dans la fabrication des toiles peintes.

Falsifications. — Le proto-iodure a été falsifié avec le *sulfate de baryte*. Cette fraude se reconnaît facilement par l'application de la chaleur : le proto-iodure est seul volatil.

Le bi-iodure de mercure a été falsifié avec le *cinabre*, le *minium* et le *sulfate* de *baryte*. Si on chauffe cet iodure ainsi altéré, il se sublime et laisse pour résidu les substances étrangères, y compris le cinabre qui est moins volatil.

En outre, l'iodure mêlé de cinabre, chauffé au contact de l'air, brûle partiellement avec une flamme bleue et une odeur de soufre, ce qui n'a jamais lieu avec le bi-iodure à l'état de pureté.

On pourra enfin séparer le bi-iodure, au moyen de l'alcool chaud, qui le dissout sans toucher aux substances qui servent à le falsifier.

IODURE DE POTASSIUM.

L'iodure de potassium ou *hydriodate, iodhydrate de potasse,* est un sel blanc, inodore, cristallisé en cubes (1) qui ne retiennent pas d'eau de cristallisation ; sa saveur est âcre et piquante, il est déliquescent, très-soluble dans l'eau et l'alcool ; fusible, altérable par l'oxygène de l'air qui déplace une portion de l'iode, et par suite lui communique une légère teinte jaunâtre ; il répand en même temps une odeur d'iode très-sensible. L'iodure de potassium doit donc être conservé dans des flacons bien secs, bouchés à l'émeri, afin de le mettre à l'abri du contact de l'air et de l'humidité qui viennent le modifier dans sa constitution.

L'iodure solide, chauffé avec un peu de bisulfate de potasse, dans un tube fermé, donne lieu à un dégagement d'acide sulfureux et de vapeur d'iode.

L'iodure en solution est décomposé par le chlore, l'acide nitrique, qui en séparent de l'iode.

L'iodure de potassium pur, distillé avec l'acide nitrique, doit fournir 76 % d'iode sec.

Usages. — Ce sel est très-employé en médecine, pour le traitement des maladies scrofuleuses ; on l'administre sous forme de pommade, de solution, de bain, de collyre ; il sert à la préparation de divers iodures métalliques.

Falsifications. — La cherté de l'iodure de potassium (2) l'a fait souvent adultérer avec le *chlorure de potassium,* le *chlorure de sodium* (3), le *carbonate de potasse,* le *bromure de potassium,* l'*iodate de potasse,* le *nitrate de soude,* le *sulfate de potasse,* l'*eau* (4).

(1) M. *Kane* a observé de l'iodure de potassium, chimiquement pur, cristallisé en longs prismes rectangulaires et transparents, terminés par un pointement à quatre faces ou par une seule face.

(2) Il a valu, il y a quelques années, jusqu'à 140 fr. le kilog.

(3) M. *Christison* a trouvé jusqu'à 10 % de chlorure de sodium dans l'iodure de potassium.

(4) M. *de Trex* a signalé la présence du *sélénium* dans l'iodure de potassium du commerce, à l'état de *séléniate de potasse,* qu'il pense avoir

Les chlorures de potassium ou de sodium, dont la présence a été signalée, en premier lieu, par *Robiquet*, se reconnaissent à l'aide de différents procédés.

Le procédé de *Robiquet* consiste à calciner isolément de l'iodure de potassium pur et de l'iodure suspect, afin de les obtenir parfaitement secs; on en dissout ensuite des poids égaux dans des quantités égales et très-petites d'eau distillée. Les deux dissolutions introduites dans de petites cornues tubulées, bouchées à l'émeri et munies d'un récipient, sont décomposées par des poids égaux d'acide nitrique pur. Les deux iodures, décomposés dans des conditions semblables, doivent donner le même poids d'iode sec. L'iodure essayé est considéré comme fraudé, lorsque la proportion d'iode qu'il fournit est inférieure à celle fournie par l'iodure type. Le résidu de l'opération, fortement calciné pour en séparer tout l'acide nitrique, puis dissous dans l'eau, ne doit pas être troublé par le nitrate d'argent, si l'iodure essayé est pur; s'il contient des chlorures alcalins, on a un précipité blanc caillebotté, soluble dans l'ammoniaque caustique.

Un autre procédé, indiqué par *Sérullas*, repose sur l'insolubilité de l'iodure d'argent dans l'ammoniaque, et sur la solubilité du chlorure d'argent dans le même réactif. On dissout dans l'eau distillée un poids connu d'iodure de potassium sec, et on verse dans la liqueur un léger excès de nitrate d'argent; il se forme un précipité qu'on traite par

été ajouté par fraude (?), mais qui plutôt accompagnait l'iode servant à la préparation de l'iodure.

Pour constater la présence du sélénium, on ajoute un acide à l'iodure dissous et on reçoit le gaz qui se dégage dans une solution d'acétate de plomb. Il se forme un précipité noir grisâtre qui, recueilli, lavé et séché, est introduit dans un tube de verre; l'une de ses extrémités, recourbée, plonge dans un flacon contenant de l'eau distillée; par l'autre, on fait arriver du chlore gazeux; il se produit du chlorure de sélénium qui se décompose, au contact de l'eau, en acide chlorhydrique et en acide sélénieux. On ajoute au liquide de l'acide chlorhydrique, puis du sulfate d'ammoniaque qui est décomposé par ce dernier; l'acide sulfureux mis en liberté, s'empare de l'oxygène de l'acide sélénieux, et précipite le sélénium sous forme d'une poudre de couleur grisâtre, devenant ensuite d'un blanc jaunâtre (?).

l'ammoniaque liquide, on agite, et on laisse déposer ; on décante le liquide ammoniacal que l'on remplace par une nouvelle quantité d'ammoniaque ; on réitère ce traitement jusqu'à ce que l'ammoniaque ne donne plus de précipité par l'addition d'un excès d'acide nitrique ; le résidu insoluble, exclusivement formé d'iodure d'argent, est recueilli, séché et pesé, et de sa quantité on déduit, par le calcul, le poids d'iodure de potassium correspondant, sachant que 100 p. de ce dernier sel, à l'état de pureté, doivent fournir 141 p. d'iodure d'argent. S'il y a perte, celle-ci représente le poids du chlorure ; d'ailleurs, en réunissant les liqueurs ammoniacales et en les sursaturant par l'acide nitrique, le chlorure d'argent se dépose, et de son poids on déduit, par le calcul, celui du chlorure de sodium ou de potassium, dont l'iodure était mélangé ; sachant que 100 p. de chlorure d'argent représentent 40,89 p. de chlorure de sodium et 27,28 p. de chlorure de potassium.

On constate encore, dans certains cas, la présence d'un chlorure alcalin dans l'iodure de potassium en versant quelques gouttes de nitrate d'argent dans une solution d'iodure ; si ce sel est exempt de chlorure, il se formera un précipité blanc jaunâtre ; s'il en renferme, le précipité prendra, par l'exposition à la lumière du soleil, une teinte violette d'autant plus intense que la quantité de chlorure sera plus forte.

La présence du carbonate de potasse dans l'iodure de potassium est plus fréquente que celle des chlorures alcalins. M. *Christison* dit avoir trouvé des échantillons d'iodure contenant 10, 15, 20 et jusqu'à 90 % de carbonate de potasse ; mais la présence de ce sel n'est pas toujours une preuve de sophistication, car les iodures du commerce sont presque toujours plus ou moins alcalins, le sel cristallise mieux et les cristaux ont une opacité recherchée par les consommateurs. Ainsi, 1 à 5 % de carbonate dans l'iodure ne doivent pas être considérés comme le résultat d'un mélange frauduleux, mais plutôt d'une fabrication imparfaite.

Un excès de carbonate se reconnaîtra en décomposant la solution d'iodure par le chlorure de baryum qui fournira un précipité faisant effervescence au contact des acides ; par l'eau de chaux, le chlorure de calcium, qui donneront un précipité blanc, soluble dans un acide avec effervescence ; par le sulfate de protoxyde de fer qui donnera un précipité verdâtre, passant au jaune rougeâtre.

L'iodure mêlé de carbonate en quantité assez forte fait effervescence au contact des acides étendus ; il se présente sous forme de petits cristaux, promptement déliquescents au contact de l'air. Porté à l'ébullition avec 3 ou 4 p. d'alcool concentré, il laisse au fond du vase le carbonate sous forme d'une masse compacte ou d'un liquide très-dense.

Le bromure de potassium a été assez fréquemment mélangé et même substitué entièrement à l'iodure (1), surtout lorsque le prix de ce dernier sel était très-élevé.

Suivant M. *Guibourt,* le bichlorure de mercure fournit un moyen facile pour découvrir cette fraude. Ce sel ne précipite pas le bromure de potassium et donne un précipité rouge avec l'iodure. Lorsqu'on verse une dissolution de bichlorure dans le mélange d'iodure et de bromure, on obtient, à cause de la présence du brôme, un précipité jaune qui se redissout ; mais si l'on continue à ajouter du réactif, le précipité devient persistant et prend la couleur de la litharge. L'iodure pur donnerait un précipité rouge (2).

(1) En 1845, le sieur G. . fut traduit devant le tribunal de police correctionnelle, pour avoir vendu à un droguiste de Paris, 140 kil. d'iodure de potassium qui fut reconnu n'être *que du bromure.* Le sieur G... ne contesta point la substitution, mais il allégua pour sa défense, qu'*étant intimement convaincu que les propriétés médicales du bromure de potassium étaient les mêmes que celles de l'iodure, il avait voulu amener la science à discuter son opinion, et qu'il n'avait pas trouvé, pour atteindre ce but, de moyen plus efficace que de vendre du* bromure *pour de l'iodure, à un négociant dont la plainte prévue et inévitable devait avoir un grand retentissement, à cause de la position considérable qu'il occupe dans le commerce.*

Malgré ce singulier moyen de défense, le sieur G... fut condamné à 3 mois de prison, 50 fr. d'amende et à la confiscation du bromure saisi. Ce jugement fut confirmé par la cour royale.

(2) D'après M. *Marozeau,* 1gr. d'iodure de potassium pur dissous dans 1 litre d'eau distillée, mélangé avec 0gr,421 de bichlorure de mercure, dissous dans 1 litre d'eau, ne donne aucun précipité, parce que les quantités d'iodure et de chlorure se trouvent dans les conditions nécessaires pour former des sels solubles.

Une autre méthode très-simple, indiquée par M. *J. Personne*, consiste dans l'emploi du sulfate de cuivre et de l'acide sulfureux (1). On mélange la dissolution d'iodure suspect avec un excès de sulfate de cuivre, et on y fait passer un courant d'acide sulfureux qui précipite tout l'iode à l'état de proto-iodure de cuivre, tandis que le brôme reste dissous. Le proto-iodure recueilli sur un filtre, lavé, séché et pesé, fait connaître le poids de l'iode. La liqueur filtrée, mélangée avec une nouvelle portion de sulfate de cuivre et d'acide sulfureux, et portée ensuite à l'ébullition, donne un précipité de protobromure de cuivre qui peut être dosé comme le proto-iodure. Quand on veut simplement se borner à constater la présence du brôme, il suffit, après avoir séparé le proto-iodure de cuivre par le filtre, de mettre le liquide dans un tube, d'y verser un peu d'éther et d'eau chlorée, puis d'agiter : par le repos, l'éther vient nager à la surface en entraînant tout le brôme, qui se colore en jaune rougeâtre.

Si l'iodure était mêlé de bromure en quantité notable, on pourrait le reconnaître par le procédé de M. *Alvaro Reynoso*, fondé sur la décomposition de l'acide iodhydrique ou bromhydrique par l'eau oxygénée, sans avoir aucune action sur l'iode ou le brôme mis en liberté. On met dans un tube fermé par un bout un morceau de bioxyde de baryum ; on ajoute de l'eau distillée, de l'acide chlorhydrique et un excès d'empois d'amidon et d'éther. L'iode se combine avec l'amidon, et le brôme, se dissolvant dans l'éther, vient à la surface ; de manière qu'on a une coloration bleue en bas et une teinte jaune en haut.

L'iodure de potassium est souvent mêlé d'iodate de potasse. La présence de ce sel provient le plus souvent du procédé mis en usage pour obtenir l'iodure ; elle est importante à constater, car non-seulement l'iodate de potasse ne possède pas les propriétés médicales de l'iodure de potassium, mais encore il paraîtrait que ce dernier, ainsi mélangé, peut constituer un

____

(1) Cette réaction, due à M. *Duflos*, avait déjà été appliquée à la recherche du chlorure de potassium dans l'iodure.

médicament dangereux, et même, dans diverses circonstances, donner lieu à des accidents graves (1).

Le moyen proposé par M. *Scanlan* pour découvrir l'iodate de potasse dans l'iodure de potassium consiste à dissoudre ce dernier et à y verser goutte à goutte une dissolution d'acide tartrique. Il se forme de la crème de tartre, et la liqueur renferme de l'acide iodhydrique libre quand on agit sur un iodure exempt d'iodate ; le liquide, incolore au premier moment, devient ensuite jaune par l'influence de l'air. Si l'iodure renferme de l'iodate, il se forme, en outre, de l'acide iodique libre, qui est décomposé aussitôt par l'acide iodhydrique, et il se précipite de l'iode.

M. *Leroy* a proposé de verser dans la solution aqueuse de l'iodure suspect quelques gouttes d'un acide très-étendu (vinaigre distillé, acides sulfurique, nitrique ou chlorhydrique étendus).

Si l'iodure renferme de l'iodate de potasse, même des traces, il y a production d'acide iodhydrique et d'acide iodique libres ; ces deux acides, mis en présence, réagissent l'un sur l'autre et mettent en liberté de l'iode, qui donne au liquide une couleur rouge-vin, rouge foncé et même noire ; cette coloration sera d'autant plus foncée, que l'iodate sera plus abondant, et, dans ce dernier cas, il peut se former un précipité d'iode (2).

M. *Leudet* a signalé la présence du nitrate de soude dans un iodure de potassium du commerce. Les cristaux de nitrate, étant plus transparents, ont pu être séparés à la main et soumis à l'action des réactifs caractéristiques des nitrates.

L'iodure de potassium contient souvent des traces de sulfate de potasse dont la présence est due uniquement au mode

(1) **M.** *Leroy*, de Bruxelles, a cité plusieurs exemples dus, suivant lui, à l'usage d'iodure de potassium mêlé d'iodate de potasse. Il attribue en partie à la présence de ce sel, les notables différences que l'on remarque dans la manière d'être et d'agir de l'iodure de potassium.

(2) Ces colorations ne ressemblent nullement aux couleurs paille ou ambrées, que certains iodures de potassium, exempts d'iodate, mais altérés sous l'influence de l'air et l'humidité, peuvent prendre au contact des acides étendus.

de préparation ; mais si ce sel a été ajouté par fraude, il sera accusé par le précipité notable, insoluble dans l'acide nitrique, que la dissolution d'iodure ainsi altéré donnera avec un sel de baryte.

Enfin, si l'iodure contient de l'eau, sa présence sera indiquée par la différence de poids que donnera l'iodure avant et après sa dessiccation.

Pour reconnaître la pureté des iodures de potassium du commerce, M. *Berthet* a proposé un procédé qui est basé sur la réaction que produit un iodate alcalin sur le mélange de la dissolution d'un iodure avec de l'acide sulfurique libre ; l y a décomposition des deux sels et précipitation de tout l'iode.

M. *Berthet* emploie une liqueur normale d'iodate de soude (1) qu'il verse goutte à goutte dans la dissolution d'iodure jusqu'à ce que la liqueur qui brunit d'abord et se trouble, ne se colore plus par l'addition d'une goutte d'iodate (2).

50 centim. cubes de liqueur normale d'iodate ou 100 divisions de la burette alcalimétrique (divisée en 100 centim. cubes) détruisent complétement 100 centim. cubes de solution d'iodure de potassium contenant 1$^{gr.}$ de ce sel. Par conséquent, chaque division de la burette employée en moins, accusera 1 °/₀ de matières étrangères, et chaque goutte sensiblement 2 millièmes.

Suivant M. *Berthet*, les résultats obtenus n'éprouvent aucune variation sensible par des mélanges de sulfates, chlorures, bromures, même dans des proportions de 30 à 40 °/₀.

Les sels sulfurés seuls nuisent à l'opération, mais on en reconnaît facilement la présence à l'apparition du trouble blanc laiteux produit par l'addition des premières gouttes de solution titrée d'iodate de soude.

---

(1) Cette liqueur est préparée avec 4$^{gr.}$,780 d'iodate de soude très-pur, 15$^{gr.}$ d'acide sulfurique pur et une quantité d'eau distillée suffisante pour avoir un litre de liquide.

(2) La solution d'iodure est introduite dans un petit ballon à large col, et chauffée de temps en temps, pendant l'essai, pour chasser l'iode libre.

IPÉCACUANHA.

La racine d'ipécacuanha (*ou* ipéca) est produite par différentes plantes des genres *Cephælis, Psychotria, Richardsonia,*
de la famille des rubiacées.

On connaît, dans le commerce, trois sortes principales d'i-
pécacuanha : l'*annelé*, le *strié* ou *ipécacuanha noir*, l'*ondulé* ou
ipécacuanha blanc.

L'ipécacuanha *annelé* nous vient du Brésil ; il est en racines de la grosseur d'une plume à écrire, allongées, irrégulières, contournées et coudées, simples ou rameuses, formant de petits anneaux saillants, inégaux, très-rapprochés et
d'environ 0^m,002 de hauteur, séparés par des enfoncements
moins larges. Ces racines sont pourvues d'un axe ligneux grêle,
d'une couche corticale très-volumineuse, dont la cassure est
résineuse et de couleur brunâtre ; leur saveur est herbacée,
âcre, un peu amère. Cet ipécacuanha comprend trois varié-
tés : l'*annelé brun*, l'*annelé gris* ou *annelé majeur*, l'*annelé rouge* ;
dénominations dues à la couleur de l'épiderme.

L'ipécacuanha *strié* ou *noir* est en racines cylindriques grosses de 0^m,002 à 0^m,007 ou 0^m,009, longues de 0^m,027 à 0^m,108,
légèrement sinueuses, ridées longitudinalement, non rugueuses, offrant aussi des espèces d'étranglements circulaires. Sa
cassure est d'un brun noirâtre, moins résineuse que celle de
l'espèce précédente ; son odeur est presque nulle ; sa saveur
fade, sans amertume ni âcreté. L'épiderme est d'un gris rougeâtre sale et devient noir par la vétusté, surtout dans l'intérieur ; de là le nom d'ipécacuanha *noir* que lui ont donné
quelques auteurs.

L'ipécacuanha *ondulé* ou *blanc,* est gris blanchâtre extérieurement, blanc et farineux intérieurement. Au lieu de
présenter des anneaux circulaires, il n'offre que des parties
convexes ou concaves qui lui donnent un aspect ondulé.
Cette sorte est bien moins active que les précédentes ; elle a
une odeur de moisi et contient une proportion considérable
de fécule, que l'on peut apercevoir en exposant entre l'œil
et la lumière un morceau de cette racine fraîchement cassé.
D'après les analyses de MM. *Pelletier* et *Magendie, Richard*

et *Barruel*, la racine d'ipécacuanha contient *émétine* ; *gomme* ; *amidon* ; *cire végétale* ; *ligneux* ; *matière grasse huileuse* ; *matière extractive*, l'ipécacuanha annelé brun renferme, en outre, des traces d'*acide gallique*.

Usages. — L'ipécacuanha annelé gris est la seule sorte employée, en France, dans la médecine ; il agit le plus souvent comme vomitif ; on l'administre sous forme de poudre, de tablettes, de sirop, d'extrait, de teinture, etc., contre quelques cas de dysenterie, pour faciliter l'expectoration dans les catarrhes anciens et à la fin des rhumes.

Altérations. — La racine d'ipécacuanha est mélangée quelquefois, ou remplacée entièrement par des racines analogues, ou *faux ipécacuanhas*, qui n'ont pas la même puissance. Parmi ceux-ci nous citerons : l'*ipécacuanha faux de l'Amérique septentrionale*, celui du *Brésil*, de *Cayenne*, de l'*île Bourbon*.

Le premier n'est autre qu'une tige souterraine munie de tubercules, et garnie de longues radicules ; sa grosseur est celle d'une forte plume à écrire, son épiderme est gris rougeâtre, sa texture est spongieuse, sa saveur amère et son odeur presque nulle.

Le second est en racines longues de $0^m,16$ à $0,^m19$, de la grosseur d'une plume, un peu tortueuses, et présentant, de distance en distance, des fentes demi-circulaires qui le font ressembler à l'ipécacuanha ondulé. Son écorce est d'un gris jaunâtre clair, ridée longitudinalement. Sa cassure est criblée de petits trous ; son odeur et sa saveur sont nulles.

Le troisième, assez semblable au précédent, est moins long, beaucoup plus tortueux, plus foncé extérieurement, plus blanc à l'intérieur.

L'ipécacuanha faux de l'île Bourbon est blanc, ligneux, gros comme le petit doigt, muni de radicules filiformes et cylindriques ; son odeur se rapproche de celle du séné de la Palthe ; sa saveur d'abord nulle devient, au bout de quelque temps, très-âcre et irritante (1).

(1) M. *Pédroni* fils a eu l'occasion d'examiner un ipéca composé d'ipécacuanha faux de l'île Bourbon et de racine rée n.

On doit choisir la racine d'ipécacuanha avec le moins possible de chevelu, de tiges, de menu et de poussière; elle doit avoir une odeur nauséeuse et non de moisi; sa cassure doit être nette et demi-transparente, et non blanchâtre et farineuse.

L'ipécacuanha vrai, réduit en poudre, a une couleur d'un gris fauve, une odeur nauséabonde, désagréable, une saveur âcre et amère qui s'attache à la gorge. Cette poudre est plus active que la racine, à cause de la séparation du méditullium. La difficulté de reconnaître un mélange dans la poudre d'ipécacuanha est telle, que les pharmaciens doivent toujours pulvériser eux-mêmes cette racine.

Dans cette opération, il faut rejeter la partie ligneuse et ne conserver que la couche corticale, qui possède seule les propriétés actives de l'ipéca.

IRIS DE FLORENCE.

La racine d'iris de Florence (*Iris florentina*) est grosse comme le pouce, genouillée, très-compacte et pesante, blanche, et parsemée de points brunâtres. Elle a une saveur âcre et amère, et une odeur de violette très-prononcée.

L'*iris florentina* présente, d'après *Vogel*, la composition suivante : *gomme*; *extrait brun*; *amidon*; *huile grasse, très-âcre* et *très-amère*; *huile volatile*; *ligneux*; *silice*.

Cette racine nous vient d'Italie et de Provence. On doit la choisir grosse, sèche, mondée, bien blanche à l'extérieur et à l'intérieur. Elle est parfois piquée de vers; c'est pourquoi il faut en brosser fortement plusieurs morceaux, ou mieux, la plonger, pendant quelques minutes, dans de l'eau bouillante; afin de s'assurer si les trous n'auraient pas été masqués au moyen de la poudre d'iris et d'un mucilage de gomme.

Usages. — La racine d'iris est employée comme médicament; à faible dose, elle agit comme un léger stimulant sur le poumon, et facilite l'expectoration à la fin des catarrhes chroniques. Elle sert principalement à la préparation de pois sphériques destinés à faciliter la suppuration des cautères. On l'emploie aussi dans la parfumerie.

Falsifications. — L'iris de Florence est quelquefois mélangé ou totalement remplacé par *la racine de l'iris bleu* (*Iris nostras* ou *germanica*) avec laquelle il a beaucoup de ressemblance ; on l'aromatise avec la poudre d'iris de Florence.

Pour s'assurer de cette fraude, on brosse fortement la racine suspecte et on la lave ; lorsqu'elle est séchée, on la concasse, et on la compare à de l'iris de Florence vrai et de bonne qualité.

L'*iris germanica* a une faible odeur de violette, plutôt vireuse, et une saveur très–âcre.

J.

JALAP (RACINE DE).

On connaît, dans le commerce, deux espèces de vrai jalap : e *jalap tubéreux* (*Convolvulus officinalis*) et le *jalap fusiforme* ou *jalap mâle, jalap léger* (*Convolvulus oryzabensis*), de la famille des convolvulacées.

La racine de jalap officinal est en tubercules qui ont la forme de poire ou de navet ; souvent il en sort latéralement des tubercules plus petits, en guise de cornes. Elle est entière, ou plus généralement coupée en quartiers, marquée de fortes incisions pratiquées pour en faciliter la dessiccation ; sa surface est rugueuse, d'un gris veiné de noir ; son intérieur est d'un gris sale ou d'un rose marbré de blanc ; sa cassure compacte, ondulée et à points brillants qui sont de la résine. Sa pesanteur est considérable ; son odeur nauséabonde ; sa saveur âcre et strangulante.

Le jalap léger a une racine grosse, cylindrique, fusiforme, ramifiée inférieurement. Son extérieur est jaune ; son intérieur blanc, sale et lactescent. Il est ordinairement en tronçons ou en rouelles de $0^m,054$ à $0^m,108$ de diamètre, portant des zones ou lignes concentriques. Sa surface est très-rugueuse et d'un gris assez uniforme ; à l'intérieur, il est fibreux ; sa texture est compacte ; son odeur et sa saveur sont à peu près les mêmes que celles du jalap officinal.

D'après l'analyse de M. *Gerber*, la racine de jalap contient : *résine dure* ; *résine molle* ; *extractif un peu âcre* ; *extrait gom-*

meux; *matière colorante*; *sucre incristallisable*; *gomme*; *mucilage végétal*; *albumine végétale*; *amidon*; *ligneux.*

2^{gr} de jalap vrai mis en macération, pendant 24 heures, à la température de 15^{oc}, avec 64^{gr} d'eau distillée, donnent une liqueur jaune brunâtre; d'une saveur rappelant celle de la racine, ne précipitant pas par l'oxalate d'ammoniaque et le bichlorure de mercure, et donnant, avec le sous-acétate de plomb, un précipité gris jaunâtre; avec les sels de fer, un précipité gris verdâtre; avec la teinture d'iode, une couleur bleue qui passe rapidement au vert.

Usages. — La racine de jalap est employée en médecine comme purgatif drastique, sous forme de poudre, d'extrait, de teinture, etc. On s'en sert aussi dans la médecine vétérinaire.

Altérations. — Le jalap est très-sujet aux *piqûres de vers*; comme ces insectes laissent la résine intacte, on ne doit employer les racines ainsi altérées que pour l'extraction de la résine.

Pour faire la poudre de jalap et les autres préparations, on doit choisir le jalap sain, non piqué, en morceaux assez gros, noirâtres, compactes, lourds et sans poussière, marqués d'une multitude de points brillants; d'une odeur nauséeuse, d'une saveur âcre et d'une belle cassure résineuse. Il faut en laver et brosser quelques-uns, afin de s'assurer si les piqûres d'insectes n'ont pas été masquées, comme cela se pratique quelquefois, au moyen de *poudre de jalap* et d'un *mucilage de gomme arabique* ou de *colle de pâte.* De plus, la fraude se reconnaît à la légèreté de la racine, et à la cassure dans laquelle on aperçoit l'insecte ou la partie creuse dans laquelle il a séjourné. Le jalap mal desséché est noir à l'intérieur.

Le meilleur procédé pour reconnaître la valeur d'un jalap consiste à en extraire la résine. Un jalap de bonne qualité doit donner de 8 à 13 % de résine; d'après M. *Henry*, le jalap sain en donne 9,6 %; le jalap léger, 12 %; et le jalap piqué, 14,4 %.

Falsifications. — La racine de jalap est souvent mélangée avec d'autres racines analogues, telles que la *racine de mirabilis Jalapa*, une *racine* appartenant, selon M. *Guibourt*, au genre *Smilax*, les *racines de bryone* et de *belle-de-nuit*.

La racine de *mirabilis Jalapa* est à peu près cylindrique, épaisse de 0^m,027 à 0^m,054, coupée en tronçons; elle est d'un gris livide, plus foncé à l'extérieur, plus pâle à l'intérieur. Les surfaces transversales sont marquées d'un grand nombre de cercles concentriques, très-serrés et légèrement proéminents, se remarquant aussi sur la section qui est presque noire. Cette racine est dure, compacte, très-pesante, son odeur faible et nauséeuse; sa saveur douceâtre, mêlée d'un peu d'âcreté.

La seconde racine est sous forme de tubercule arrondi, coupé en quartiers contournés par la dessiccation. La surface extérieure est d'un gris brunâtre ou noirâtre, profondément rugueuse. L'intérieur offre des stries concentriques très-irrégulières, il est d'un rouge rosé ou couleur de chair. Cette racine est spongieuse sous la dent et insipide; avec l'alcool, elle donne une liqueur colorée en jaune foncé.

Quant aux racines de bryone et de belle-de-nuit, leurs caractères extérieurs les différencient nettement de la racine de jalap officinal. La racine de bryone est plus légère, plus cassante et moins foncée en couleur.

2 grammes de faux jalap macéré, pendant 24 heures, à 15^oc, avec 64 grammes d'eau distillée, donnent un liquide d'une couleur rosée ou rouge que les acides affaiblissent sensiblement, ayant une saveur nauséabonde particulière, n'offrant aucune coloration avec la teinture d'iode et formant avec le sous-acétate de plomb un précipité blanc rosé; avec les sels de fer, un précipité vert foncé ou vert noirâtre; avec l'oxalate d'ammoniaque, un dépôt grenu; avec le bichlorure de mercure, un précipité blanc grisâtre.

Quelques fraudeurs ont vendu, comme vrai jalap, cette racine préalablement *privée de sa résine*, au moyen de l'alcool, mais ce traitement rend le jalap plus léger, lui enlève presque toute son odeur; la sophistication devient dès lors facile à reconnaître.

JALAP. — V. Résine de jalap.

JAUNE DE CHROME. — V. Chromate de plomb.

K.

KAÏNÇA.

La racine de kaïnça ou caïnça (*Chiococca racemosa*), qui nous arrive du Brésil, est rameuse, formée de radicules cylindriques longues de $0^m,30$ environ. Sa grosseur varie entre celle d'une plume et celle du doigt, son écorce est brune, peu épaisse et offre, à sa surface, des nervures longitudinales. Sa cassure présente une multitude de petites cavités, visibles à la loupe, elle possède une odeur analogue à celle du jalap, une saveur amère, âcre, très-désagréable.

La racine de kaïnça, analysée par MM. *Pelletier* et *Caventou*, contient : *matière grasse verte, d'odeur vireuse; acide caïncique; matière jaune extractive et amère; matière colorante visqueuse.*

Usages. — Cette racine est employée, en médecine, contre les hydropisies, et principalement contre l'ascite. On l'administre sous forme d'extrait, de sirop, de teinture, etc.

Falsifications. — On vend souvent, à la place du kaïnça, une racine du même genre, venant de la Guadeloupe. Elle a un épiderme jaunâtre, une écorce d'un jaune orangé.

M. *Guibourt* a observé une racine dite *de kaïnça*, inodore, à écorce plus mince, plus noire que le kaïnça du Brésil, et d'une saveur analogue à celle de ce dernier : il ignore si cette racine est une variété ou une substitution du véritable kaïnça.

KERMÈS MINÉRAL.

Le kermès minéral, appelé aussi *sulfhydrate* ou *hydrosulfate, sous-hydrosulfate d'antimoine, protosulfure d'antimoine hydraté*, a été découvert par *Glauber*. C'est une poudre légère, d'un brun marron foncé (1), offrant un aspect velouté; elle est insipide, inodore. Le kermès est inaltérable par l'eau; les solutions alcalines bouillantes le dissolvent en le décompo-

---

(1) La nuance varie d'ailleurs beaucoup, suivant le procédé de préparation.

sant. Il s'altère par l'action de la lumière (1), prend une teinte blanc jaunâtre et un aspect farineux.

La nature chimique du kermès a été le sujet de nombreuses recherches, desquelles on peut conclure, quant à présent, que cette substance est un *oxysulfure d'antimoine hydraté*, contenant des proportions *variables* d'oxyde d'antimoine ; il retient aussi du *sulfure de potassium* ou de *sodium*, que des lavages à l'eau, même très-multipliés, ne peuvent entièrement séparer.

Usages. — Le kermès est très-employé, en médecine, comme expectorant dans les catarrhes chroniques et sur la fin des pneumonies ; il est aussi purgatif et vomitif. On l'administre sous forme de tablettes, de potions ou de pilules. On l'emploie aussi en très-grande quantité dans la médecine vétérinaire.

Falsifications. — Le prix élevé du kermès le fait souvent falsifier, et quelquefois remplacer en totalité par le *peroxyde de fer* (2) ; on l'a falsifié aussi avec des terres argileuses et ferrugineuses, telles que l'*ocre rouge*, la *sanguine*, la *terre sigillée*, le *bol d'Arménie ;* avec la *brique pilée très-divisée*, le *soufre doré d'antimoine ;* enfin avec des poudres végétales, telles que le *santal rouge*.

L'oxyde de fer et les argiles ferrugineuses se reconnaîtront à la couleur jaune rougeâtre de la dissolution du kermès dans l'acide chlorhydrique concentré et bouillant ; on aura pour

(1) On doit conserver le kermès dans des flacons entourés de papier noir, ou mieux encore, dans des lieux obscurs.

(2) Quelquefois, comme l'ont observé MM. *Lassaigne* et *Lacassin*, l'oxyde de fer est additionné d'une petite quantité de *noir de fumée*, afin de rembrunir sa couleur rouge et de la faire ressembler davantage à celle du kermès bien préparé.

La falsification du kermès par le peroxyde de fer est assez fréquente ; en 1849, on a saisi chez six pharmaciens droguistes de Paris, une très-grande quantité de ce faux kermès. Ces pharmaciens, ainsi que le sieur P.... auquel ils l'avaient acheté, furent cités devant la 7e chambre : le sieur P.... fut renvoyé des fins de la poursuite, attendu qu'il n'était pas suffisamment établi qu'il eût connaissance de la falsification du kermès livré par lui aux droguistes. Ceux-ci furent condamnés chacun à 100 fr. d'amende et aux dépens ; le tribunal ordonna, en outre, la confiscation et la destruction des préparations saisies.

résidu insoluble la partie terreuse et argileuse des oxydes de fer signalés ci-dessus; le noir de fumée, la brique pilée, s'ils ont servi à la fraude.

On introduit 1$^{gr.}$ de kermès dans un tube bouché, avec 5 ou 6 centim. cub. d'acide chlorhydrique pur et concentré, on chauffe; le kermès, lorsqu'il est pur, se dissout avec un grand dégagement d'hydrogène sulfuré; la liqueur est laiteuse et laisse déposer un peu de soufre; on porte à l'ébullition et l'on filtre; la liqueur doit passer incolore. Si le kermès contient de l'oxyde de fer, le dégagement d'hydrogène sulfuré est moins considérable et quelquefois à peine sensible; le dépôt de soufre est très-abondant et la liqueur filtrée est d'un jaune plus ou moins foncé. Dans tous les cas, on étend la liqueur filtrée de 4 à 5 fois son volume d'eau; mais avant cette addition, qui déterminerait la formation de poudre d'Algaroth, on ajoute un peu d'acide tartrique en dissolution concentrée, qui s'oppose à la précipitation de l'antimoine. On verse alors du cyanure jaune qui produit instantanément un précipité de bleu de Prusse, bien différent de la teinte bleue faible que donne, dans les mêmes circonstances, le kermès non falsifié, mais préparé avec le sulfure d'antimoine du commerce, qui souvent contient du fer. Si le précipité est d'un blanc légèrement bleuâtre, c'est qu'on n'a pas ajouté assez d'acide tartrique. Le précipité dû à l'antimoine se dissout dans un excès d'acide tartrique.

On peut également avoir recours à la calcination qui ramène le kermès à l'état d'oxyde gris jaunâtre, et laisse l'oxyde de fer avec sa couleur rougeâtre.

Pour s'assurer de la présence du soufre doré, on projette une pincée du kermès suspect sur des charbons ardents; s'il contient du soufre doré, il brûlera avec une flamme vive, ce qui n'arrive pas avec le kermès pur. On peut, dans le même but, employer l'un des procédés suivants, proposés par M. *Vogel :* 1° traiter à chaud le kermès par 8 fois environ son poids d'essence de térébenthine, et filtrer; s'il est pur, il ne cède rien à l'essence qui est à peine colorée; s'il est mélangé de soufre doré, il colore l'essence en jaune orangé, et lui cède du soufre qui se dépose, par le refroidissement, sous forme de petits cristaux aiguillés. Les résultats ne sont plus aussi tranchés, lorsque le kermès ne contient que 12 ou 16 % de soufre doré.

2° Traiter à froid le kermès par l'ammoniaque liquide à 20° Bé, qui ne se colore pas, s'il est pur; et se colore en jaune foncé, s'il est mélangé de soufre doré. Il se forme, en outre, un dépôt dont la partie supérieure est jaunâtre; la couche inférieure conserve la couleur de kermès. Ce procédé, préférable au précédent, est encore sensible avec un kermès ne contenant que 10 % de soufre doré.

La falsification du kermès par la poudre de santal rouge, signalée, dès 1821, par *Cottereau*, peut être décelée de plusieurs manières. Si l'on projette dans un verre d'eau une pincée de la matière suspecte, le kermès seul se précipite et le santal surnage; ou bien si l'on en chauffe une petite quantité, soit dans un tube, soit dans une petite cornue de verre munie d'un récipient, le kermès se décompose; la matière organique se reconnaît à l'odeur particulière exhalée, à la formation de traces d'huile empyreumatique, à un dégagement d'acide carbonique et de gaz inflammables.

D'ailleurs, toutes les matières qui servent à frauder le kermès pourront en être séparées à l'aide d'une solution alcaline bouillante qui ne dissoudra que le kermès et laissera, sous forme de dépôt, toutes les substances étrangères, minérales ou organiques (1).

KINO. — V. GOMME KINO.

KIRSCHWASSER. — V. ALCOOLS.

KRÉOSOTE. — V. CRÉOSOTE.

(1) Nous pensons que les pharmaciens devraient préparer eux-mêmes un médicament aussi important que le kermès. Ils seraient alors certains du produit qu'ils emploient, et le médecin ne serait pas exposé souvent à donner au malade un médicament inerte ou au moins peu actif.

FIN DU PREMIER VOLUME.

ERRATA

Page 13 *ligne* 17 *au lieu de :*	arséniaux	*lisez :* arsénieux
— 131 — 7 —	30º Baumé	— 22º Baumé
— 131 — 14 —	22º Baumé	— 30º Baumé
— 139 — 32 —	le gaz	— ce gaz
— 140 — 36 —	calcaires	— calcin
— 141 — 12 —	*bromoïdiforme*	— *bromo-iodoforme*
— 142 — 34 —	arbuatus urva	— arbutus uva
— 144 — 35 —	Mysera	— Mysore
— 145 — 12 —	cochonique	— cachonique
— 150 — 31 —	3 19 %	— 3 %/0 19
— 154 — 4 —	tandis que	— sachant que
— 154 — 11 —	elle laisse	— elle laissa
— 156 — 30 —	très-couvert	— très-convexe
— 162 — 30 —	tiers au *cetonia*	— tiers ; au *cetonia*
— 170 — 30 —	*M. W. Delher,* à de l'acide corbolique	— *M. Wœhler,* à de l'acide carbolique
— 170 — 35 —	l'acide corbolique	— l'acide carbolique
— 172 — 6 —	un stéarate	— du stéarate
— 172 — 24 —	à froid	— refroidi
— 173 — 9 —	édentés	— et dentés
— 173 — 27 —	former les jointures des conduits	— fermer les jointures des conduites
— 174 — 31 —	alors aura	— aura alors
— 175 — 27 —	*épuisé des cendres*	— *épuisé, des cendres*
— 177 — 4 —	des sacs	— dans les sacs
— 179 — 20 —	insipide, sa cassure est éclatante et même friable ;	— insipide, cassant et même friable ; sa cassure est éclatante ;
— 180 — 12 —	*fleur de Mons*	— *flenu de Mons*
— 181 — 21 —	et estampillés	— estampillés
— 183 — 28 —	2, 3 ; la chaux est infusible, exposée à l'air	— 2, 3. La chaux est infusible. Exposée à l'air,
— 200 — 23 —	xantine	— xanthine
— 205 — 17 —	cicua	— cicuta
— 207 — 8 —	colcotar	— colcothar
— 230 — 17 —	la	— les
— 253 — 35 —	0ᵐ,50	— 0ᵐ,050
— 395 — 10 —	molle	— nulle
— 439 — 29 —	917º	— 9170

LÉGENDE. — PLANCHE I.

Articles correspondants.

Fig. 1 et 1 *bis* . . . . Divers.
Fig. 2, 3 . . . . ACIDE SULFURIQUE.
Fig. 4, 5, 6, 7 . . . . ALCOOLS, VINS.

Fig. 1. — *Appareil de Marsh* dit *de l'Institut.*

A, flacon à large ouverture, fermé par un bouchon B, percé de deux trous. Par le premier de ces trous, on fait descendre jusqu'au fond du flacon un tube droit T, de $0^m,01$ de diamètre, et dans l'autre on engage un tube de plus petit diamètre T', terminé en biseau à l'extrémité qui plonge dans le flacon, recourbé à angle droit, et portant en un point quelconque de la branche verticale une petite boule o, destinée à condenser et à faire retomber dans le flacon l'eau qui aurait pu être entraînée. Ce tube s'engage dans un autre plus large T'', de $0^m,30$ environ de longueur, rempli d'amiante ou de coton.

Un tube de verre peu fusible T''' de $0^m,002$ à $0^m,003$ de diamètre et long de plusieurs décimètres est adapté à l'autre extrémité de T'' ; il est effilé à son extrémité *f*, et enveloppé, vers son milieu *mn*, d'une feuille de clinquant, sur une longueur de $0^m,10$.

L, lampe à alcool servant à chauffer *mn*.

c, écran destiné à empêcher le tube de s'échauffer à une distance trop grande de *mn*, en avant de laquelle l'arsenic métallique vient se déposer sous forme d'anneau.

Le gaz étant enflammé en *f*, on recueille en même temps les taches sur une soucoupe de porcelaine S.

Fig. 1 bis. — *Appareil de Marsh*, modifié par M. *Chevallier.*

A, éprouvette à pied, fermée par un bouchon percé de deux trous ; l'un d'eux laisse passer un tube droit à entonnoir T ; l'autre reçoit un

T. I.

tube **T'**, courbé à angle droit et effilé en **B** pour le dégagement et la combustion du gaz.

Fig. 2 et 3. — *Appareil* de **M.** *Persoz, pour la distillation de l'acide sulfurique.*

C, cornue placée sur un cône de tôle forte **A**.

Le col de la cornue est introduit dans celui d'un récipient, au milieu duquel il doit pénétrer. On ne lute pas, et on ferme la tubulure du récipient avec un petit entonnoir de verre ; on porte doucement l'acide à l'ébullition, qu'on soutient en entourant le cône de charbons ardents. Pour empêcher que les courants d'air ralentissent la distillation ou fassent fendre la cornue, on couvre celle-ci avec un cône **B** (fig. 3), en tôle forte, échancré en *d* pour laisser passer le col de la cornue.

Fig. 4. — *Pèse-sels,* selon *Baumé.*
Fig. 5. — *Alcoomètre centésimal* de *Gay-Lussac.*
Fig. 6. — *Pèse-alcools,* selon *Baumé.*
Fig. 7. — *Ébullioscope alcoométrique* de **M.** *Brossard-Vidal.*

L, lampe à alcool.
A, bouilloire dans laquelle plonge le thermomètre **T**, placé sur une échelle divisée **C**.

LÉGENDE. — PLANCHE II.

Articles correspondants.

Fig. 8, 8 *bis* et 9 . . . . ALCOOLS, VINS.
Fig. 10 . . . . ÉTOFFES.

Fig. 8 et 8 *bis*. — *Ébullioscope à tige droite* ou *thermomètre alcoométrique* de M. *Conaty*, modifié par MM. *Lerebours* et *Secretan*.

Cet instrument sert à indiquer la proportion d'alcool absolu que renferment les liquides spiritueux (vins, bières, cidres, poirés, liqueurs, ratafias, eaux-de-vie, etc.).

T, thermomètre à mercure gradué *expérimentalement*, et portant sur une échelle métallique mobile C les degrés alcooliques correspondant à ceux de l'alcoomètre centésimal de *Gay-Lussac*. Il plonge dans la bouilloire B, contenant le liquide à éprouver.

D, couvercle de la bouilloire.

L, lampe à alcool destinée à chauffer celle-ci ; la mèche ne doit pas avoir plus de hauteur que le petit indicateur I, afin que la flamme ne soit pas trop forte et que l'ébullition du liquide soit régulière.

E, évasement de la bouilloire, destiné à recevoir l'excédant de liquide produit par l'ébullition.

Avant de procéder à une série d'essais, on fait bouillir de l'eau, et on amène le *zéro* de l'échelle (représentant le point d'ébullition de l'eau pure) devant le sommet de la colonne de mercure. De cette manière l'instrument est réglé et indique bien le point d'ébullition à la pression barométrique du jour où l'on opère.

Fig. 9. — *Dilatomètre alcoométrique* de M. *Silbermann*.

P, plaque de cuivre sur laquelle est fixé un thermomètre à mercure T, à réservoir cylindrique et allongé.

Sur cette plaque, sont marqués deux traits *a* et *b* perpendiculaires à

T. I.

la colonne de mercure; le trait inférieur *a* correspond à la température de 25°c; le trait supérieur *b* correspond à 50°c.

A, pipette cylindrique, ayant la forme d'un gros thermomètre, placé à côté et parallèlement au thermomètre T; elle est ouverte par le haut, son orifice inférieur D se ferme à l'aide d'une petite plaque de liége fixée sur une plaque de cuivre E que l'on peut élever ou abaisser à volonté, au moyen de la vis de rappel F, qui surmonte la tige K.

Un trait *g* indique la quantité de liquide à introduire dans la pipette; le tube vertical de celle-ci porte en *r* un renflement qui permet à l'air contenu dans le liquide de se développer facilement sans diviser la colonne. Pour enlever cet air, on soulève légèrement le piston L, qu'on introduit en H, lorsque l'appareil est rempli. Ce piston est indépendant de l'instrument; il est mû directement à la main; la tige est percée dans le sens de sa longueur; lorsqu'on veut faire le vide dans la pipette pour faire monter le liquide ou dégager les gaz, il faut avoir soin de tenir l'index appliqué sur l'orifice *o*.

Fig. 10. — Fils de *lin* (A), de *chanvre* (B), de *coton* (C), de *soie*, (D), de *laine* (E), vus au microscope.

LÉGENDE. — PLANCHE III.

Articles correspondants.

Fig. 11. . . . . ÉTOFFES.
Fig. 12, 13, 14 . . . . FARINE DE BLÉ, PAIN.

Fig. 11. — *Compte-fils* ou *loupe montée.*

Le compte-fils A se compose de deux plaques de laiton, dont l'une *p* porte la lentille ; elles peuvent se replier l'une sur l'autre au moyen des charnières C et C' ; cette disposition rend l'instrument très-portatif.

B, compte-fils cylindrique.

Fig. 12. — *Aleuromètre* de M. *Boland.*

A, cylindre creux, en cuivre. Il se compose de deux pièces principales qui se vissent ensemble.

t, Tige de cuivre, graduée en 25 parties (de 25 à 50).

H, Bain d'huile.

T, Thermom. à mercure, servant à prendre la température du bain.

Fig. 13. — *Appréciateur des farines*, de M. *Robine.*

Fig. 14. — Vues microscopiques des réactions produites, d'après le procédé de M. *Donny*, par les mélanges de farine de blé soit avec la fécule de pomme de terre, soit avec d'autres farines de graminées ou de légumineuses.

LÉGENDE. — PLANCHE IV.

Articles correspondants.

Fig. 15, 16, 17, 18, 19, 20. . . . FARINE DE BLÉ, PAIN.

Fig. 15. — *Appareil portatif*, de M. *Donny*, pour l'essai des farines falsifiées, vu en élévation et muni de toutes ses pièces.

Fig. 16. — *Le même*, vu en plan, le couvercle étant enlevé.

Fig. 17. — Section verticale du porte-objet.

Fig. 18. — Boîte renfermant l'appareil, vue en perspective et dessinée sur une plus petite échelle.

Fig. 19. — Section verticale de la loupe suivant la ligne A B du plan (fig. 20).

(Les mêmes lettres indiquent les mêmes objets dans toutes les figures).

A, Boîte carrée en fer-blanc, renfermant toutes les pièces de l'appareil.

B, Couvercle.

C, Paroi qui se rabat à charnières pour retirer les pièces.

D, Axe vertical traversant la boîte ; son extrémité supérieure est taraudée pour recevoir un écrou à anneau E qui sert à transporter la boîte et qu'on dévisse pour enlever le couvercle.

F, Capsule de porcelaine pour l'essai des farines : elle est posée sur un anneau dont la tige passe dans une douille G afin de pouvoir l'allonger ou la raccourcir à volonté.

H, Lampe à alcool placée sous la capsule.

I, Flacons en cristal contenant les réactifs nécessaires (*solution de potasse au 1/50, eau iodée, solution de potasse au 1/10, acide nitrique, ammoniaque*) pour l'opération.

T. I.

J, Porte-objet.

K, Miroir réflecteur.

L, Porte-loupe que l'on fait monter et descendre à l'aide du bouton *b*.

M, Loupe qu'on peut remplacer par un microscope lorsque les objets ont besoin d'un fort grossissement.

LÉGENDE. — PLANCHE V.

Articles correspondants.

Fig. 21, 22, 23, 24 . . . GUANO, NOIR DE RAFFINERIE.

Fig. 25 . . . . COCHENILLE, GARANCE, INDIGO, ROCOU.

Fig. 26 . . . . HUILES.

Fig. 27 . . . . HUILE D'OLIVES.

Fig. 28 . . . . HUILES D'AMANDES DOUCES ET D'OLIVES.

Fig. 29 . . . . HYPOCHLORITES.

Fig. 21 et 22. — *Appareil pour le dosage de l'azote en volumes.*

ab, Tube de verre peu fusible ; a extrémité étirée et fermée à la lampe ; b extrémité ouverte.

h, Tube communiquant par un bouchon avec un tube en forme de T dont la plus longue branche cd, qui est verticale, doit avoir plus de $0^m,76$ de long.

M, Cuve à mercure ; e éprouvette où l'on recueille le gaz dégagé ; f tube flexible mettant en communication la 3e branche du tube T avec une pompe pneumatique P, destinée à faire le vide dans l'appareil.

r, robinet permettant d'établir ou de fermer à volonté cette communication ; gg, tubes en caoutchouc ; FF, fourneau de tôle sur lequel est placé horizontalement le tube ab.

Fig. 23. — *Appareil* de MM. *Varrentrapp et Will, pour le dosage de l'azote en poids.*

ab, Tube à combustion.

tt, Tube à trois boules, contenant de l'acide chlorydrique pur, d'une densité 1,13.

T. I.

Fig. 24. — *Appareil* de **M.** *Peligot, pour le dosage de l'azote en poids.*

A, Tube de fer adapté par un bouchon B avec un petit tube *t* courbé et plongeant dans un flacon de lavage L qui contient la liqueur normale sulfurique.

F, Grille horizontale sur laquelle on place le tube A.

E, Éponge mouillée, disposée en anneau, servant, pendant la combustion, à protéger le bouchon de liége contre la chaleur trop intense émise par la grille.

Fig. 25. — *Colorimètre* de **M.** *Houton-Labillardière.*

tt, Tubes de verre bouchés à leur extrémité inférieure.

B, Boîte de bois.

aa, Ouvertures carrées d'une largeur égale au diamètre des tubes *tt*.

o, Ouverture par laquelle l'œil apprécie les nuances des liquides colorés contenus dans les tubes *tt*.

Fig. 26. — *Oléomètre* de *Lefebvre.*

Fig. 27. — *Diagomètre* de *Rousseau.*

A, Cloche en cristal reposant sur un plateau mobile de résine RR.

E, Aiguille faiblement aimantée, supportée par une tige métallique très-fine, fixée au milieu du plateau RR ; cette aiguille porte à l'une de ses extrémités un petit disque de clinquant *a*.

D, Tige métallique horizontale faisant communiquer le support de l'aiguille avec une petite capsule de métal C, contenant l'huile à essayer.

G, Tige s'élevant sur le trajet de D, et terminée à la hauteur de l'aiguille E par un autre disque de clinquant *b*.

P, Pile sèche, dont la communication avec la capsule C est établie au moyen d'un fil de platine.

Fig. 28. — *Élaïomètre* de **M.** *Gobley.*

Fig. 29. — *Chloromètre* de *Gay-Lussac.*

A, vase à précipiter, contenant les 10 c.cub. de solution arsénieuse.

B, Flacon où se trouve cette solution ; on en prend 10 c.cub. au moyen de la pipette p, jaugeant ce volume jusqu'au trait *d*.

C, Burette graduée, renfermant la solution d'hypochlorite à essayer.

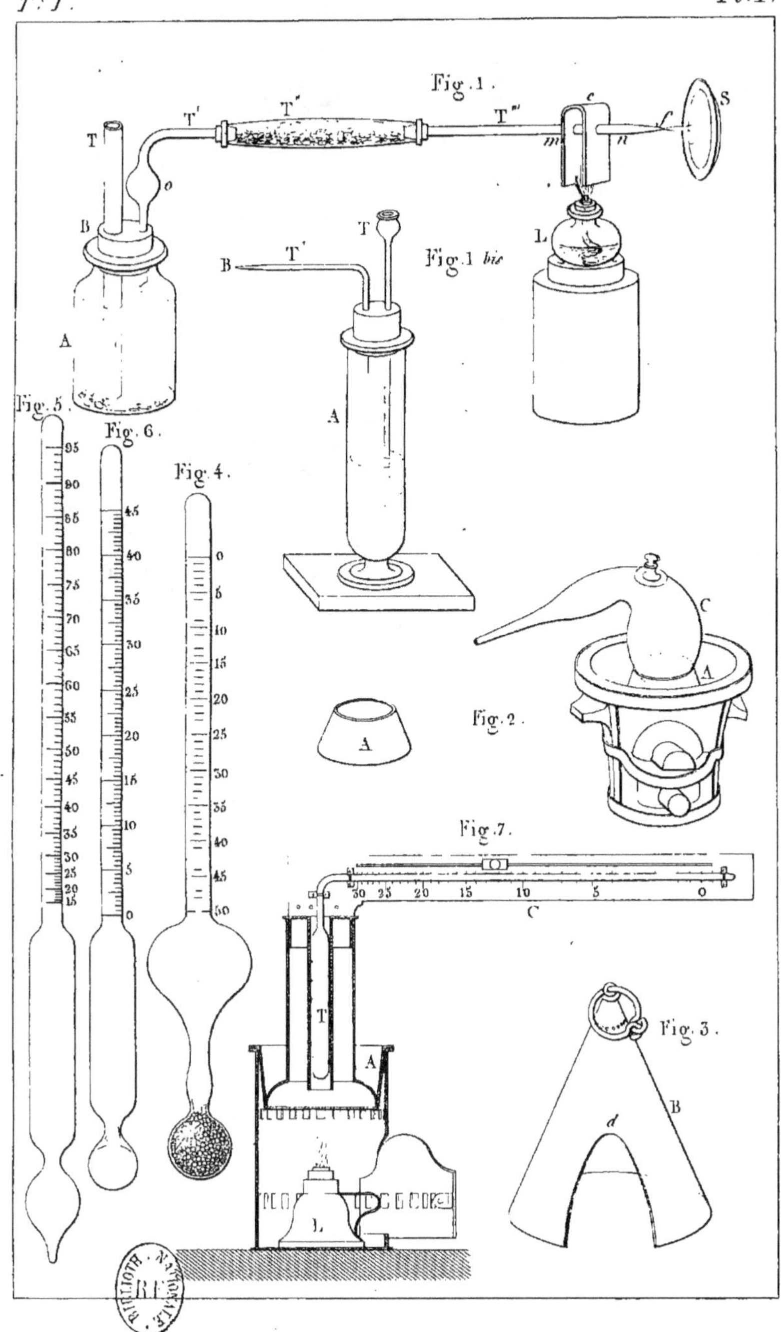
Fig. 1.
T
T'
T"
T'''
B
A
o
c
m
n
L
f
S
Fig. 1 bic
B
T'
T
A
L
Fig. 5.
95
90
85
80
75
70
65
60
55
50
45
40
35
30
25
20
15
Fig. 6.
45
40
35
30
25
20
15
10
5
0
Fig. 4.
0
5
10
15
20
25
30
35
40
45
50
Fig. 2.
C
A
A
Fig. 7.
30 25 20 15 10 5 0
C
T
A
L
Fig. 3.
d
B

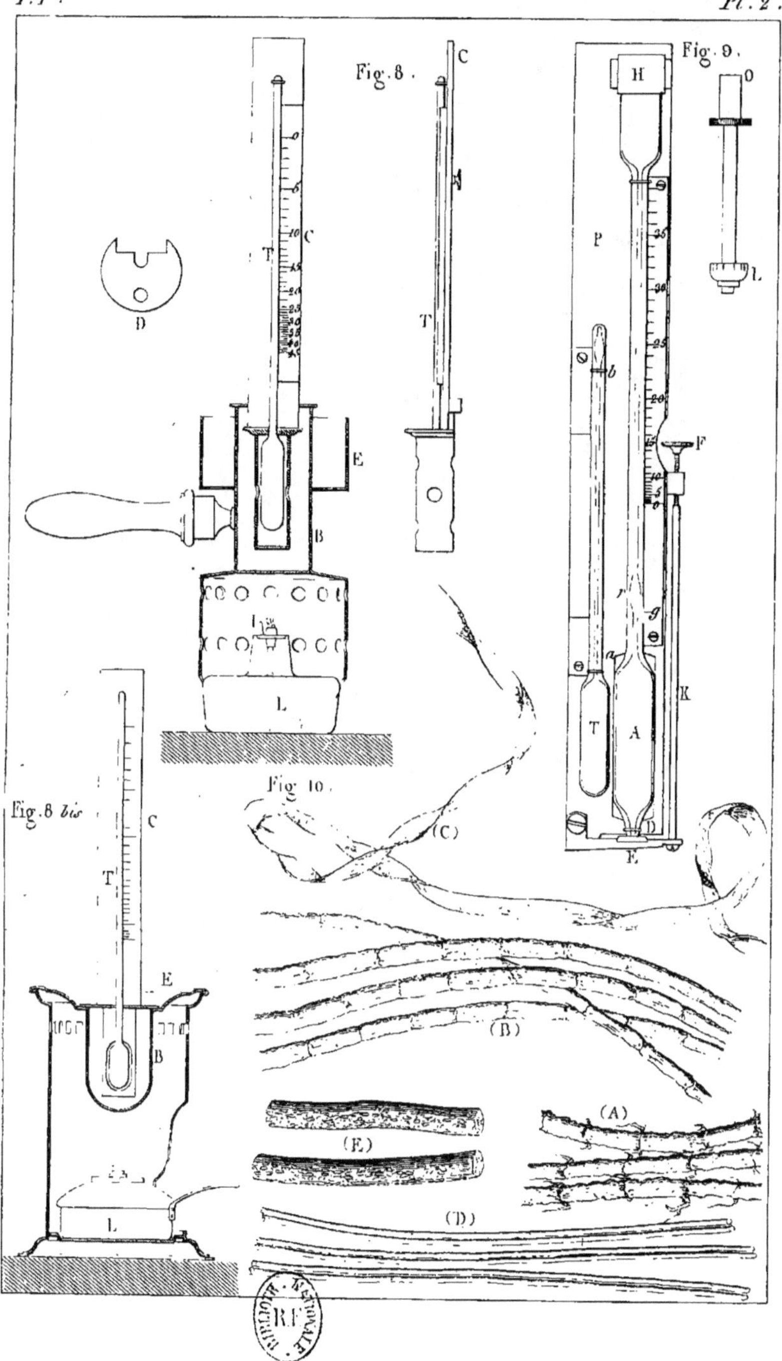
Fig. 8 .
Fig. 9 .
Fig. 8 bis
Fig. 10 .
(A)
(B)
(C)
(D)
(E)

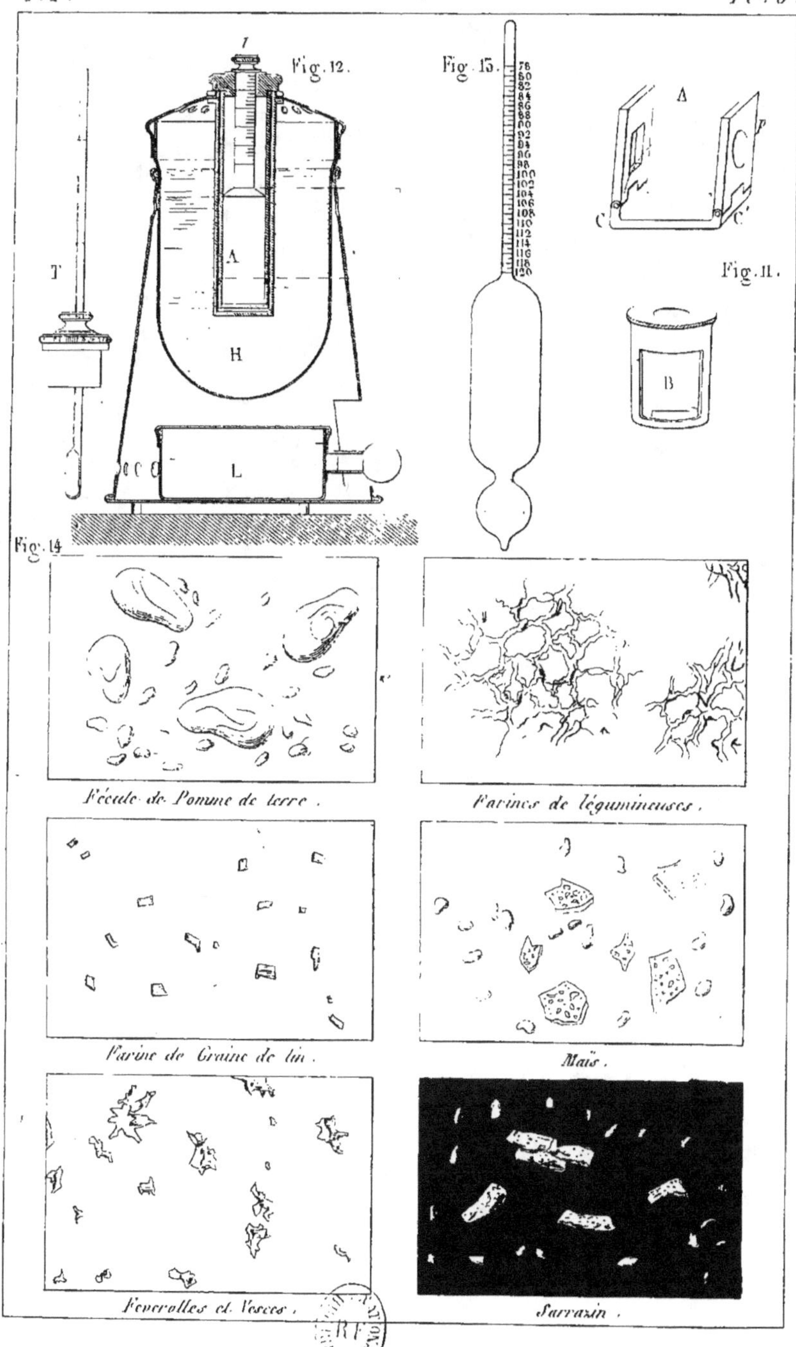

Fécule de Pomme de terre .

Farines de légumineuses .

Farine de Graine de lin .

Maïs .

Feverolles et Vesces .

Sarrazin .

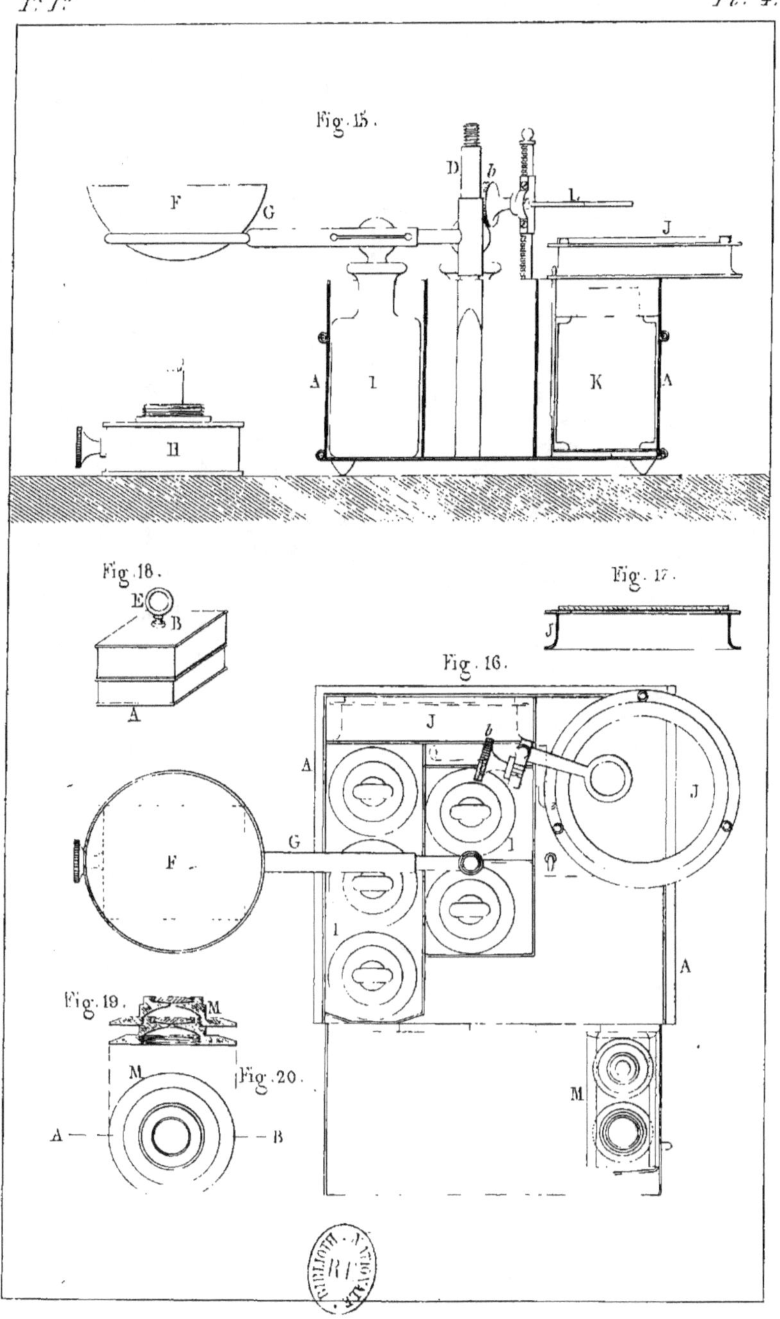
Fig. 15.
F G
D b
L
J
A L
K A
H
Fig. 18.
E B
A
Fig. 17.
J
Fig. 16.
J
A b
J
G
F
I
A
I
Fig. 19.
M
M
Fig. 20.
A B
M

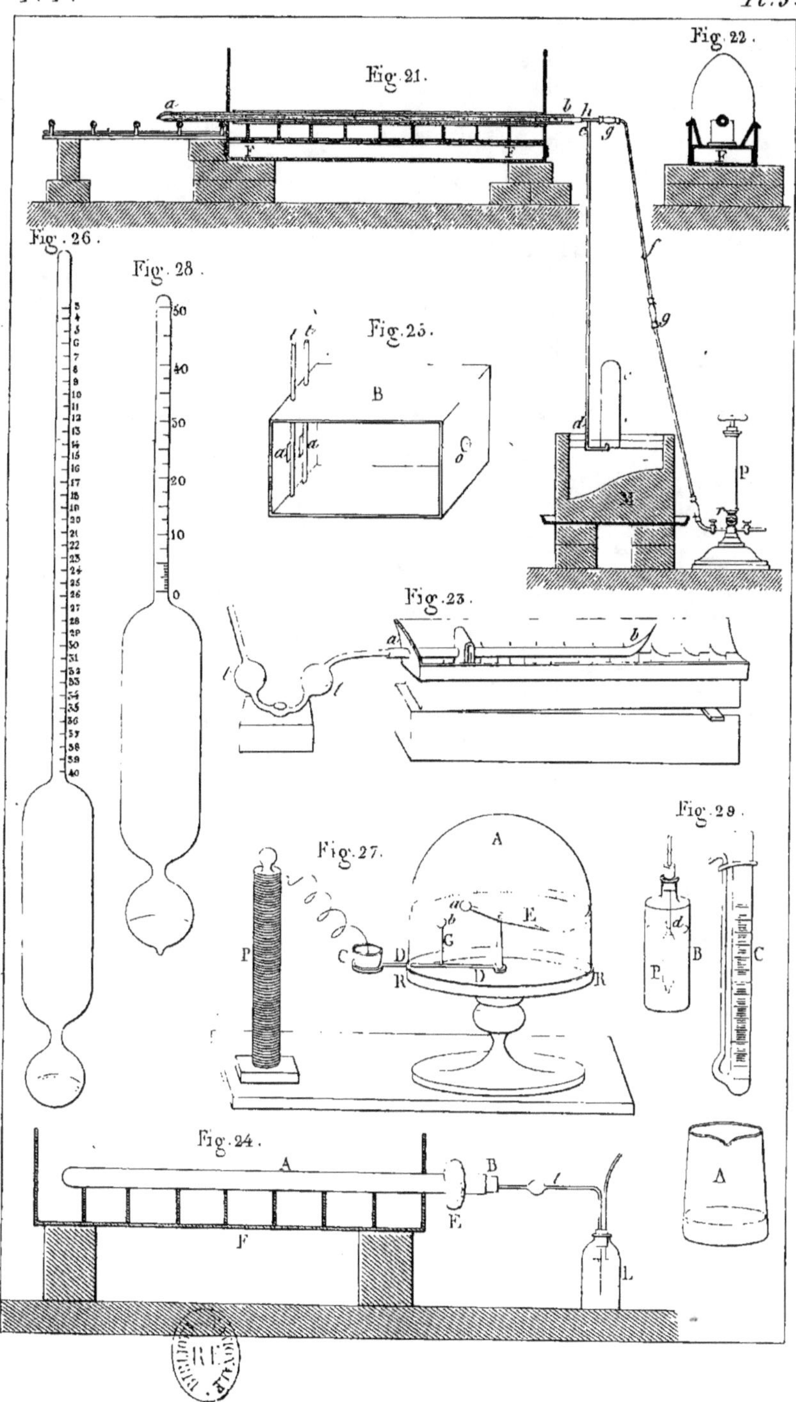
Fig. 21.
Fig. 22.
Fig. 26.
Fig. 28.
Fig. 25.
Fig. 23.
Fig. 29.
Fig. 27.
Fig. 24.